# 동의보감 新 약초 민간요법

# 동의보감 新약초 민간요법

초판인쇄 | 2017년 10월 2일
초판발행 | 2017년 10월 10일

지 은 이 | 성환길·이용호
펴 낸 이 | 고명흠
펴 낸 곳 | 푸른행복

출판등록 | 2010년 1월 22일 제312-2010-000007호
주 소 | 경기도 고양시 덕양구 통일로 140(동산동)
　　　　삼송테크노밸리 B동 329호
전 화 | (02)3216-8401 / FAX (02)3216-8404
E-MAIL | munyei21@hanmail.net
홈페이지 | www.munyei.com

ISBN 979-11-5637-074-1 (13510)

※ 이 책의 내용을 저작권자의 허락없이 복제, 복사, 인용, 무단전재하는 행위는 법으로 금지되어 있습니다.
※ 잘못된 책은 바꾸어 드리겠습니다.
※ 이 도서의 국립중앙도서관 출판예정도서목록(CIP)은 서지정보유통지원시스템 홈페이지(http://seoji.nl.go.kr)와
　 국가자료공동목록시스템(http://www.nl.go.kr/kolisnet)에서 이용하실 수 있습니다.
　 (CIP제어번호: CIP2017024104)

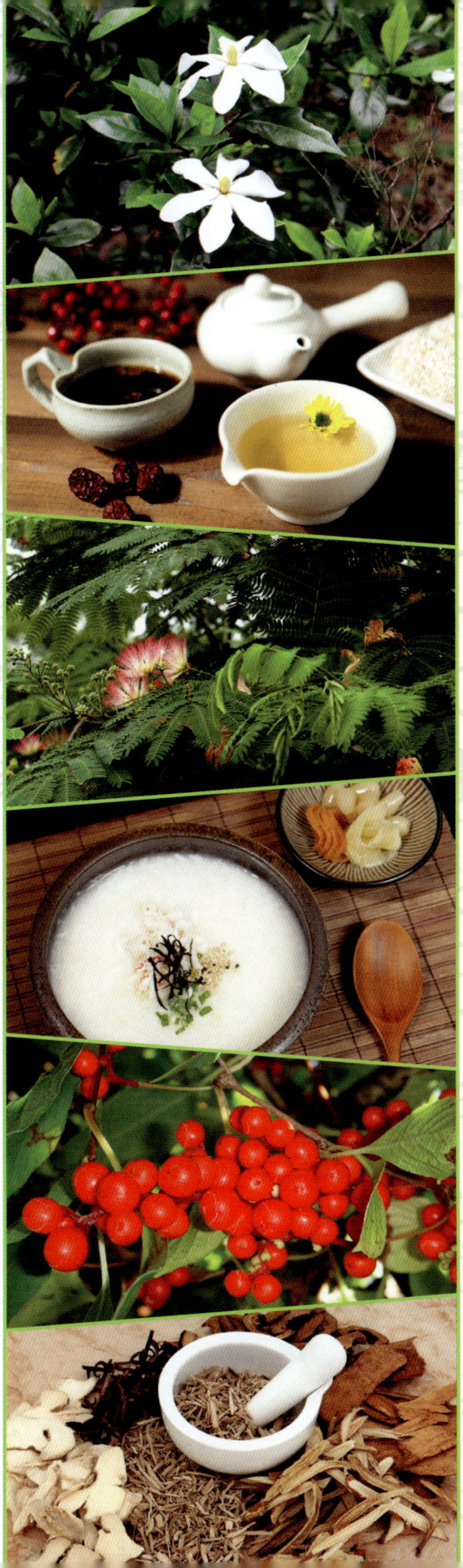

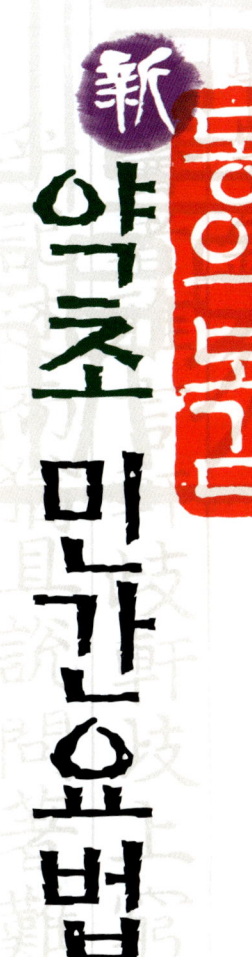

# 新 동의보감
## 약초 민간요법

성환길·이용호 共著

푸른행복

## 들어가는 글

주지하는 바와 같이 우리나라는 국토의 약 70%가 산지로 이루어져 있다. 국토 면적이 넓은 것은 아니지만 전국의 산림에 분포하는 식물의 종수는 알려진 것만 수천여 종이 넘는다. 이러한 식물자원은 과거부터 오늘날까지 우리 민족의 의식주뿐만 아니라 의학 분야에서도 소중하게 쓰여 왔다. 이 책에서는 그 식물들이 의학 특히 한의학에서 어떻게 이용되는지를 다루고자 한다. 한의학에서 약재로 이용되는 식물을 약초라고 하는데, 산으로 둘러싸인 우리나라에서 아직 발견하지 못한 식물자원까지 포함한다면 약용식물의 잠재적 가치는 무궁무진하다.

우리나라의 한의학은 오래전 중국으로부터 전래된 후 독자적으로 연구·발전되어 왔으며, 특히 그 약재와 처방법은 민간에서 전승되어 온 약초의 이용법과 효능에 근거를 둔다. 약초에 관한 민간요법은 우리의 한의학(韓醫學)이 중국이나 일본에 비해 더 과학적이고 체계적으로 발달하게 된 배경이 되었고, 이와 같은 한의학은 우리의 전통의학이자 민족의학이라는 의식 속에서 성장하게 되었다.

약초에 관한 민간요법은 그 학문적 가치를 인정받음으로써 주재료인 약초에 대한 인식도 새로워졌다. 최근 우리 국민들의 생활수준 향상과 건강에 대한 높은 관심도, 이에 따른 유기농 및 천연 식품 선호로 의약품을 비롯해 기능성 식품이나 향료 등에서도 약용식물이 널리 이용되고 있다. 바야흐로 약초 재배는 농가의 새로운 주 소득원으로서 자리매김하게 되었으며, 미래의 산업자원으로서도 주목을 받고 있다.

중국의 도가서(道家書)인 《노자도덕경(老子道德經)》에 '전쟁이 지나간 자리에는 가시나무만 무성하다.'는 말이 있다. 가시나무가 무성하다는 것은 전쟁 중에 투기(鬪氣)가 왕성했기 때문이다. 비단 사람이나 동물뿐만 아니라 식물도 마찬가지로 감정이 있음을 알게 해주는 대목이다. 한여름 뙤약볕에는 축 늘어지는가 하면, 추운 겨울에는 움츠러든다. 시들었다가도 비가 오면 살아나 푸르름을 뽐내고, 아침 햇살을 받으면 새벽이슬을 반짝거리며 싱그러운 기운을 한껏 뿜어낸다. 무릇 세상에 존재하는 모든 생물과 무생물은 기(氣)를 가지고 있음을 알 수 있다.

흔히 우리는 식용이나 약용으로 쓰이는 채소나 약초에는 비타민이나 미네랄, 효소 또는 피토케미컬 등이 많이 함유되어 있어야 좋은 것으로 생각한다. 하지만 정작 약초의 효능은 이러한 성분보다 약초의 성미(性味) 즉 약초의 기운에 따라 다르게 나타난다. 예를 들어 기력 증진, 면역력 강화, 간기능 보호, 항암작용 등을 인삼의 효능으로 알고 있지만, 그 성질이 따뜻하여 몸에 열이 있는 사람에게는 오히려 해가 될 수 있는 것처럼 말이다.

이와 같이 이 책은 일상에서 자주 이용하면서도 잘 몰랐던 약초에 관해 기본 정보부터 약초의 성질과 사용부위, 약효, 채취시기, 건조·제조 방법 그리고 복용량과 복용법까지 망라한 약초 사용 지침서이다. 인체의 각 장기에 어떤 약초가 어떤 영향을 미치는지를 '몸속 기운을 돕는 약초'와 '몸속 기운을 없애는 약초'로 구별하여 해당 약초의 기원식물과 사용부위의 약재 사진을 한눈에 파악할 수 있도록 편집하였다. 뿐만 아니라 민간에서 '약으로 많이 사용하는 나무 127가지와 풀 217가지'에 대해서도 사진과 함께 관련 내용을 상세히 기술하였다. 또한 급성 위염, 심한 기침, 당뇨병, 식중독 등 무려 '100여 가지의 질환별 증상에 따른 민간요법'을 소개하였는데, 각각의 경우에 따라 먹으면 좋은 음식과 약재별 처방법을 약초·약재 사진과 함께 쉽게 설명해놓았다. 특히 이 책에는 보너스 같은 기분 좋은 구성이 있는데, 바로 약술과 약차에 관한 부분이다. 약효 성분이 함유된 약초를 술로 담가 음용하거나 차로 끓여 마시면 무슨 질병에 어떤 효능이 있는지 상세히 설명해놓았다. 약초의 기본 정보인 성질과 맛, 음용법, 사용부위, 주의사항부터 우리 몸을 다스리고 지켜주는 약술·약차 만드는 방법과 적용 가능한 질환의 증상까지 한눈에 쏙 들어오도록 구성하였다. 약초와 독초, 함께 사용하면 안 되는 약초, 질환별 증상에 따라 사용 가능한 약초 등 실생활에서 유용하게 활용할 수 있는 경우와 사례들을 담아 실용서로서의 기능을 추구하였다.

필자들은 이 책의 공동 저자로서 수천 년의 역사를 거듭하여 발전해온 약초산업과 또 그 미래를 위하여, 재배 농가를 비롯해 관련 연구자들이나 종사자들이 함께 연구하고 발전시켜 나가자는 뜻을 오랫동안 견지해왔다. 그런 의미에서 구전이나 문헌으로 전해지는 관련 자료들을 모으고 정리하여 이 책을 출간하게 되었고, 이와 같이 좋은 결실을 맺을 수 있도록 지금까지 물심양면으로 도움을 주신 분들께 심심한 감사의 인사를 전한다.

'약초만 잘 활용해도 내 몸을 건강하게 유지할 수 있다.'는 이 책의 캐치프레이즈이다. 건강에 대한 관심이 점차 높아지고 있는 현대인들에게 이 책이 약초 사용 지침서로서 늘 곁에 두고 유익하게 활용되기를 바란다.

대표 저자 씀

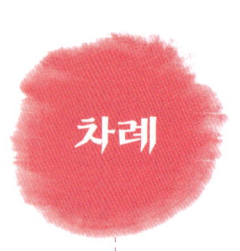

# 차례

들어가는 글 _4

## 약초 사용 이해하기

- 01 약초의 명칭 _12
- 02 약초의 채취 시기 _16
- 03 약초 말리는 방법 _21
- 04 약초 저장법 _22
- 05 약초의 복용법 _22
- 06 약초의 복용량 _26
- 07 약의 복용 시간 _27
- 08 약을 복용할 때 금기할 음식 _28
- 09 약초의 효능을 이해하는 방법 _31

## 제1장 먹은 약초의 기운이 미치는 장기 부위

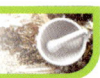

- 심장으로 가는 약초 _34
- 간으로 가는 약초 _38
- 담(쓸개)으로 가는 약초 _42
- 비장(지라)으로 가는 약초 _46
- 위로 가는 약초 _50
- 폐(허파)로 가는 약초 _54
- 신장(콩팥)으로 가는 약초 _58
- 방광으로 가는 약초 _62
- 소장(작은창자)으로 가는 약초 _66
- 대장(큰창자)으로 가는 약초 _70

## 제2장 맛을 통한 오장의 이상 유무 진단법

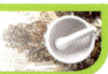

- 01 오미(五味)와 오장(五臟)의 상호 관계 _76
- 02 오장(五臟)의 기능을 보호하는 방법 _77

## 제3장 상반되어 함께 쓸 수 없는 약재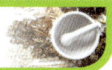

- 함께 사용하면 해로운 약재 _80

## 제4장 민간요법에서 많이 사용하는 약초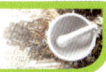

**01 무병장수를 위한 약재** _84

황정_84 | 석창포_84 | 감국_85 | 천문동_86 | 생지황_86 | 백출_87 | 토사자_87 | 하수오_88 | 송지_88 | 괴각_89 | 측백엽_89 | 구기자_90 | 오가피_90 | 상심자_91 | 연자육_91 | 검인_92 | 해송자_92 | 흑지마_93 | 흰죽_93

**02 《동의보감》 한약의 효능 – 약으로 쓰는 나무** _94

육계_94 | 계심_94 | 계지_95 | 유계_95 | 송절_95 | 송지_96 | 송화분_96 | 송엽_97 | 괴각_97 | 괴화_97 | 괴백피_98 | 괴교_98 | 구기자_98 | 지골피_99 | 백실_99 | 측백엽_99 | 복신_100 | 복령_100 | 유백피_100 | 황백_101 | 황벽근_101 | 호박_102 | 산조인_102 | 저실자_102 | 저수피_103 | 건칠_103 | 생칠_104 | 만형자_104 | 신이_104 | 오가피_105 | 상기생_105 | 상백피_106 | 상엽_106 | 상지_106 | 상심자_107 | 자목백피_107 | 근죽엽_107 | 고죽엽_108 | 죽근_108 | 죽여_108 | 죽력_108 | 오수유_108 | 오수유근백피_109 | 오수유엽_109 | 산수유_109 | 식수유_110 | 식수유피_110 | 두충_110 | 정향_110 | 자단향_111 | 유향_111 | 침향_112 | 강진향_112 | 백단향_112 | 빈랑자_113 | 대복피_113 | 금앵자_114 | 치자_114 | 용뇌_114 | 무이_114 | 지실_115 | 지경피_115 | 지근피_115 | 지각_116 | 진피_116 | 산초_116 | 초목_117 | 초엽_117 | 능소화_117 | 후박_118 | 몰약_118 | 저령_119 | 안식향_119 | 백극_120 | 송라_120 | 오배자_120 | 오약_121 | 파두_121 | 귀전우_122 | 합환피_122 | 해동피_122 | 조협_123 | 조협자_123 | 조각자_124 | 가자_124 | 유지_124 | 유화_124 | 유엽_125 | 적정_125 | 고련피_125 | 천련자_126 | 저백피_126 | 춘목엽_127 | 욱리근_127 | 욱리인_127 | 뇌환_127 | 상실_128 | 상각_128 | 역수피_128 | 몰식자_129 | 곡약_129 | 백양수피_129 | 소목_129 | 동피_129 | 호초_130 | 조구등_130 | 무환수피_130 | 정공등_130 | 화피_131 | 석남엽_131 | 종려피_131 | 원화_132 | 목근피_132 | 목근화_132 | 추목피_132 | 백랍_132 | 오미자_133 | 영실_133 | 영실근_134 | 목통_134 | 예지자_134 | 목단피_134 | 사군자_135 | 양척촉_135 | 상산_136 | 연교_136 | 육두구_136

**03 《동의보감》 한약의 효능 – 약으로 쓰는 풀** _137

황정_137 | 석창포_137 | 감국_138 | 백국_138 | 고의_138 | 인삼_138 | 천문동_139 | 감초_140 | 감초초_140 | 숙지황_140 | 생지황_141 | 백출_141 | 창출_142 | 토사자_142 | 우슬_143 | 충위자_143 | 충위경엽_144 | 시호_144 | 맥문동_144 | 독활_145 | 승마_146 |

차전자_146 | 산약_147 | 토목향_147 | 택사_148 | 원지_148 | 용담_149 | 세신_149 | 암려자_150 | 석곡_150 | 파극천_150 | 석명자_150 | 적전_151 | 권백_151 | 남실_152 | 남엽즙_152 | 황련_152 | 미무_153 | 천궁_153 | 낙석등_153 | 질려자_154 | 육종용_154 | 황기_154 | 쇄양_155 | 방풍_155 | 방풍엽_155 | 포황_156 | 향포_156 | 천초근_156 | 속단_156 | 단삼_157 | 난초_157 | 결명엽_158 | 결명자_158 | 인동_158 | 선화_159 | 선화근_159 | 지부자_159 | 지부엽_160 | 사상자_160 | 인진호_160 | 경천_161 | 왕불류행_161 | 창이_161 | 창이자_162 | 갈근_162 | 갈생근_163 | 갈화_163 | 갈곡_163 | 괄루인_163 | 과루실_164 | 괄루근_164 | 괄루분_164 | 고삼_165 | 고삼실_165 | 여실_165 | 마황_166 | 구맥_166 | 구맥엽_167 | 구맥자_167 | 당귀_167 | 작약_168 | 현삼_168 | 진교_169 | 백합_169 | 지모_170 | 절패모_170 | 백지_170 | 백지엽_171 | 구척_171 | 황금_172 | 자원_172 | 음양곽_172 | 와위_173 | 모근_173 | 자근_174 | 전호_174 | 석위_175 | 패장_175 | 산장_175 | 백선피_176 | 고본_176 | 백미_177 | 비해_177 | 애엽_177 | 애실_178 | 악실근경_178 | 악실_178 | 부평_178 | 지유_179 | 왕과_179 | 왕과자_180 | 대계_180 | 소계_180 | 택란_180 | 방기_181 | 아위_181 | 천마_182 | 고량강_182 | 백부근_183 | 회향_183 | 관동화_183 | 홍화_184 | 홍화자_184 | 삼릉_184 | 필발_185 | 나마자_185 | 강황_185 | 울금_186 | 영릉향_186 | 노회_186 | 현호색_187 | 보골지_187 | 사인_188 | 호황련_188 | 아출_188 | 감송향_189 | 옥유_189 | 향부자_189 | 모향화_189 | 홍초_190 | 한련초_190 | 백두구_190 | 천웅_190 | 천오_191 | 부자_191 | 대황_191 | 반하_192 | 정력자_192 | 낭탕자_192 | 초호_193 | 선복화_193 | 여로_193 | 사간_194 | 감수_194 | 사함_194 | 백렴_195 | 백급_195 | 대극_196 | 관중_196 | 용아초_196 | 상륙_197 | 청상자_197 | 계관화_198 | 위령선_198 | 견우자_198 | 피마자_199 | 고근_199 | 양제근_200 | 양제실_200 | 양제엽_200 | 산모_200 | 편축_200 | 천남성_201 | 희렴_201 | 낭독_201 | 하수오_202 | 마편초_202 | 저마근_203 | 파초근_203 | 파초유_203 | 백두옹_204 | 마두령_204 | 노근_205 | 청명향_205 | 유기노_205 | 골쇄보_206 | 속수자_206 | 사매_206 | 율초_207 | 학슬_207 | 작맥_207 | 호로파_207 | 백부자_207 | 곡정초_208 | 목적_208 | 포공초_208 | 작엽하초_209 | 초장초_209 | 산자고_209 | 하고초_209 | 마발_210 | 훤근초_210 | 초두구_210 | 등심초_211 | 야자_211 | 초과_211 | 불이초_211 | 호장근_212 | 초오_212 | 해아다_212 | 경실_213 | 급성자_213 | 담죽엽_213 | 목별자_213 | 곽향_214 | 익지_214

# 제5장 질환별 민간요법

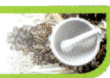

### 01 질병에 따른 민간요법 _216

축농증_216 | 신경통_218 | 기침_223 | 빈혈_226 | 감기_230 | 두통_233 | 두드러기_236 | 관절염_238 | 치질_243 | 중풍(뇌졸중)_247 | 동맥 경화 · 뇌경색_251 | 심근경색_253 | 심장 판막증_254 | 암(종양)_256 | 간디스토마_260 | 간염_261 | 황달_263 | 무좀_265 | 해수 · 천식 · 기관지 천식_268 | 땀띠_272 | 무사마귀_274 | 피로_276 | 상처 지혈법_277 | 당뇨병_278 | 고혈압_287 | 뱀이나 곤충, 벌레 물린 곳_292 | 신경성 정신 불안증 · 불감증_293 | 치통_294 | 충치 및 치수염_298 | 식중독_300 | 구취(입냄새)_301 | 소화 불량_303 | 만성 위염_304 | 급

성 위염_306 | 위산 과다증_308 | 위경련_309 | 복통_310 | 구토·구역질_312 | 토혈_314 | 위궤양_316 | 변비_318 | 설사_320 | 월경 불순·폐경기_323 | 담석증_324 | 이질_326 | 부인병_327 | 탈모증_329 | 타박상_330 | 혈뇨_333 | 통풍_334 | 미친개에게 물렸을 때_335 | 더위를 먹었을 때_336 | 귓속 질환_337

### 02 소아과 질환 _338
볼거리_338 | 야뇨증_339 | 백일해_340 | 소아 천식_341 | 어린이 경련(경풍)_343 | 홍역(마진)_344

### 03 안과 질환 _346
백내장_346 | 결막염_347 | 야맹증_348

### 04 증상에 따른 민간요법 _350
부종 | 불면증 | 입술이 마르고 갈라질 때 | 식은땀이 자주 날 때 | 코에 종기가 났을 때 | 회충, 요충 구충할 때 | 어린이의 배꼽이 헐거나 아플 때 | 비듬과 황수창 | 목이 부어서 아프고 음식을 삼키기 어려울 때 | 위산 과다증 및 딸꾹질 | 발에 땀이 나고 냄새가 날 때 | 가슴이 답답하고 아플 때 | 피로나 멀미로 쓰러질 때 | 폐결핵 | 대장 출혈 | 림프샘이 부었을 때 | 술이 깨지 않을 때 | 위장 쇠약, 식욕 부진 | 술 마신 뒤 열이 날 때 | 헛배가 부를 때 | 숙취 | 피부에 가시가 박혔을 때 | 심장 쇠약, 심장병, 불면증 | 남근통 | 장수 비결 | 근육통 | 편도선염 통증 | 화상 | 흉터나 멍든 곳 | 생리통 | 식욕 감퇴 | 숙변 | 소변 불통 | 목에 생선 가시가 걸렸을 때 | 속이 쓰리고 배가 자주 아플 때 | 티눈이 생겼을 때

## 제6장 건강을 지켜주는 보양식 및 생약 식품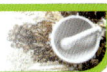

### 01 한방죽 _356
곶감 약죽_356 | 질경이 씨(차전자) 약죽_356 | 호박죽_357 | 호박 꿀단지_357 | 율무죽_357

### 02 어린이 보양제 _358
메추리죽_358 | 영계백숙_358 | 잉어즙_358

### 03 머리에 활력을 주는 식품 _359

### 04 중년기에 활력을 주는 보양제 _359
잉어죽_359 | 옻닭죽_359 | 장어탕_360 | 해삼_360 | 흑염소_361 | 보신탕·즙_361 | 오골계탕_362 | 자라탕_362 | 비둘기탕_363 | 닭고기와 마늘탕_363 | 쇠골탕_363 | 삼영계탕_364 | 가물치탕_364 | 참새고기죽_364 | 추어탕_364

- 05 갱년기에 좋은 식품 _365
- 06 노년기 건강을 돕는 식품 _366
- 07 대머리 예방에 좋은 식품 _367
- 08 회춘을 위한 건강식품과 생약 _368
- 09 직장인을 위한 건강식품 _371
- 10 스트레스를 줄여주는 건강식품 _372
- 11 정력 증강 식품 _373

## 제7장 병증을 다스리는 약술 담그기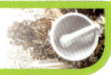

가시오갈피酒_378 | 개다래나무酒_379 | 겨우살이酒_380 | 결명자酒_381 | 구기자酒_382 | 궁궁이酒_383 | 꾸지뽕나무酒_384 | 대추酒_385 | 두릅나무酒_386 | 두충酒_387 | 마가목酒_388 | 맥문동酒_389 | 배암차즈기酒_390 | 보리수酒_391 | 산당화(명자)酒_392 | 산사酒_393 | 산약酒_394 | 쇠무릎酒_395 | 엉겅퀴酒_396 | 오미자酒_397 | 유자酒_398 | 으름덩굴酒_399 | 익모초酒_400 | 작약酒_401 | 주목酒_402 | 지치酒_403 | 칡酒_404 | 해당화酒_405 | 황벽나무酒_406

## 제8장 건강을 지켜주는 약차 만들기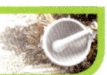

겨우살이茶_408 | 구기자茶_409 | 대추茶_410 | 더덕茶_411 | 도라지茶_412 | 두릅나무茶_413 | 둥굴레茶_414 | 매실茶_415 | 모과茶_416 | 민들레茶_417 | 바위솔茶_418 | 복분자茶_419 | 산사茶_420 | 산작약茶_421 | 삼지구엽초茶_422 | 생강茶_423 | 쇠비름茶_424 | 쑥茶_425 | 연茶_426 | 우엉茶_427 | 자귀나무茶_428 | 질경이茶_429 | 참취茶_430 | 천궁茶_431 | 황기茶_432

**한방 용어 해설** _433
**찾아보기** _447
**참고문헌** _463

# 약초 사용 이해하기

## 01 약초의 명칭

옛날에 한의학에서 사용하던 약초의 명칭은 중국 한나라의 것을 그대로 따른 것이었으나, 《동의보감》 이후 중국 한의학으로부터 독립했다고 할 수 있다. 《동의보감》에는 조선산과 중국산 약재가 명확히 구분되어 있으며, 한자를 모르는 사람들도 쉽게 이용할 수 있도록 한자와 한글이 병기되어 있다. 다만 여기에서는 한자 약초명에 관한 이야기를 중심으로 서술하고자 한다. 한자 약초명은 단순히 구분을 위한 이름표가 아니며, 거기에는 약초의 맛과 성질, 효능, 산지, 약용 부위 등이 고스란히 담겨 있다. 따라서 이름만 잘 이해해도 약초를 절반 정도 아는 셈이다.

### 산지에 따른 명칭

① **천궁(川芎)** : 궁궁이의 뿌리줄기로, 중국 쓰촨 성[四川省]에서 산출되는 것이 최상품이기 때문에 쓰촨 성의 '川' 자를 넣어 천궁이라고 부른다.

② **촉초(蜀椒)** : 초피나무의 과피로, 촉(蜀)나라 즉 지금의 중국 쓰촨 성에서 생산되었다고 하여 촉초 또는 천초(川椒)라고도 부른다. 산초(山椒)의 이명이다.

③ **감송(甘松)** : 감송향(甘松香)의 뿌리로, 쓰촨 성의 송주(松州) 지방에서 생산되며, 그 맛이 달아서 감송이라고 부른다.

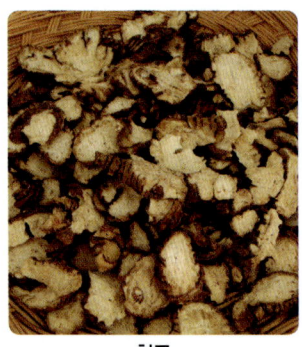
천궁

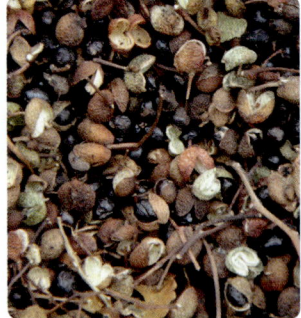
촉초(산초)

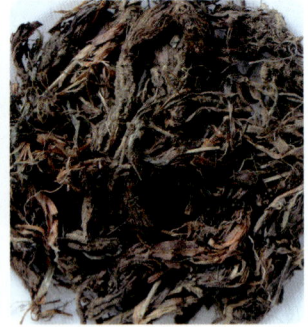
감송

## 성질과 형색에 따른 명칭

① **황기(黃耆)** : 황기의 뿌리로, 색이 노랗고 맛이 달며 성질이 약간 따뜻하므로 장로(長蘆)와 유사하다고 해서 붙여진 이름이다. '기(耆)'는 60~70세가 넘은 어른, 스승, 장로라는 뜻이다.

② **감초(甘草)** : 감초의 뿌리로, 맛이 달다는 데서 붙여진 이름이다.

③ **우슬(牛膝)** : 쇠무릎의 뿌리로, 지상부 마디마디가 소의 무릎과 비슷하게 생겼다고 하여 붙여진 이름이다.

④ **세신(細辛)** : 족도리풀의 뿌리로, 가늘고 맛이 매워서 붙여진 이름이다.

⑤ **산조인(酸棗仁)** : 묏대추의 씨로, 맛이 시기 때문에 붙여진 이름이다.

⑥ **구기자(枸杞子)** : 가시가 헛개나무[枸]와 비슷하고 줄기는 버드나무[杞]와 비슷하여 두 글자를 합쳐 구기자라고 하였다.

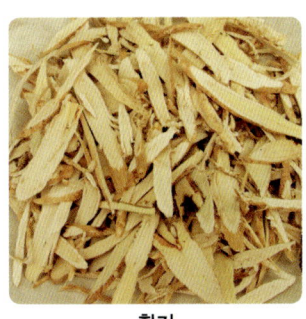
황기

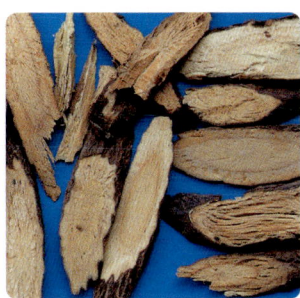
감초

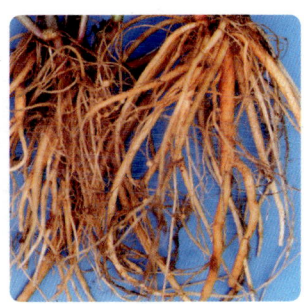
우슬

## 생태에 따른 명칭

① **하고초(夏枯草)** : 꿀풀의 말린 꽃대로, 절기로 하지(夏至) 이후가 되면 꽃이 말라버리기 때문에 붙여진 이름이다.

② **차전자(車前子)** : 질경이의 씨로, 길가에 생긴 우마차 수레바퀴 자국 사이에서 자생하기 때문에 붙여진 이름이다.

③ **인동(忍冬)** : 인동덩굴의 잎 또는 덩굴줄기로, 겨울에 잎이 얼면서도 시들지 않기 때문에 붙여진 이름이다.

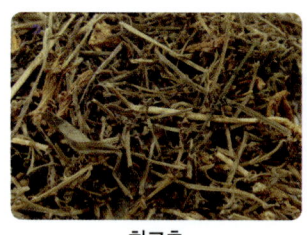
하고초

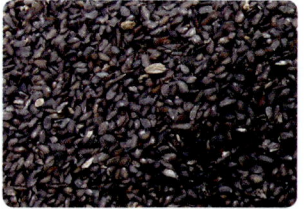
차전자

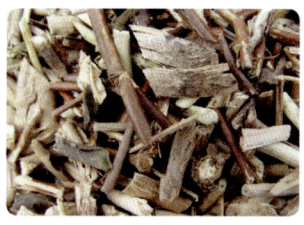
인동

## 효능에 따른 명칭

❶ **방풍(防風)** : 방풍의 뿌리로, 풍사(風邪)를 다스리고 중풍 예방 등의 효과가 있다는 데서 붙여진 이름이다.

❷ **원지(遠志)** : 원지의 뿌리로, 원기를 돕고 지력(志力)을 강하게 하는 효과가 있다는 데서 붙여진 이름이다.

❸ **위령선(威靈仙)** : 으아리의 뿌리 또는 뿌리줄기로, 효능이 강하고[威] 신선과 같이 영험[靈仙]하다는 뜻이 있다.

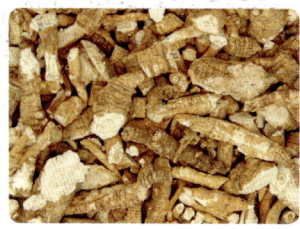
방풍

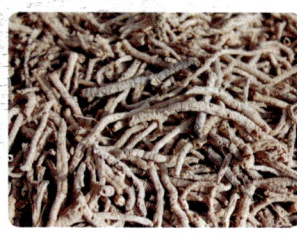
원지

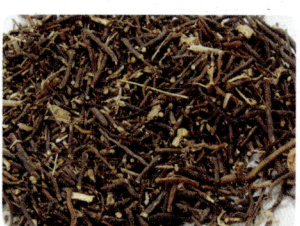
위령선

## 전설과 고사에서 유래한 명칭

❶ **음양곽(淫羊藿)** : 삼지구엽초의 말린 잎과 줄기로, 장양작용(壯陽作用)이 있어 양이 이 약초를 먹으면 음욕(淫慾)이 생겨 하루에 백 번의 교합이 가능하다는 데서 붙여진 이름이다.

❷ **두충(杜沖)** : 두충의 줄기껍질로, 고대에 두중(杜仲)이라는 사람이 이 약초를 먹고 득도하였다는 데서 유래하였다. 원래는 그 사람의 이름을 따서 두중(杜

伸)이라고 불렀는데 일반적으로 두충(杜沖)으로 부르고 있다.
❸ **사상자(蛇床子)** : 벌사상자의 열매로, 뱀이 이 약초 밑에서 살기를 좋아했다는 데서 붙여진 이름이다.

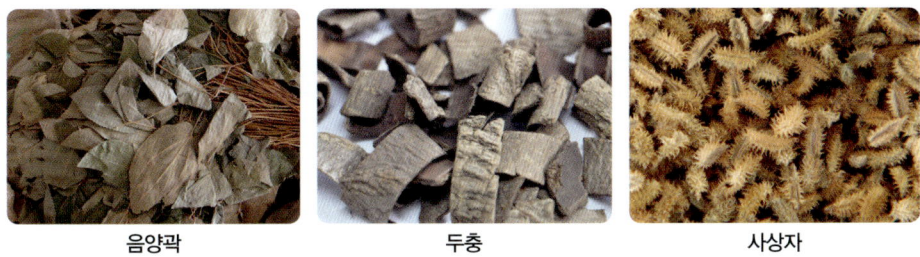

음양곽　　　　　　　두충　　　　　　　사상자

## 약용 부위에 따른 명칭

❶ **꽃을 사용하는 약초** : 괴화(槐花), 갈화(葛花), 홍화(紅花)
❷ **열매나 씨앗을 사용하는 약초** : 치자(梔子), 오미자(五味子), 자소자(紫蘇子), 창이자(蒼耳子), 토사자(菟絲子)
❸ **잎을 사용하는 약초** : 소엽(蘇葉), 측백엽(側柏葉), 애엽(艾葉), 상엽(桑葉)

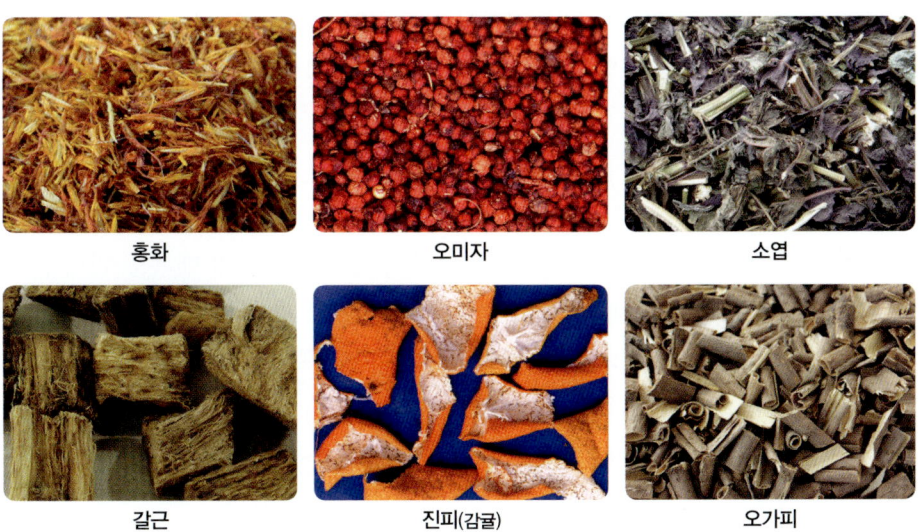

홍화　　　　　　　오미자　　　　　　　소엽

갈근　　　　　　　진피(감귤)　　　　　　오가피

❹ **뿌리를 사용하는 약초** : 갈근(葛根), 삼칠근(三七根), 노근(蘆根)
❺ **껍질을 사용하는 약초** : 진피(陳皮), 육계(肉桂), 오가피(五加皮), 백선피(白鮮皮)

## 02 약초의 채취 시기

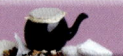

약초의 채취 시기는 약효에 영향을 주기 때문에 매우 중요하다. 시기가 너무 이르거나 너무 늦으면 약효를 기대할 수 없고, 오히려 부작용이 생길 수도 있다. 다음은 채취 시기에 대한《동의보감》의 설명이다.

'무릇 약초를 채취하는 시기를 흔히 음력 2월과 8월로 잡는 것은 이른 봄에는 물이 올라 싹트기 시작하나 아직 가지와 잎으로는 퍼지지 않아서 뿌리에 있는 약 기운이 아주 진하기 때문이고, 가을에는 가지와 잎이 마르고 진액(津液)이 아래로 내려오기 때문이라고 한다. 그러나 지금까지의 실제 경험에 비추어 보자면, 봄에는 차라리 일찍 캐는 것이 좋고, 가을에는 차라리 늦게 캐는 것이 좋으며 꽃, 열매, 줄기, 잎은 각각 그것이 성숙되는 시기에 따는 것이 좋다. 또한 절기가 일찍 오고 늦게 오는 때가 있으므로 반드시 글에 적힌 대로 음력 2월이나 8월에 채취할 필요는 없는 것이다.'

약(藥)이라는 말에는 '즐기다[樂]'와 '풀[草]'이라는 뜻이 담겨 있다. 병을 낫게 하여 사람을 즐겁게 해주는 풀. 그렇다! 태초부터 자연은 인간의 행복을 위해 존재해왔다. 자연은 곡식으로 배를, 꽃으로 눈을, 향기로 코를, 부드러운 바람으로 살결을 즐겁게 한다. 그리고 자연은 우매한 인간의 탐욕의 결과인 질병을 치료하기 위해 초근목피(草根木皮)를 준비하였다.

'약'이라는 한자를 세부적으로 분석해보면 약초를 언제 채취해야 좋은지 알 수 있다.

$$艸 + 幺 + 白 + 木$$

'幺(요)'는 어리다는 뜻이고, '白(백)'은 선명하다는 뜻이다. 어리고 선명하다는 것은 식물이 지니고 있는 힘이 최고점을 향해 발현되고 있다는 뜻이다. 과일이나 채소를 고를 때 빛깔이 좋은 것을 선택하는 것처럼 약으로 사용하기 위해서는 해당 식물의 약성이 최대로 발현되는 것을 선택해야 한다. 이는 약초를 채취할 때 가장 중요하게 적용되는 원칙이다.

잎을 사용하는 약초는 잎이 완전히 성숙하기 전에 채취해야 한다. 나무껍질을 사용하는 오가피나 두충 같은 약초는 봄에 진액이 막 올라올 때가 좋고, 씨앗이나 뿌리도 마찬가지이다.

'초(草)'라는 말을 분석하면 의미가 더욱 명확해진다.

$$艸 + 早$$

'早(조)'는 어리다, 젊다는 뜻으로, 풀(草)이라는 말 자체에 어리다는 의미가 담겨 있다. 생기발랄하고 여물지 않은 상태, 성숙을 위해 분투하는 모습이 그려진다. 약초는 그 성질이 가장 잘 발현될 때 최대의 효과를 나타낸다.

그렇다면 식물 부위별로 언제 채취하는 것이 좋은지 살펴보자.

### 나무껍질을 사용하는 약초

나무껍질을 사용하는 약초는 언제 채취해야 할까? 약의 기운이 최고로 올라와 있을 때는 언제일까를 생각하면 된다. 봄 햇살의 따스한 기운을 감지한 식물이 땅을 뚫고 올라온다. 그러면 앙상했던 가지에 싹이 트고 뿌리는 문어발보다 강한 흡입력으로 땅의 기운을 끌어당기며, 이내 나무의 몸통과 가지에 물이 오르기 시작한다. 이렇게 한창 물이 올랐을 때 나무껍질을 채취해야 한다. 잎이 손바닥보다 넓어지는 한여름이 되면 약의 기운은 잎으로 향하게 되고 나무껍질에는 희미해진다. 낙엽이 지는 가을에도 마찬가지이다. 약의 기운이 뿌리로 향하면 나무껍질은 빈털터리가 된다. 이때 채취한 나무껍질에는 약효가 많지 않다. 결국 나무껍질을 사용하는 약초는 종류에 따라 다르지만, 5~7월경 또는 발아 및 개화 후에 채취해야 약효가 좋고 나무껍질이 잘 벗겨진다.

예 두충(두충 줄기껍질), 오가피(오갈피나무 줄기껍질), 해동피(음나무 줄기껍질)

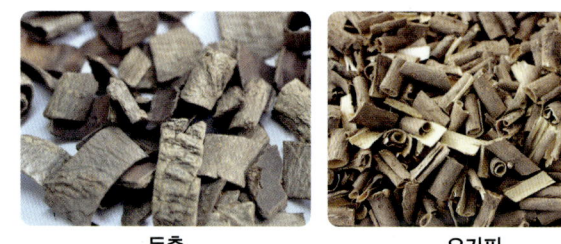
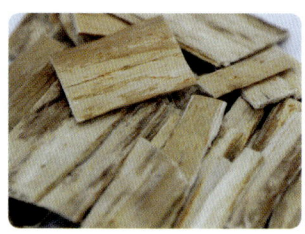

두충   오가피   해동피

### 잎을 사용하는 약초

식물의 잎을 사용하는 약초는 언제 채취해야 할까? 마찬가지로 약의 기운이 잎에 충만해졌을 때 채취해야 한다. 녹찻잎을 딸 때와 같이 완전히 성숙하기 전에 따야 한다. 꽃을 피우는 식물이라면 꽃이 막 피기 시작할 무렵, 늦어도 꽃이 활짝 피었을 때 잎을 채취해야 한다.

예 소엽(차즈기 잎), 상엽(뽕나무 잎), 애엽(쑥 잎)

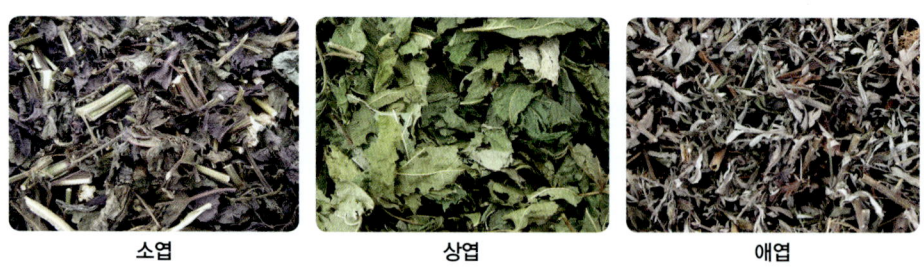

소엽   상엽   애엽

### 꽃을 사용하는 약초

목련꽃은 비염과 축농증에 효과적인 약초지만 이것을 채취하는 시기는 꽃이라고 보기 어려울 때이다. 세상에 자신의 존재를 알리기 전, 꽃봉오리가 매달려 있을 때 채취한다. 꽃을 사용하는 모든 약초가 그런 것은 아니지만, 대체로 꽃이 완전히 피지 않았거나 반쯤 피었을 때 채취해야 한다. 만약 채취 시기가 늦어져 꽃이 활짝 피었다면 약의 기운은 이미 씨앗을 만드는 데로 이동하게 된다.

**예** 금은화(인동덩굴 꽃), 신이(목련 꽃봉오리), 홍화(잇꽃), 갈화(칡꽃), 감국(감국 꽃)

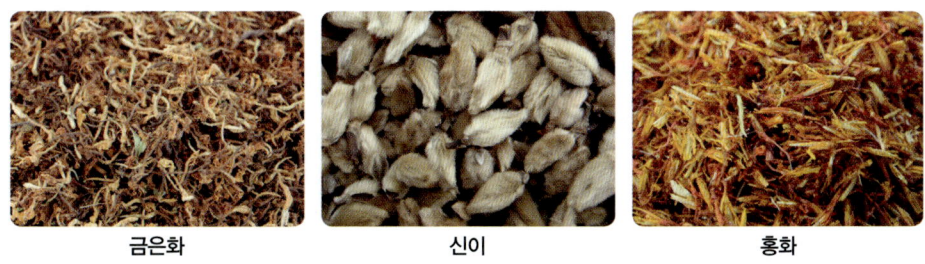

금은화　　　　　신이　　　　　홍화

### 열매나 씨앗을 사용하는 약초

열매나 씨앗을 사용하는 약초는 대체로 이름이 '자(子)', '인(仁)'으로 끝나며, 씨앗이 완전히 성숙했을 때 채취하는 것이 일반적이다. 그래야 약의 기운이 온전히 씨앗으로 이동하기 때문이다. 다만 복분자는 예외이다. 복분자는 신맛이 주요한 약성을 나타내기 때문에 익지 않았을 때 채취해야 한다.

**예** 구기자, 대추, 산수유, 산사, 오미자, 산조인(묏대추 씨)

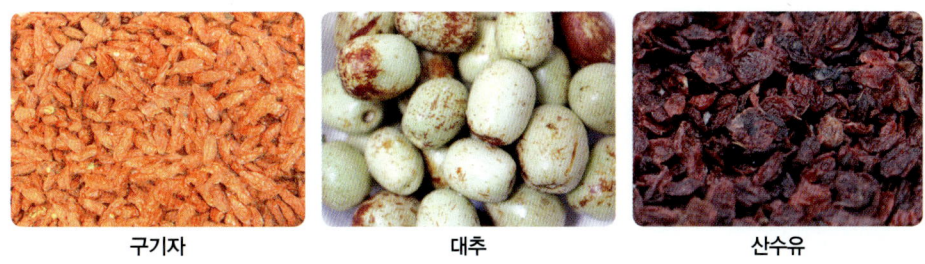

구기자　　　　　대추　　　　　산수유

## 뿌리를 사용하는 약초

뿌리를 사용하는 약초는 매우 많다. 인삼, 황기, 감초, 백수오 등 흔히 보약이라고 일컬어지는 약초는 대체로 뿌리를 사용한다. 그렇다면 약의 기운이 뿌리로 내려가는 시기는 언제일까? 가을이 되어 낙엽이 지고 식물의 에너지가 뿌리로 내려가 다음 해를 기약할 때나 이른 봄 싹이 트면서 가지와 잎으로 물이 오르기 전이다. 따라서 뿌리를 사용하는 약초는 가을 이후 또는 초봄에 채취해야 한다.

예 사삼, 길경(도라지 뿌리), 백수오, 천궁, 백지(구릿대 뿌리), 강활

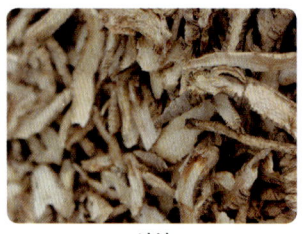
사삼

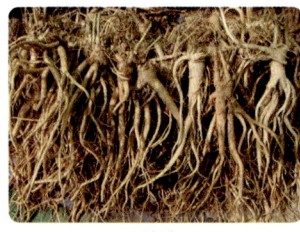
길경

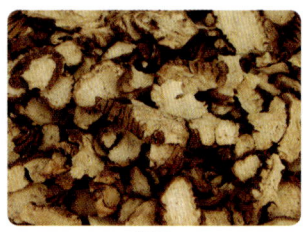
천궁

## 전초를 사용하는 약초

식물 전체를 약초로 사용하는 경우가 있다. 무의 뿌리와 잎을 모두 먹는 것처럼 말이다. 전초를 사용하는 약초 또한 약의 기운이 최고점에 달했을 때 채취해야 좋은데, 사람으로 따지면 청소년기에 해당하므로 봄이나 초여름이 적기이다. 만약 꽃이 피는 식물이라면 꽃이 필 무렵, 늦어도 꽃이 만개했을 때 채취하는 것이 좋다.

예 인진호(사철쑥 지상부), 포공영(민들레 전초), 곽향(배초향 지상부), 익모초

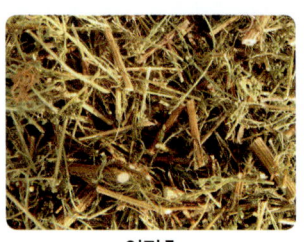
인진호

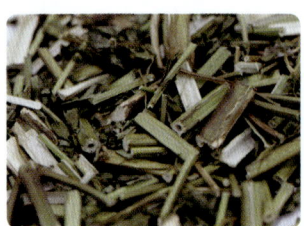
곽향

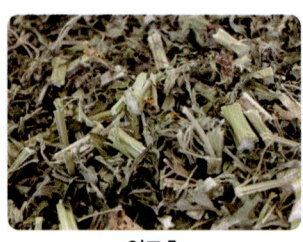
익모초

## 03 약초 말리는 방법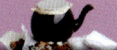

대부분의 약초는 채취한 후에 바로 말려야 한다. 그 이유는 저장과 유통의 편리를 위해서이다. 채취한 약초를 바로 섭취한다면 건조할 필요가 없겠지만 계절과 지역에 따라 나오는 약초가 다르기 때문에 말려서 오랫동안 보관해야 할 필요성이 생긴다.

다음은 약초의 건조에 대한 《동의보감》의 설명이다.

'폭건(暴乾)은 햇볕에 쬐여 말리는 것이고, 음건(陰乾)은 볕에 노출시키지 않고 그늘에서 말리는 것을 말한다. 그런데 지금 내가 보기에는 약초를 채취하여 그늘에서 말리면 나빠지는 경우가 많다. 녹용(鹿茸)의 경우만 하더라도 비록 그늘에 말려야 한다고 하지만, 그럴 경우 모두 썩어서 훼손되므로 오히려 불에 말리는 것이 쉽게 마르고 약의 품질도 좋다. 풀이나 나무의 뿌리와 싹도 그늘에서 말리면 다 나빠진다. 음력 9월 이전에 채취한 것은 다 햇볕에 말리는 것이 좋고, 음력 10월 이후에 채취한 것은 모두 그늘에서 말리는 것이 좋다.'

《동의보감》의 설명대로 음력 9월 이전에 채취한 것은 상할 우려가 있기 때문에 햇볕이나 불에 신속하게 말려야 한다. 반면 음력 10월 이후에 채취한 것은 계절적으로 상할 가능성이 낮기 때문에 그늘에서 말려도 좋다.

약초를 건조시키는 또 하나의 원칙은 다음과 같다. 꽃을 사용하는 약초, 잎을 사용하는 약초, 식물 전체를 사용하는 약초, 휘발성 물질이 많이 함유된 약초는 20℃ 이하에서 말리는 것이 좋다. 반면 뿌리를 사용하는 약초, 나무의 껍질을 사용하는 약초는 20~60℃의 온도에서 말리는 것이 좋다.

뿌리를 사용하는 약초의 경우 겉껍질을 벗기지 않고 말리는 것이 좋다. 겉껍질을 벗기지 않으면 잘 마르지 않기 때문에 약초를 재배하는 사람들 입장에서는 어려움이 있을 것이다. 하지만 식물에 들어 있는 화학 물질인 피토케미컬

(phytochemical)이 과일의 껍질에 많은 것처럼, 약초의 겉껍질에 피토케미컬이 더 많다. 고려 시대 개성 지방에서는 약성은 떨어지지만 때깔 좋게 보이려는 상업적인 이유 때문에 인삼의 겉껍질을 벗겨 유통시켰다고 하는데, 인삼의 겉껍질에 사포닌이 더 많이 들어 있으므로 벗기지 않고 사용하는 것이 효과적이다.

## 04 약초 저장법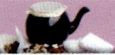

여름철에는 약초가 상해서 사용하지 못하는 경우가 많기 때문에 보관에 주의해야 한다. 약초를 대량으로 저장하는 곳에서는 방충제를 사용하지만, 가정에서 소량으로 보관할 때는 햇볕이 잘 들고 통풍이 잘되는 곳에 보관하거나 냉장 또는 냉동 보관하는 것이 좋다.

만약 잘 사용하지 않는 약초를 오랫동안 보관해야 한다면 자주 살펴서 변질을 막아야 한다. 다음은 《동의보감》에서 이르는 충해(蟲害)가 심한 약초이므로 여름철에 특히 보관에 신경을 써야 한다.

'당귀, 천문동, 사삼, 독활, 백지, 길경, 방풍, 포황, 홍화, 대추, 의이인, 연자육, 검인, 산조인, 구기자, 모과, 오미자, 산수유, 택사, 고본, 도인, 행인, 이 외에 씨앗을 사용하는 약초는 충해가 심하므로 주의해야 한다.'

## 05 약초의 복용법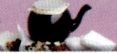

약초를 복용하는 방법은 질병의 종류와 경중, 나이에 따라 달라질 수 있다. 전통적으로 약초를 달여서 탕으로 복용하는 방법이 있고, 가루나 환을 만들어 복용하는 방법이 있다. 하지만 시대가 변하면서 약초를 응용하는 분야가 많아졌고,

일반인들도 개인의 기호에 따라 복용하는 방법을 달리하고 있다. 특히 최근에 효소 열풍이 대단한데, 약초를 발효시키는 것에 대하여 연구자들 간에도 의견이 분분하므로 여기에서는 다루지 않는다.

### 달여서 먹는 방법

- 달일 때는 깨끗한 물을 사용해야 하며 단맛이 나는 물이 좋다.
- 물의 양은 최소한 약초가 잠기는 정도가 되어야 하며, 모두 달인 후에도 약초가 물 위로 드러나서는 안 된다. 《동의보감》에서도 '적당히 짐작하여 붓는다'는 식으로 모호하게 표현하였는데, 이는 약을 복용하는 사람에 따라 다를 수 있기 때문이다.

  어린이는 많은 양의 탕약을 먹지 못하기 때문에 약초가 잠길 정도로 최소한의 물을 붓는 것이 좋고, 성인은 1회에 1컵(120mL) 정도의 탕약이 나올 정도로 물을 조절하면 된다. 예를 들어 200g의 약초를 달여 성인이 하루에 3번 복용해야 한다고 가정하여 계산하면 다음과 같다.

  > 200mL(약초에 흡수되는 물의 양) + 1,000mL(증발되는 물의 양) + 360mL(3회 복용량)
  > ➡ 이렇게 하면 총 1,560이 나온다. 즉 약초 200g을 달일 때 필요한 물의 양은 1,560mL이다.

- 약초를 달일 때는 강한 불을 사용하지 않는다. 《동의보감》의 표현을 빌리자면 '뭉근한 불'로 달여야 한다고 하였다.
- 달일 때 쓰는 용기로는 사기그릇이나 유리그릇이 좋다. 참고로 《동의보감》에서는 은이나 돌그릇을 사용하라고 하였다.
- 달이는 시간은 약초에 따라 차이가 있다. 땀을 나게 하는 약(감기약)이나 변비에 사용하는 약은 30~60분을 달인다. 그 외의 치료제는 1~2시간을 달이고, 보약은 2~3시간을 달인다.

### 가루나 환을 만들어 먹는 방법

- 약초를 가루나 환으로 만들면 휴대가 간편하고 쓴맛을 싫어하는 사람도 먹을 수 있다. 또한 달일 때 완전히 추출되지 않는 성분, 높은 온도에서 파괴되는 성분, 그리고 섬유질까지 모두 취할 수 있다는 장점이 있다.
- 환의 크기에 대하여《동의보감》에는 다음과 같이 설명되어 있다.

'환의 크기는 질병의 위치에 따라 달라진다. 허리나 무릎, 자궁, 신장 등에 생긴 병을 치료하려면 환을 크게 만들어서 사용한다. 반면 위장이나 가슴의 병을 치료할 때는 그보다 작게 만들고, 머리와 두면부의 질환을 치료할 때는 극히 작게 만들어야 한다.'

이러한 구분은 하나의 기준일 뿐 모든 경우에 해당되는 것은 아니다.

- 보통 환의 크기는 우황청심환처럼 4g 정도의 크기로 만들기도 하고, 녹두 크기로 만들어 한 번에 50~100개씩 먹기도 한다.
- 가루나 환의 1회 복용량은 4~10g이 일반적이지만, 병세가 위중하면 늘리고 그렇지 않으면 줄이도록 한다.

### 꿀에 재는 방법

신선한 약초의 즙을 꿀에 섞거나 건조한 약초를 곱게 가루 내어 꿀에 섞어서 먹으면 맛도 좋고 장기간 보관하면서 복용할 수 있다. 특히 위장이 약하고 기력이 없는 사람에게 적합한 방법이다.

### 차로 먹는 방법

무게가 가벼운 잎이나 꽃을 사용하는 약초는 차로 달여 마시면 좋다. 특히 향기를 지닌 약초를 오래 달이면 약효가 줄어들기 때문에 차로 복용하는 것이 좋다. 가볍고 향기를 지닌 약초는 인체의 상부에 효능을 나타내는 경우가 많아서 차로 복용하면 두통이나 어지럼증, 안구 충혈, 여드름 등의 치료에 효과를 얻을 수 있다.

### 음식으로 먹는 방법

약초를 음식으로 먹으려면 맛이 중요한 요소로 작용한다. 쓴맛이 강한 약초를 음식으로 사용하는 것은 무리이다. 다행히 음식으로 사용하는 약초는 대부분 몸을 보하는 약초이고, 그 맛은 담담하거나 단맛이 주류이다. 《동의보감》을 보면 왕세자들에게 처방되었던 연자죽, 세종 대왕이 즐겨 먹었던 떡으로 전해지는 구선왕도떡(구선왕도고)이 언급되고 있다. 연자죽은 만성 화병에 좋은 음식이고, 구선왕도떡은 소화력이 약하고 기력이 없는 사람에게 좋은 음식이다. 이 외에도 《동의보감》에는 다양한 음식이 소개되어 있으므로 참고하기 바란다.

### 술을 담가서 먹는 방법

술은 기혈의 순환을 촉진하여 약의 효능을 온몸에 퍼뜨리는 작용을 하므로 치료 효과를 높이는 데 도움이 되기도 한다. 하지만 이 책에서는 약초로 술을 담가 먹는 방법을 추천하지는 않는다. 그 이유는 적절하게 복용하는 사람보다 과음하는 사람이 더 많기 때문이다. 혹을 떼기 위해 마신 약술이 혹을 붙이는 꼴이 될 수도 있다. 다음은 약술에 대한 《동의보감》의 설명이다.

'약술을 담글 때는 약을 모두 얇게 썰어 비단 주머니에 넣고 술을 부어 밀봉한 후 봄에는 5일, 여름에는 3일, 가을에는 7일, 겨울에는 10일을 두었다가 진하게 우러나면 걸러 낸다. 맑은 것은 복용하고, 찌꺼기는 햇볕에 바짝 말려 거칠게 가루를 내어 다시 술에 담가 마신다. 보통 거칠게 가루 낸 약초 120g으로 술 한 병을 담근다.'

## 06 약초의 복용량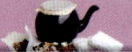

약초는 천연물이고 부작용이 강하게 나타나지 않기 때문에 복용량의 범위가 넓은 편이다. 복용의 최대량과 최소량에 표준이 있는 것은 아니며, 다음에 설명하는 조건들을 참고하면서 복용량을 결정해야 한다.

### 약초의 맛과 성질에 따라 결정

약초의 복용량을 결정하는 데 가장 큰 영향을 주는 요소는 맛과 성질이다. 맛과 성질이 강하지 않고 독성이 없는 약초는 처음부터 많이 먹어도 큰 해가 없다. 예를 들어 황기는 맛과 성질이 한쪽으로 치우치지 않기 때문에 많은 양을 복용해도 큰 해는 없다. 반면 맛과 성질이 강하고 독성이 있는 약초의 복용량은 소량으로 시작하여 반응을 보면서 늘려가야 한다. 예를 들어 부자(附子)는 열이 아주 많은 약초이기 때문에 처음부터 많은 양을 사용해서는 안 된다.

### 함께 사용하는 약초에 따라 결정

단일 약초를 복용할 경우에는 많은 양을 사용하지만, 다른 약초와 함께 사용할 때는 양을 줄이는 것이 보통이다. 단, 해당 약초가 주된 약초라면 많은 양을 사용해야 하고, 보조적인 약초라면 적게 사용해야 한다. 예를 들어 기운이 없고 소화가 안 되는 증상에 인삼과 백출을 사용할 경우, 기력을 높이는 것이 목적이라면 인삼의 양이 많아야 하고, 소화를 잘되게 하는 것이 목적이라면 백출의 양이 많아야 한다.

### 질병에 따라 결정

약초의 복용량은 질병의 성질과 상태에 따라 다르다. 병세가 심하지 않거나 만성 질환이라면 복용량을 적게 유지해야 하며, 병세가 중하고 급성 질환일 경우에는 복용량을 늘려야 한다.

### 체질에 따라 결정

체질이 강한 사람은 약한 사람보다 복용량이 많아도 되지만, 노인이나 어린이의 복용량은 장년보다 적어야 하고, 여성의 복용량은 남성보다 적어야 한다. 노인과 어린이, 여성은 간의 대사 능력이 다소 떨어지기 때문이다. 우리나라 사람들은 농축액을 좋아하는 편이라서 약초를 진하게 먹는 것이 무조건 좋다고 생각하지만, 간이 대사할 수 있는 양을 벗어나면 분명 해가 된다.

### 계절과 지역에 따라 결정

인삼처럼 성질이 따뜻한 약초는 여름에 적게 사용하고, 겨울에 많이 사용해야 한다. 반대로 황련처럼 성질이 매우 차가운 약초는 여름에 많이 사용하고, 겨울에 적게 사용해야 한다. 또한 전라남도 해남이나 진도처럼 겨울에도 비교적 따뜻한 지역에 사는 사람들에게는 차가운 약초의 양을 조금 늘려도 되지만, 강원도에 사는 사람에게 차가운 약초를 많이 복용시키는 것은 좋지 않다. 마찬가지로 강이나 바다 근처에 사는 사람들에게 습기를 제거하는 약초를 많이 사용하면 보약의 효과를 얻을 수 있지만, 건조한 지역 사람들에게는 독이 될 수 있다.

## 07 약의 복용 시간

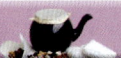

두통이나 요통, 견비통, 피부 질환 등의 치료제로 사용할 때는 식후 40분쯤에 복용하는 것이 좋고, 보약인 경우에는 식사 후 1시간이 경과하여 약간 공복이 되었을 때 복용하는 것이 좋다. 식후에 바로 약을 복용하면 소화에 부담을 줄 수 있기 때문이다. 단, 강력하게 치료에 도움이 필요하거나 빠른 효과를 내야 할 경우에는 식전에 복용하는 것이 좋다. 그러나 반드시 죽과 같은 부드러운 음식을 약간 섭취한 후 안정을 취한 상태에서 복용해야 한다.

## 08 약을 복용할 때 금기할 음식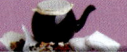

어떤 음식은 약초의 효능을 떨어뜨리기 때문에 약을 복용할 때는 섭취를 하지 않거나 대폭 줄일 필요가 있다. 또한 과식과 야식은 절대 금해야 한다. 과식과 야식을 하면 위장이 쉬지 못하고 간도 과로하게 된다. 이런 상태에서 약이 들어가면 간은 혹사당하고 몸 상태는 더욱 나빠진다. 병을 치료하기 위해서 약을 먹는 것인데, 오히려 병을 키울 수도 있으므로 주의해야 한다.

**기름진 음식**

고서에 약을 먹을 때는 돼지고기, 개고기, 고깃국, 생선회, 비늘 없는 생선 등을 먹지 말아야 한다는 말이 자주 나온다. 이는 돼지고기가 약효를 떨어뜨리기 때문이라고 하였는데, 구체적인 이유는 '미끄럽거나 막히게 하는 것을 먹지 말아야 한다'는 구절에서 찾을 수 있다. 미끄럽다는 말은 기름진 음식이라는 뜻이고, 생선으로 치면 비늘이 없는 생선에 해당한다. 이러한 음식은 '막히게 하는 성질'이 있기 때문에 약효를 떨어뜨린다는 설명이다.

기름진 음식에 대한 경고는 약을 복용하는 사람에게만 해당하는 것이 아니었다. 《동의보감》에 다음과 같은 구절이 있다.

'소단(消癉, 당뇨병), 쓰러지는 병, 반신불수(중풍), 다리에 힘이 빠지는 병, 기가 가득 차서 숨이 위로 치받는 병은 살찌고 귀한 사람이 달고 기름진 음식을 먹어서 생긴 병이다.'

'비늘 없는 고기와 여러 가지 짐승의 고기는 먹지 말아야 한다. 저절로 죽은 짐승의 고기를 먹으면 명을 재촉하는 경우가 많다.'

허준이 이 책을 집필했던 당시 고기는 지금처럼 사육한 것이 아니었고 항생제에 오염된 것도 아니었을 텐데 먹지 말아야 한다고 강조하였다. 사육한 것이 아니더라도 본래 고기의 성질이 몸을 이롭게 하기보다 해롭게 한다는 것을 경험적으로 알았기 때문이다.

### 생채소

약초를 복용할 때 생채소를 먹지 말아야 한다는 것은 몸이 냉한 사람에게 해당한다. 《동의보감》에 다음과 같은 구절이 있다.

> '채소의 성질은 아주 차다. 채소나 오이는 기를 다스리기도 하지만 귀나 눈을 어둡게 하기도 한다. 이러한 것들을 1년 내내 많이 먹으면 안 된다. 노인은 더욱 금해야 한다.'

채소는 열을 내는 데 필요한 당분의 비율이 낮기 때문에 차가운 성질을 지닌 음식이다. 따라서 몸이 찬 사람이 많이 먹으면 몸을 더 차게 만들고, 눈과 귀를 어둡게 할 수 있다. 《동의보감》에 열이 많은 약재인 세신(細辛)을 복용할 때 생채를 먹지 말라는 설명이 나오는데, 이는 생채소가 보약이나 몸을 따뜻하게 하는 약초의 효과를 떨어뜨릴 수 있기 때문이다.

### 매운 음식

매운맛은 막힌 것을 뚫어주고 열을 내며 땀을 배출하는 순작용을 한다. 하지만 너무 많이 먹으면 기를 소모하는 역작용이 나타나기 때문에 약초를 복용할 때는 섭취량을 줄이는 것이 좋다. 특히 보약을 먹을 때는 더욱 주의해야 하는데, 《동의보감》에는 숙지황이 든 약을 복용할 때 파와 마늘을 먹지 말라는 조언이 있다.

### 식초

신맛은 수렴하는 효능이 좋아서 물질을 몸 밖으로 나가지 못하게 한다. 소변을 자주 보는 증상, 설사, 유정(遺精), 대하증(帶下症) 등이 있을 때 신맛이 나는 약초를 사용하는 원리도 이와 같다. 반대로 몸 밖으로 내보내야 할 상황에서는 신맛이 약효를 떨어뜨리는 역할을 하므로 주의해야 한다.《동의보감》에서 복령(茯笭)을 복용할 때 식초를 먹지 말라고 한 것은 복령이 이뇨제이기 때문이다. 소변이 잘 나오게 하는 약초를 복용하는 중에 식초를 섭취하면 효과가 떨어지는 것은 당연하다.

## 피

'피는 생명이다'. 혈액은 물질대사에 필요한 영양물질을 포함하고 있어 천연 영양제라고 할 수 있다. 하지만 이것은 살아 있는 사람에게 살아 있는 피를 공급했을 때에 해당한다. 죽은 동물의 혈액에는 노폐물과 독소가 많이 들어 있다. 따라서 피를 먹으면 독소를 해독하는 간에 부담이 된다. 이는 보약이나 간에 좋은 약초를 복용할 때 피를 먹지 말아야 할 이유이다.《동의보감》에도 숙지황과 하수오를 복용할 때는 피를 먹지 말라고 했으며, 보골지(補骨脂)라는 약초를 복용할 때는 특히 돼지의 피를 먹지 말라고 하였다.

## 밀가루

밀가루는 소화 불량의 원인이기 때문에 금기해야 한다.《동의보감》에 의하면 '밀가루는 장과 위를 튼튼하게 하고 기력을 세게 하며 오장을 도우니 오래 먹으면 몸이 든든해진다'라고 하였다. 반면 '묵은 밀가루는 열과 독이 있고 풍(風)을 동(動)하게 한다'고도 하였다. 시중에 유통되는 밀가루는 묵은 것이며, 첨가제까지 포함되었기 때문에 열과 독이 있을 수밖에 없다. 더구나 밀 단백질의 대부분은 소화 불량을 일으키는 글루텐이므로 소화력이 약한 사람에게는 적합하지 않다. 결국 약초를 복용할 때 밀가루를 많이 섭취하면 약의 흡수가 방해될 가능성이 높다.

## 09 약초의 효능을 이해하는 방법

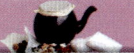

 노자(老子)의 《도덕경》에 '전쟁이 지나간 자리에는 가시나무만 무성하다'는 말이 있다. 가시나무가 무성해진 것은 투기(鬪氣)가 왕성했던 전쟁의 영향을 받았기 때문이다. 우리는 이제 약초를 볼 때 무심코 보지 말고 그것의 분위기와 감정을 느껴야 한다. 채소는 비가 온 뒤에 신이 나서 마구 일어나고, 추우면 움츠러들며, 한여름 햇볕에는 축 늘어지고, 아침에 태양이 떠오를 때는 기분이 좋아서 반짝인다. 사람과 다를 바가 없다.

 내가 기분이 좋으면 그 감정이 주위 사람에게 전달되어 분위기가 살아난다. 기쁜 감정으로 아픈 병자를 위로하면 병자는 그 기를 받아 병의 회복이 빨라진다. 반대로 일이 힘들어서 얼굴이 일그러지고 어깨가 축 처진 나를 보고 주위 사람이 활기를 얻을 수 있을까? 이 세상에 존재하는 생물과 무생물은 모두 기를 가지고 있다. 그런데 우리는 약초를 공부할 때 성분에 너무 집착하는 경향이 있다. 비타민, 미네랄, 효소, 피토케미컬 등이 다양하게 많이 들어 있어야 좋은 약초라고 여긴다. 하지만 이것들이 약초의 효능을 판가름하지는 않는다. 성분보다 더 중요한 것은 맛과 성질로 대표되는 약초의 기(氣)다. 물을 예로 들어 보자.

 물($H_2O$)은 성분이 같아도 온도에 따라 차가운 얼음일 수도 있고, 시원한 물일 수도 있으며, 미지근한 물 또는 뜨거운 물이 되기도 한다. 추위에 떨고 있는 사람에게 차가운 물을 줄 것인가, 아니면 따뜻한 물을 줄 것인가? 성분만을 따진다면 아무 물이나 상관없지만, 추위에 떠는 사람에게 필요한 것은 물이 아니라 온기이다. 물이 아닌 온기가 얼어붙은 몸을 녹인다.

 약초의 성질도 마찬가지이다. 어떤 약초는 얼음처럼 차가운 성질을, 어떤 약초는 시원한 성질을, 어떤 약초는 따뜻한 성질을, 어떤 약초는 뜨거운 성질을 띤다. 예를 들어 인삼은 따뜻한 성질을 띠므로 몸이 냉한 사람에게 좋고, 결명자는 시원한 성질을 띠므로 눈이 충혈되었을 때 적합하다. 황련(黃連)은 얼음처럼 차가운 성질이어서 열을 내리는 데 적합하고, 부자(附子)는 성질이 끓는 물처럼 뜨거워서 몸을 데우는 데 필요하다. 이 책에는 약초의 성질이 표기되어 있으니 참고하기 바란다.

약초의 맛은 어떤가. 신맛은 수렴시키는 힘이 좋아서 비정상적인 배출을 막는다. 신맛이 나는 오미자, 산수유, 복분자, 매실은 땀을 막고, 기침을 막고, 소변을 막고, 대변을 막고, 남성의 유정(遺精)을 막고, 여성의 대하(帶下)를 막는다. 쓴맛은 하강시키는 힘이 좋아서 비정상적인 열을 내리고 염증을 가라앉히며 음식을 소화시키는 효능을 발휘한다. '양약구고(良藥口苦)'라는 말이 있다. '좋은 약은 입에 쓰다'는 것인데, 쓴맛을 내는 대부분의 약초는 염증을 가라앉히고 아픈 것을 낫게 하니 좋은 약일 수밖에 없다.

단맛은 이완시키는 힘이 좋아서 몸과 마음을 누그러뜨리는 효능을 발휘한다. 단맛이 나는 음식은 대체로 많은 양의 당이 있어 에너지를 내는 데 긴요하다. 에너지가 보충되면 몸도 마음도 느긋해진다. 우울할 때 초콜릿을 먹으면 기분이 좋아지는 것처럼 말이다. 매운맛은 흩어지게 하는 힘이 좋아서 열과 땀을 몸 밖으로 빼내고 막힌 것을 소통시키는 효능을 발휘한다. 매운 음식을 먹으면 열과 땀이 나면서 기분이 좋아진다. 이는 매운맛이 막힌 것을 뚫어주고 노폐물을 몸 밖으로 배출시킨 결과이다. 짠맛은 단단한 것을 부드럽게 하는 효능이 있다. 차가운 눈을 녹이는 소금, 단단한 배추의 숨을 죽이는 소금, 변비를 해소하는 함초(鹹草) 등에서 알 수 있듯이 짠맛은 단단한 것을 부드럽게 만든다.

이 책에는 약초의 맛과 성질에 대한 이야기가 자주 나온다. 이는 약초를 이해하고 활용하는 데 중요하기 때문이다. 비단 책에 나오는 약초뿐만 아니라 산야에서, 또는 외국에서 낯선 약초를 접했을 때 맛을 보고 성질을 파악한다면 자연이 설명하는 약초의 효능을 이해할 수 있을 것이다.

제1장

# 먹은 약초의 기운이 미치는 장기 부위

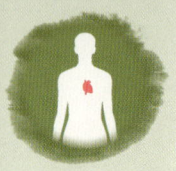

# 심장으로 가는 약초

## ➕ 약성이 더운 약초

● **당귀**(참당귀 뿌리)

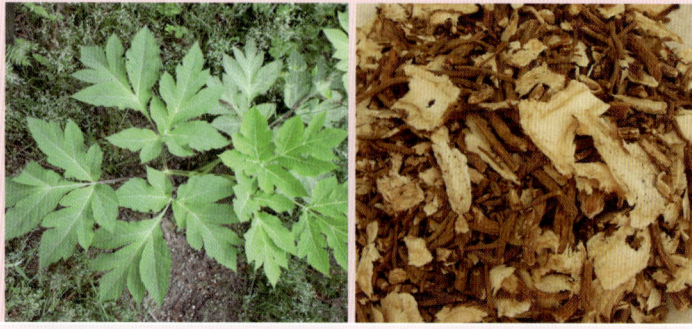

● **작약**(작약 뿌리)

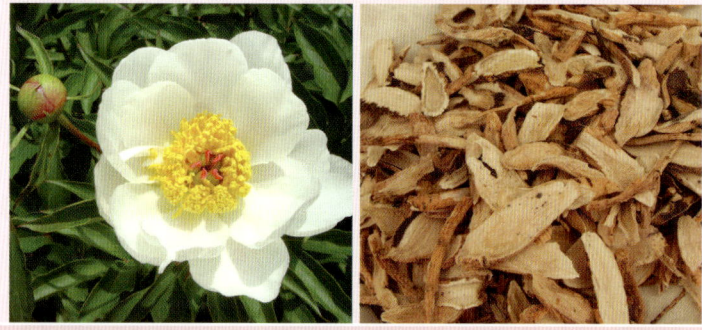

● **창출**(모창출 뿌리줄기)

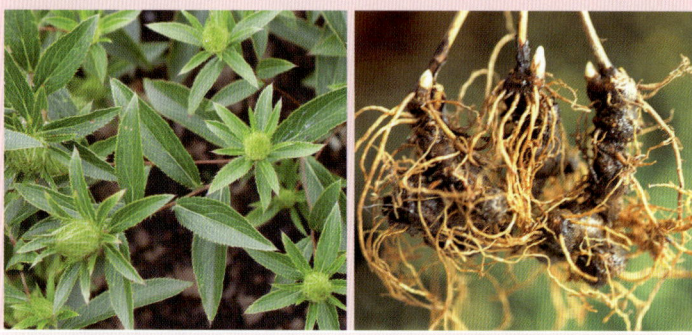

● **석창포**(석창포 뿌리줄기)

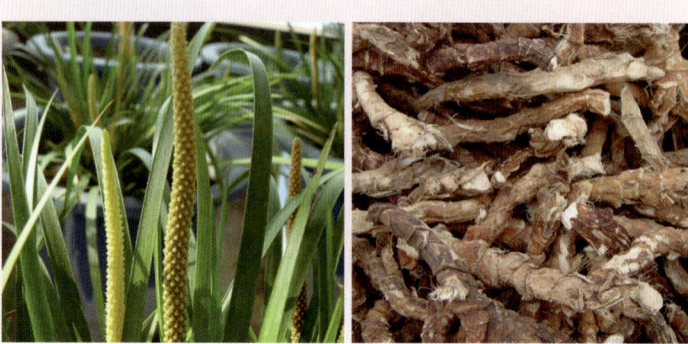

## ━ 약성이 서늘한 약초

- **생지황**(지황 생뿌리)

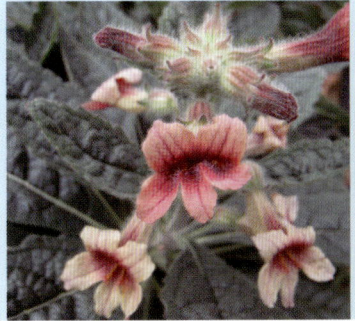 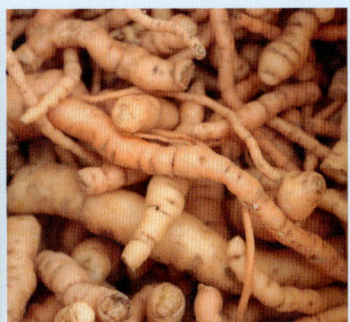

- **우황**(소의 쓸개에 생긴 결석)

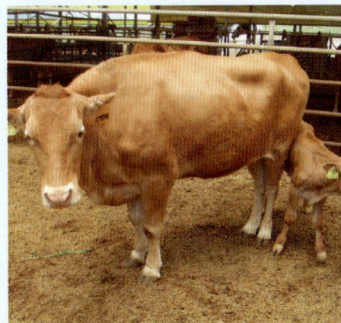 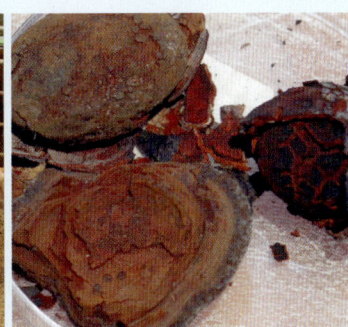

- **죽엽**(이대 잎)

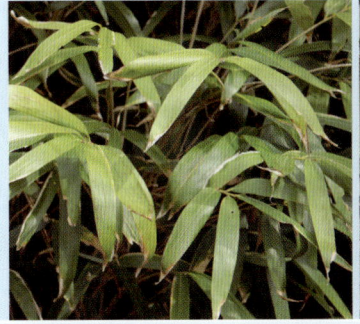 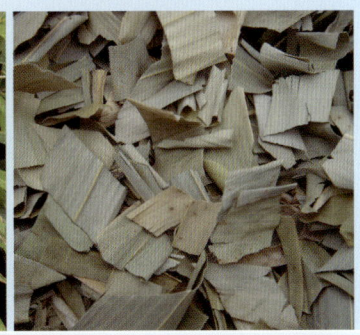

- **맥문동**(맥문동 뿌리 팽대부)

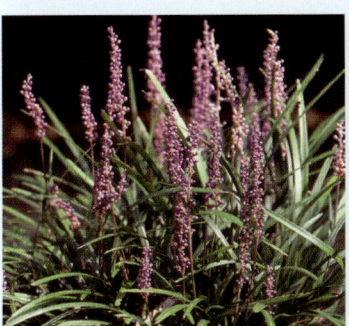 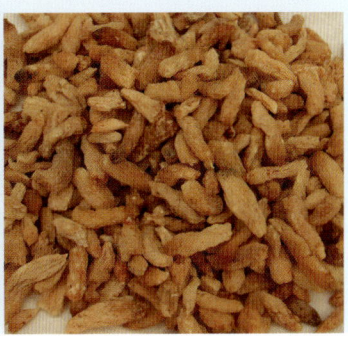

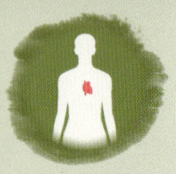

심장으로 가는 약초

## ➕ 몸속 기운을 돕는 약초

- **원지**(원지 뿌리. 국내 재배 안 됨)

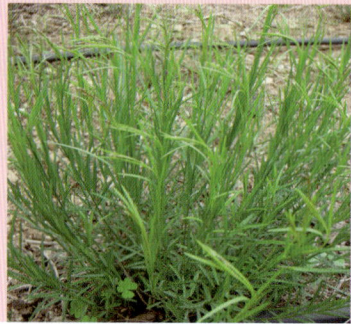 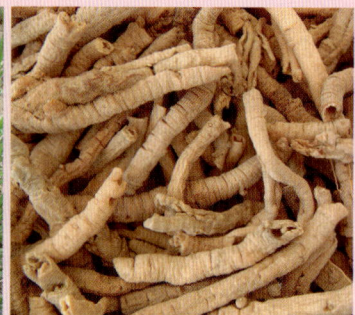

- **천문동**(천문동 덩이뿌리)

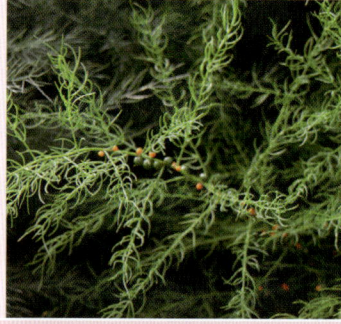 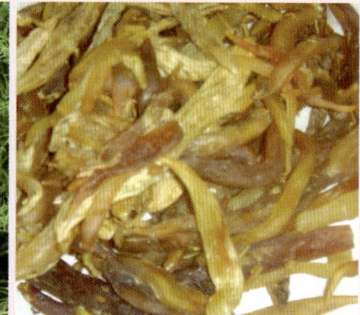

- **맥문동**(맥문동 뿌리 팽대부)

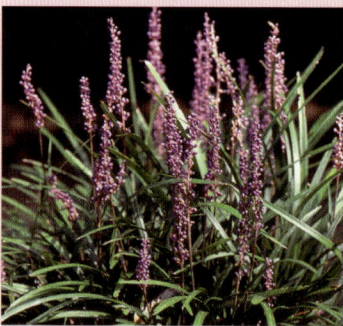 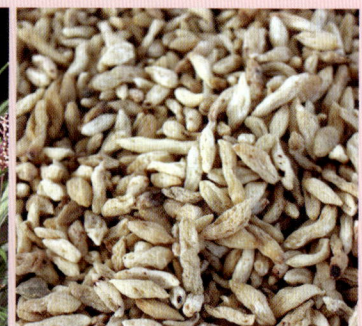

- **인삼**(인삼 뿌리)

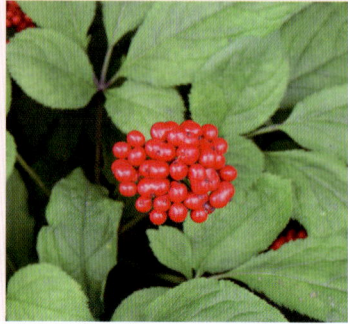 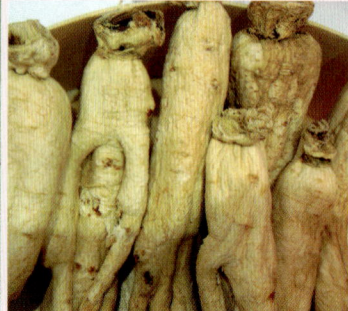

## 몸속 기운을 없애는 약초

● **황련**(황련 뿌리 줄기)

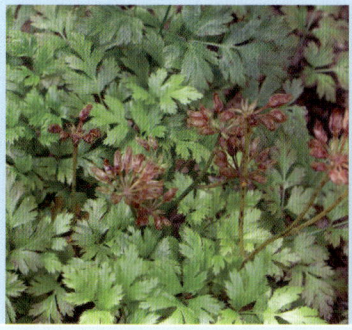 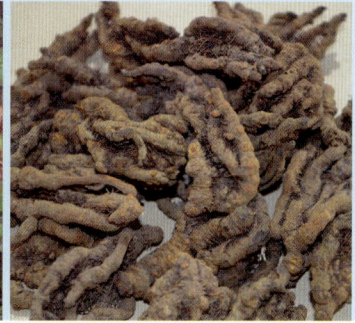

● **고삼**(고삼 뿌리)

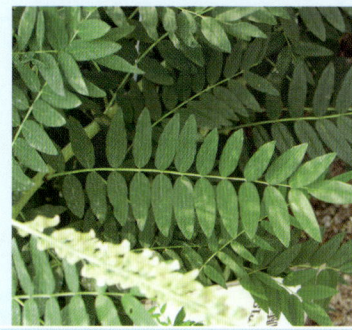 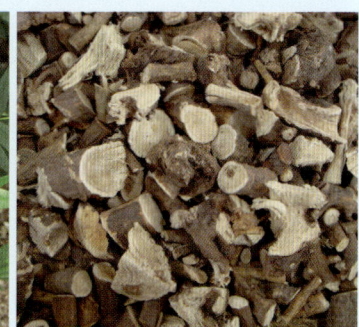

● **절패모**(중국패모 비늘줄기)

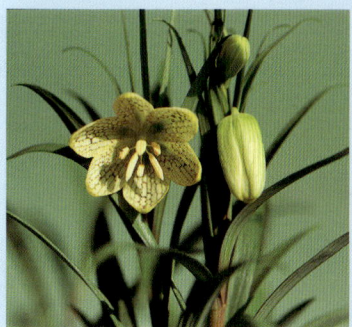 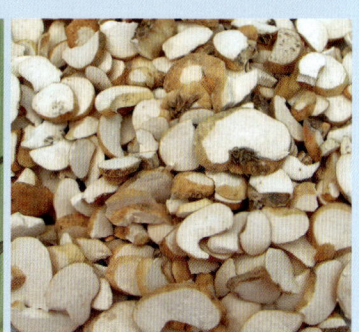

● **울금**(강황 덩이뿌리)

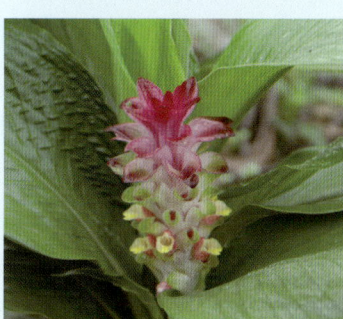 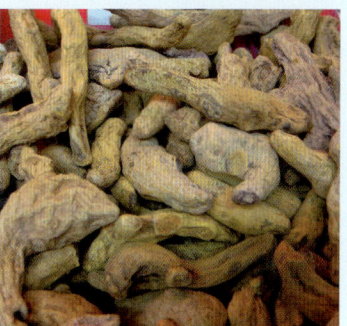

## ➕ 몸속 기운을 돕는 약초

● **토목향**(목향 뿌리)

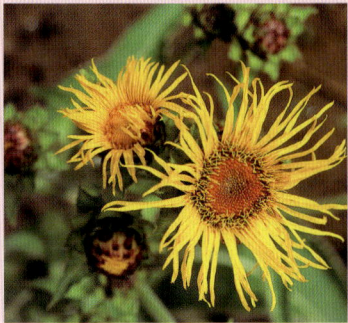 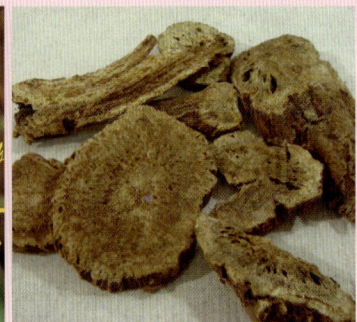

● **반하**(반하 덩이줄기)

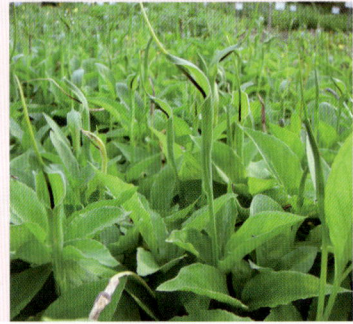 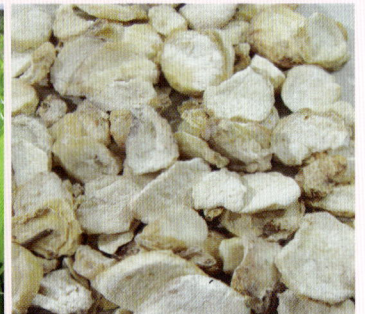

● **진피**(陳皮 : 귤나무 열매껍질)

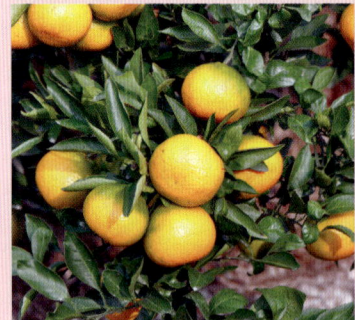 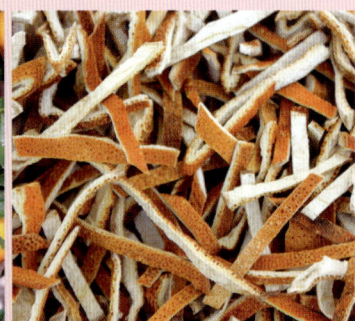

● **육계**(육계 줄기껍질. 국내 재배 안 됨)

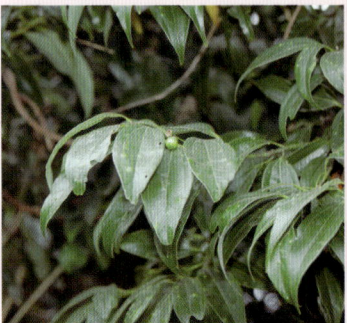 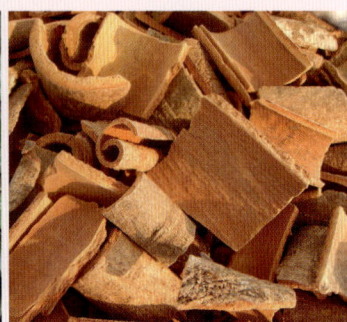

- **천궁**(천궁 뿌리 줄기)

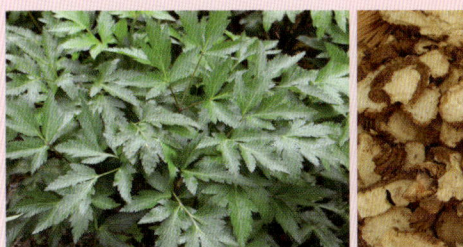 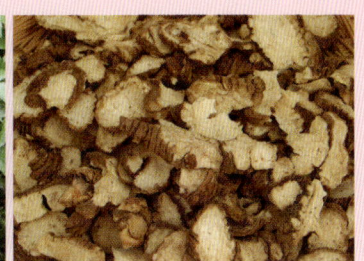

- **황기**(황기 뿌리)

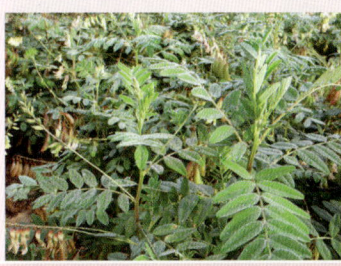 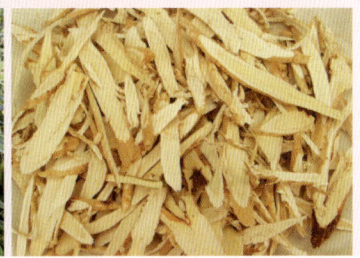

- **산수유**(산수유 나무 열매)

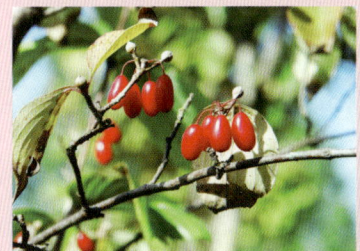 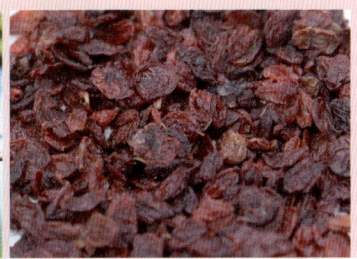

- **산조인**(묏대추 씨)

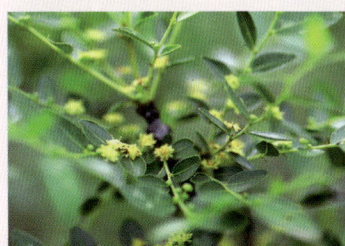 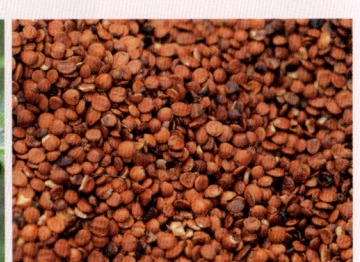

- **오가피**(오갈피 나무 줄기껍질·뿌리껍질)

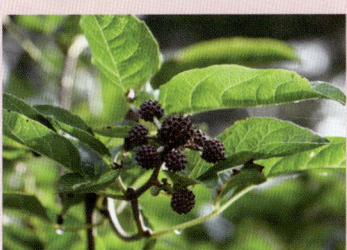 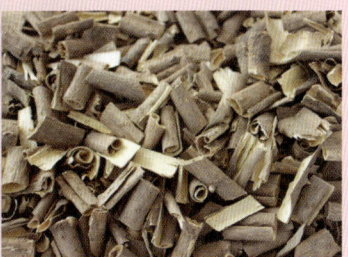

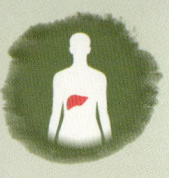

간으로 가는 약초

## 🔵 몸속 기운을 없애는 약초

● **황금**(속썩은풀 뿌리)

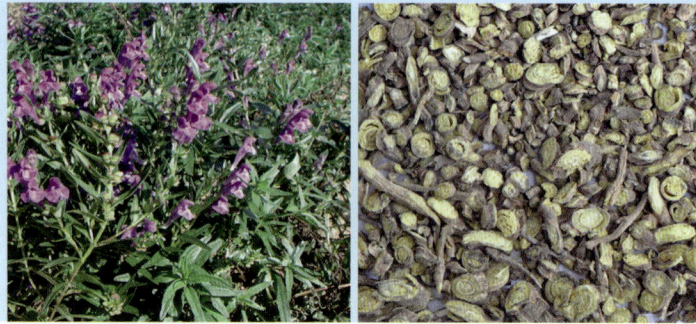

● **황련**(황련 뿌리 줄기)

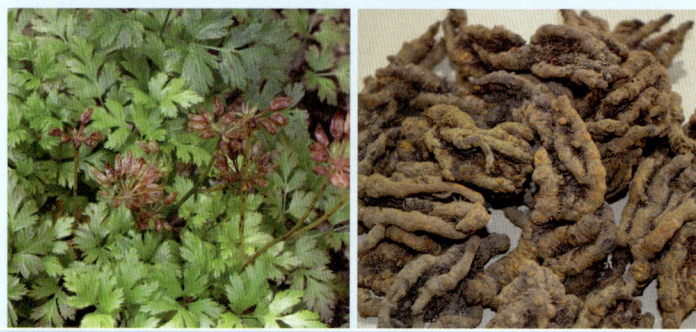

● **용담**(용담 뿌리)

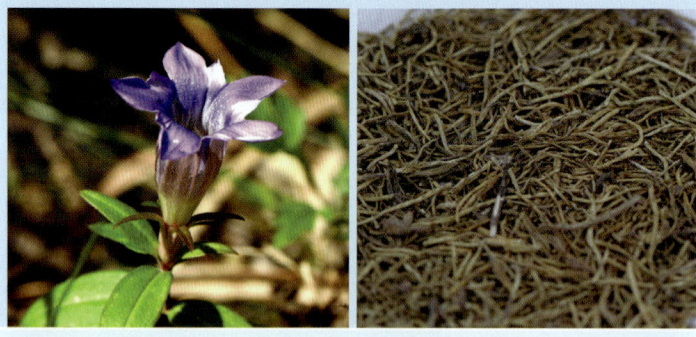

● **시호**(시호 뿌리)

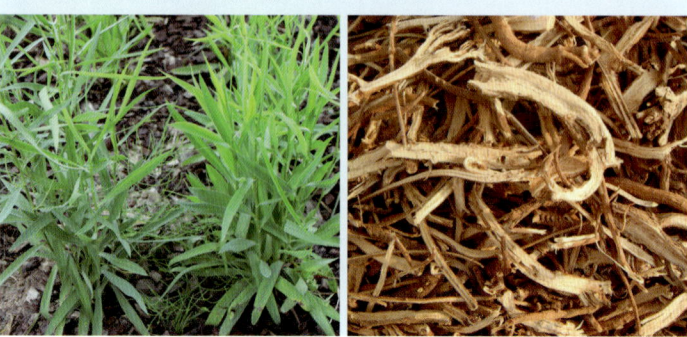

● **작약**(작약 뿌리)

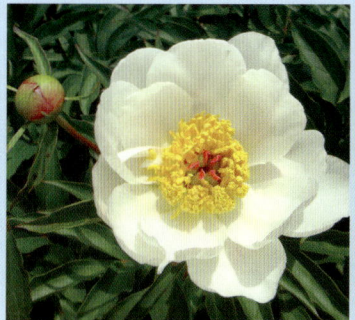 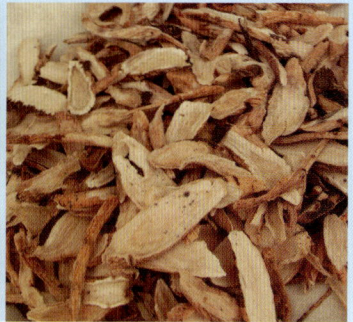

● **전호**(바디나물 뿌리)

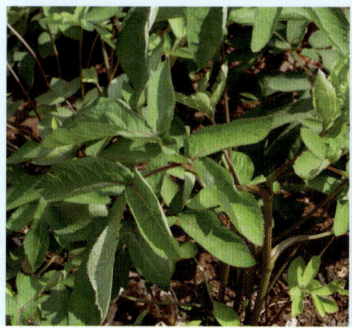 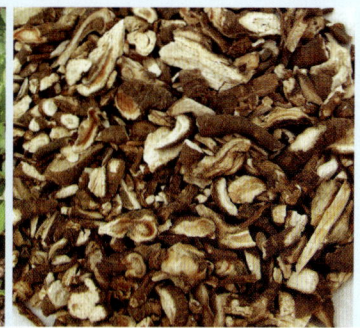

● **진피**(秦皮 : 물푸레나무 줄기껍질)

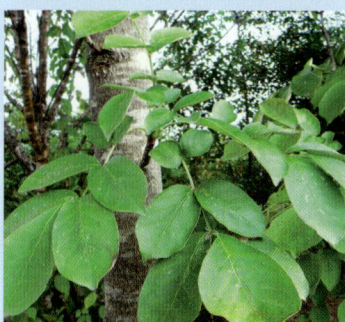 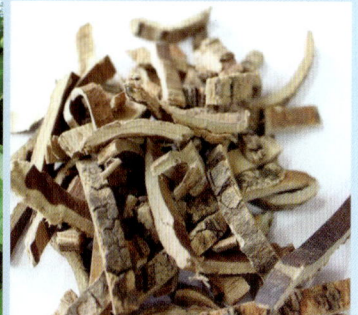

● **차전자**(질경이 씨)

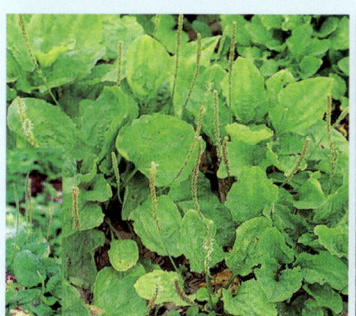 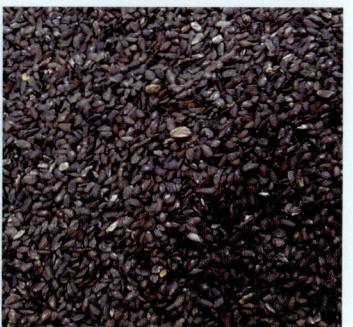

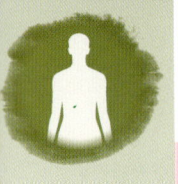

담(쓸개)으로 가는 약초

## ➕ 몸속 기운을 돕는 약초

- 진피(陳皮 : 귤나무 열매껍질)

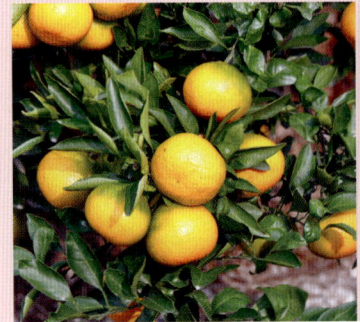 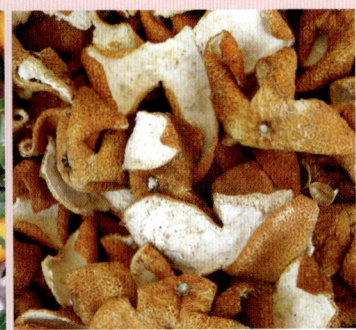

- 반하(반하 덩이줄기)

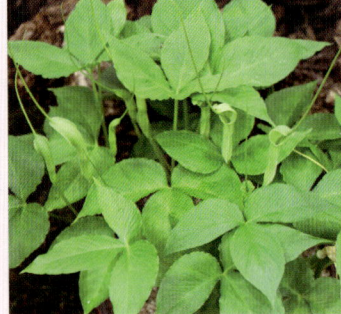 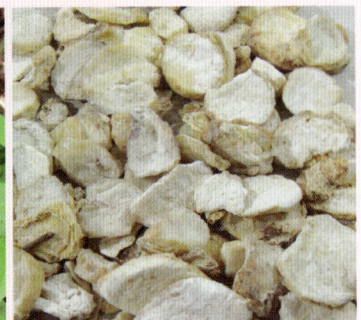

- 생강(생강 뿌리줄기)

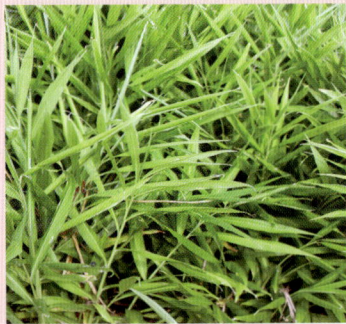 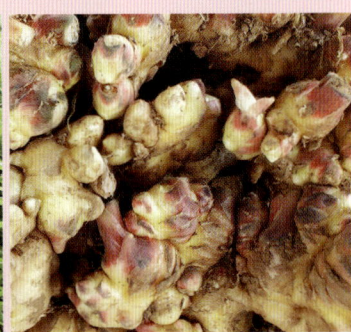

- 천궁(천궁 뿌리줄기)

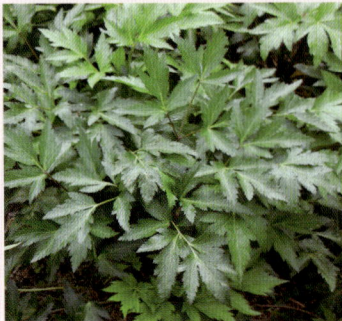 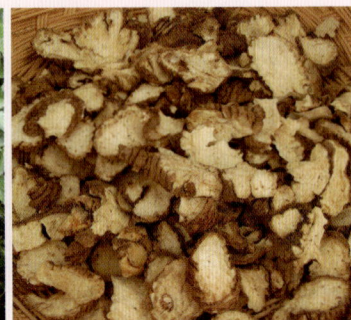

- **당귀**(참당귀 뿌리)

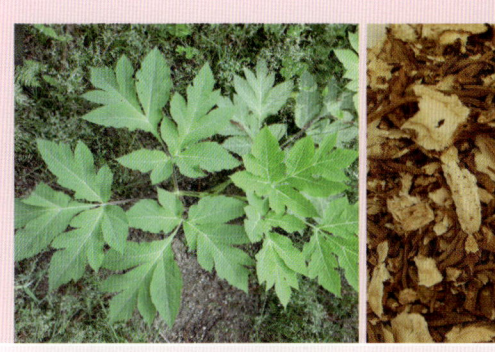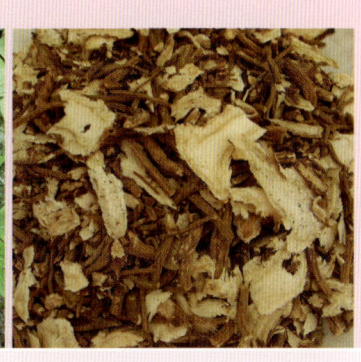

- **산수유**(산수유나무 열매)

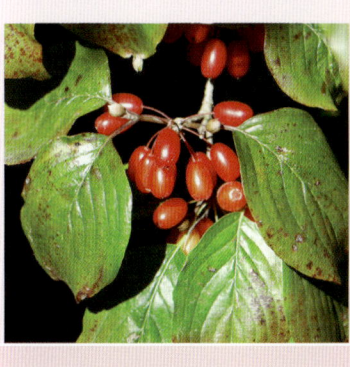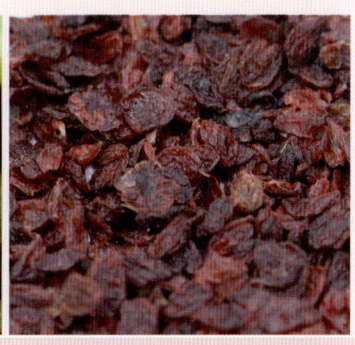

- **산조인**(묏대추 씨)

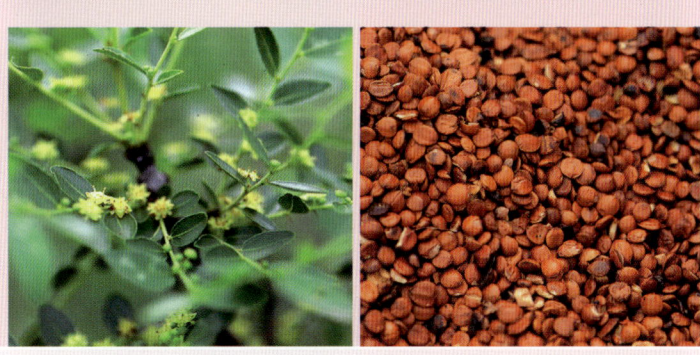

- **오미자**(오미자 열매)

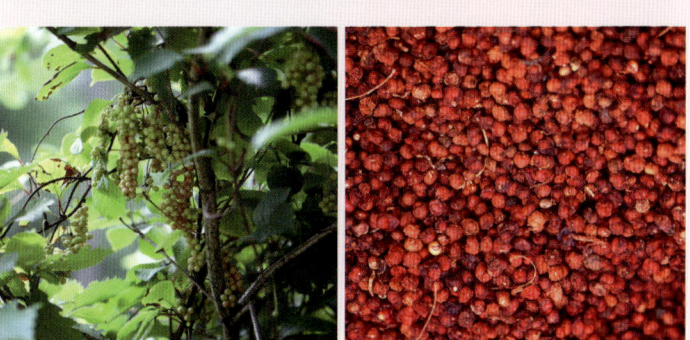

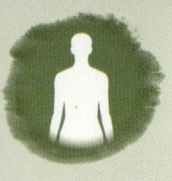

담(쓸개)으로 가는 약초

## ➊ 몸속 기운을 없애는 약초

● 황금(속썩은풀 뿌리)

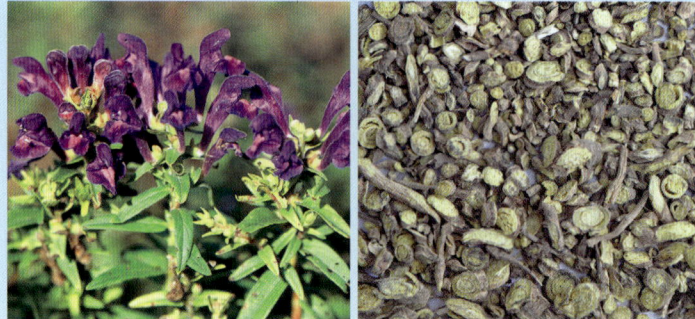

● 황련(황련 뿌리 줄기)

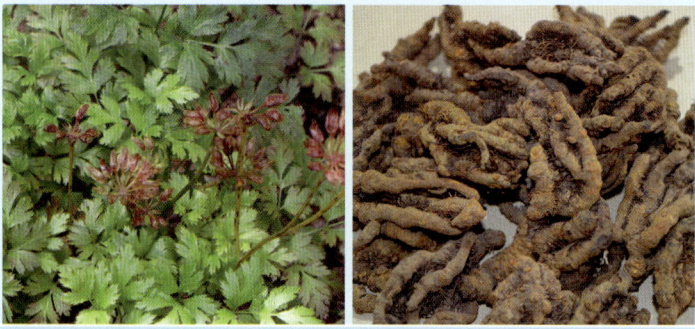

● 용담(용담 뿌리)

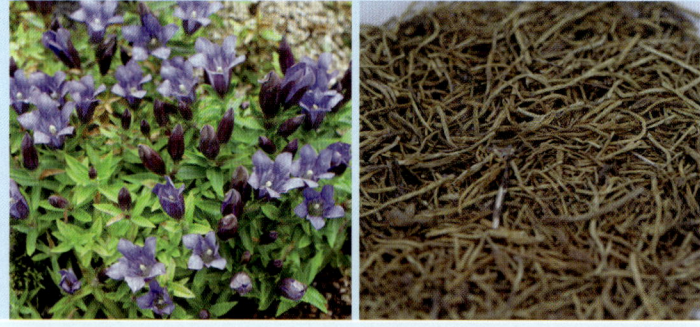

● 시호(시호 뿌리)

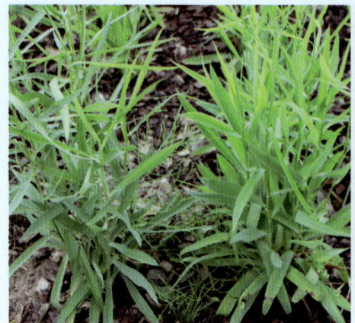 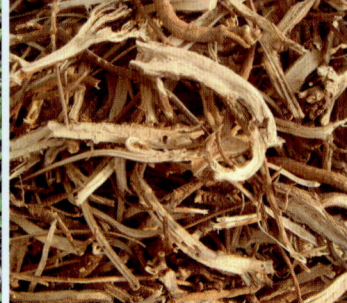

● **작약**(작약 뿌리)

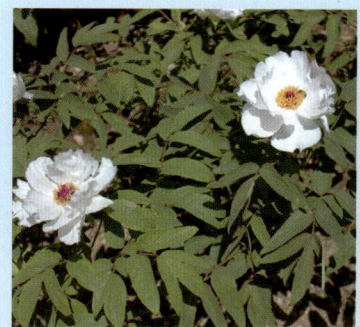 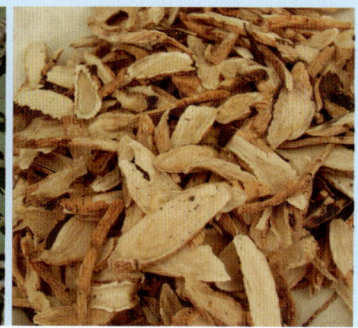

● **진피**(秦皮 : 물 푸레나무 줄기껍 질)

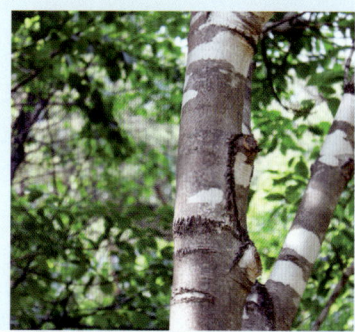 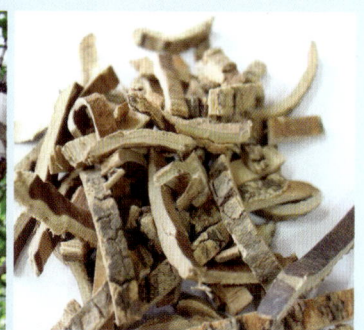

● **목통**(으름덩굴 줄기)

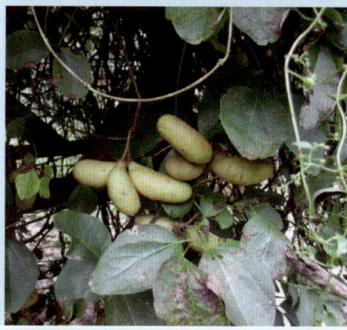 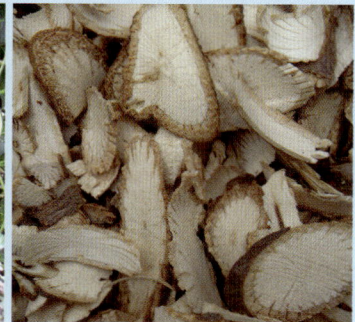

● **일지황화**(미역 취 전초)

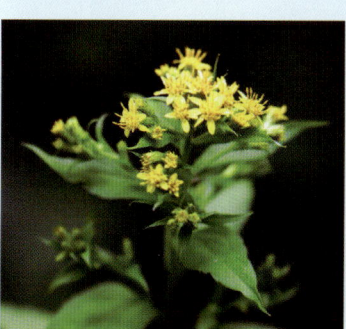 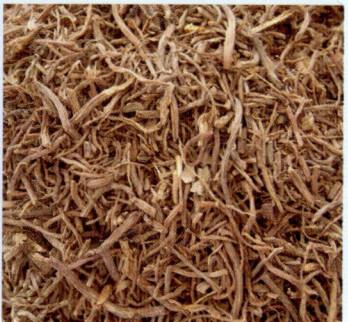

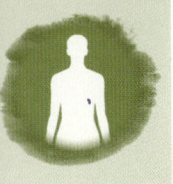

비장(지라)으로 가는 약초

## 몸속 기운을 돕는 약초

- **정향**(정향 꽃봉오리)

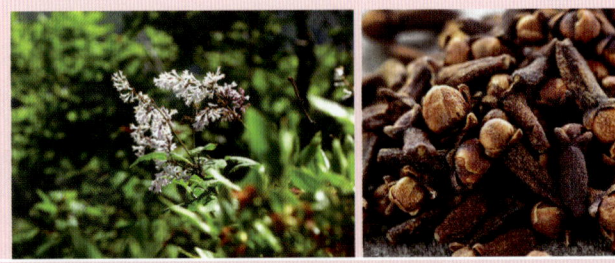

- **초오**(놋젓가락나물 덩이뿌리)

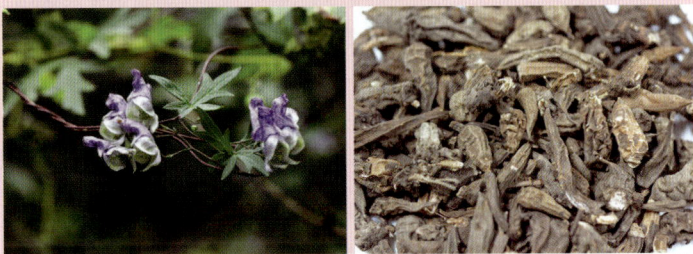

- **곽향**(배초향 지상부)

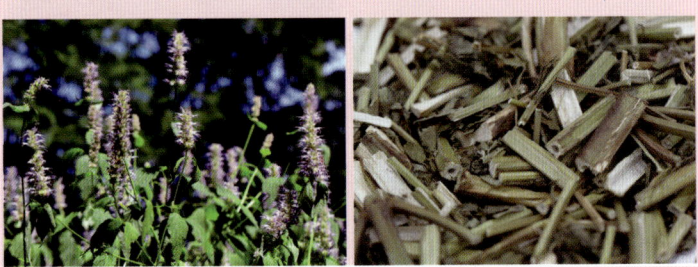

- **토목향**(목향 뿌리)

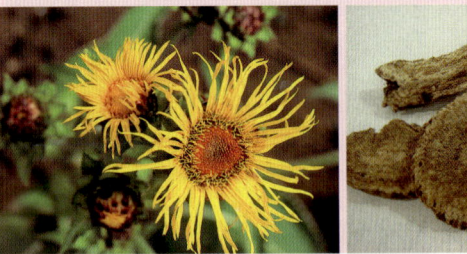
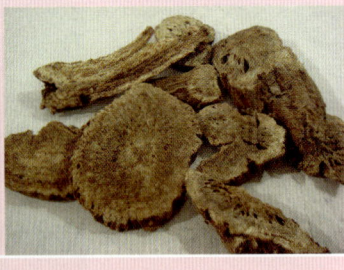

- **산약**(마 또는 참마 뿌리줄기)

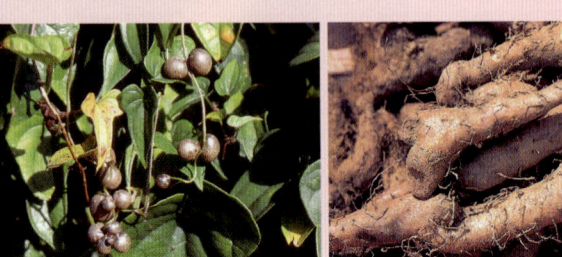

- **인삼**(인삼 뿌리)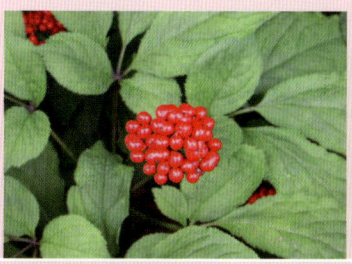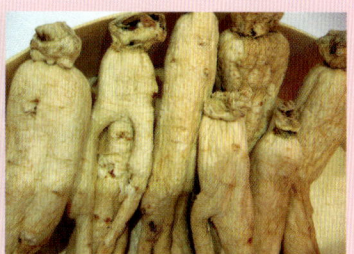

- **황기**(황기 뿌리)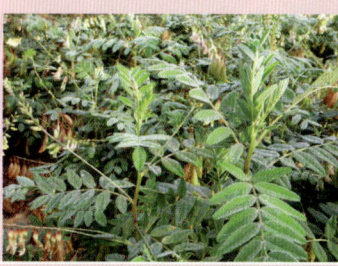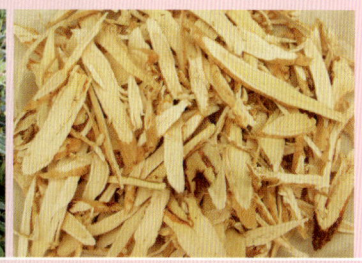

- **백출**(삽주 뿌리 줄기)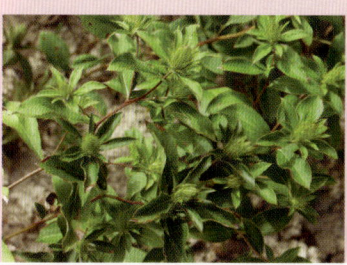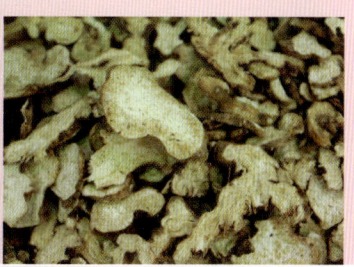

- **복령**(복령 균핵. 소나무 뿌리에 기생함)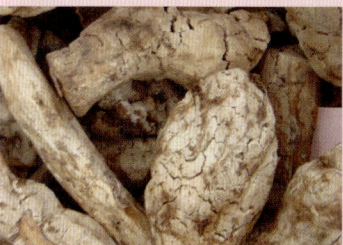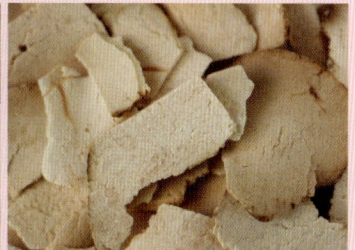

- **건강**(생강의 말린 뿌리줄기)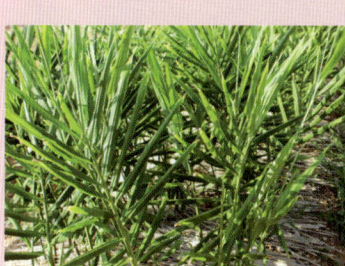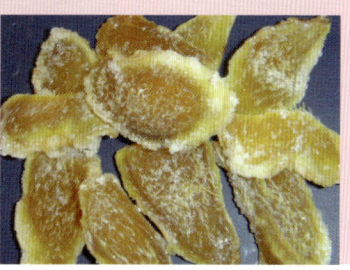

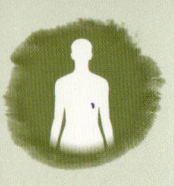

비장(지라)으로 가는 약초

## 몸속 기운을 없애는 약초

- 치자(치자나무 열매)

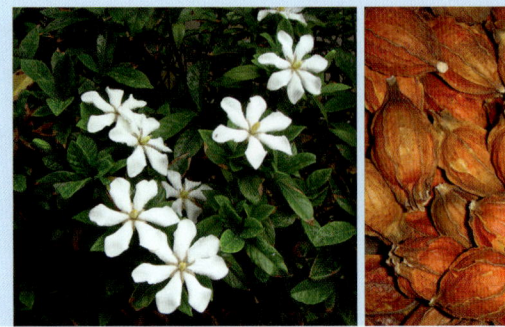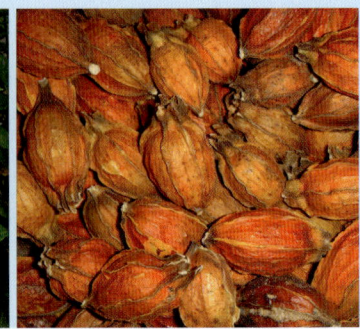

- 황금(속썩은풀 뿌리)

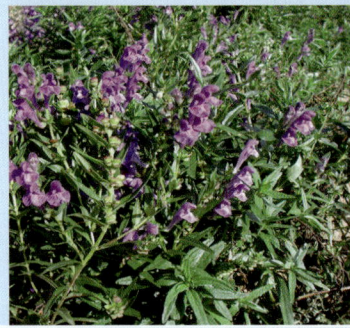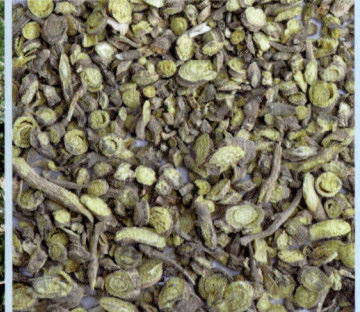

- 황련(황련 뿌리 줄기)

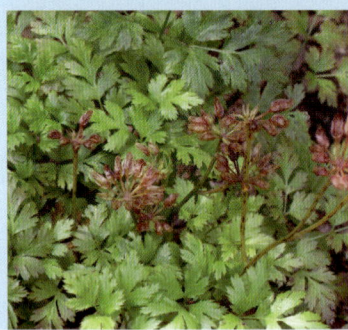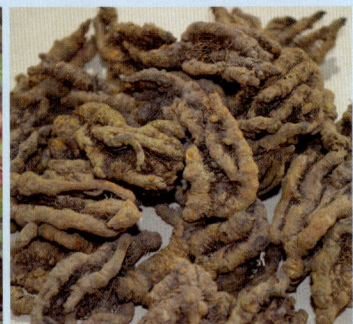

- 승마(승마 뿌리 줄기)

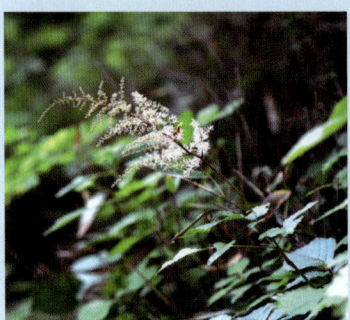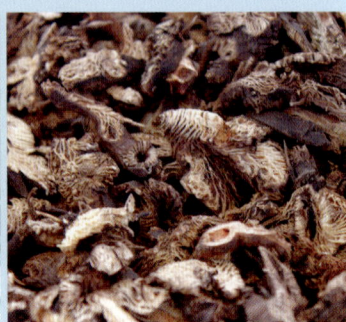

- **작약**(작약 뿌리)

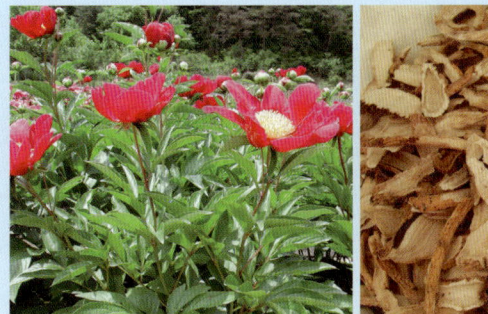

- **대황**(장엽대황 뿌리)

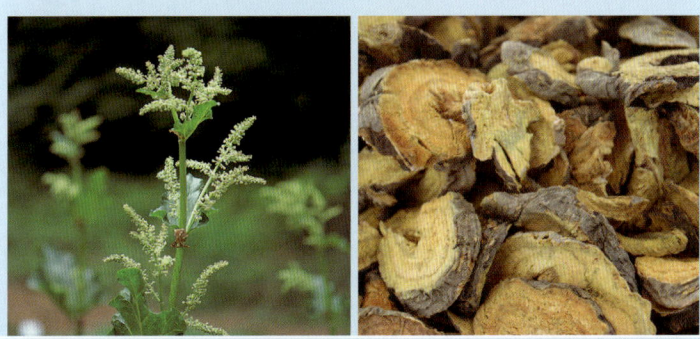

- **산사**(산사나무 열매)

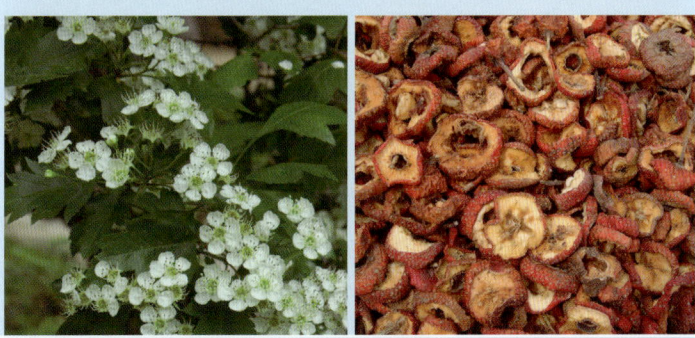

- **지실**(탱자나무 어린열매)

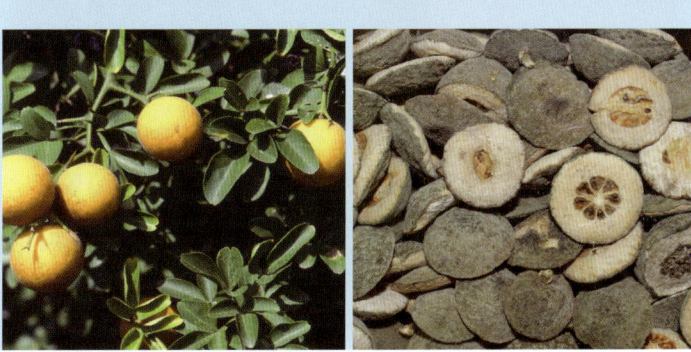

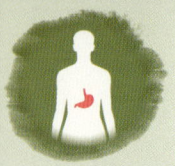

위로 가는 약초

## ➕ 몸속 기운을 돕는 약초

● 정향(정향 꽃봉오리)

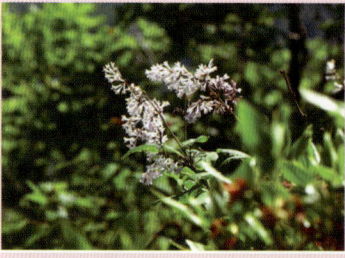 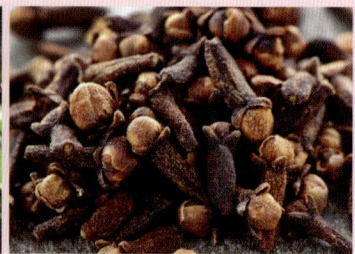

● 건강(생강의 말린 뿌리줄기)

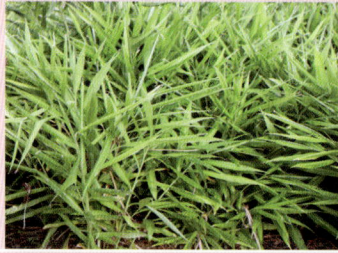 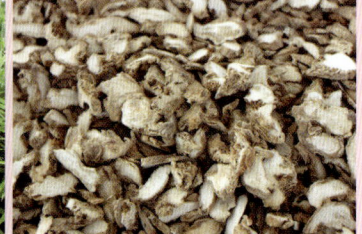

● 후박(일본목련 또는 후박나무 줄기껍질)

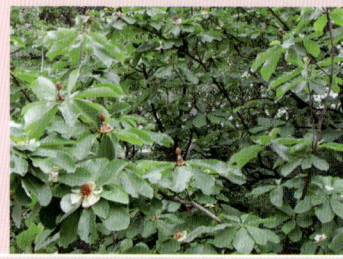 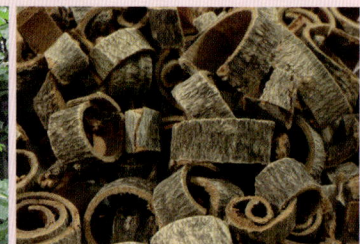

● 오수유(오수유 열매)

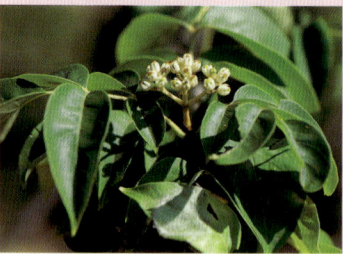 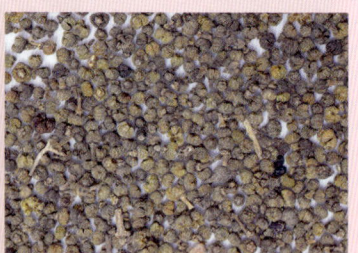

● 초두구(초두구 씨)

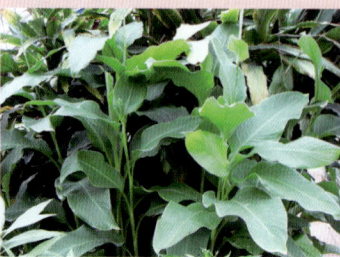 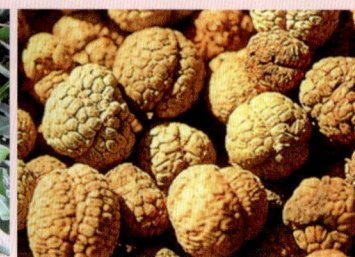

- **백출**(삽주 뿌리줄기)

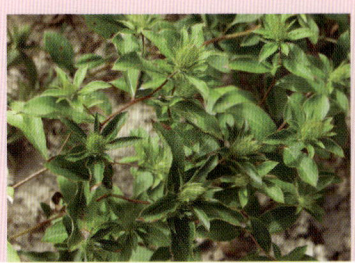 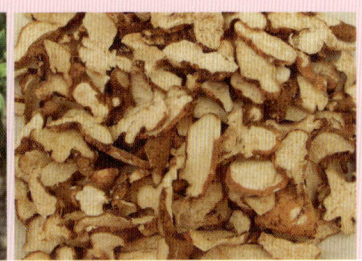

- **산약**(마 또는 참마 뿌리줄기)

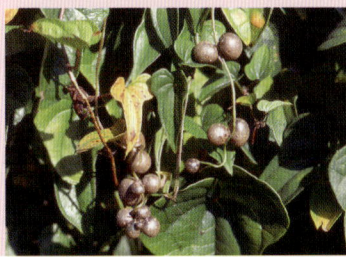 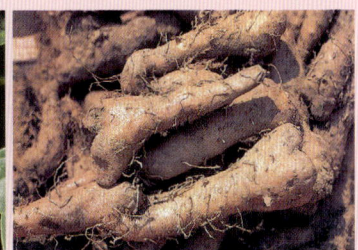

- **연자육**(연꽃 씨)

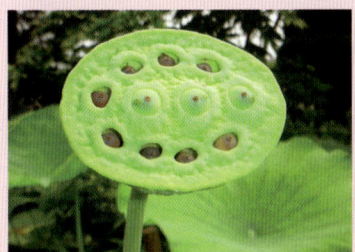 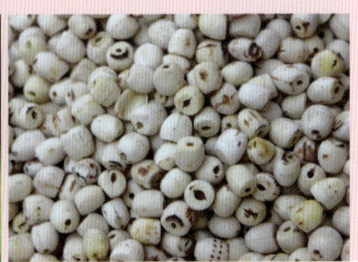

- **황기**(황기 뿌리)

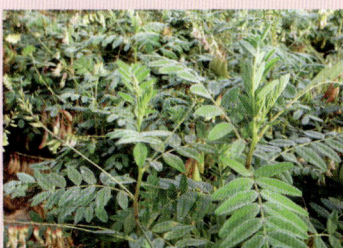 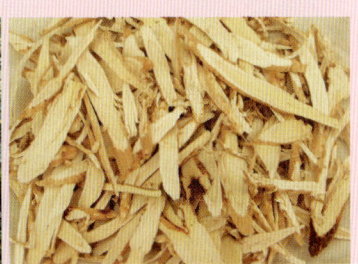

- **사인**(녹각사 열매)

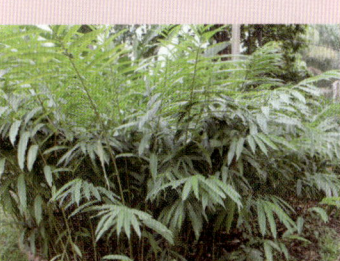 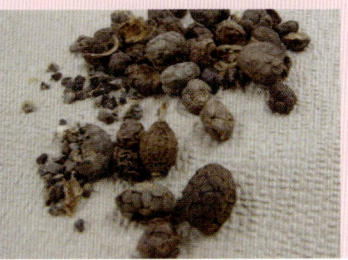

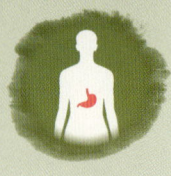

위로 가는 약초

## 몸속 기운을 없애는 약초

● **생강**(생강 뿌리줄기)

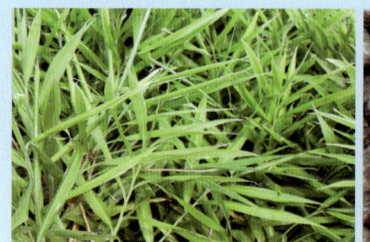 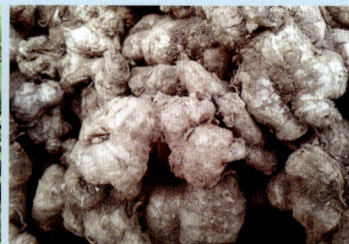

● **연교**(의성개나리 열매)

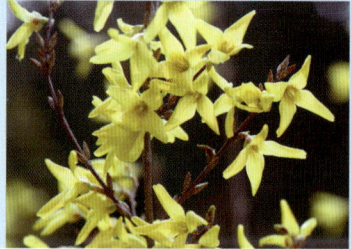 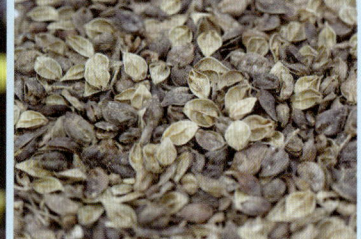

● **황금**(속썩은풀 뿌리)

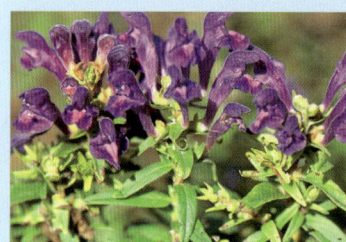 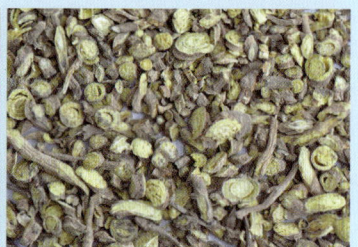

● **승마**(승마 뿌리)

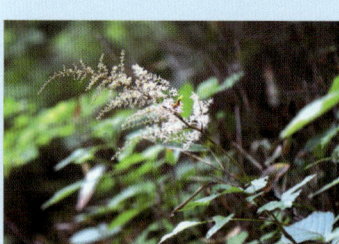 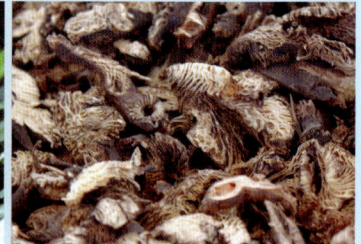

● **갈근**(칡뿌리)

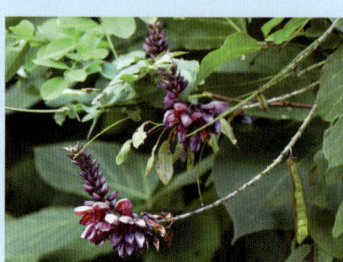 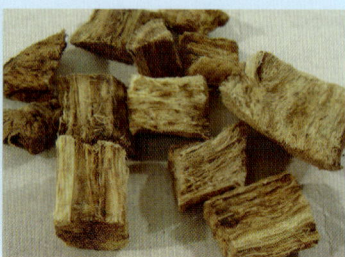

- **괄루근**(하눌타리 뿌리)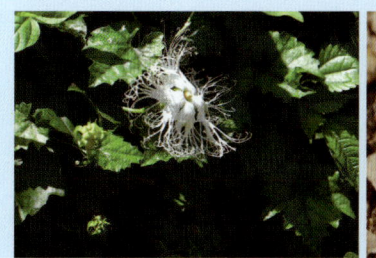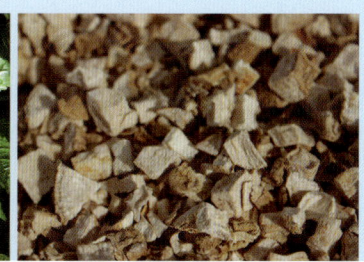

- **비봉**(망초 전초)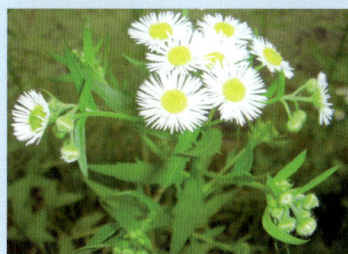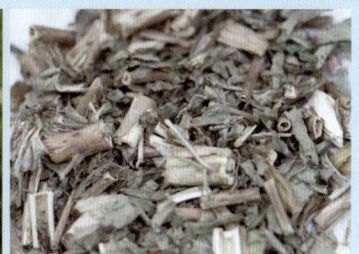

- **대황**(장엽대황 뿌리)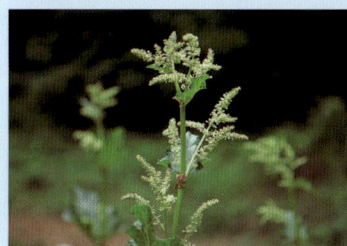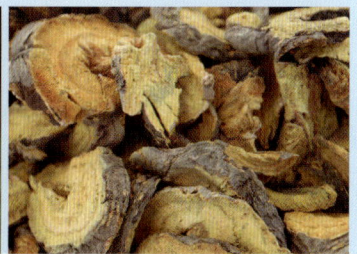

- **견우자**(나팔꽃 씨)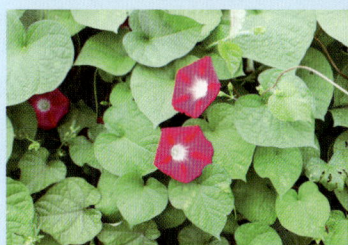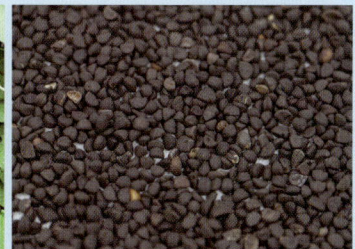

- **지실**(탱자나무 어린열매)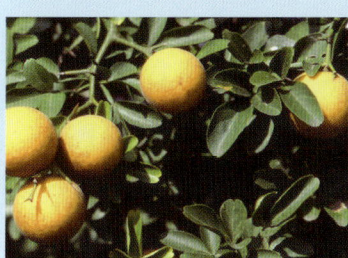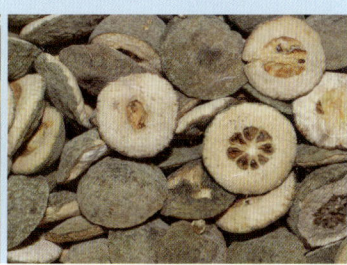

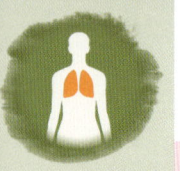

## ➕ 몸속 기운을 돕는 약초

폐(허파)로 가는 약초

● **진피**(陳皮 : 귤나무 열매껍질)

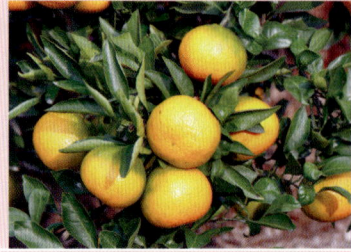 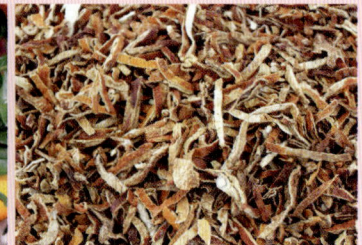

● **반하**(반하 덩이줄기)

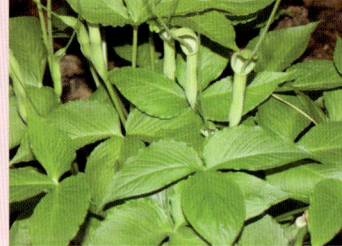 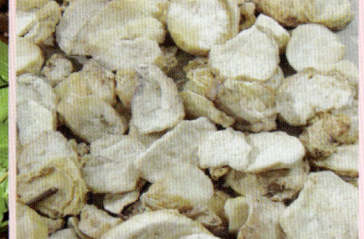

● **생강**(생강 뿌리줄기)

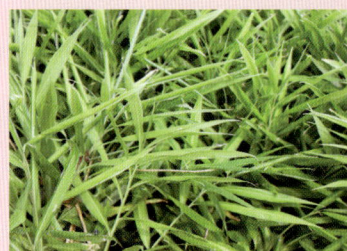 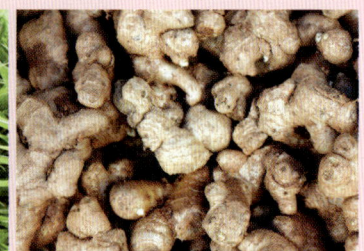

● **행인**(살구나무 씨)

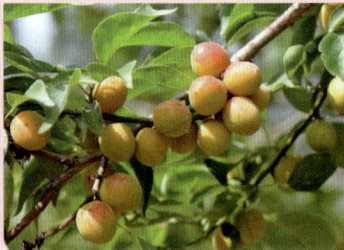 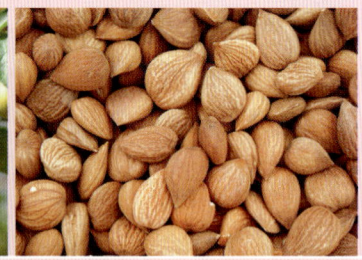

● **자소자**(차즈기 열매)

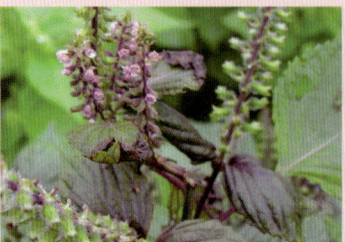 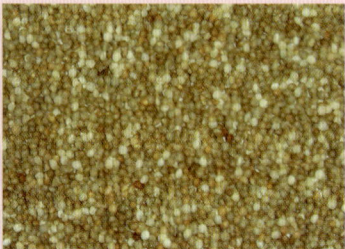

● **오미자**(오미자 열매)

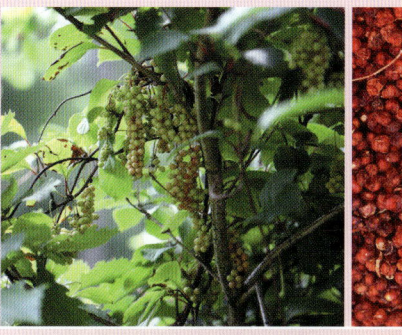 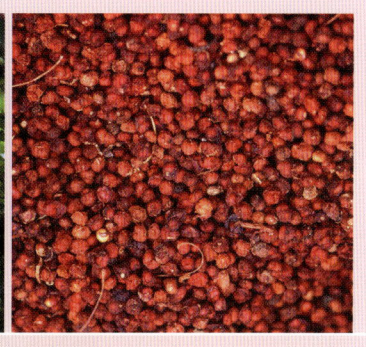

● **천문동**(천문동 덩이뿌리)

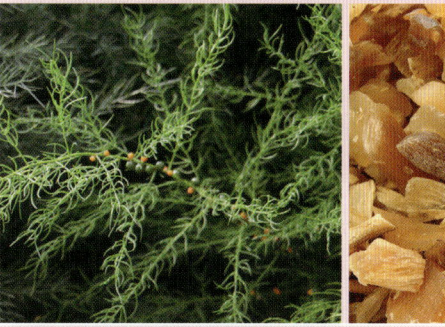 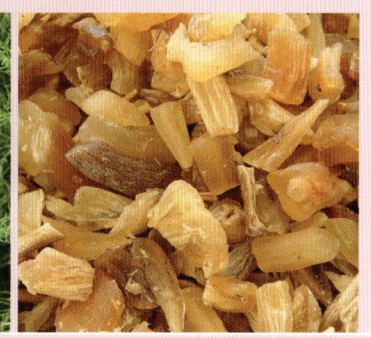

● **양유근**(더덕 뿌리)

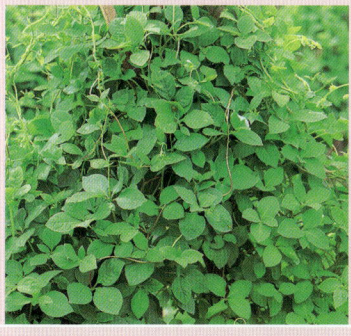 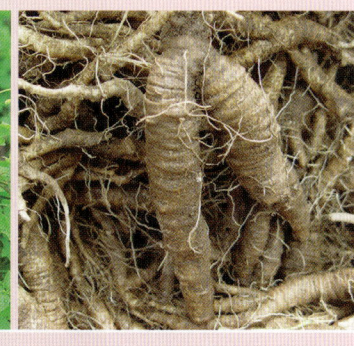

● **산약**(마 또는 참마 뿌리줄기)

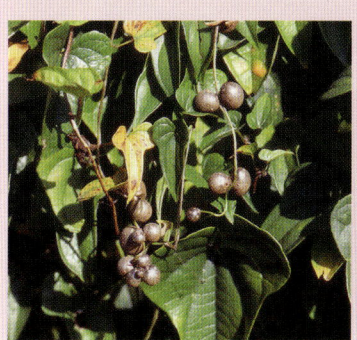 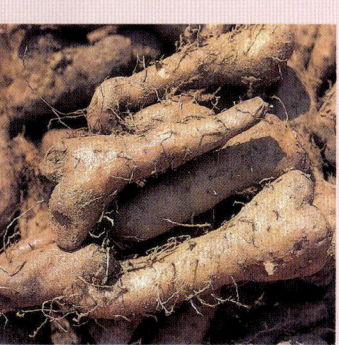

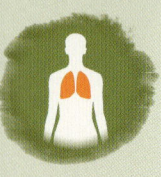

폐(허파)로 가는 약초

## ➊ 몸속 기운을 없애는 약초

● **지모**(지모 뿌리 줄기)

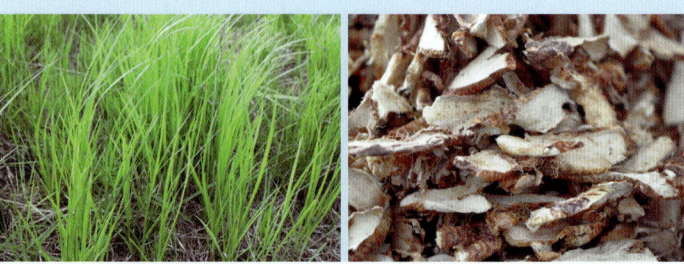

● **절패모**(중국패모 비늘줄기)

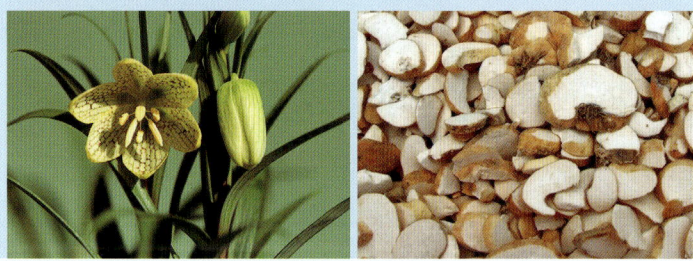

● **차전자**(질경이 씨)

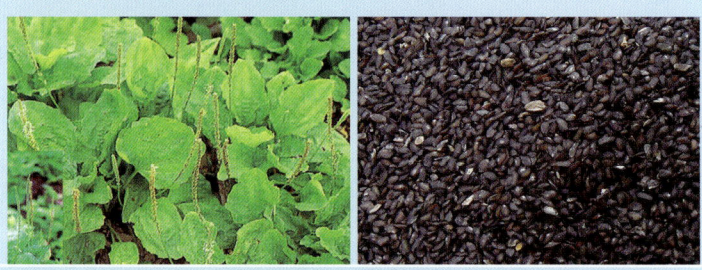

● **천문동**(천문동 덩이뿌리)

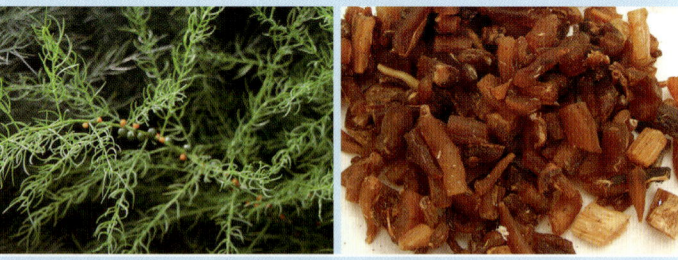

● **치자**(치자나무 열매)

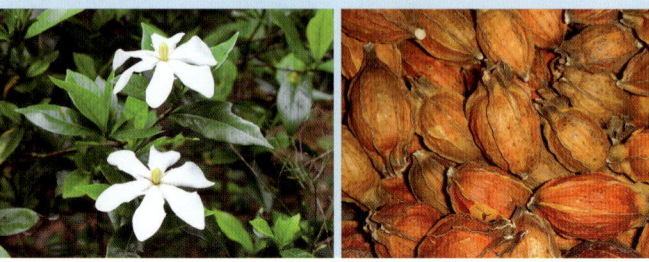

- **상백피**(뽕나무 뿌리껍질)

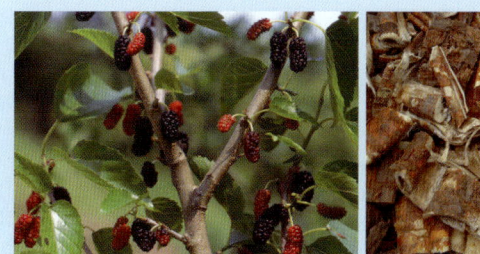

- **방풍**(방풍 뿌리)

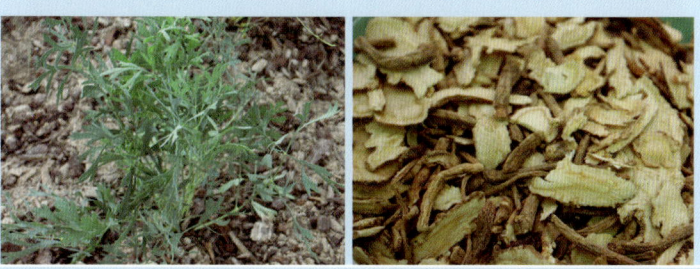

- **행인**(살구나무 씨)

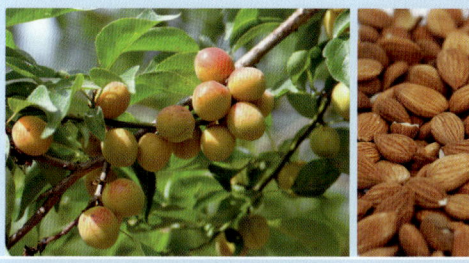

- **마황**(초마황 줄기)

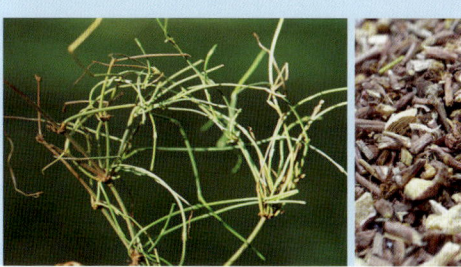

- **자소엽**(차즈기 잎과 줄기)

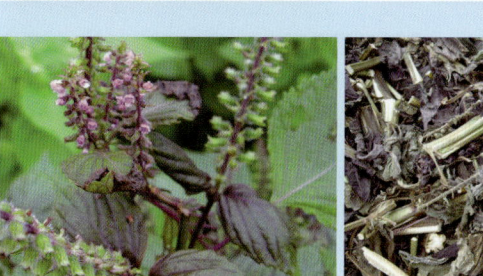
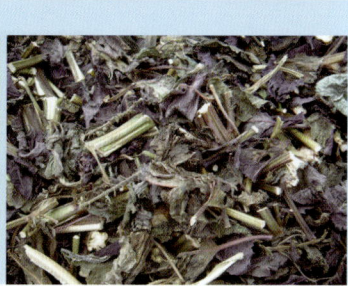

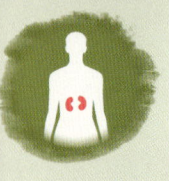

신장(콩팥)으로 가는 약초

## ➕ 몸속 기운을 돕는 약초

● **침향**(침향나무 진이 침착된 나뭇조각. 국내 재배 안 됨)

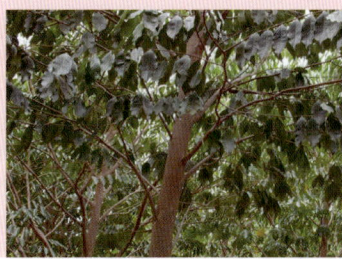 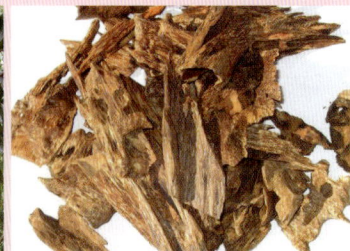

● **토사자**(갯실새삼 씨)

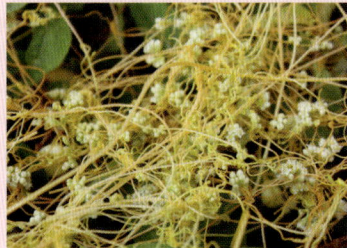 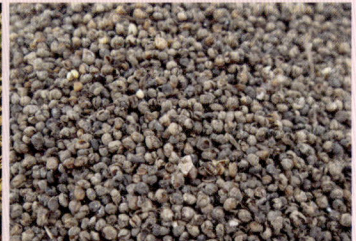

● **육계**(육계 줄기 껍질. 국내 재배 안 됨)

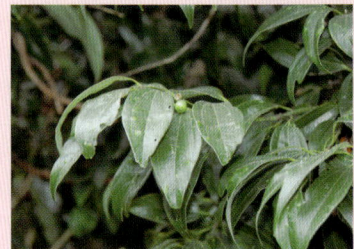 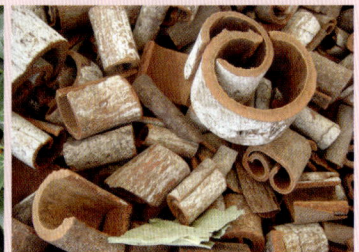

● **백자인**(측백나무 씨)

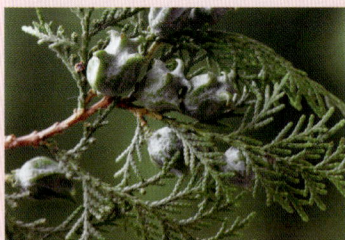 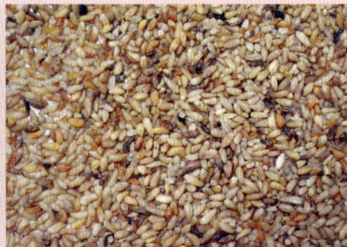

● **초오**(놋젓가락나물 덩이뿌리)

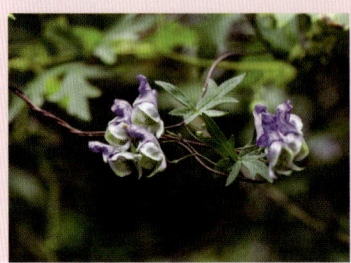 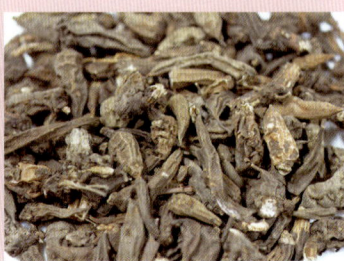

- **숙지황**(지황의 찐 뿌리)

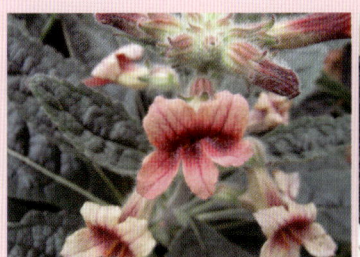 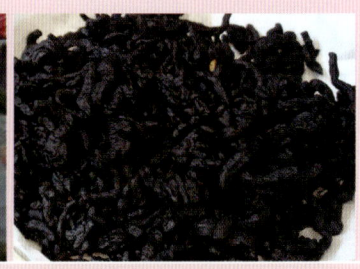

- **구기자**(구기자나무 열매)

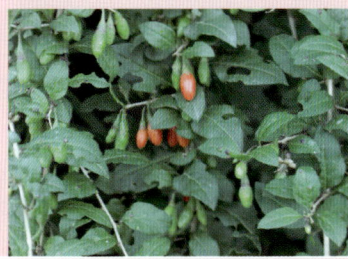 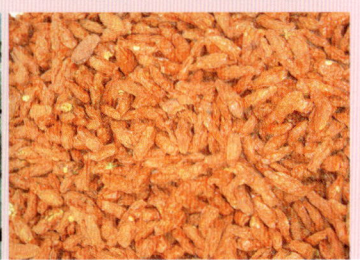

- **오미자**(오미자 열매)

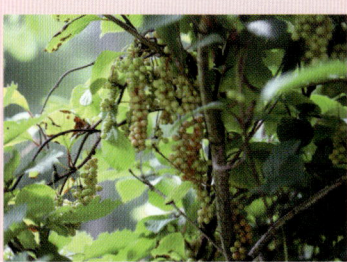 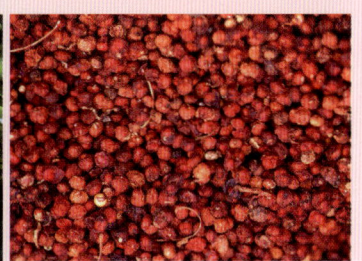

- **우슬**(쇠무릎 뿌리)

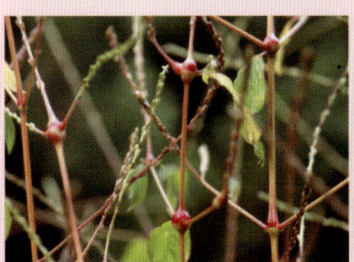 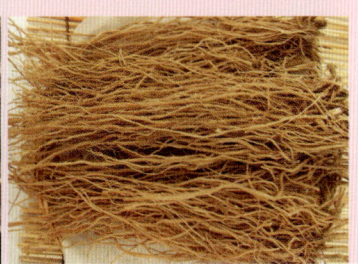

- **두충**(두충 줄기 껍질)

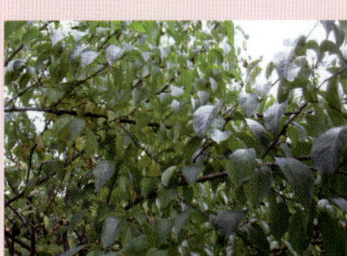 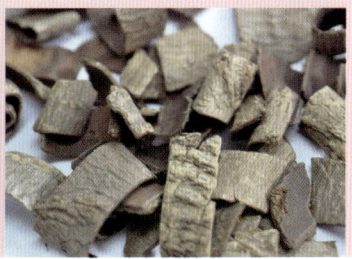

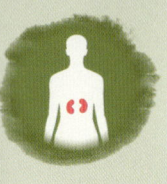

## ➊ 몸속 기운을 없애는 약초

● 지모(지모 뿌리 줄기)

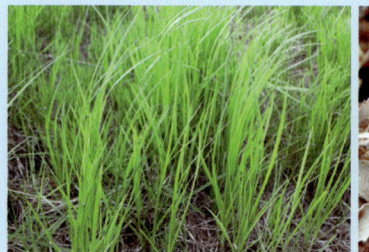 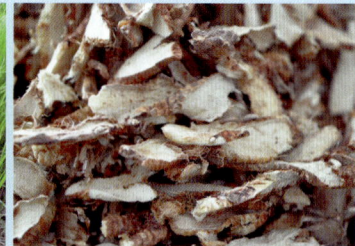

● 황백(황벽나무 줄기껍질)

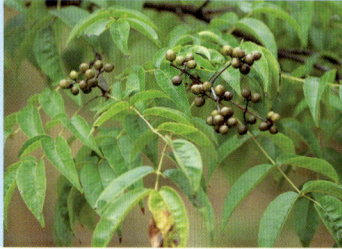 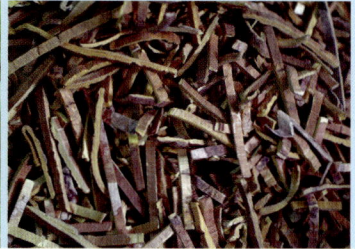

● 목단피(목단 뿌리껍질)

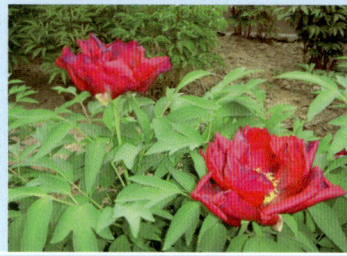 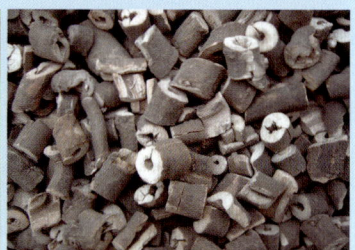

● 지골피(구기자나무 뿌리껍질)

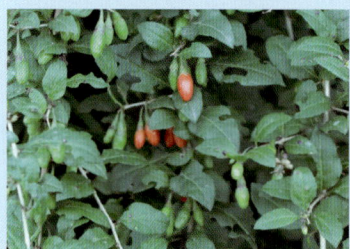 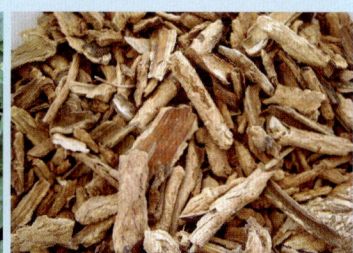

● 현삼(현삼 뿌리)

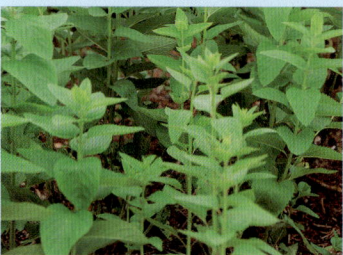 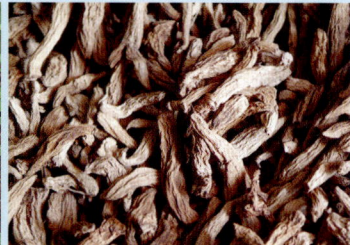

신장(콩팥)으로 가는 약초

● **택사**(질경이택사 덩이줄기)

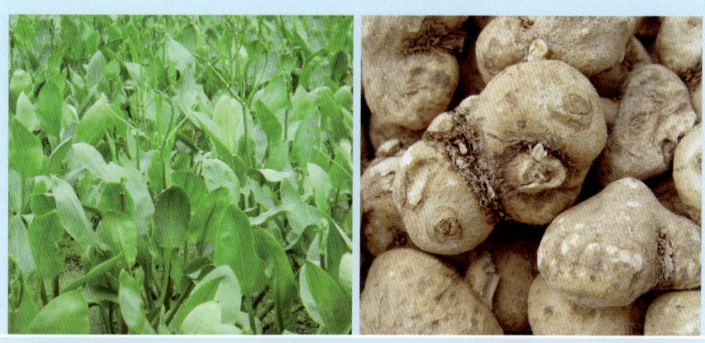

● **복령**(복령 균핵. 소나무 뿌리에 기생함)

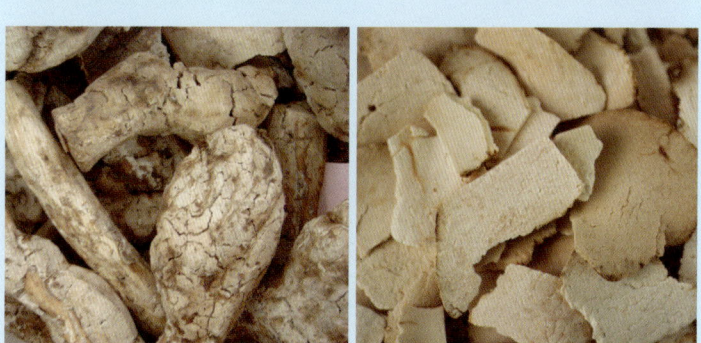

● **남과**(호박 열매)

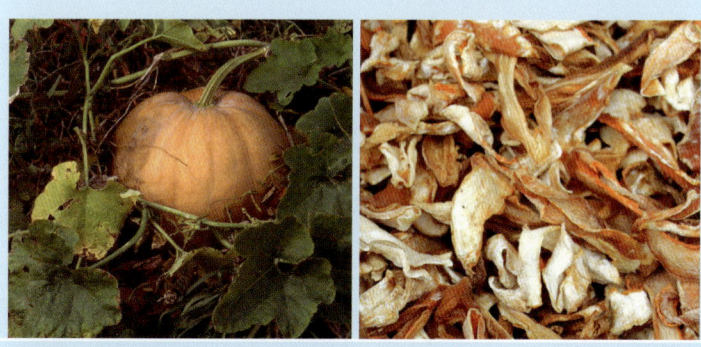

● **목통**(으름덩굴 줄기)

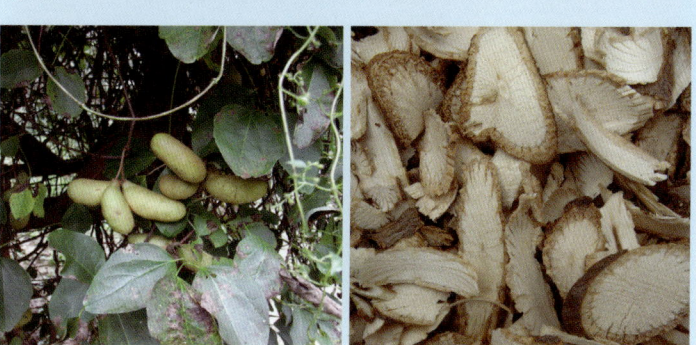

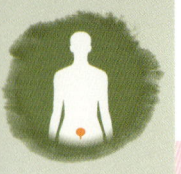

방광으로 가는 약초

## ➕ 몸속 기운을 돕는 약초

● **회향**(회향 열매)

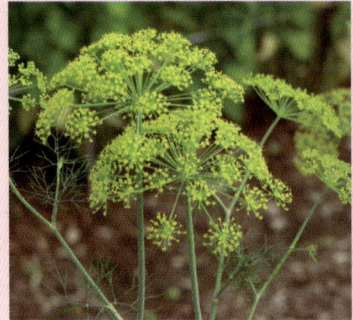 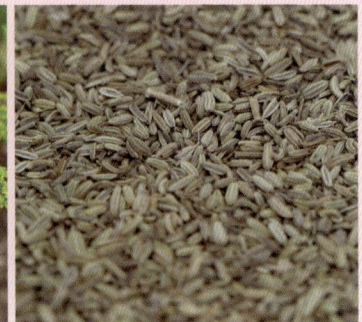

● **침향**(침향나무 진이 침착된 나뭇조각. 국내 재배 안 됨)

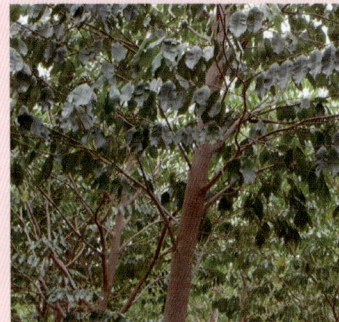 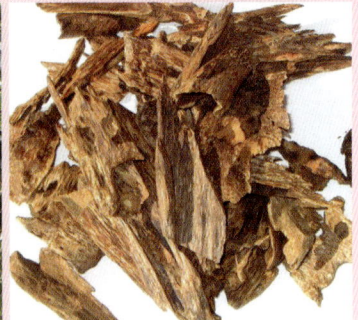

● **육계**(육계 줄기 껍질. 국내 재배 안 됨)

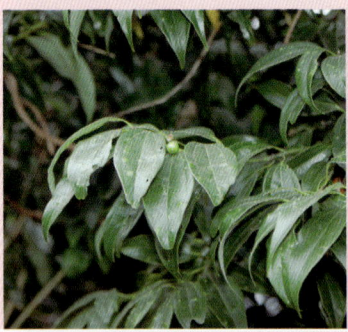 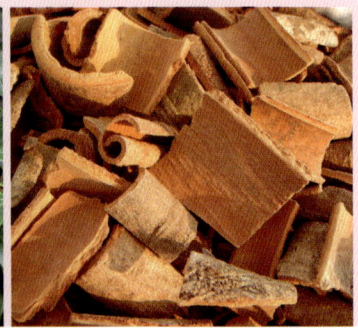

● **오수유**(오수유 열매)

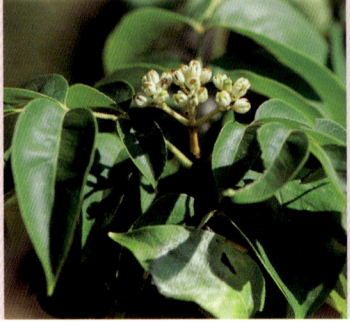 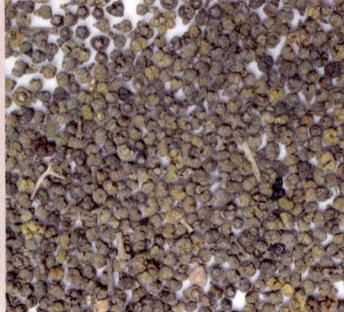

● **석창포**(석창포 뿌리줄기)

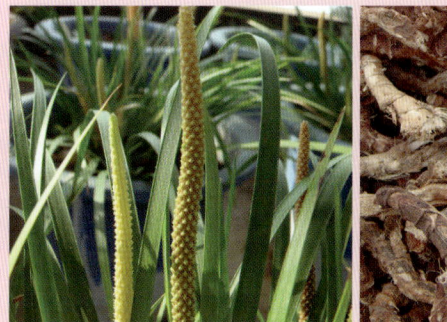 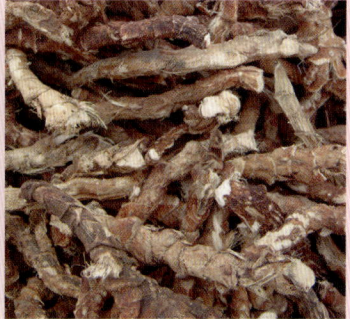

● **익지**(익지 열매)

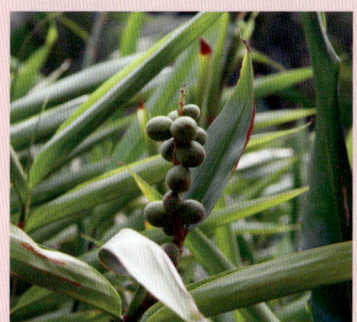 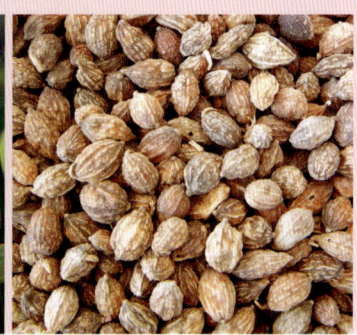

● **속단**(천속단 뿌리)

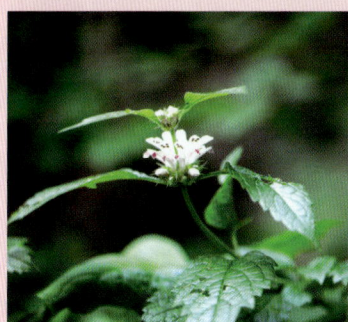 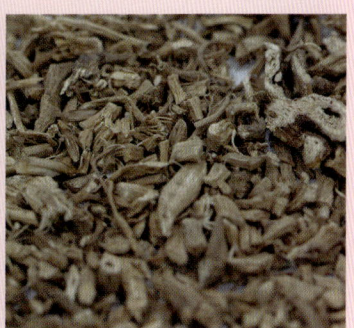

● **접골목**(딱총나무 줄기)

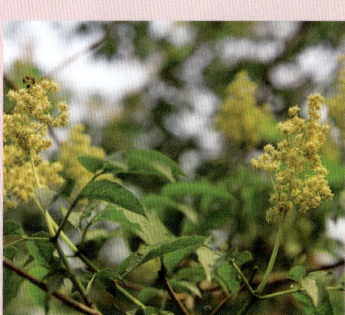 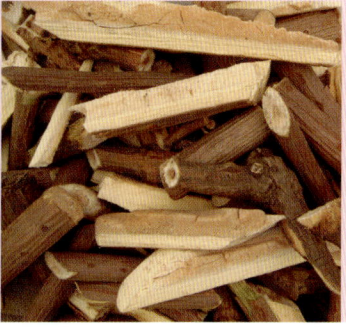

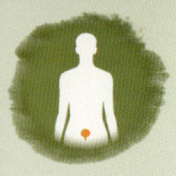

방광으로 가는 약초

## ● 몸속 기운을 없애는 약초

● **지모**(지모 뿌리줄기)

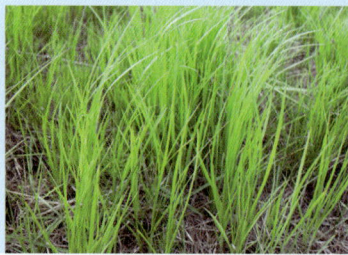 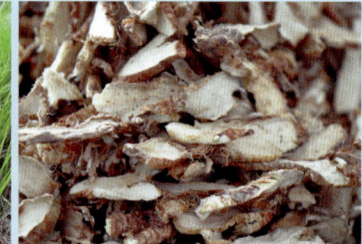

● **방기**(방기 덩굴성 줄기와 뿌리줄기)

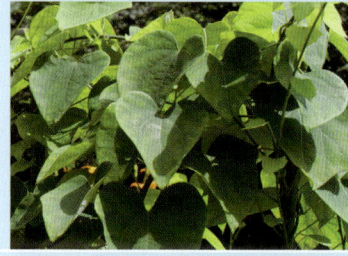 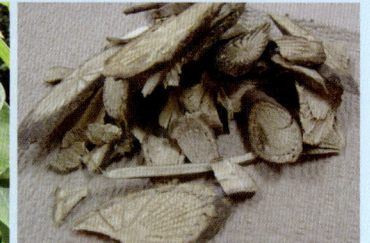

● **황백**(황벽나무 줄기껍질)

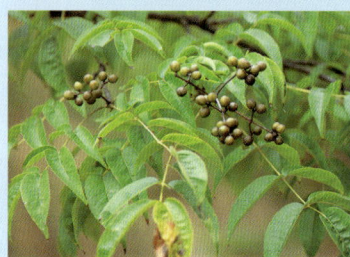 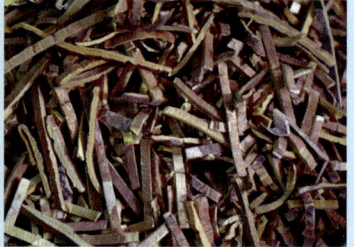

● **감초**(감초 뿌리)

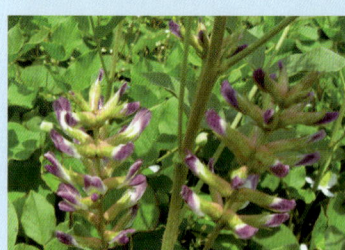 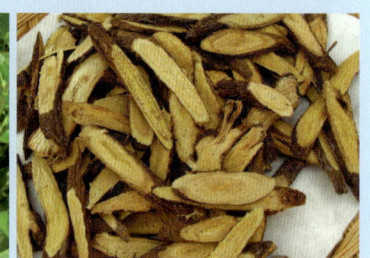

● **생지황**(지황 생뿌리)

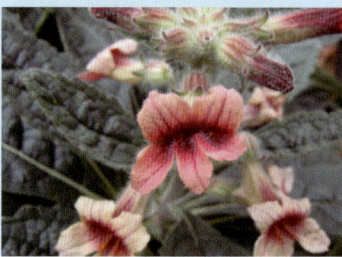 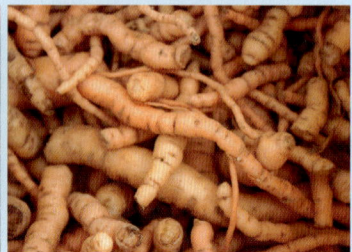

- **차전자**(질경이 씨)

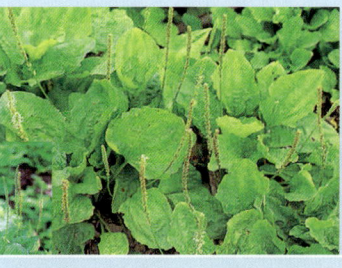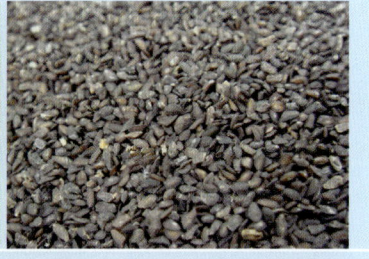

- **구맥**(술패랭이 꽃 또는 패랭이 꽃 지상부)

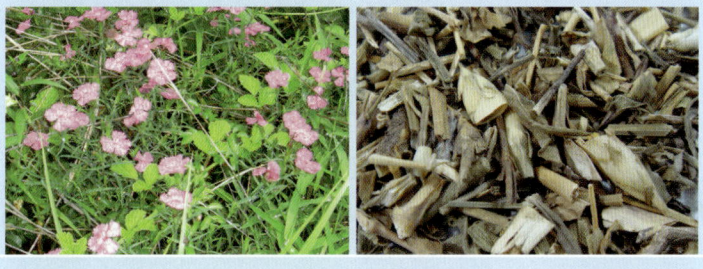

- **택사**(질경이택사 덩이줄기)

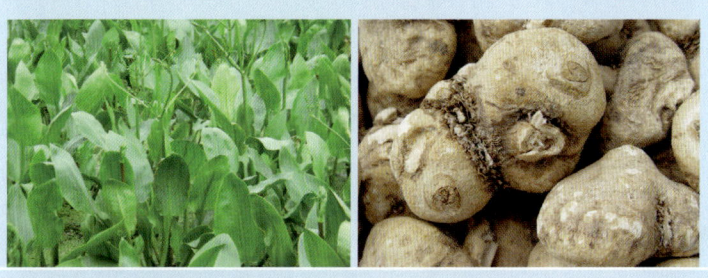

- **목통**(으름덩굴 줄기)

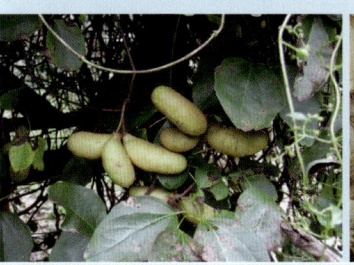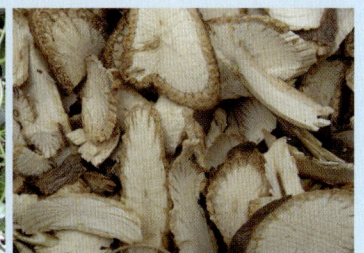

- **비봉**(망초 전초)

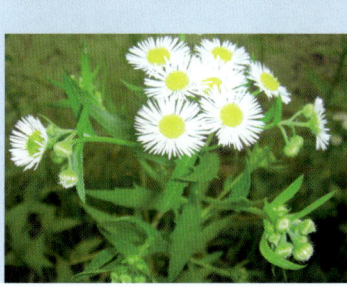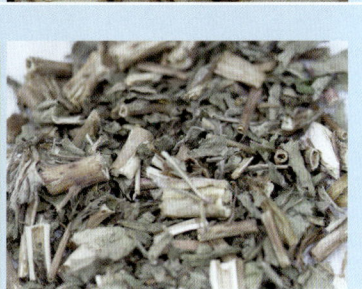

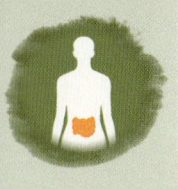

## 🔴 몸속 기운을 돕는 약초

소장(작은창자)으로 가는 약초

● 파극천(파극천 뿌리)

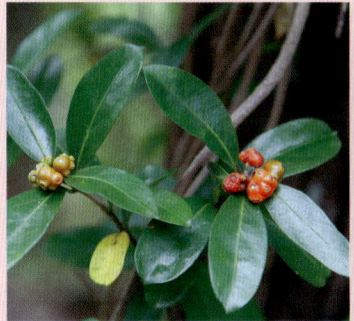
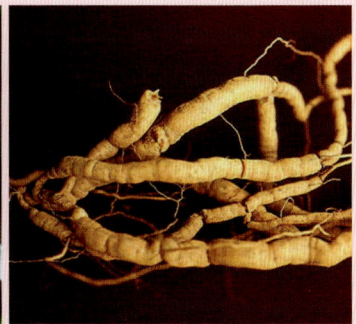

● 회향(회향 열매)

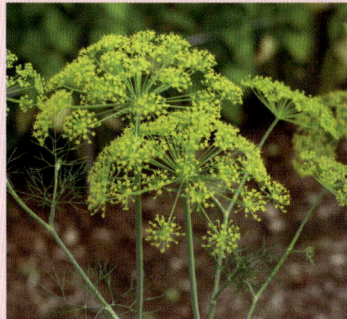
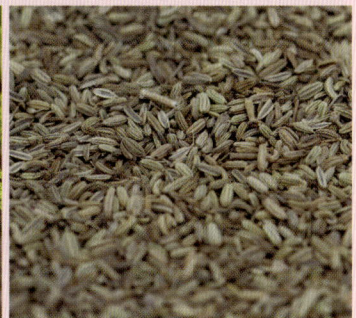

● 익지(익지 열매)

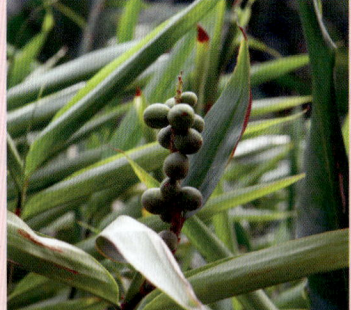
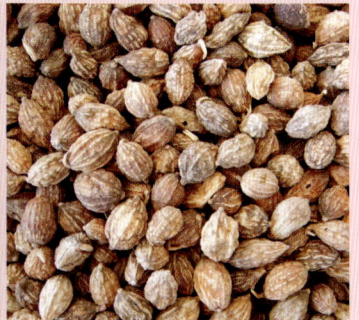

● 구맥(술패랭이꽃 또는 패랭이꽃 지상부)

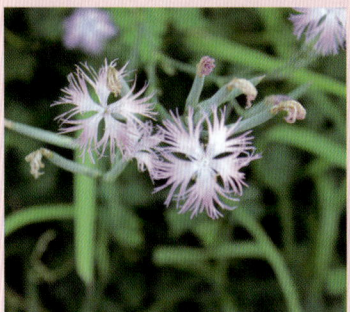
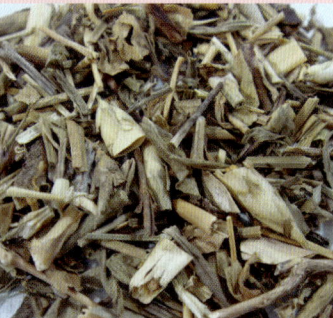

● **석곡**(금채석곡 줄기)

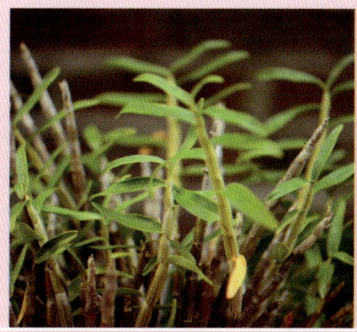 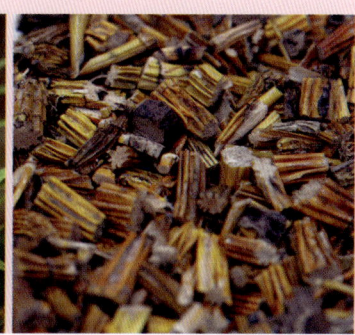

● **감초**(감초 뿌리)

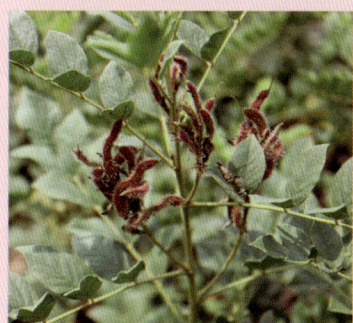 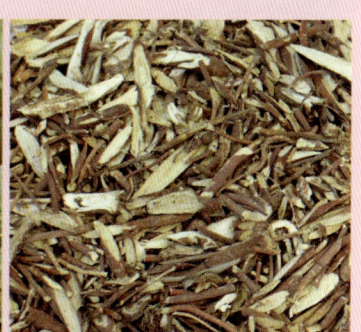

● **왕불류행**(장구채 지상부)

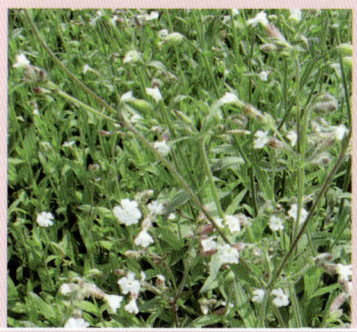 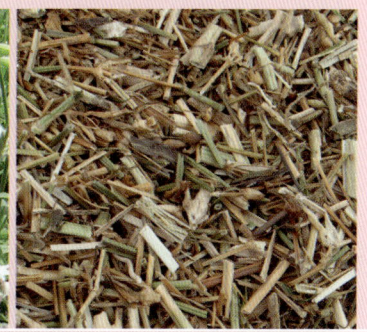

● **목통**(으름덩굴 줄기)

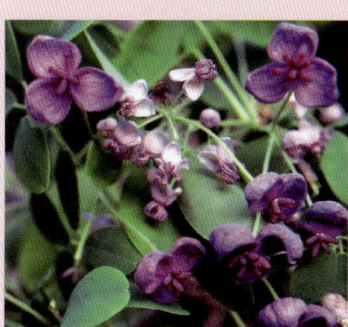 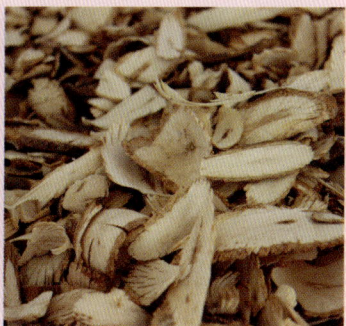

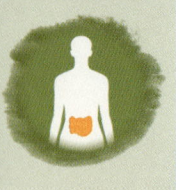

## 소장(작은창자)으로 가는 약초

### ㅡ 몸속 기운을 없애는 약초

● 모근(띠 뿌리)

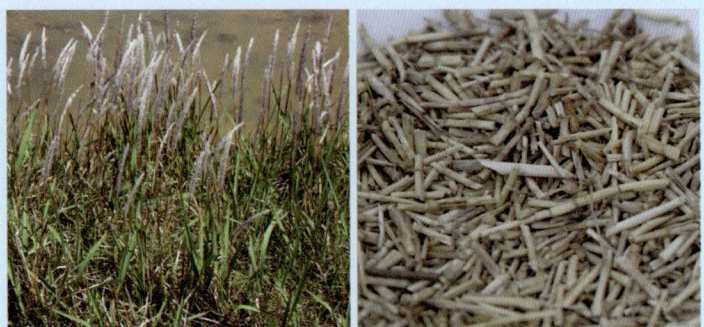

● 황금(속썩은풀 뿌리)

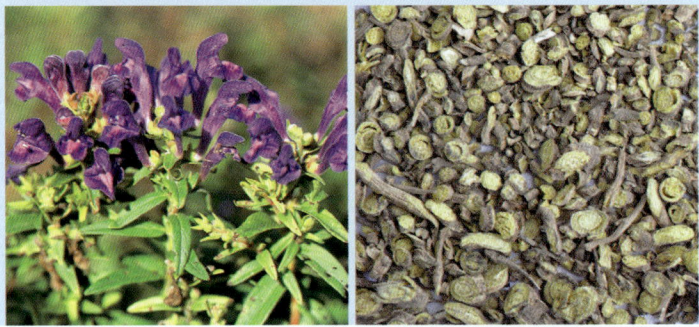

● 차전자(질경이 씨)

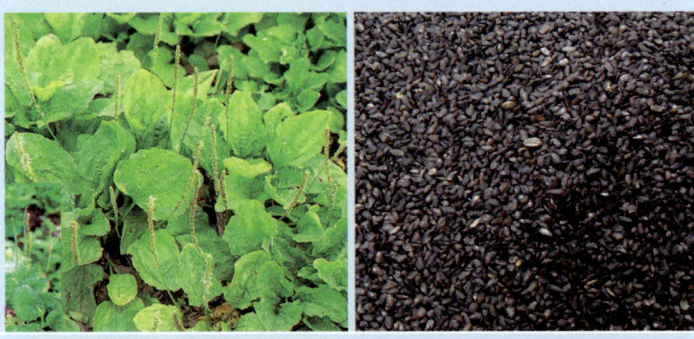

● 괄루근(하눌타리 뿌리)

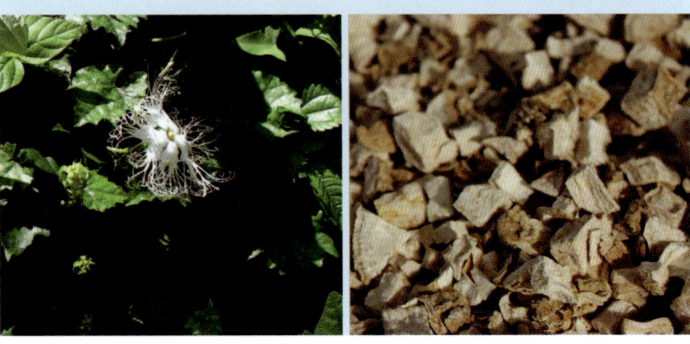

● **자소자**(차즈기 열매)

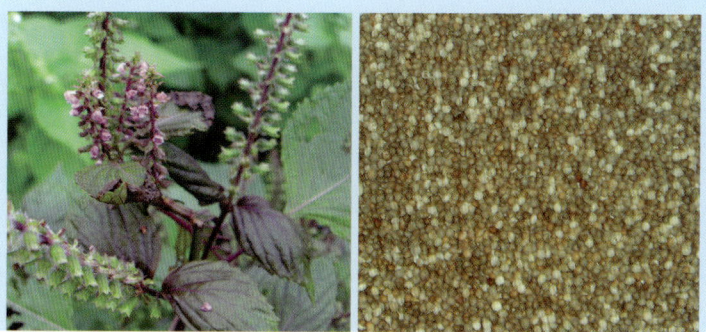

● **속수자**(속수자 씨)

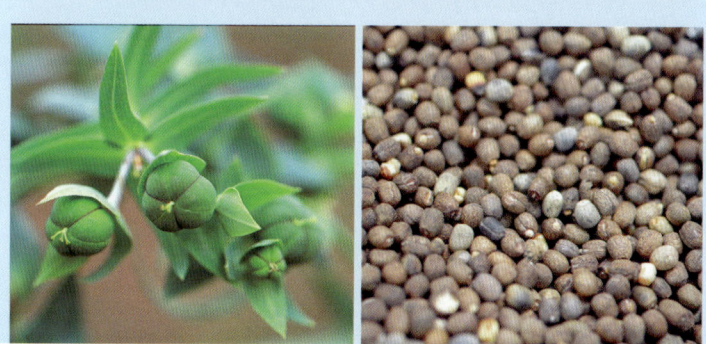

● **대황**(장엽대황 뿌리)

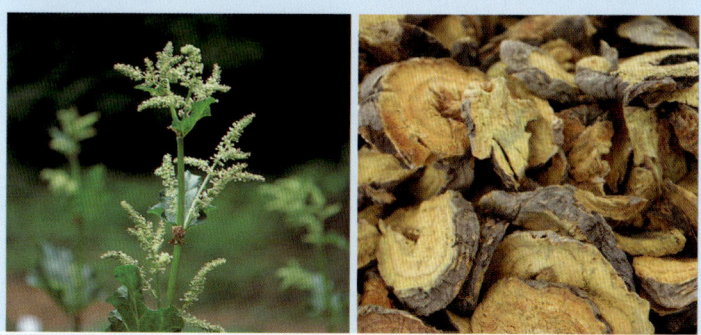

● **견우자**(나팔꽃 씨)

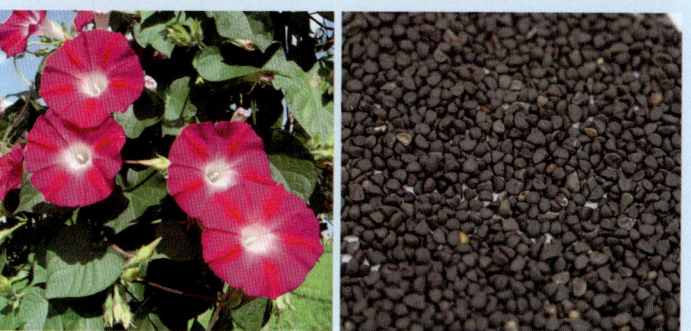

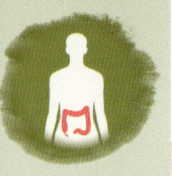

## 🞤 몸속 기운을 돕는 약초

대장(큰창자)으로 가는 약초

- 인삼(인삼 뿌리)

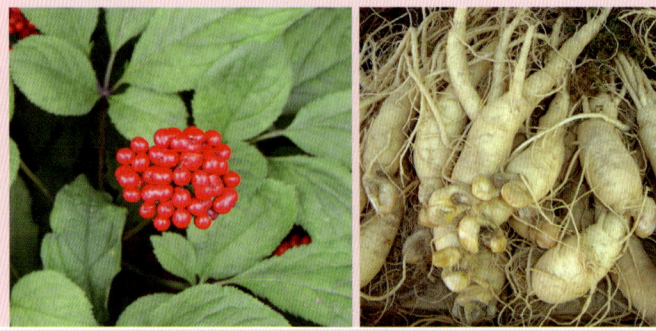

- 건강(생강의 말린 뿌리줄기)

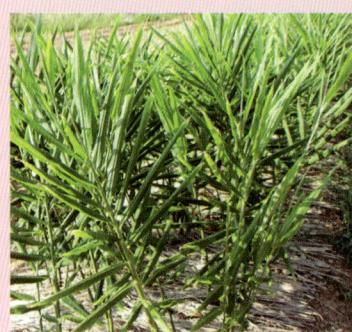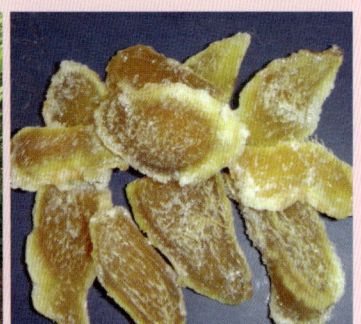

- 육계(육계 줄기 껍질. 국내 재배 안 됨)

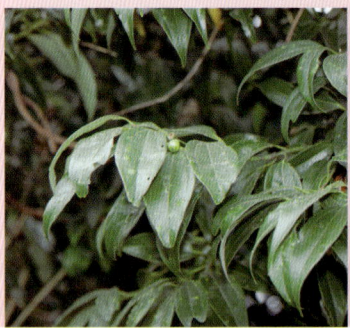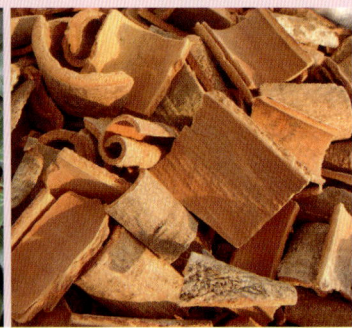

- 반하(반하 덩이줄기)

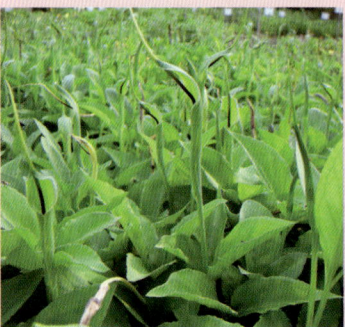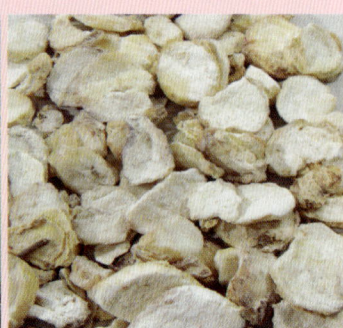

70

● **오배자**(붉나무 잎의 오배자면충 벌레집)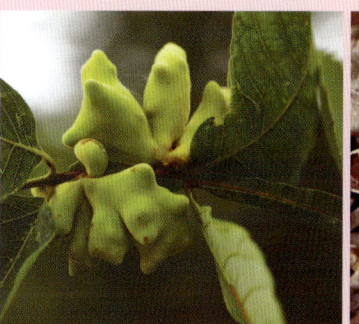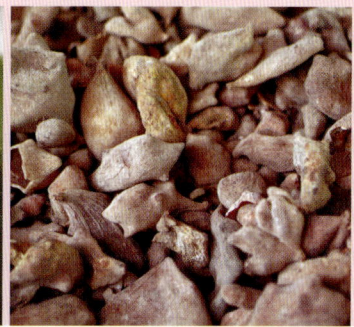

● **토목향**(목향 뿌리)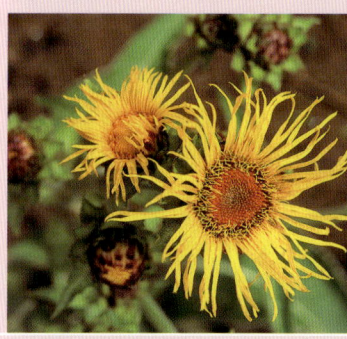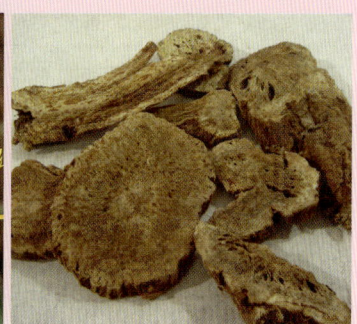

● **창화근**(진달래 뿌리)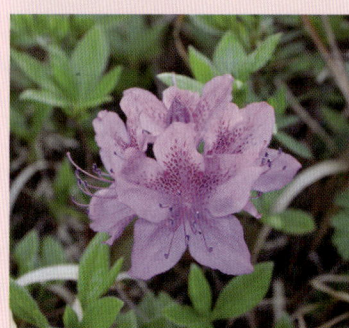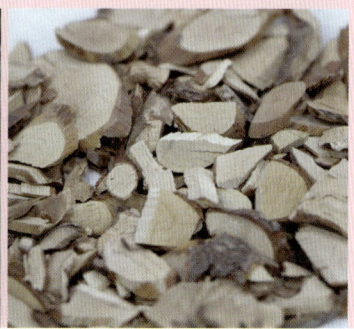

● **재백피**(개오동 뿌리껍질·줄기껍질)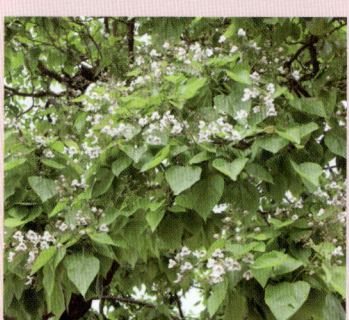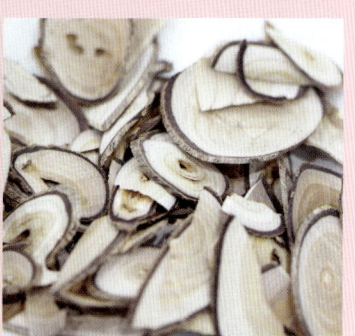

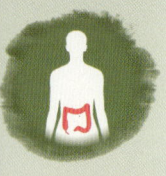

대장(큰창자)으로 가는 약초

## 一 몸속 기운을 없애는 약초

- 황금(속썩은풀 뿌리)

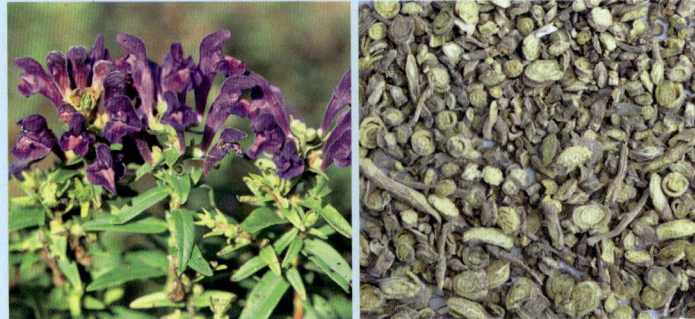

- 치자(치자나무 열매)

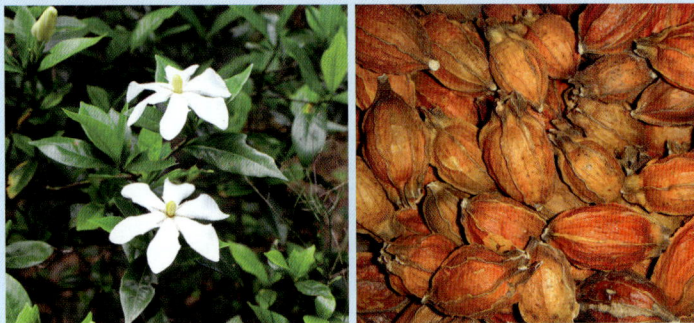

- 괄루인(하눌타리 씨)

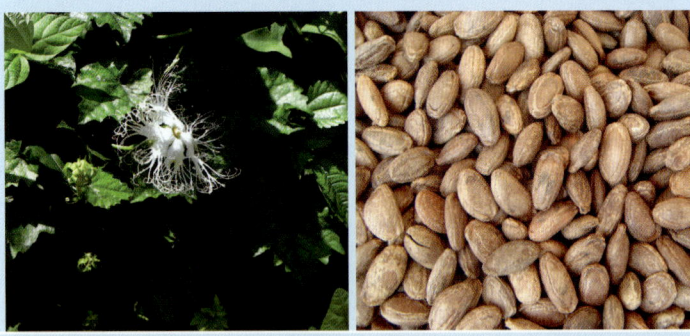

- 황과(오이 열매)

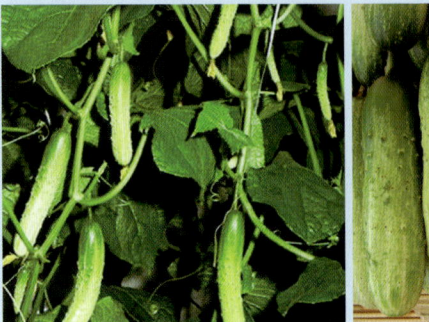
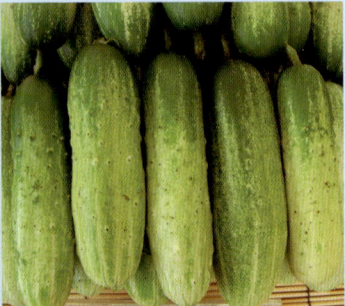

● **비봉**(망초 전초)

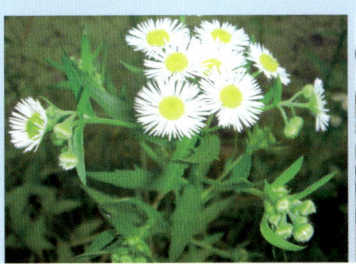 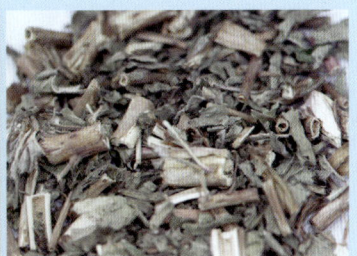

● **대황**(장엽대황 뿌리)

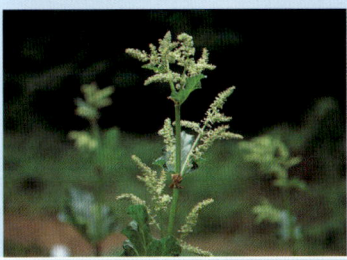 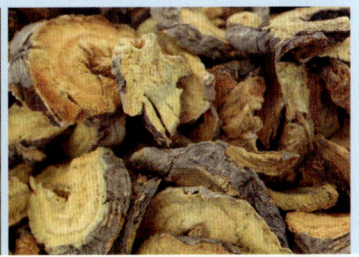

● **도인**(복숭아나무 씨)

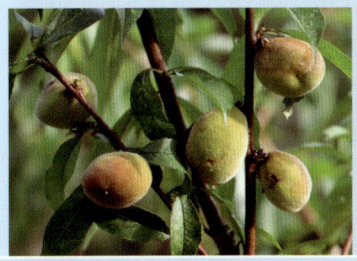 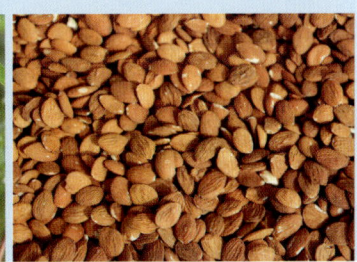

● **마인**(삼 씨)

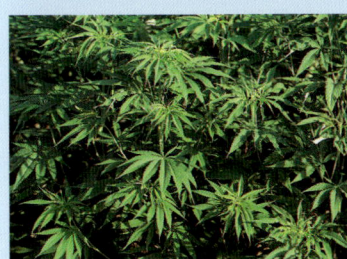 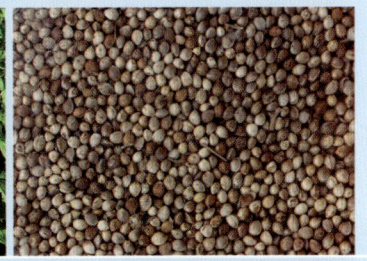

● **견우자**(나팔꽃 씨)

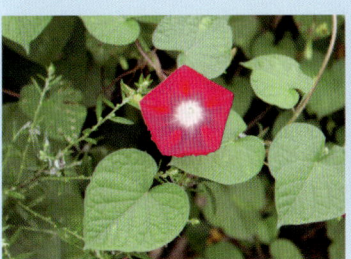 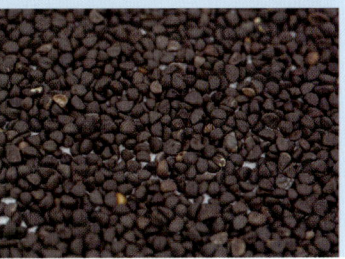

# 제2장

## 맛을 통한 오장의 이상 유무 진단법

질병에 걸리기 직전에 이르면 자각 증상으로 입맛이 변하고 건강을 유지하기 위하여 보약을 먹기도 한다. 하지만 무엇보다 식품을 통한 건강 요법을 체득하면 인체 내부의 장기 손상도 보완할 수 있다.

정상적인 사람은 다섯 가지의 맛 즉 오미(五味 : 단맛, 신맛, 짠맛, 쓴맛, 매운맛)를 느낄 수 있으며, 그 오미를 느끼는 부위가 각각 다르다. 몸에 이상이 생기면 입맛이 어느 한쪽으로 편중되므로 그 이상 여부에 따라 질병이 발생한 부위를 판단할 수 있다.

인체 내부에 있는 오장(五臟)의 기능은 50대가 되면 청소년기보다 50% 정도 떨어지므로 나이에 따른 건강 관리가 필요하다.

## 01 오미五味와 오장五臟의 상호 관계

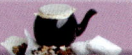

쓴맛은 심장(염통)과 연관되며, 신맛은 간을 찾아가고, 단맛은 비장(지라) 속에 머무르고, 매운맛은 폐(허파)와 관련이 있고, 짠맛은 신장(콩팥)에 영향을 미친다.

### 쓴맛

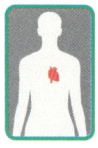

쓴맛은 심장에 영향을 끼친다. 모든 음식이 입안에서 쓰게 느껴질 때나 입안에 쓴맛이 돌 때, 심열이 있을 때, 담이 약하여 몸과 마음이 상기될 때, 쓴맛이 당길 때는 심장이 나쁘다고 판단, 짐작할 수 있다.

### 신맛

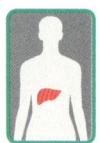

신맛은 간에 영향을 끼친다. 음식물이 소화가 잘 안 될 때나 간에 화를 입었을 때, 신맛이 당길 때는 간이 나쁘다고 판단, 짐작할 수 있다.

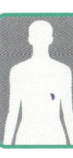
### 단맛

단맛은 비장에 영향을 끼친다. 몸이 피로할 때와 비장이 약하거나 충격을 받으면 입안이 달게 느껴지며, 단맛이 당길 때는 비장이 나쁘다고 판단, 짐작할 수 있다.

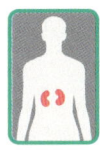
### 짠맛

짠맛은 신장에 영향을 끼친다. 신장에 열이 오를 때나 짠맛이 당길 때는 신장이 나쁘다고 판단, 짐작할 수 있다.

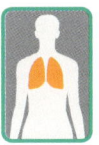
### 매운맛

매운맛은 폐에 영향을 끼친다. 폐에 열이 있을 때나 이상이 있을 때 입안에서 매운맛을 느끼게 되고, 매운맛이 당길 때는 폐가 나쁘다고 판단, 짐작할 수 있다.

공복에 커피를 마시거나 과음을 하면 위장이 쓴맛에 견딜 수 없게 되기 때문에 식욕 부진의 원인이 된다. 또한 단맛이 위장에서 오래 머무르면 위장의 활동을 느리게 하여 소화 장애를 일으키고, 근육을 이완시키기 때문에 지나친 섭취는 피해야 한다.

## 02 오장五臟의 기능을 보호하는 방법

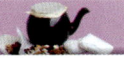

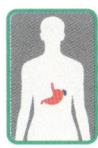
### 비장과 위

단맛으로 보하고 쓴맛으로 조절하며, 성질이 더운 약으로 보하고 찬 약으로 다스려야 한다.

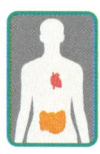
**심장과 소장**

짠맛으로 보하고 단맛으로 조절하며, 성질이 더운 약으로 보하고 찬 약으로 다스려야 한다.

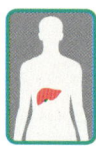
**간과 담(쓸개)**

매운맛으로 보하고 신맛으로 조절하며, 성질이 더운 약으로 보하고 찬 약으로 다스려야 한다.

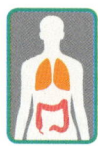
**폐와 대장**

신맛으로 보하고 매운맛으로 조절하며, 성질이 찬 약으로 보하고 더운 약으로 다스려야 한다.

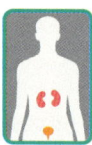
**신장과 방광**

쓴맛으로 보하고 짠맛으로 조절하며, 성질이 찬 약으로 보하고 더운 약으로 다스려야 한다.

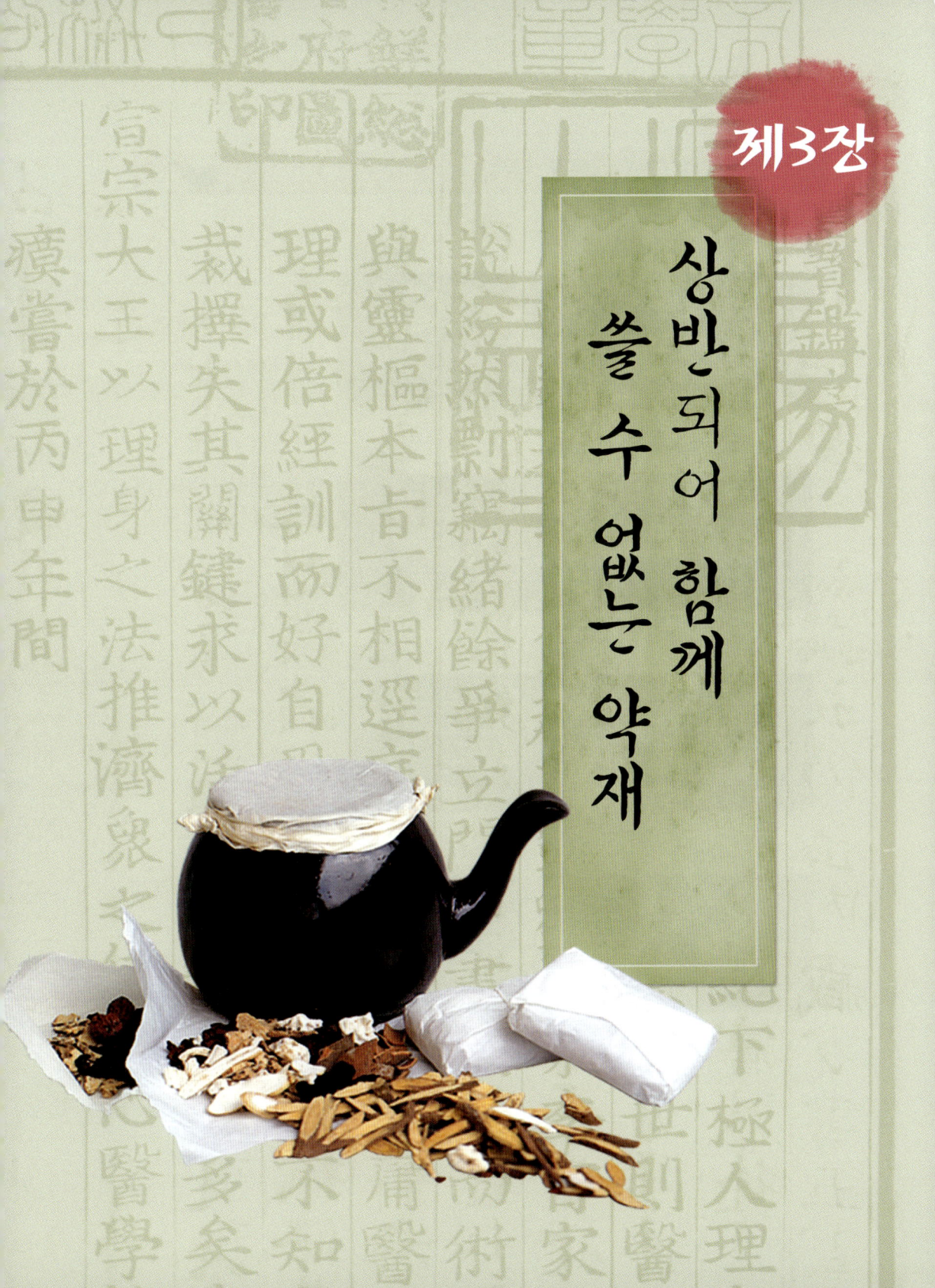

# 제3장

## 상반되어 함께 쓸 수 없는 약재

## 함께 사용하면 해로운 약재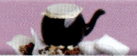

- 감초

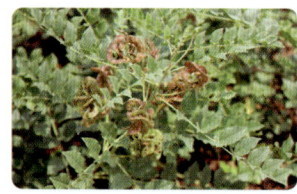 ↔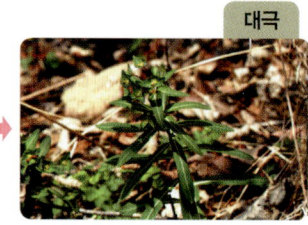

대극, 감수, 원화(팥꽃나무 꽃봉오리), 해조

- 여로(참여로 뿌리줄기 또는 뿌리)

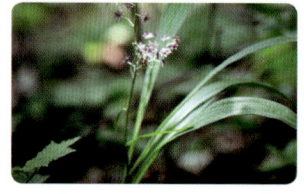 ↔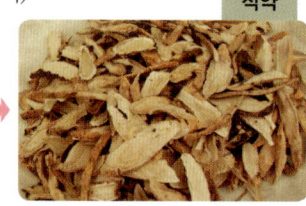

인삼, 단삼, 작약, 더덕, 자삼, 배암차즈기, 세신(족도리풀 뿌리), 고삼(고삼 뿌리)

- 꿀

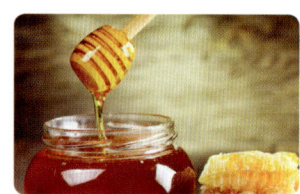 ↔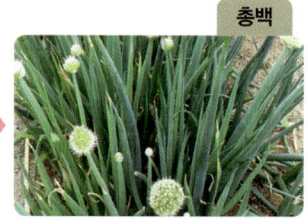

총백(파 비늘줄기), 부추, 양파, 마늘

- 천오(오두 덩이뿌리)

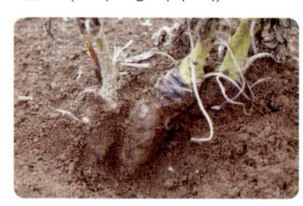 ↔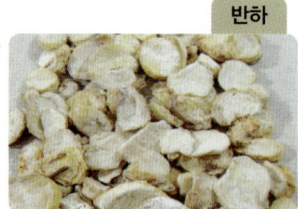

반하, 괄루인(하눌타리 씨), 절패모(중국패모 비늘줄기), 백렴(가회톱 덩이뿌리), 백급(자란 덩이줄기), 서각(코뿔소 뿔)

- **위피**(고슴도치 가죽) ↔ **길경**

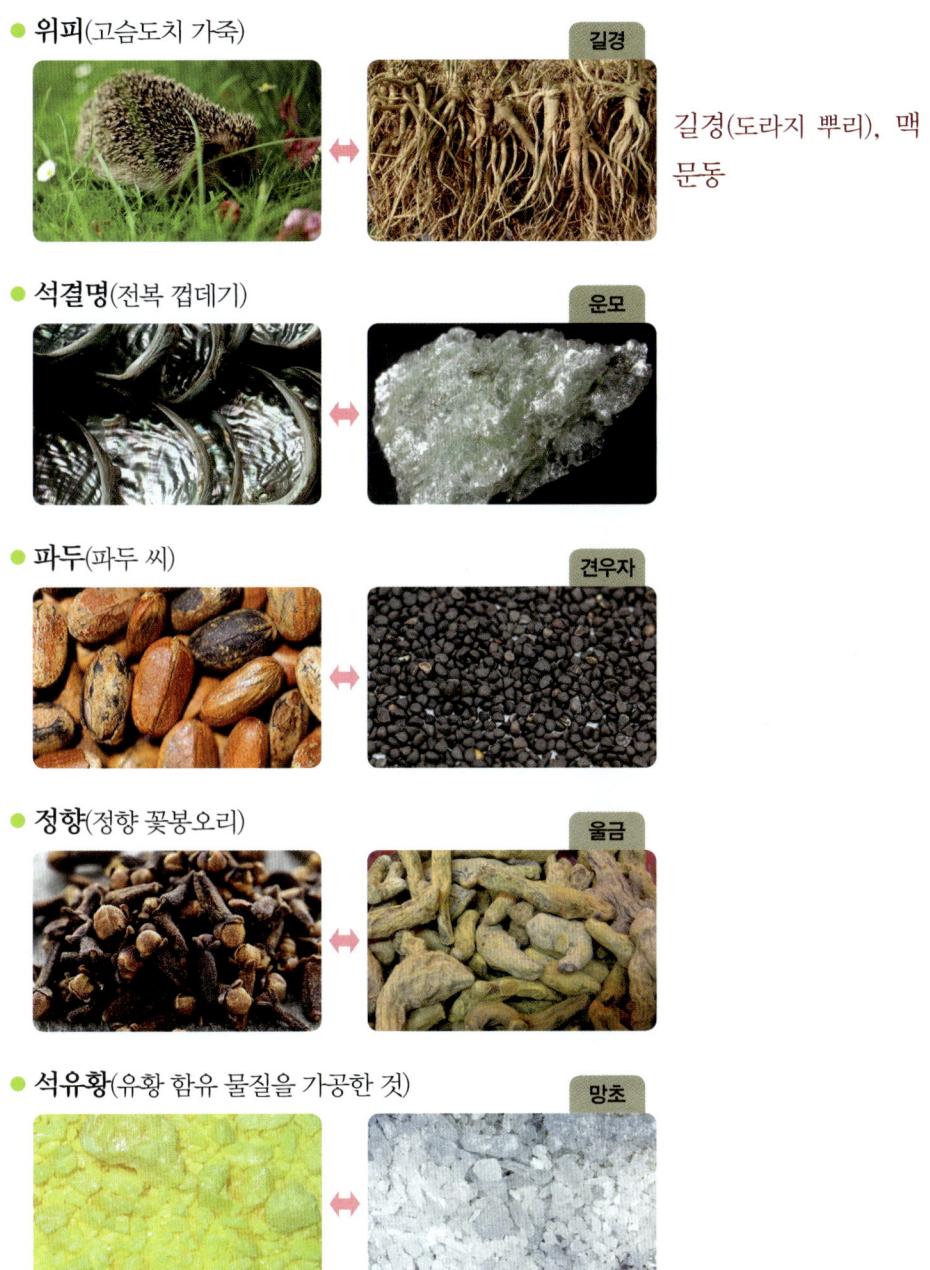

길경(도라지 뿌리), 맥문동

- **석결명**(전복 껍데기) ↔ **운모**

- **파두**(파두 씨) ↔ **견우자**

- **정향**(정향 꽃봉오리) ↔ **울금**

- **석유황**(유황 함유 물질을 가공한 것) ↔ **망초**

- 인삼 / 오령지
- 육계 / 적석지
- 감 / 게
- 시금치 / 근대
- 여로 / 술

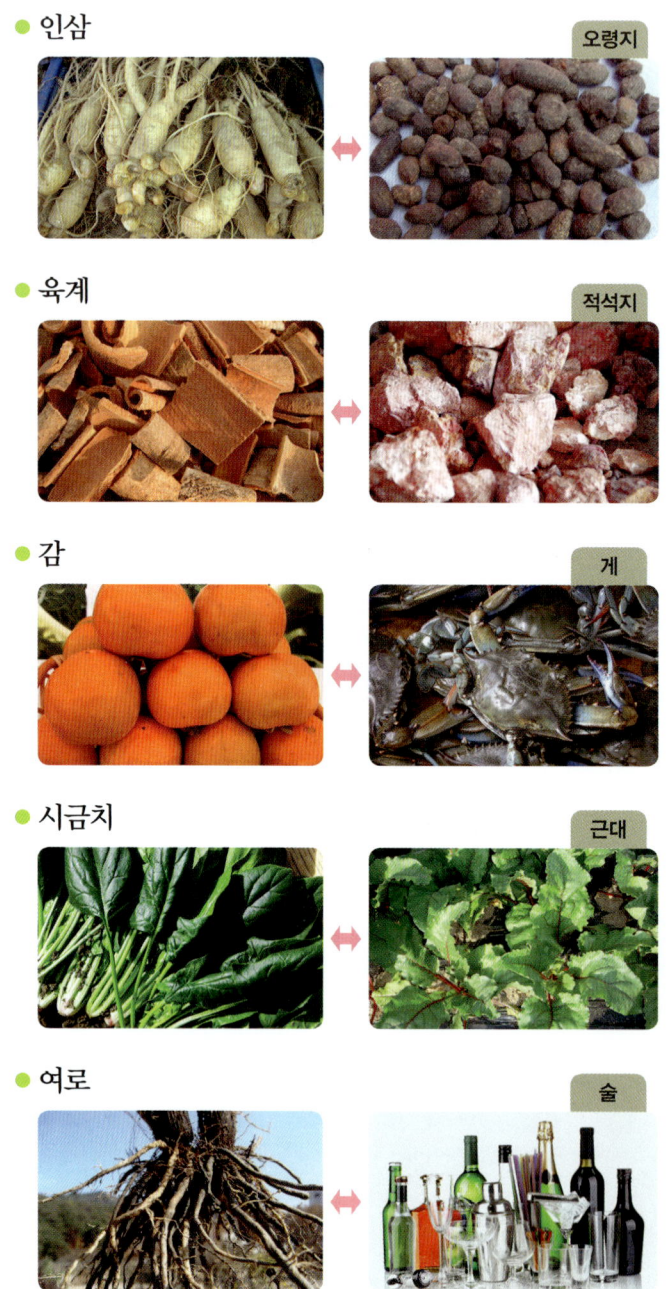

## 제4장

# 민간요법에서 많이 사용하는 약초

# 01 무병장수를 위한 약재

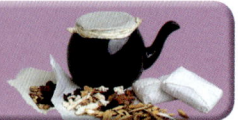

《동의보감》에는 단방(單方) 즉 한 가지 약재만으로 병들지 않고 오래도록 건강하게 살 수 있도록 해주는 약재들이 소개되어 있다. 이 약재들은 환을 만들거나 가루를 내거나 달여서 먹는다. 환이나 가루로는 1회에 10g씩, 달일 때에는 30g씩 먹는다.

### 1. 황정(黃精 : 층층갈고리둥굴레 또는 진황정 뿌리줄기)

층층갈고리둥굴레의 뿌리줄기를 물에 우려 쓴맛을 뺀 다음, 아홉 번 찌고 아홉 번 말린(구증구포) 후 먹는다. 또는 그늘에 말려 가루 낸 것을 날마다 깨끗한 물에 타서 먹는데, 이때에는 매실을 먹지 말아야 한다.

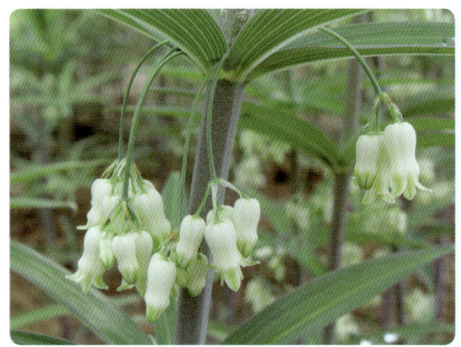

층층갈고리둥굴레

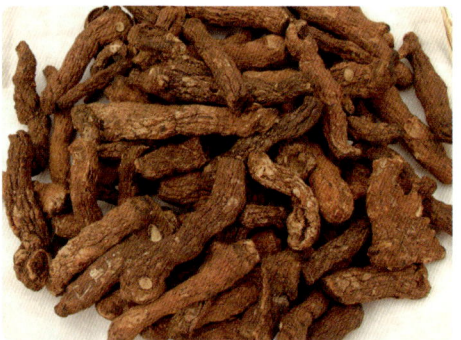

황정(층층갈고리둥굴레 뿌리줄기 약재)

### 2. 석창포(石菖蒲 : 석창포 뿌리줄기)

석창포 뿌리줄기를 쌀뜨물에 하룻밤 담갔다가 햇볕에 말린다. 이것을 가루 내어 졸인 꿀[연밀, 煉蜜]과 함께 찹쌀죽에 섞어서 반죽한 다음 벽오동 씨만 하게 환을 만든다. 이 약을 술이나 미음에 타서 먹되 아침에 30환, 저녁에 20환을 먹는다.

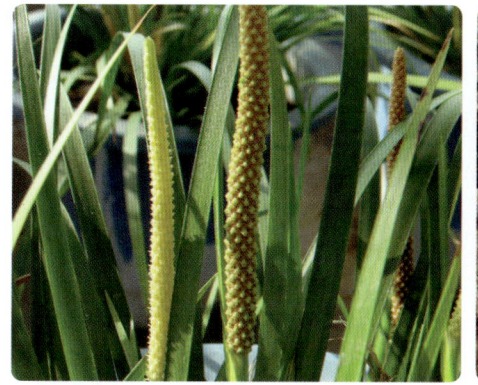
석창포

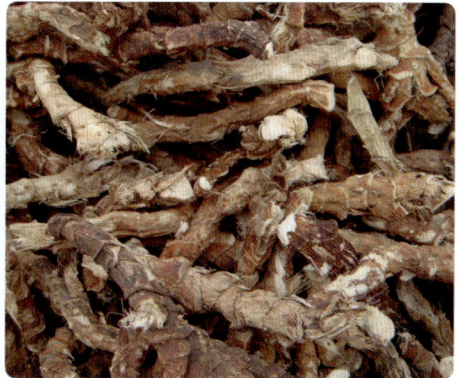
석창포(석창포 뿌리줄기 약재)

### 3. 감국(甘菊 : 감국 꽃)

감국은 싹, 잎, 꽃, 뿌리를 모두 사용한다. 그늘에 말린 후 가루를 내어 술에 타서 먹거나 꿀과 함께 반죽하여 환을 만들어 두고 장복하기도 한다. 국화주를 만드는 방법은 다음과 같다. 물 180L에 감국, 생지황, 지골피를 각각 8kg씩 넣고 약 90L가 되게 달인 것과 찹쌀 8kg으로 지은 밥과 부드럽게 가루 낸 누룩을 함께 버무려 항아리에 넣는다. 술이 익은 다음 청주만 떠서 데워 마시면 뼈와 힘줄이 튼튼해지고 골수를 보할 수 있다. 흰 국화가 더 좋다.

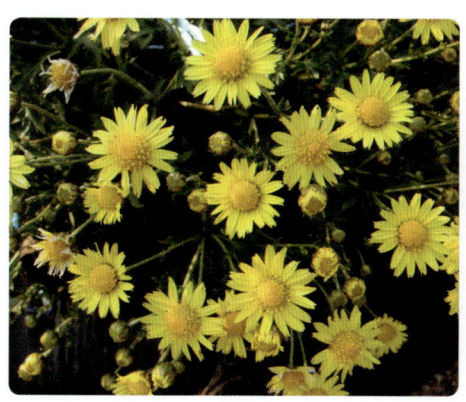
감국

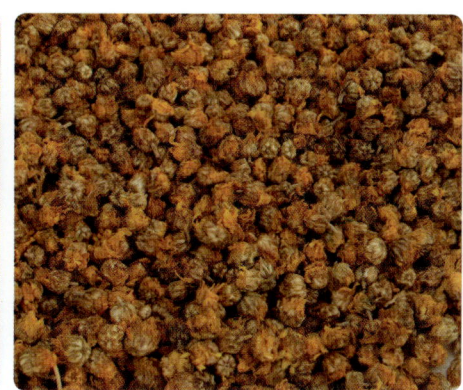
감국(감국 꽃 약재)

## 4. 천문동(天門冬 : 천문동 덩이뿌리)

천문동 뿌리를 겉껍질과 심을 제거한 후 가루 내어 술에 타서 먹거나, 생것을 짓찧어 즙을 내어 달인 후 환을 만들어 한두 숟가락씩 술에 타서 먹는다. 중국 한나라 때 타이위안[太原] 사람인 감시(甘始)는 천문동을 먹고 300여 년이나 살았다고 한다.

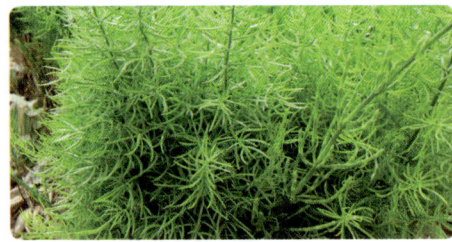
천문동

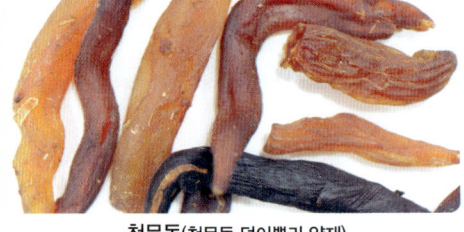
천문동(천문동 덩이뿌리 약재)

## 5. 생지황(生地黃 : 지황 생뿌리)

지황 뿌리를 씻어서 짓찧어 즙을 낸 후 달이다가 걸쭉해지면 꿀을 넣고 다시 달여 벽오동 씨만 하게 환을 만든다. 1회에 30환씩 하루 세 번 술에 타서 빈속에 먹는다. 이때에는 파, 마늘, 무를 먹지 말아야 하며, 환을 만들 때 쇠그릇을 쓰지 말아야 한다. 지황주를 만드는 방법은 다음과 같다. 찹쌀 16kg을 100여 번 씻은 것과 생지황 1.8kg을 잘게 썬 것을 함께 찐 후 흰누룩을 넣고 버무려 술을 빚는 것처럼 담근다. 술이 익으면 청주를 떠서 마신다.

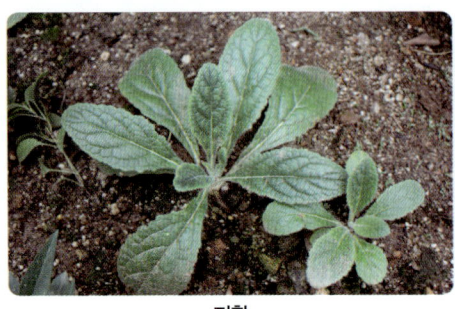
지황

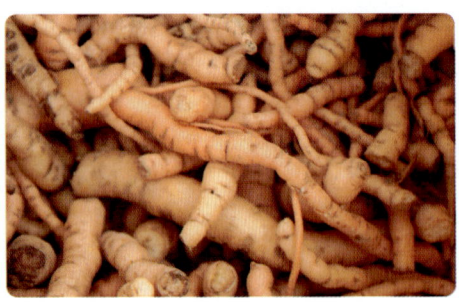
생지황(지황 생뿌리)

## 6. 백출(白朮 : 삽주 뿌리줄기)

산정(山精)이라고도 한다. 《신농약경》에는 오래 살고 싶거든 늘 산정을 먹으라고 하였다. 삽주 뿌리줄기를 쌀뜨물에 담갔다가 검은 겉껍질을 벗긴 후 덖는다. 그런 다음 짓찧어 가루 낸 것 600g에 쪄낸 솔풍령(복령) 300g을 섞어서 꿀로 반죽한 후 환을 만들어 먹거나, 즙을 내어 달여서 술에 타 먹거나 졸여서 걸쭉한 것으로 환을 만들어 먹기도 한다. 이때에는 복숭아, 자두, 참새고기, 조개, 파, 마늘, 무를 먹지 말아야 한다.

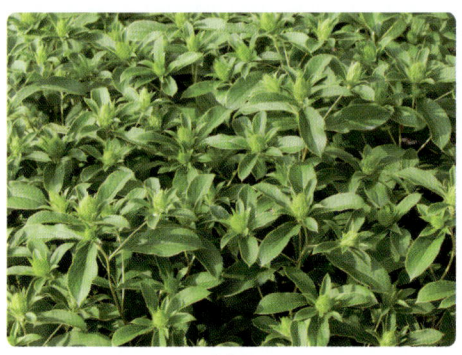

삽주 / 백출(삽주 뿌리줄기 약재)

## 7. 토사자(菟絲子 : 갯실새삼 씨)

갯실새삼 씨를 술에 담갔다가 쪄서 햇볕에 아홉 번 말린 후 가루를 낸다. 1회에 8g씩 하루 두 번을 데운 술에 타서 빈속에 먹는다.

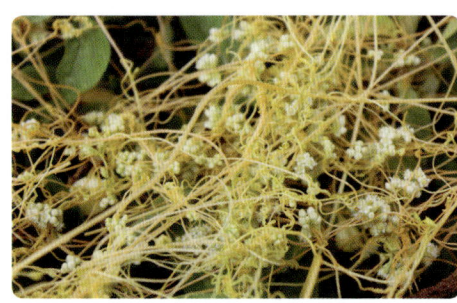 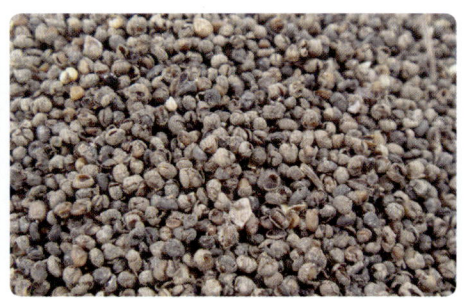

갯실새삼 / 토사자(갯실새삼 씨 약재)

## 8. 하수오(何首烏 : 하수오 덩이뿌리)

　오랫동안 먹으면 수염과 머리털이 검어지고 정수(精髓 : 골수)가 형성된다. 이 약을 먹을 때에는 파, 마늘, 무, 비늘이 없는 생선을 먹지 말아야 하며 쇠그릇을 쓰지 말아야 한다. 이 약은 양기가 몹시 허한 사람이 아니면 한 가지 약으로만 먹지 못한다.

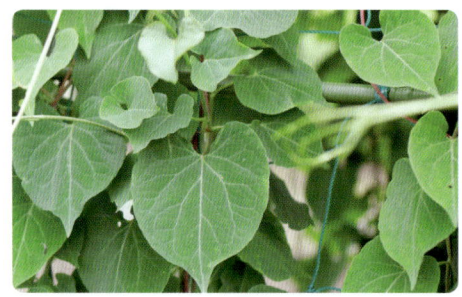
하수오

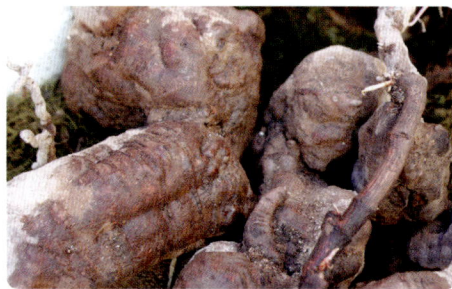
하수오(하수오 덩이뿌리)

## 9. 송지(松脂 : 소나무 진)

　송진이라고도 한다. 달이는 방법은, 송지 4.2kg을 뽕나무 잿물 180L에 넣고 세 번 끓어오르게 달인 후 찬물에 넣어 엉기면 다시 달이기를 열 번 반복하는데, 그러면 흰빛을 띠게 된다. 솔잎을 먹는 방법은, 솔잎을 잘게 썬 후 갈아서 12g을 술이나 미음에 타 먹는다. 덖은 검은콩과 함께 짓찧어 가루 낸 후 더운물에 타서 먹어도 좋다. 장복하면 몸이 가뿐해지는 데 도움을 준다.

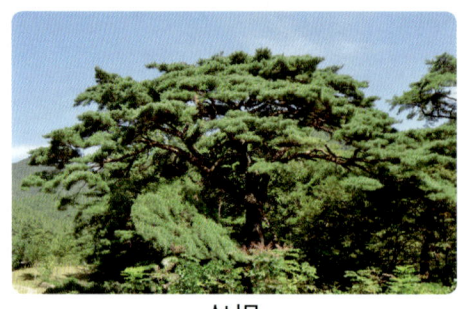
소나무

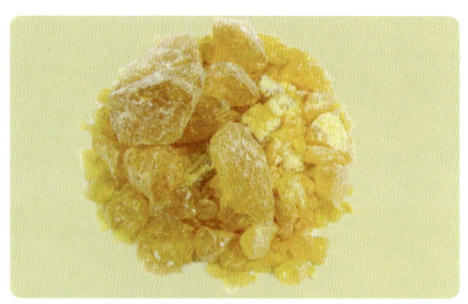
송지(소나무 진)

### 10. 괴각(槐角 : 회화나무 열매)

회화나무 열매는 음력 10월 첫 사일[巳日 : 육십갑자의 아래 단위를 이루는 지지(地支)가 사(巳)로 된 날]에 따 먹는 것이 좋다.

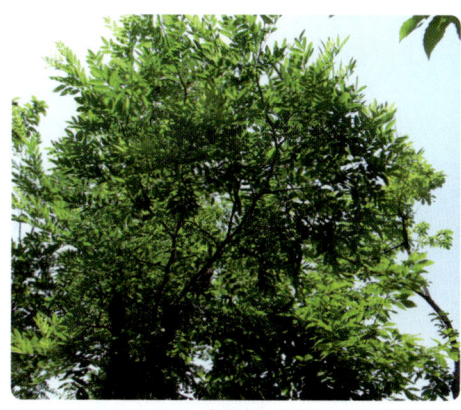
회화나무

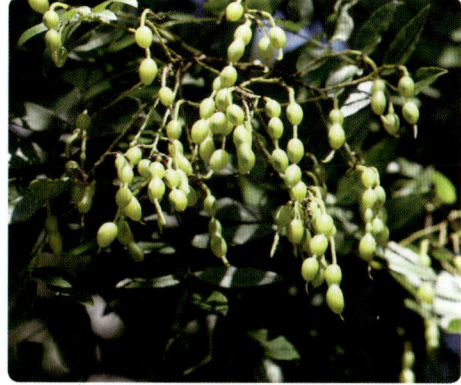
괴각(회화나무 열매)

### 11. 측백엽(側柏葉 : 측백나무 어린가지와 잎)

측백나무 잎을 그늘에 말린 후 가루 내어 꿀로 반죽한다. 그런 다음 팥알만 하게 환을 만들어 81환을 술에 타 먹는다. 이때에는 여러 가지 고기와 오신채(五辛菜 : 다섯 가지 매운 채소)를 먹지 말아야 한다.

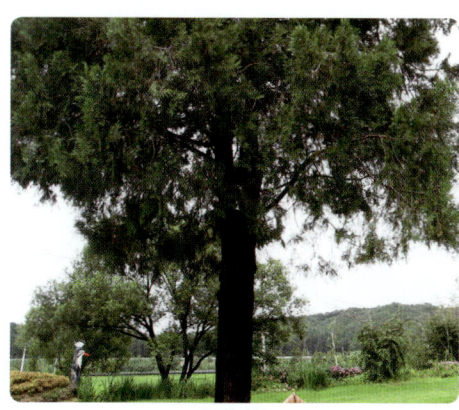
측백나무

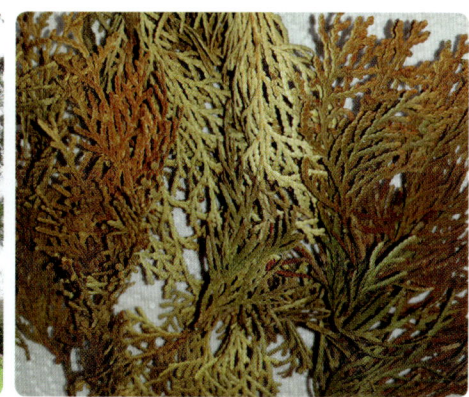
측백엽(측백나무 잎)

## 12. 구기자(枸杞子 : 구기자나무 열매)

　구기자나무는 뿌리, 줄기, 잎, 열매, 씨를 모두 먹을 수 있다. 구기는 줄기껍질, 지골피는 뿌리껍질, 구기자는 빨갛게 익은 열매를 반드시 쓰는데 잎도 같은 효능이 있다. 연한 잎으로 국을 끓여 먹거나 나물을 무쳐 먹을 수도 있다. 껍질과 열매를 가루 내어 꿀로 반죽한 후 환을 만들어 꾸준히 먹거나 술에 담갔다가 그 술을 마시기도 한다.

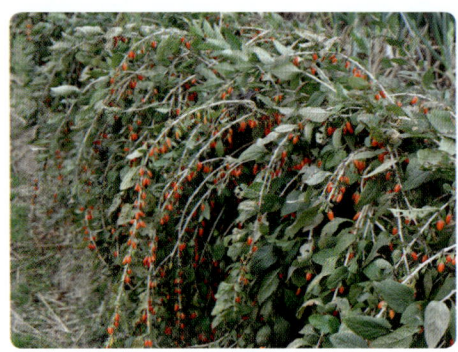
구기자나무

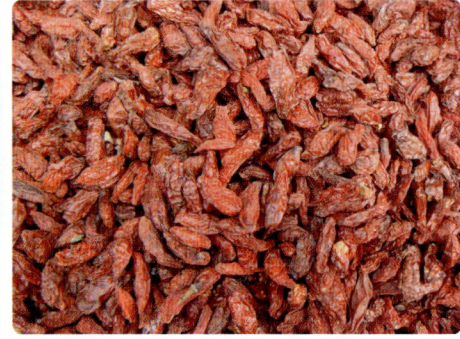
구기자(구기자나무 열매 약재)

## 13. 오가피(五加皮 : 오갈피나무 줄기껍질·뿌리껍질)

　오갈피나무의 줄기껍질과 뿌리껍질을 달여 차로 마시거나 달인 후 오갈피술을 빚어 마셔도 좋고, 말려서 가루 내어 오가피산(五加皮散)으로 먹어도 좋다.

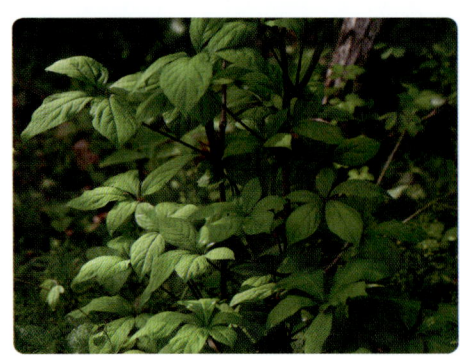
오갈피나무

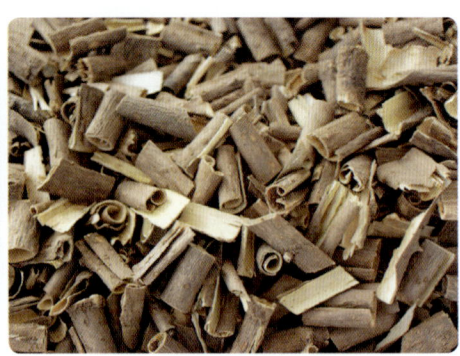
오가피(오갈피나무 줄기껍질 약재)

### 14. 상심자(桑椹子 : 뽕나무 열매)

상심, 오디라고도 한다. 새까맣게 익은 상심자를 햇볕에 잘 말려 가루 낸 후 꿀로 반죽하여 환을 만들어 먹거나, 열매로 술을 빚어 마시기도 한다.

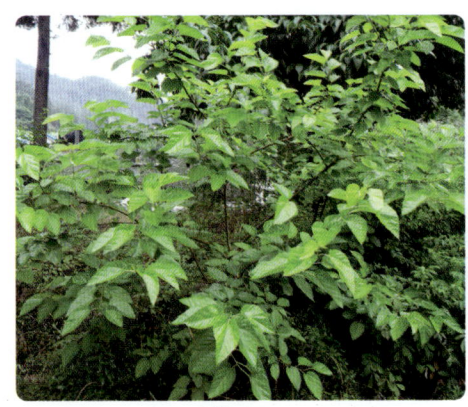
뽕나무

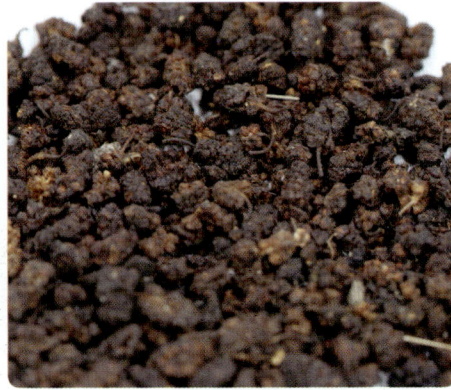
상심자(뽕나무 열매 약재)

### 15. 연자육(蓮子肉 : 연꽃 씨)

연밥, 연실(蓮實), 연육(蓮肉)이라고도 한다. 연방의 껍질과 연자심을 제거한 연자육을 말린 후 가루 내어 죽을 쑤거나 갈아서 밥을 지어 먹으면 좋다. 또는 가루 내어 1회에 8g씩 술이나 미음에 타 먹는다.

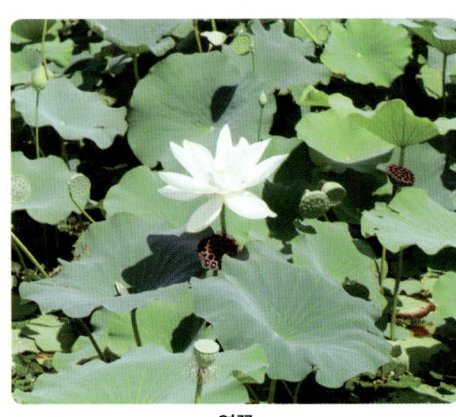
연꽃

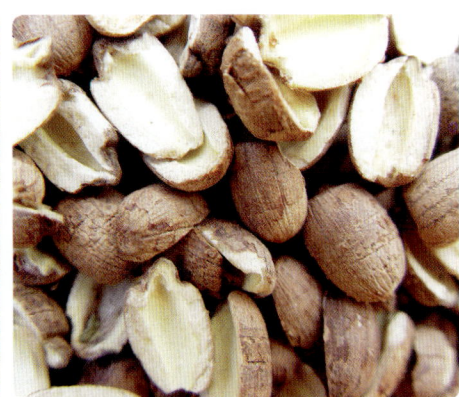
연자육(연꽃 씨)

## 16. 검인(芡仁 : 가시연꽃 씨)

계두실(鷄頭實), 가시연밥이라고도 한다. 사찰에서는 이것을 연자육(연꽃 씨)과 같이 먹는 것이 퍽 좋다고 하였다. 가루 내서 먹으면 효과가 아주 좋다. 가시연밥죽[검인죽, 芡仁粥]은 흰쌀 160g에 검인 320g을 섞어서 죽을 쑨 것인데, 빈속에 먹으면 정기를 보하고 귀와 눈이 밝아진다고 한다.

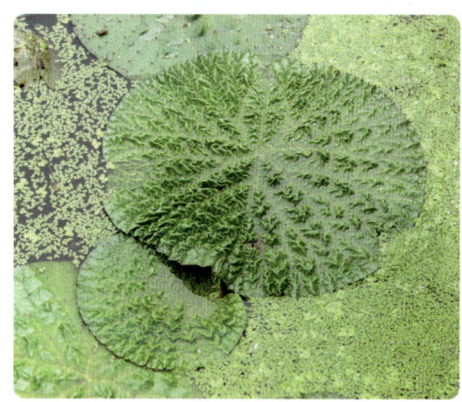

가시연꽃 잎      검인(가시연꽃 씨)

## 17. 해송자(海松子 : 잣나무 씨)

죽을 쑤어 꾸준히 먹는 것이 가장 좋다.

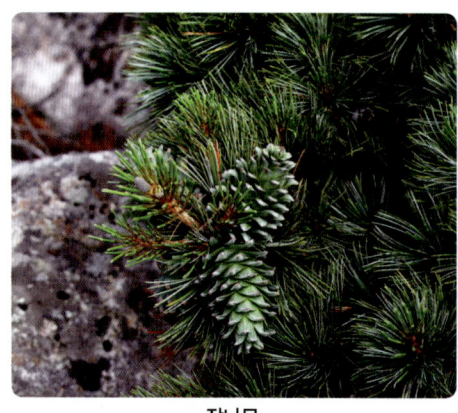 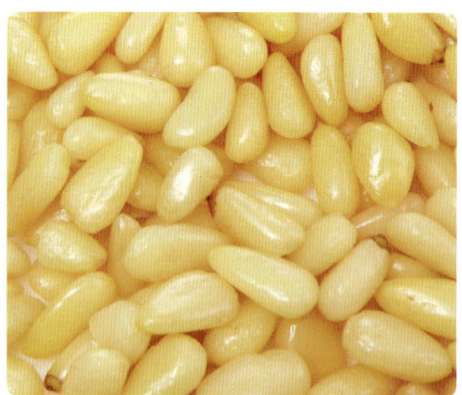

잣나무      해송자(잣나무 씨)

### 18. 흑지마(黑脂麻 : 참깨 씨)

호마인(胡麻仁), 거승(巨勝)이라고도 한다. 흑지마 1.6kg을 아홉 번 찌고 아홉 번 햇볕에 말려 고소하게 덖은 후 가루 내어 꿀 1.6kg을 넣고 반죽한다. 그런 다음 달걀노른자만 하게 환을 만드는데 이것을 정신환(靜神丸)이라고 하며, 1회에 1환씩 술에 타 먹는다. 이때에는 독 있는 생선이나 채소를 먹지 말아야 한다.

흑지마와 콩, 대추를 같이 아홉 번 찌고 아홉 번 햇볕에 말려 환을 만들어 먹으면 오래 살 수 있고 곡식으로 만든 음식을 끊을 수 있다고 한다. 노나라 여자가 흑지마와 백출(삽주 뿌리줄기)을 먹고 곡식으로 만든 음식을 끊은 지 80년이 되었는데 매우 젊고 건강하여 하루에 300리(120km) 길을 걸었다고 한다.

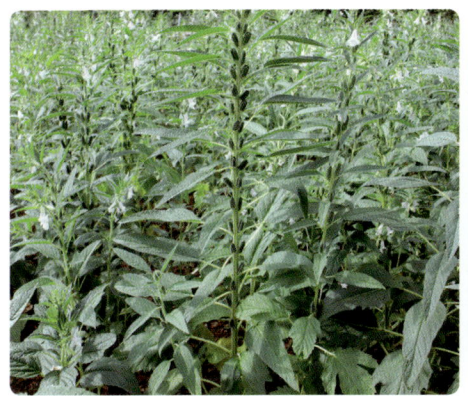
참깨

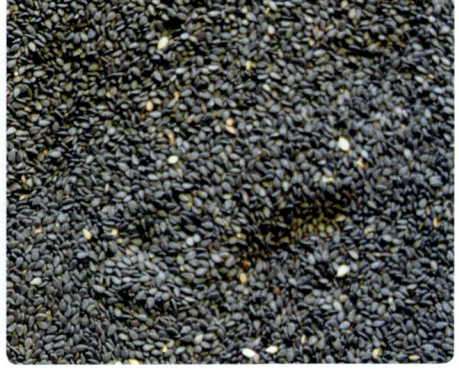
흑지마(참깨 씨)

### 19. 흰죽[白粥]

새벽에 일어나서 죽을 먹으면 위를 보하고 진액이 생기며, 가슴이 시원해져 하루 종일 상쾌한 기운을 얻을 수 있다.

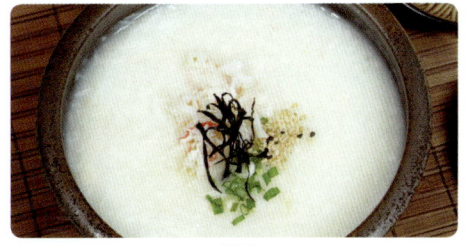
흰죽

## 02 《동의보감》 한약의 효능
# 약으로 쓰는 나무

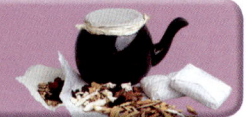

### 1. 육계(肉桂 : 육계 줄기껍질)

　성질이 몹시 열하고, 맛은 달고 매우며 독이 조금 있다. 속을 따뜻하게 하며 혈맥을 잘 통하게 하고, 간과 폐의 기를 고르게 하며, 곽란으로 쥐가 나는 것을 낫게 한다. 온갖 약 기운을 고루 잘 퍼지게 하면서도 부작용이 나타나지 않지만 임신부가 먹을 경우 유산의 위험이 있다. 신장을 잘 보하므로 오장이나 하초(下焦)에 생긴 병을 치료하는 약으로 쓴다. 수족소음경에 들어간다. 자줏빛이면서 두꺼운 것이 좋은데, 겉껍질을 제거하고 쓴다.

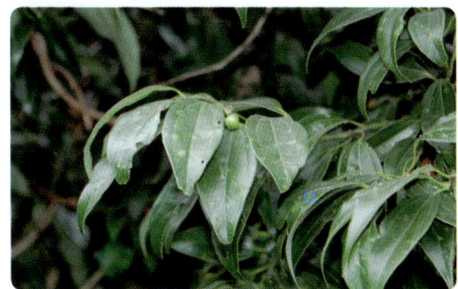

육계

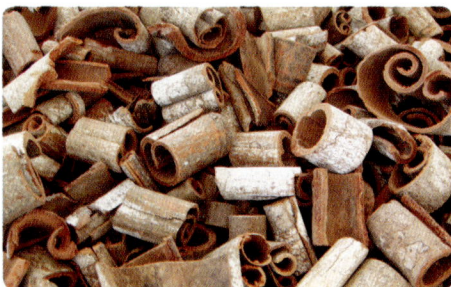

육계(육계 줄기껍질 약재)

### 2. 계심(桂心 : 육계 줄기껍질에서 주피 제거한 부분)

　충심통(蟲心痛), 주심통(疰心痛), 풍심통(風心痛), 계심통(悸心痛), 식심통(食心痛), 음심통(飮心痛), 냉심통(冷心痛), 열심통(熱心痛), 거래통(去來痛) 등의 아홉 가지 가슴앓이를 낫게 하며 삼충을 죽인다. 어혈을 빼내고 배 속

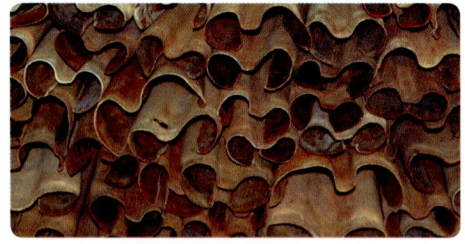

계심(육계 껍질에서 주피 제거한 부분)

이 차고 아픈 것을 멈추게 하며, 풍기를 없앤다. 오로칠상(五勞七傷)을 낫게 하고

구규(九竅)를 잘 통하게 하며 관절을 잘 움직일 수 있게 한다. 정기(精氣)를 돕고 눈을 밝게 하며, 허리와 무릎을 따뜻하게 하고 풍비(風痺)를 없앤다. 또한 현벽(痃癖), 징가(癥瘕), 어혈을 삭이고 힘줄과 뼈를 이어주며, 새살이 돋게 하고 태반이 나오게 한다.

### 3. 계지(桂枝 : 육계 어린가지)

지(枝)란, 굵은 줄기가 아니라 가는 가지를 뜻한다. 대체로 가지에 붙은 껍질의 기운을 이용하는데, 이것은 가벼워 뜨는 성질이 있어 발산 작용을 하기 때문이다. 《황제내경(黃帝內經 : 중국의 가장 오래된 의서)》에, '맵고 단 것은 발산하므로 양에 속한다'고

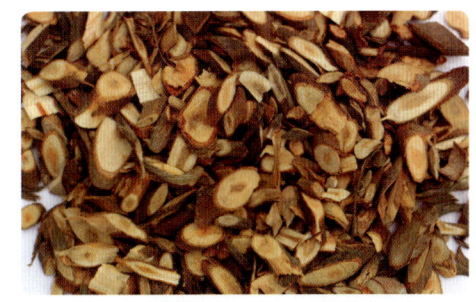

계지(육계 어린가지 약재)

하였는데, 이것과 뜻이 통한다. 표(表)가 허하여 식은땀이 계속 흐를 때는 계지로 사기(邪氣 : 인체에 병을 일으키는 외적 요인을 통틀어 일컫는 말)를 발산시켜야 한다. 그리하여 위기(衛氣 : 몸의 겉면에 흐르는 양기로서 땀구멍을 여닫는 기능을 하며, 외부 환경에 잘 적응하게 하면서 몸을 보호하는 기능을 함)가 고르게 되면 표가 치밀해지므로 땀이 저절로 멎게 된다. 계지가 땀을 거두는 것은 아니다.

### 4. 유계(柳桂 : 육계 어린순)

상초(上焦 : 심장과 폐를 포함한 가로막 위 부위)에 가서 양기를 잘 보한다. 박계(薄桂)는 가느다란 햇가지인데 상초에 들어가서 어깨와 팔로 잘 간다.

### 5. 송절(松節 : 소나무 마디)

백절풍(百節風), 다리가 저린 것, 관절통 등을 낫게 한다. 술을 빚어 마시면 연약한 다리를 튼튼하게 할 수 있다.

## 6. 송지(松脂 : 소나무 진)

성질이 따뜻하고, 맛은 쓰고 달며(평하다고도 함) 독이 없다. 오장을 편안하게 하고 열을 없애며 풍비(風痺), 죽은 살, 여러 가지 악창, 머리가 헌데, 탈모, 옴과 가려움증 등을 낫게 한다. 또한 귀가 잘 들리지 않는 것과 충치로 인한 통증의 치료에 도움을 준다. 여러 가지 부스럼에 바르면 새살이 돋고 통증이 멎으며 살균 작용을 한다.

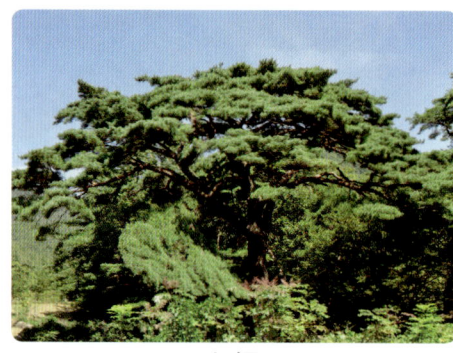

소나무

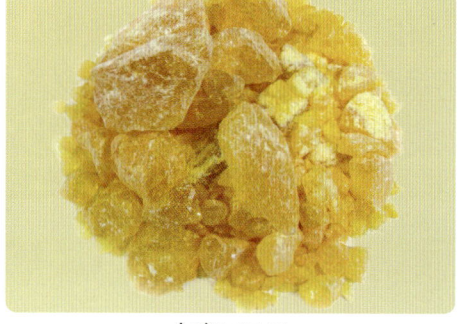

송지(소나무 진)

## 7. 송화분(松花粉 : 소나무 꽃가루)

송황(松黃)이라고도 한다. 몸을 가볍게 하고 병을 낫게 한다. 수술의 화분낭에 들어 있는 노란 가루인데 껍질, 잎 또는 씨보다 약효가 더 좋다.

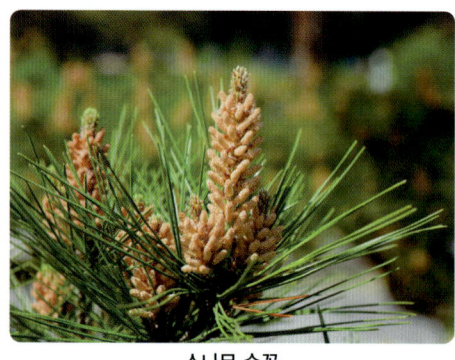

소나무 수꽃

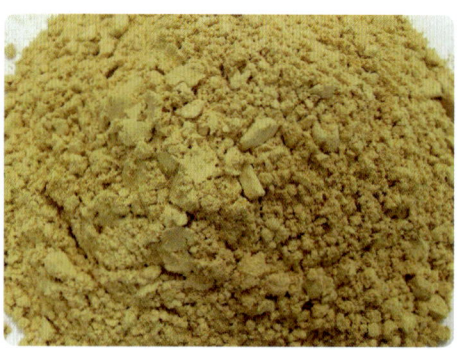

송화분(소나무 꽃가루)

### 8. 송엽(松葉 : 소나무 잎)

풍습(風濕)으로 생긴 헌데를 낫게 하고 머리카락이 나게 하며, 오장을 고르게 하고 배고픔을 느끼지 않게 한다.

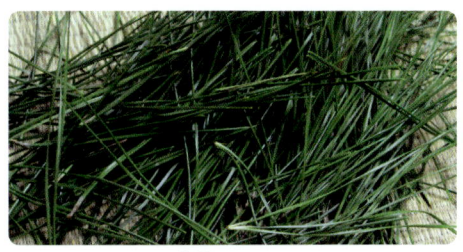

송엽(소나무 잎)

### 9. 괴각(槐角 : 회화나무 열매)

성질이 차고, 맛은 쓰고 시며 짜고 독이 없다. 다섯 가지 치질과 불에 덴 데 주로 쓰며, 고열을 내리고 벌레를 죽이며 풍증도 낫게 한다. 음창(陰瘡)과 음부가 축축하고 가려운 증상, 장풍 등을 낫게 하며 해산을 수월하게 하지만, 임신부가 먹을 경우 유산의 위험이 있다.

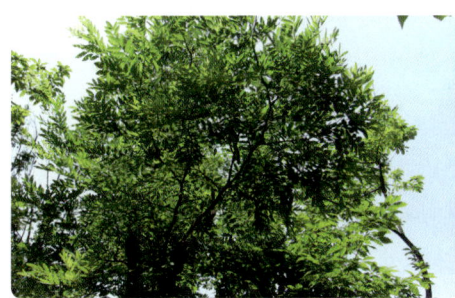

회화나무

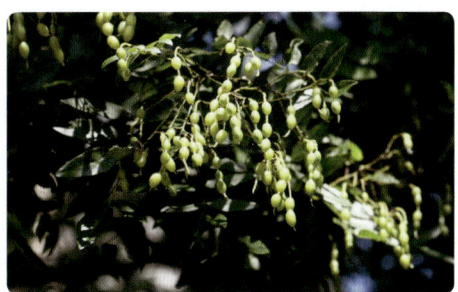

괴각(회화나무 열매)

### 10. 괴화(槐花 : 회화나무 꽃)

괴아(槐鵝)라고도 한다. 다섯 가지 치질과 가슴앓이를 낫게 하며, 배 속의 기생충을 죽이고 장풍(腸風)으로 혈변을 보는 것과 적백이질(赤白痢疾)을 낫게 하며, 대장의 열을 내린다. 약간 덖어서 쓴다.

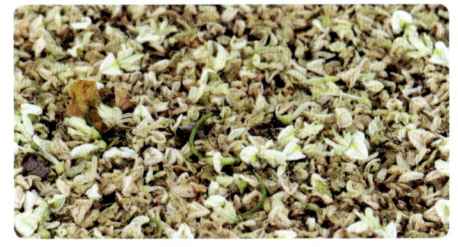

괴화(회화나무 꽃 약재)

### 11. 괴백피(槐白皮 : 회화나무 속껍질)

괴백피 삶은 물로 다섯 가지 치질, 악창, 감닉(疳䘌), 그리고 끓는 물 또는 불에 덴 데를 씻는다.

### 12. 괴교(槐膠 : 회화나무 진)

급경풍(急驚風)으로 이를 악물거나 팔다리를 쓰지 못하는 것, 파상풍, 입과 눈이 비뚤어진 것, 힘줄과 혈맥이 오그라드는 것, 허리나 등이 뻣뻣해지는 것을 낫게 한다. 여러 가지 약과 배합하여 쓴다.

### 13. 구기자(枸杞子 : 구기자나무 열매)

성질이 차고(평하다고도 함), 맛은 쓰며(달다고도 함) 독이 없다. 내상으로 몹시 피로하여 숨 쉬기도 힘든 것을 완화해주며, 힘줄과 뼈를 튼튼하게 하고 양기를 세게 하며, 오로칠상을 낫게 한다. 정기를 보하며 얼굴빛을 젊어지게 하고, 흰머리를 검게 하며 눈을 밝게 하고 정신을 안정시킨다. 구기자나무의 줄기를 구기(枸杞), 뿌리를 지골(地骨)이라 하는데, 구기라 하면 줄기의 껍질을 써야 하고 지골이라 하면 뿌리의 껍질을 써야 한다. 그리고 구기자라 하면 빨간 열매를 써야 한다. 이와 같이 구기자나무는 쓰이는 부위가 세 가지이므로 성질도 부위에 따라 달라서 줄기껍질은 차고, 뿌리껍질은 몹시 차며, 구기자는 약간 차다.

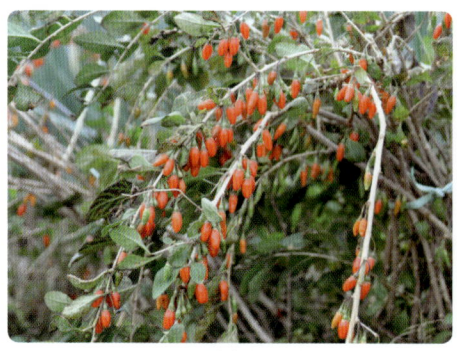
구기자나무

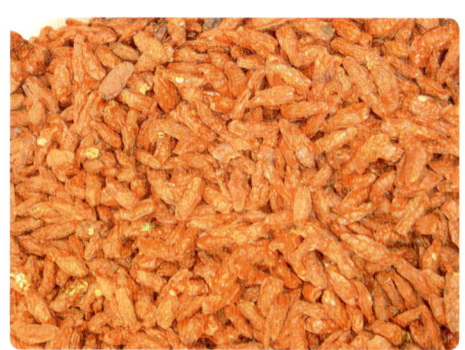
구기자(구기자나무 열매 약재)

### 14. 지골피(地骨皮 : 구기자나무 뿌리껍질)

족소음경과 수소양경에 들어가서 땀이 나는 골증열(骨蒸熱)을 낫게 한다. 피부의 열을 잘 내린다.

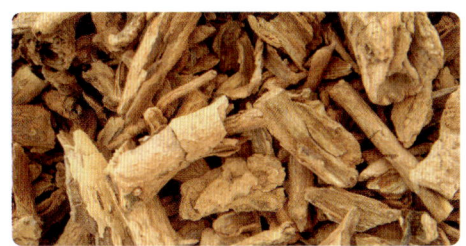

지골피(구기자나무 뿌리껍질 약재)

### 15. 백실(柏實 : 측백나무 열매)

성질이 평하며 맛은 달고 독이 없다. 경계증(驚悸症)을 낫게 하며 오장을 편안하게 하고 기운을 돕는다. 풍증을 낫게 하고, 풍습비(風濕痺)와 허손(虛損)으로 숨을 겨우 쉬는 것을 낫게 한다. 음경을 일어서게 하며 오래 살게 한다. 피부를 윤택하게 하여 얼굴을 곱게 하고, 귀와 눈을 밝게 하며 신장을 튼튼하게 한다.

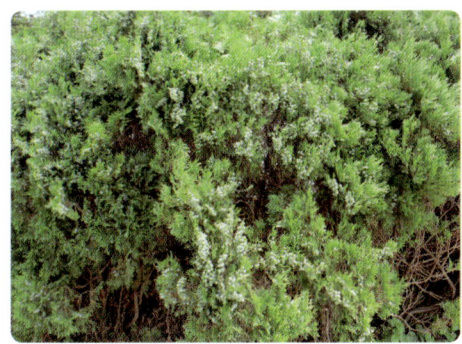

측백나무

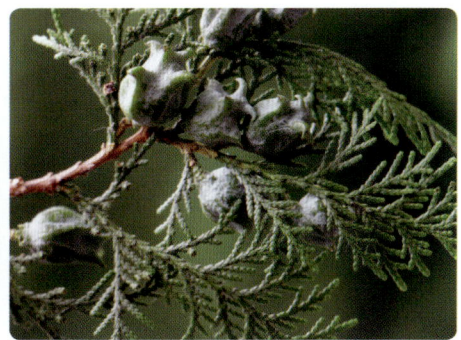

백실(측백나무 열매)

### 16. 측백엽(側柏葉 : 측백나무 어린가지와 잎)

성질이 약간 차며 맛은 쓰고 떫다. 잎은 옆을 향하여 난다. 토혈, 코피, 혈리(血痢)를 낫게 하며 음(陰)을 보하는 중요한 약재이다. 사철에 각각 제철 방위에 맞는 잎을 따서 그늘에 말린다. 약에 넣을 때에는 쪄서 쓴다.

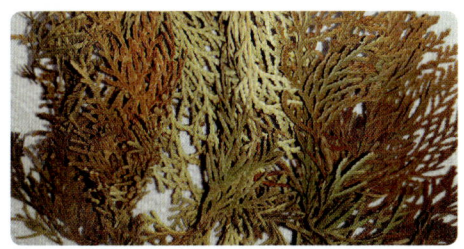

측백엽(측백나무 어린가지와 잎 약재)

### 17. 복신(茯神 : 소나무 뿌리를 감싼 균핵)

성질이 평하며 맛은 달고 독이 없다. 풍현(風眩)과 풍허증, 경계증과 건망증을 낫게 하며, 머리를 좋게 하고 마음을 진정시킨다. 주로 경간(驚癎)을 낫게 한다. 진이 있기는 해도 그다지 차고 넘치지 못하면 뿌리에만 맺혀 있는데, 이것을 복신이라 한다.

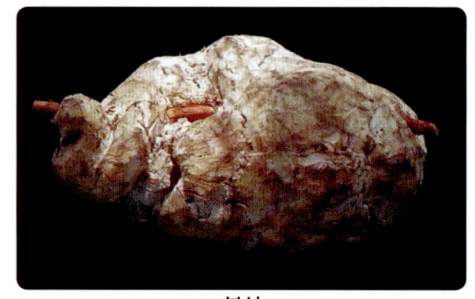

복신

### 18. 복령(茯苓 : 복령 균핵)

성질이 평하며 맛은 달고 독이 없다. 입맛을 돋우고 구역질을 멈추게 하며 정신을 안정시킨다. 폐위(肺痿)로 담이 막힌 것을 낫게 하고, 신장의 나쁜 기운을 몰아내며, 이뇨 작용을 도와 수종(水腫)과 임증(淋病)을 낫게 하여 소갈을 멈추고 건망증을 낫게 한

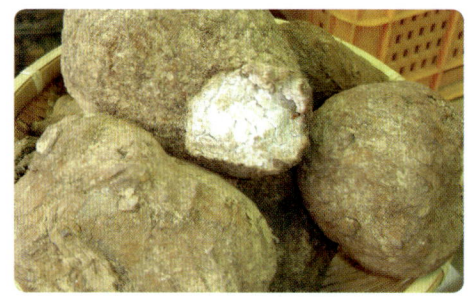

복령

다. 《선경(仙經)》에서는 음식 대신 먹어도 좋다고 하였다. 이 약재는 정신을 맑게 하여 안정시키며, 구규를 잘 통하게 하고 살이 찌게 하며, 대소장을 좋게 하고 가슴을 시원하게 한다. 또 영기(榮氣)를 고르게 하고 위를 좋게 하는 제일 좋은 약이며, 오랫동안 곡식을 먹지 않아도 배고픔을 느끼지 않는다고 하였다. 복령은 소나무 뿌리에 기생한다.

### 19. 유백피(楡白皮 : 왕느릅나무 껍질)

성질이 평하고 맛은 달며 독이 없다. 배출을 원활하게 하여 대소변이 통하지 못하는 병에 주로 쓰인다. 이뇨 작용을 도와주고 위장의 나쁜 열기를 없애며, 부

은 것을 가라앉히고 오림을 풀리게 하며, 불면증과 코골이를 낫게 한다.

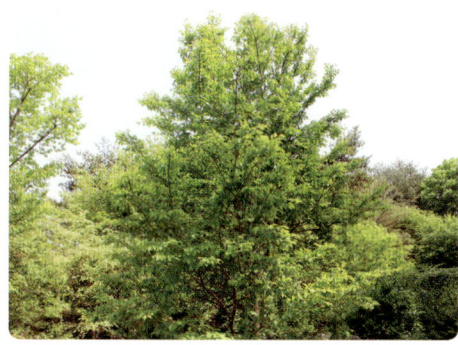
왕느릅나무

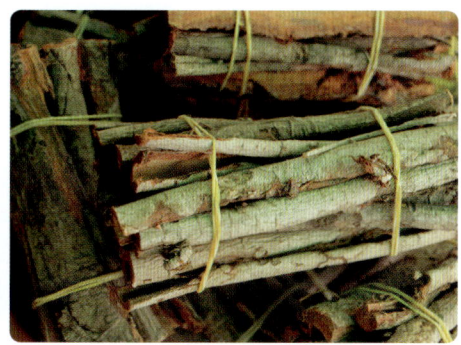
유백피(왕느릅나무 껍질)

### 20. 황백(黃柏 : 황벽나무 줄기껍질)

성질이 차며 맛은 쓰고 독이 없다. 오장과 위장에 몰린 열을 내리고 황달, 장치(腸痔) 등을 낫게 한다. 설사와 이질, 적백대하, 음식창을 낫게 하고 감충을 죽이며 옴과 버짐, 입안이 헌데 등을 낫게 하고 골증열(骨蒸熱)을 없앤다.

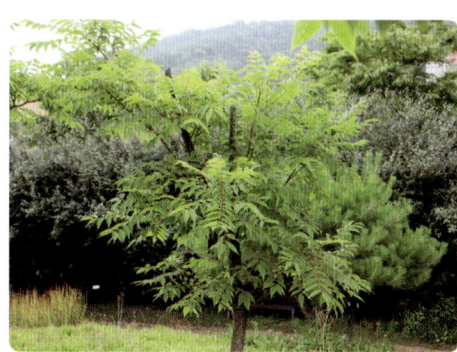
황벽나무

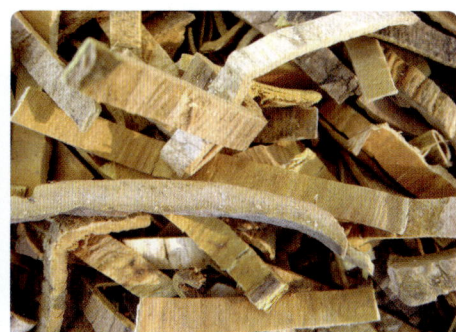
황백(황벽나무 줄기껍질 약재)

### 21. 황벽근(黃蘗根 : 황벽나무 뿌리)

단환(檀桓)이라고도 한다. 명치끝에 생긴 모든 병을 낫게 한다. 오래 먹으면 몸이 가벼워진다.

## 22. 호박(琥珀 : 소나무의 화석화한 진)

성질이 평하고 맛은 달며 독이 없다. 오장을 편안하게 하고 정신을 안정시키며, 헛것에 들린 것을 낫게 한다. 출산 후 어혈로 발진이 생기면서 아픈 것을 낫게 한다. 이뇨 작용을 도와주며 오림(다섯 가지 종류의 임질)을 낫게 하고, 눈을 밝게 하며 눈의 예막을 없앤다.

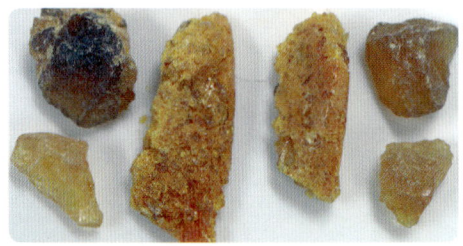

호박(소나무의 화석화한 진)

## 23. 산조인(酸棗仁 : 묏대추 씨)

성질이 평하며 맛은 달고 시며 독이 없다. 속이 답답하여 잠을 이루지 못하는 증상, 배꼽의 위아래가 아픈 것, 피가 섞인 설사, 식은땀 등을 낫게 한다. 또한 간기(肝氣)를 보하고 몸을 살찌게 하며, 힘줄과 뼈를 튼튼하게 하고 힘줄과 뼈의 풍증을 낫게 한다. 잠이 많으면 생것을 그대로 쓰고, 잠이 안 오면 덖어서 익힌 후 다시 한나절가량 쪄서 껍질과 끝을 버리고 갈아서 쓴다.

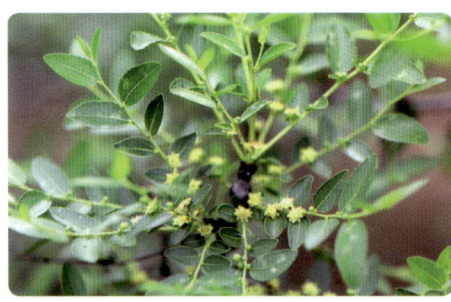

묏대추

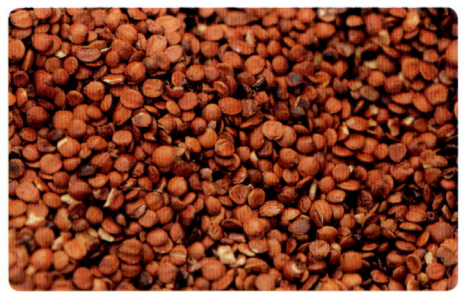

산조인(묏대추 씨)

## 24. 저실자(楮實子 : 닥나무 열매)

성질이 차며 맛은 달고 독이 없다. 음위증(陰痿症)을 낫게 하고 힘줄과 뼈를 튼튼하게 하며, 양기를 돕고 허로를 보하며 허리와 무릎을 따뜻하게 한다. 또한 얼굴빛을 좋게 하며 피부를 윤택하게 하고 눈을 밝게 한다.

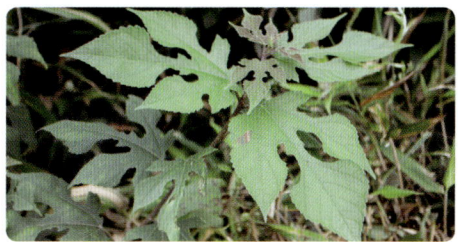
닥나무 잎

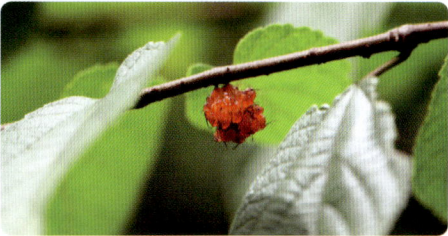
저실자(닥나무 열매)

### 25. 저수피(楮樹皮 : 닥나무 껍질)

수종과 창만(脹滿)을 낫게 하며 물을 몰아내고 이뇨 작용을 도와준다.

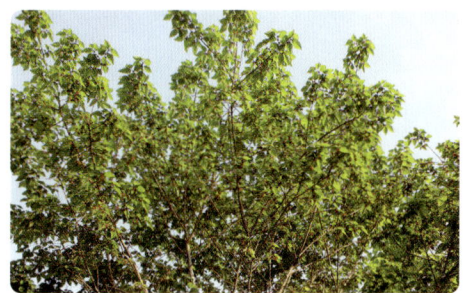
닥나무

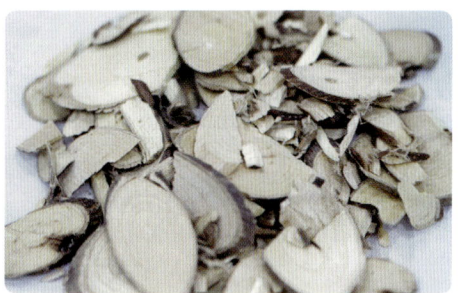
저수피(닥나무 껍질 약재)

### 26. 건칠(乾漆 : 옻나무 굳은 진)

성질이 따뜻하고 맛은 매우며 독이 있다. 어혈을 빼내고, 월경이 중단된 것이나 산증(疝症)을 낫게 한다. 소장의 기능을 돕고 회충을 없애며, 딴딴한 적(積)을 풀어주고 혈훈을 낫게 하며 삼충을 죽인다. 전시노채(傳尸勞瘵)에도 쓴다. 옻을 타는 사람이면 달걀흰자와 섞어 약에 넣어 먹는다.

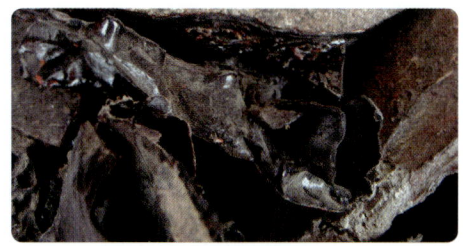
건칠(옻나무 굳은 진)

### 27. 생칠(生漆 : 옻나무 진)

회충을 죽이고 오래 먹으면 몸이 가벼워진다(사찰에서 먹는 법이 있다). 하지가 지난 뒤에 채취한다.

### 28. 만형자(蔓荊子 : 순비기나무 열매)

성질이 약간 차고(평하다고도 함) 맛은 맵고 쓰며 독이 없다. 풍으로 머리가 아프고 골속이 울리는 것과 눈물이 나는 것을 낫게 하며, 눈을 밝게 하고 치아를 튼튼히 하며, 구규를 잘 통하게 하고 수염과 머리털을 잘 자라게 한다. 습비(濕痺)로 살이 오그라드는 것을 낫게 하며 조충(촌백충)과 회충을 없앤다.

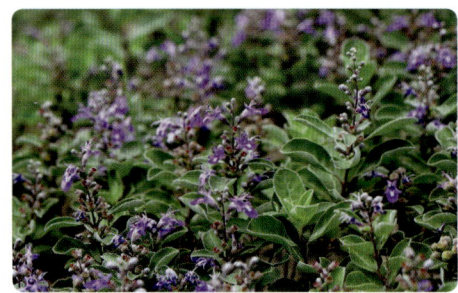
순비기나무

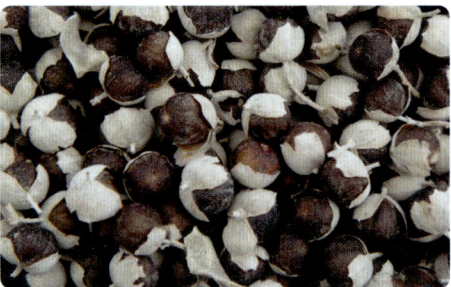
만형자(순비기나무 열매 약재)

### 29. 신이(辛夷 : 백목련 꽃봉오리)

성질이 따뜻하며, 맛은 맵고 독이 없다. 풍으로 속골이 아픈 것을 낫게 하며, 얼굴의 주근깨를 없애고 코막힘, 콧물 등을 낫게 한다. 얼굴의 붓기를 빼주고 치통을 멎게 하며, 눈을 밝게 하고 수염과 머리털을 나게 한다. 기름을 짜서 얼굴에 바르면 광택이 난다.

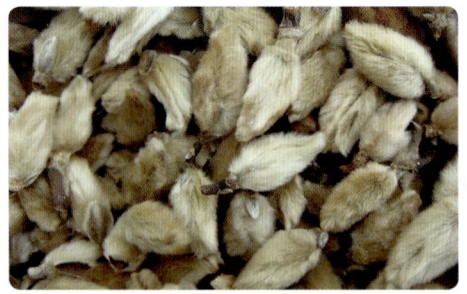
신이(백목련 꽃봉오리 약재)

## 30. 오가피(五加皮 : 오갈피나무 줄기껍질 · 뿌리껍질)

성질이 따뜻하고(약간 차다고도 함), 맛은 맵고 쓰며 독이 없다. 오로칠상을 낫게 하며 기운을 돕고 정수를 보충한다. 힘줄과 뼈를 튼튼히 하고 의지를 굳세게 하며, 남성의 음위증과 여성의 음부 가려움증을 낫게 한다. 허리와 척추뼈가 아픈 것, 두 다리가 아프고 저린 것, 뼈마디가 조여드는 것, 다리에 힘이 없어 늘어진 것 등을 낫게 한다. 어린이가 3세까지 걷지 못할 때에 먹이면 걸어다닐 수 있게 된다.

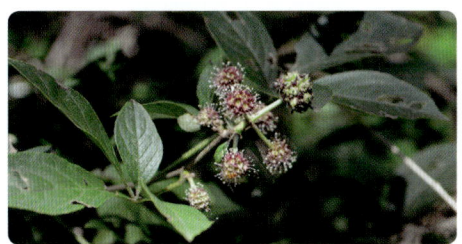

오갈피나무 꽃과 잎  오가피(오갈피나무 줄기껍질 약재)

## 31. 상기생(桑寄生 : 뽕나무겨우살이 줄기 · 잎)

성질이 평하고, 맛은 쓰고 달며 독이 없다. 힘줄과 뼈를 튼튼하게 하고 혈맥을 고르게 하며, 피부를 윤택하게 하고 수염과 눈썹을 자라게 한다. 요통, 옹종(작은 종기), 쇳독 등을 낫게 한다. 임신 중에 하혈을 멎게 하며 안태시키고, 출산 후에 생기는 병과 붕루를 낫게 한다.

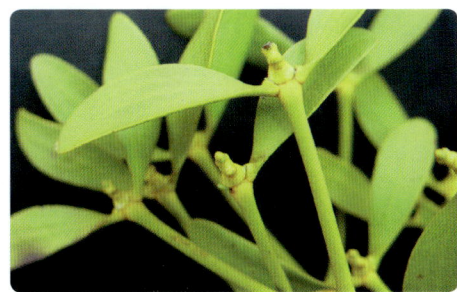
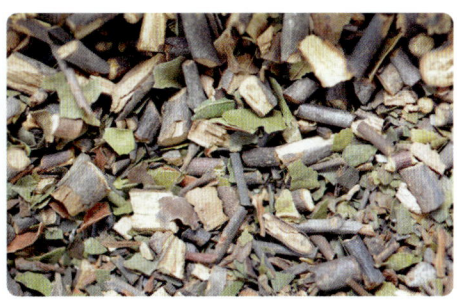

뽕나무겨우살이  상기생(뽕나무겨우살이 줄기 · 잎 약재)

### 32. 상백피(桑白皮 : 뽕나무 뿌리껍질)

폐기(肺氣)로 숨이 차고 가슴이 답답한 것, 수기(水氣)로 부종이 생긴 것을 낫게 하며 담을 없애고 갈증을 해소해준다. 또 폐 속의 수기를 없애며 이뇨 작용을 도와주고, 각혈을 낫게 하며 대소장을 잘 통하게 한다. 배 속의 기생충을 죽이고 쇠붙이에 다친 것을 아물게 한다.

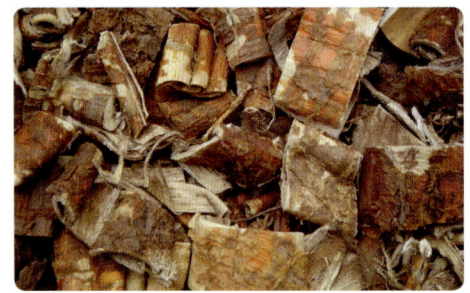

상백피(뽕나무 뿌리껍질 약재)

### 33. 상엽(桑葉 : 뽕나무 잎)

재배한 뽕잎은 성질이 따뜻하고 독이 없다. 각기와 수종을 낫게 하며 대소장을 잘 통하게 하고, 기를 내리며 풍(風)으로 오는 통증을 멎게 한다.

### 34. 상지(桑枝 : 뽕나무 어린가지)

봄에 잎이 나지 않은 것을 덖어서 물에 달여 먹으면 모든 풍증, 수기, 각기, 폐기, 기침, 상기(上氣) 등을 낫게 한다. 소화가 잘되게 하며 이뇨 작용을 도와준다. 뽕나무 가지로 만든 차는 팔이 아픈 것과 입안이 마르는 것을 낫게 하는 데 효과가 있다.

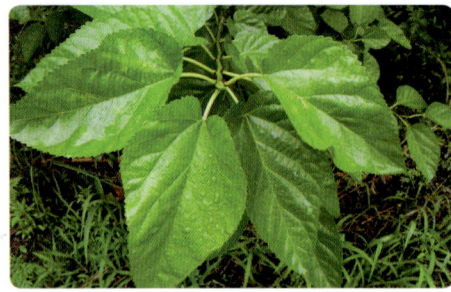

상엽(뽕나무 잎)

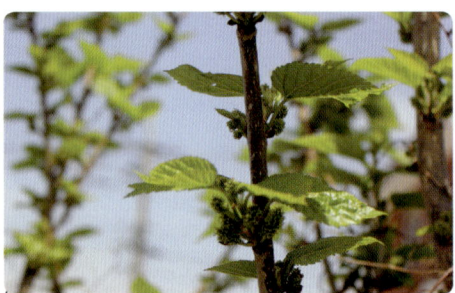

상지(뽕나무 어린가지)

### 35. 상심자(桑椹子 : 뽕나무 열매)

상심, 오디라고도 한다. 성질이 차고 맛은 달며 독이 없다. 소갈증을 낫게 하고 오장을 편안하게 한다. 오래 먹으면 배가 고프지 않게 된다.

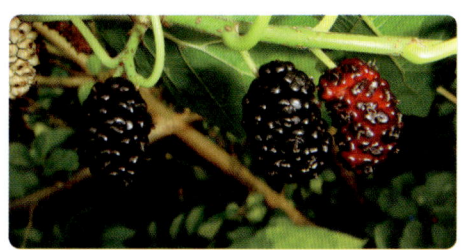

상심자(뽕나무 열매)

### 36. 자목백피(柘木白皮 : 꾸지뽕나무 줄기·뿌리 속껍질)

성질이 따뜻하며 맛은 달고 독이 없다. 풍허(風虛)로 귀가 잘 들리지 않는 것과 말라리아를 낫게 한다. 삶은 물은 노랗게 물이 든다.

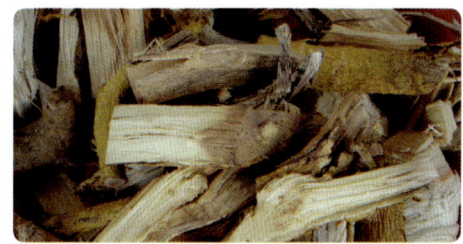

자목백피(꾸지뽕나무 줄기 약재)

### 37. 근죽엽(箽竹葉 : 왕대 잎)

성질이 차며 맛은 달고(쓰다고도 함) 독이 없다. 기침하면서 기운이 치미는 것을 멈추게 하고, 번열을 없애며 소갈을 멎게 하고, 광물성 약독을 풀어준다. 풍경(風痙), 후비(喉痺), 구토, 토혈, 열독풍(熱毒風), 악창(악성 부스럼)을 낫게 하며 살충 작용을 한다.

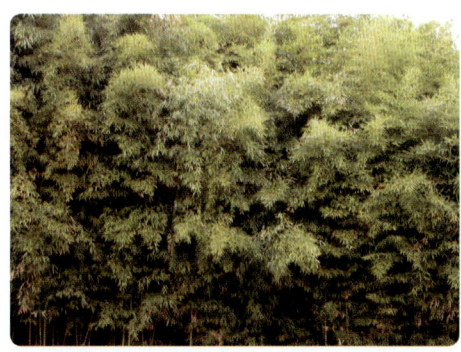

왕대

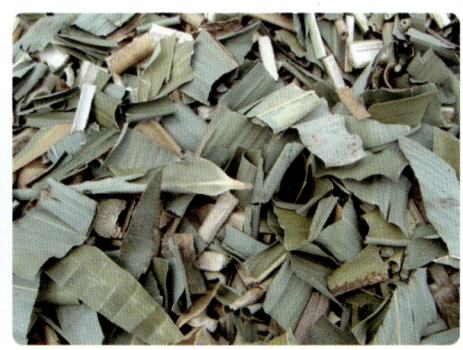

근죽엽(왕대 잎 약재)

제4장 민간요법에서 많이 사용하는 약초 • 107

### 38. 고죽엽(苦竹葉 : 오죽 잎)

성질이 서늘하며 맛은 쓰고 독이 없다. 불면증을 낫게 하며 소갈을 멈추고, 술독을 풀어주며 번열을 없애고 땀을 낸다. 중풍으로 말을 못하는 것도 낫게 한다.

### 39. 죽근(竹根 : 참대 뿌리)

달여 먹으면 번열과 갈증을 없애며, 허한 것을 보하고 기를 내리며 독을 풀어준다. 또 풍병을 낫게 한다.

### 40. 죽여(竹茹 : 솜대 또는 왕대 속껍질)

구역, 딸꾹질, 기침하면서 기운이 치미는 것, 폐위로 피를 뱉거나 토하는 것, 코피, 붕루 등을 낫게 한다.

### 41. 죽력(竹瀝 : 솜대 또는 왕대 줄기에 열을 가하여 얻은 즙액)

갑자기 온 중풍, 가슴속의 심한 열을 주로 낫게 한다. 속이 답답한 것, 중풍으로 갑자기 목소리가 나오지 않는 것, 담열로 정신을 잃는 것 등을 낫게 한다. 또한 소갈을 멎게 하며 파상풍과 출산 후 열이 나는 것, 어린이 경간 등 여러 가지 위급한 병을 낫게 한다.

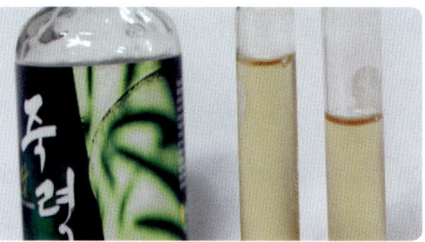

죽력(참대 기름)

### 42. 오수유(吳茱萸 : 오수유 열매)

성질이 열하며 맛은 맵고 독이 조금 있다. 속을 따뜻하게 하고 기를 내리게 하며 통증을 멎게 한다. 명치끝에 냉이 쌓여 비트는 듯이 아픈 것, 여

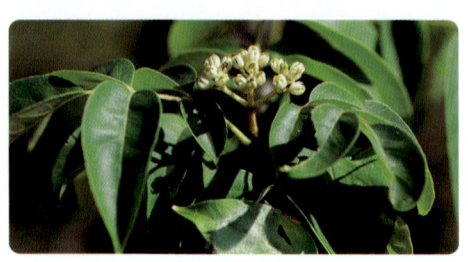

오수유 꽃과 잎

러 가지 냉이 뭉쳐 사그라지지 않는 것, 중악(中惡)으로 명치끝이 아픈 것 등을 낫게 한다. 토사곽란으로 쥐가 나는 것을 낫게 하며, 담을 가라앉히고 징벽을 풀어주며 습과 어혈로 감각을 모르는 것을 낫게 한다. 신기(腎氣), 각기, 위 속의 냉기를 낫게 한다.

### 43. 오수유근백피(吳茱萸根白皮 : 오수유 뿌리 속껍질)

후비(喉痺)와 기침하면서 기운이 치미는 것을 낫게 한다. 설사를 멎게 하며 백선(白癬)을 없애고 삼충을 죽인다.

### 44. 오수유엽(吳茱萸葉 : 오수유 잎)

성질은 열하다. 곽란과 명치끝이 아픈 것, 음낭이 부풀면서 아픈 것을 낫게 한다. 소금을 넣고 볶은 후 갈아서 싸매면 효과가 좋다.

### 45. 산수유(山茱萸 : 산수유나무 열매)

성질이 약간 따뜻하고, 맛은 시고 떫으며 독이 없다. 음(陰)을 왕성하게 하며 신정(腎精)과 신기(腎氣)를 보하고, 성기능을 높이며 음경을 딴딴하고 크게 한다. 또한 정수(精髓)를 더해주고 허리와 무릎을 따뜻하게 해주어 신장을 보한다. 소변이 잦은 것을 낫게 하고 두풍과 코막힘과 귀가 잘 들리지 않는 것을 낫게 한다. 살은 원기를 돕고 정액을 보충하지만 씨는 정액을 오히려 나가게 하기 때문에 쓰지 않는다.

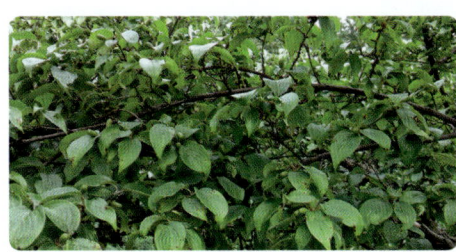

산수유나무

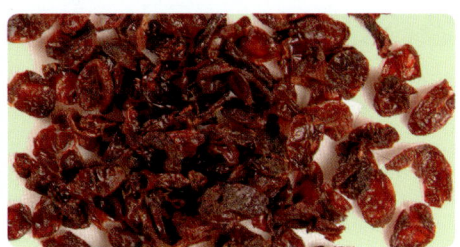

산수유(산수유나무 열매 약재)

### 46. 식수유(食茱萸 : 수유나무 열매)

냉비(冷痺)로 허리와 다리에 힘이 없고 약한 것을 낫게 하며, 성기능을 강하게 하고 충치와 치통을 낫게 하며, 장 안의 삼충을 죽이고 충독을 없애며, 장풍, 치질, 허랭 및 수기를 낫게 한다. 효능은 오수유와 같은데 조금 떨어진다. 알이 굵고 오래되면 검누런 색이 되는 것이 식수유이다. 반면 오수유는 알이 작고 오래되면 초록색이 된다.

### 47. 식수유수피(食茱萸樹皮 : 식수유나무 껍질)

충치를 낫게 하고 통증을 멎게 한다.

### 48. 두충(杜沖 : 두충 줄기껍질)

성질이 평하고 따뜻하며, 맛은 맵고 달며 독이 없다. 신로(腎勞)로 허리와 등뼈가 조여들고 아프며 다리가 시큰거리면서 아픈 것을 낫게 하고, 힘줄과 뼈를 튼튼하게 하며 음낭 밑이 축축하고 가려운 것, 소변이 방울방울 떨어지는 것 등을 낫게 한다. 정기를 돕고 신장이 차가운 증상과 갑자기 오는 요통을 낫게 한다.

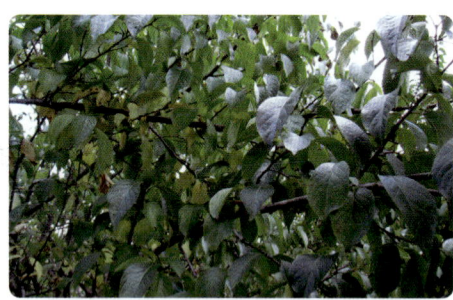

두충

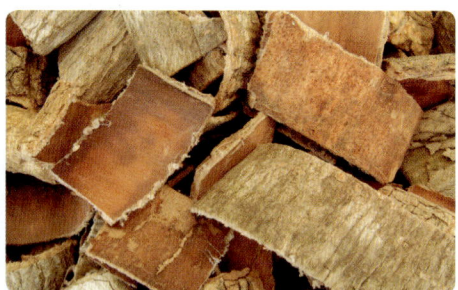

두충(두충 줄기껍질 약재)

### 49. 정향(丁香 : 정향 꽃봉오리)

성질이 따뜻하며 맛은 맵고 독이 없다. 비위를 따뜻하게 하고 곽란, 신기(腎氣), 분돈기(奔豚氣)와 냉기로 배와 음낭이 아픈 것을 낫게 한다. 또한 성기능을 높이고 허리와 무릎을 따뜻하게 하며, 반위(反胃)를 낫게 하고 술독과 풍독을 없애며 여러 가지 종기와 치감(齒疳)을 낫게 한다. 방향성이 있어 향신료로도 쓰인다.

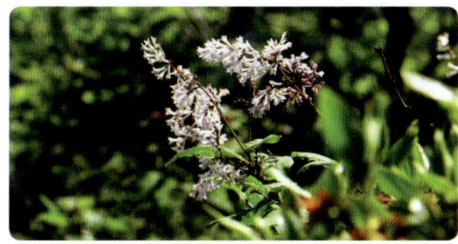

정향 꽃

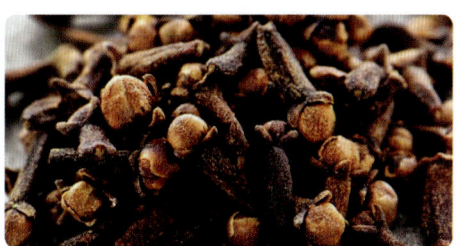

정향(정향 꽃봉오리 약재)

### 50. 자단향(紫檀香 : 자단 심재)

자진단(紫眞檀)이라고도 한다. 성질이 따뜻하며, 맛은 맵고 독이 없다. 약독, 풍독, 곽란, 명치끝이 아픈 것, 중악, 헛것에 들린 것 등을 낫게 한다.

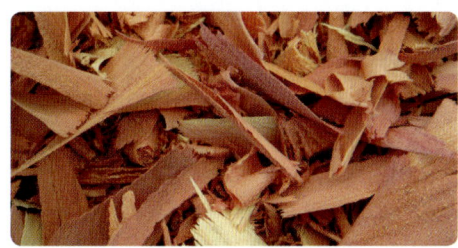

자단향(자단 심재 약재)

### 51. 유향(乳香 : 유향나무 수지)

성질이 열하며(따뜻하다고도 함), 맛은 맵고 독이 약간 있다. 풍수와 독종을 치료하며 나쁜 기운을 없애고 명치끝이 아픈 것과 주기(疰氣) 등을 낫게 한다. 귀가 잘 안 들리는 것, 중풍으로 이를 악무는 것, 여성의 혈기증(血氣症)을 낫게 하며, 여러 가지 헌데를

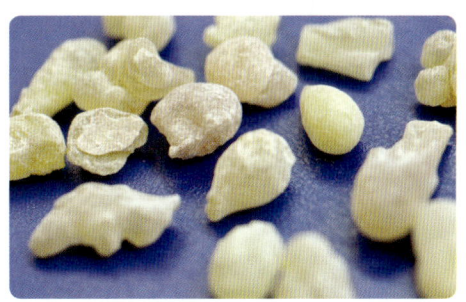

유향(유향나무 수지 약재)

아물게 하고 설사와 이질을 멎게 한다. 아시아 열대 지방에서 나는 유향나무에서 채취한 수지로 생김새가 젖꼭지 같고 분홍색으로 투명한 것이 좋다. 대개 훈육향 종류인데, 지금은 구분하지 않고 유향을 통틀어 훈육향(薰陸香)이라 하고 있다.

### 52. 침향(沈香 : 침향나무 진이 침착된 나뭇조각)

성질이 열하고, 맛은 매우며(쓰다고도 함) 독이 없다. 침향나무를 도끼로 찍어 홈타기를 만들어 두면 오랜 세월이 지나는 동안 빗물에 젖으면서 향이 뭉친다. 굳고 검으며 속이 꽉 차서 물에 가라앉는 것을 침향이라 하고, 물에 뜨는 것을 전향(煎香)이라 한다. 침향은 여러 가지 기를 돕는데, 위로는 머리끝까지 가고 아래로는 발밑까지 가므로 사약으로 쓰인다. 풍수(風嗽)나 독종을 낫게 하며 나쁜 기운을 없애고 명치끝이 아픈 것을 멎게 한다. 신정을 돕고 성기능을 높이며 냉풍으로 마비된 것, 곽란으로 토하고 설사하거나 쥐가 나는 것을 낫게 한다.

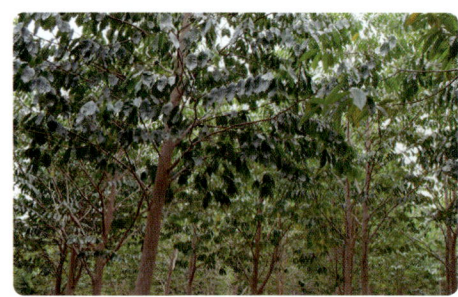
침향나무

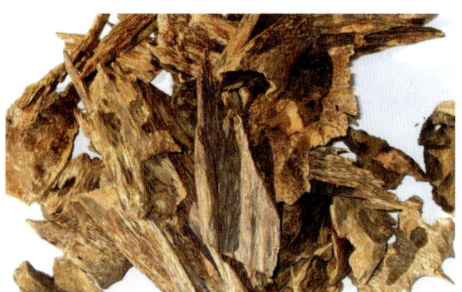
침향(침향나무 진이 침착된 나뭇조각)

### 53. 강진향(降眞香 : 강진향나무 심재)

성질이 평하고 따뜻하며 독이 없다. 돌림열병이 도는 시기, 집 안에 괴상한 기운이 있을 때에 피우면 사기와 나쁜 기운을 물리친다. 이것을 태우면 학이 내려와 빙빙 날아다닌다고 하며, 또 피우면 덕을 많이 입는다고 했다.

### 54. 백단향(白檀香 : 단향 심재)

성질이 따뜻하며 맛은 맵고 독이 없다. 열로 부은 것을 가라앉히고 신기로 오는 복통을 낫게 한다. 명치끝이 아픈 것, 곽란, 중악, 헛것에 들린 것을 낫게 하며 살충 작용을 한다[본초]. 나무는 박달나무 비슷한데 노란 것, 흰 것, 자줏빛 나는 것 등 세 가지가 있다. 수태음경, 족소음경에 들어가며 양명경에 들어가서 위기

(胃氣)를 끌고 올라간다. 모든 향은 다 화(火)를 발동시키고 기를 소모하므로, 냉기가 퍼지지 않는 병증이 아니면 함부로 먹지 말아야 한다. 용뇌와 사향은 향기롭고 뚫고 들어가는 힘이 세므로 특히 삼가야 한다.

### 55. 빈랑자(檳榔子 : 빈랑 씨)

성질이 따뜻하며(차다고도 함), 맛은 맵고 독이 없다. 모든 풍을 없애며 모든 기를 내려가게 한다. 뼈마디와 구규를 순조롭게 하며 먹은 것을 잘 소화시키고 물을 잘 몰아낸다. 담벽(痰癖), 수종, 징결(癥結)을 낫게 하며 오장육부에 막혀 있는 기를 잘 퍼지게 하고 돌게 한다.

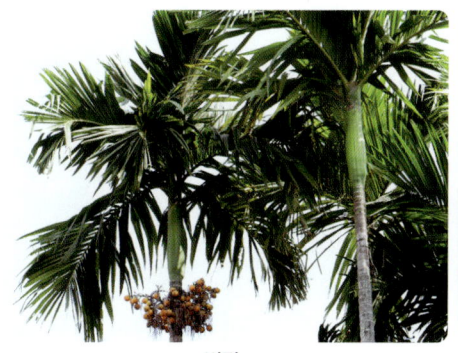
빈랑

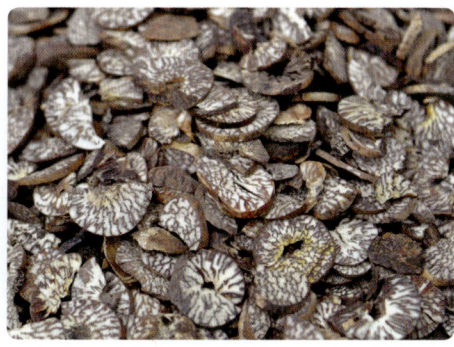
빈랑자(빈랑 씨 약재)

### 56. 대복피(大腹皮 : 빈랑 열매껍질)

성질은 약간 따뜻하고 독이 없다. 모든 기를 내려가게 하고 곽란을 멎게 하며 대소장을 잘 통하게 한다. 담이 막혀 있는 것, 시큼한 물이 올라오는 것을 낫게 하고 비장을 튼튼하게 하며, 입맛을 돋우고 부종과 창만을 내리게 한다.

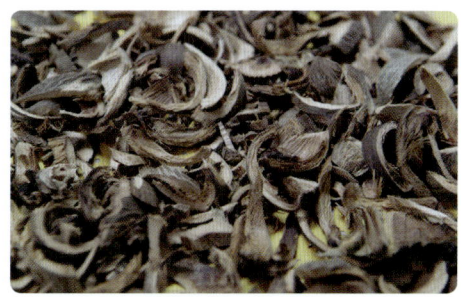
대복피(빈랑 열매껍질 약재)

### 57. 금앵자(金櫻子 : 금앵자 열매)

성질이 평하고 따뜻하며, 맛은 시고 떫으며 독이 없다. 비설(脾泄)로 오는 설사와 다뇨증을 낫게 하고, 정액이 잘 나오지 못하게 하며 유정과 몽정을 멎게 한다.

### 58. 치자(梔子 : 치자나무 열매)

성질이 차고 맛은 쓰며 독이 없다. 가슴과 대소장에 있는 심한 열과 위에 있는 열을 내리고 속이 답답한 것을 낫게 한다. 열독을 없애고 오림을 낫게 하며 이뇨작용에 도움을 주고, 다섯 가지 황달을 낫게 하며 소갈을 멎게 한다. 입안이 마르고 눈이 충혈되며 붓고 아픈 것, 얼굴까지 벌게지는 주사비, 나병, 창양(瘡瘍)을 낫게 하고 지충의 독을 없앤다.

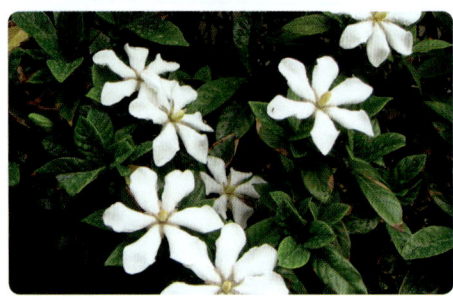

치자나무 꽃

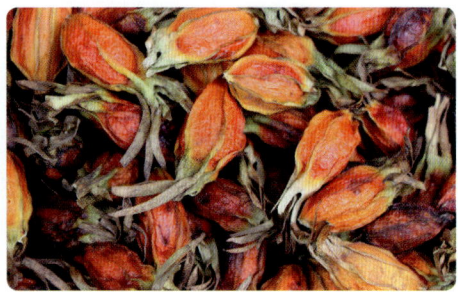

치자(치자나무 열매 약재)

### 59. 용뇌(龍腦 : 용뇌향 진)

성질이 약간 차며(따뜻하고 평하다고도 함), 맛은 맵고 쓰며 독이 없다. 눈에 생긴 내장과 외장, 예막을 낫게 하며 눈을 밝게 하고 마음을 진정시킨다. 명치끝에 있는 사기와 풍습, 적취를 풀어주며 삼충을 없애고 다섯 가지 치질을 낫게 한다.

### 60. 무이(蕪荑 : 왕느릅나무 씨)

성질이 평하며 맛은 맵고 독이 없다. 장풍, 치루, 악창, 옴과 버짐 등을 낫게 하며 삼충과 조충(촌백충)을 죽인다.

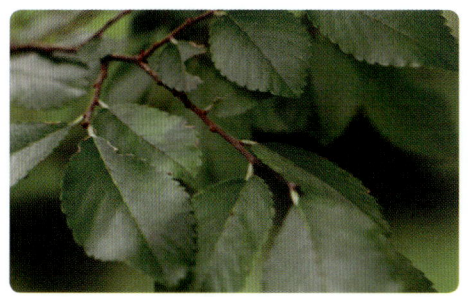
왕느릅나무 잎

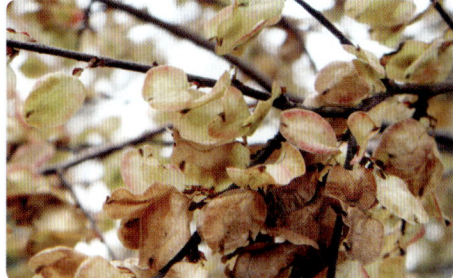
무이(왕느릅나무 씨)

### 61. 지실(枳實 : 탱자나무 덜 익은 열매)

성질이 차고(약간 차다고도 함), 맛은 쓰고 시며(쓰고 맵다고도 함) 독이 없다. 피부의 심한 가려움증과 담벽(痰癖)을 낫게 하며, 창만과 명치끝이 더부룩하면서 아픈 것을 낫게 하고 오랜 식체를 해소해준다.

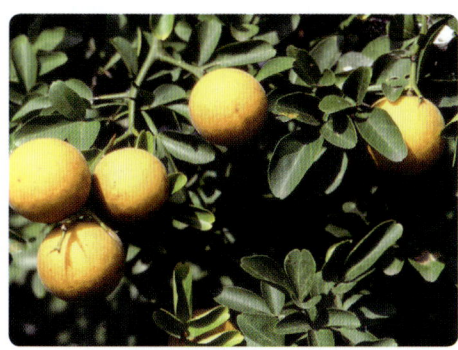
탱자나무

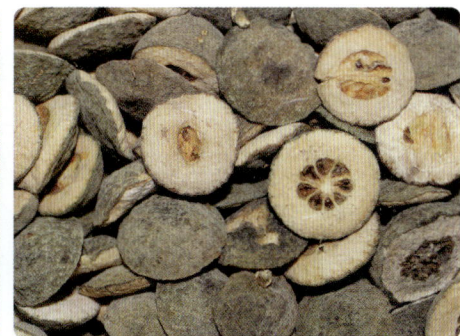
지실(탱자나무 덜 익은 열매 약재)

### 62. 지경피(枳莖皮 : 탱자나무 줄기껍질)

수창(水脹), 갑자기 생긴 풍증, 뼈마디가 몹시 오그라드는 것을 낫게 한다.

### 63. 지근피(枳根皮 : 탱자나무 뿌리껍질)

다섯 가지 치질과 혈변을 낫게 한다.

### 64. 지각(枳殼 : 탱자나무 덜 익은 열매껍질)

성질이 차고(약간 차다고도 함), 맛은 쓰고 시며(쓰고 맵다고도 함) 독이 없다. 폐기로 기침하는 것을 낫게 하며 가슴속에 몰려 있는 담을 해소하고, 대소장을 잘 통하게 하며, 창만을 낫게 하고 관격(關格)으로 몰리고 막힌 것을 열어준다. 물을 몰아내며 징벽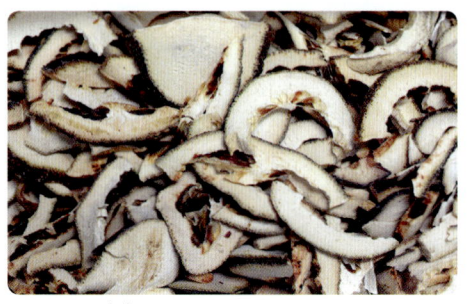

지각(탱자나무 덜 익은 열매껍질 약재)

(癥癖)과 몰려 있는 사기를 풀어주고, 풍으로 가렵고 마비된 것, 장풍, 치질을 낫게 한다.

### 65. 진피(秦皮 : 물푸레나무 줄기껍질)

성질이 차며 맛은 쓰고 독이 없다. 간의 오랜 열기로 두 눈에 피가 지고 부으면서 아픈 것과 바람을 맞으면 눈물이 계속 흐르는 것을 낫게 하며, 눈에 생기는 푸른 예막과 흰 예막을 없앤다. 눈을 씻으면 정기를 보하고 눈을 밝게 한다. 열리(熱痢)와 여성의 대하, 어린이의 열을 동반하는 간질을 낫게 한다.

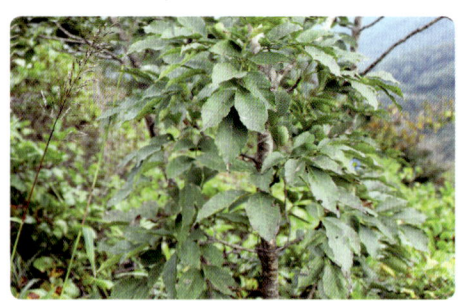

물푸레나무

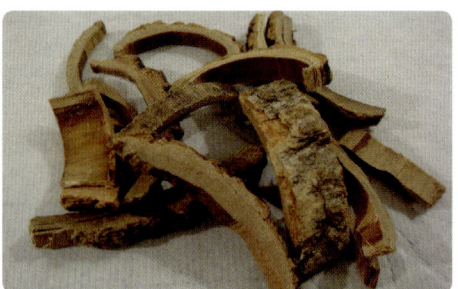

진피(물푸레나무 줄기껍질 약재)

### 66. 산초(山椒 : 초피나무 열매껍질)

천초(川椒), 파초(巴椒), 한초(漢椒)라고도 한다. 성질이 열하며 맛은 맵고 독이 있다(독이 조금 있다고도 함). 속을 따뜻하게 하며 피부의 죽은 살, 한습비(寒濕痺)로 아픈 것을 낫게 한다. 또한 육부에 있는 찬 기운을 없애며 귀주(鬼疰), 고독(蠱毒)을 낫게 하고, 벌레나 생선 독을 없애며 치통을 멎게 하고, 성기능을 높이며 음낭에서 땀이 나는 것을 멈추게 한다. 허리와 무릎을 따뜻하게 하며, 소변 횟수를 줄이고 기를 내려가게 한다.

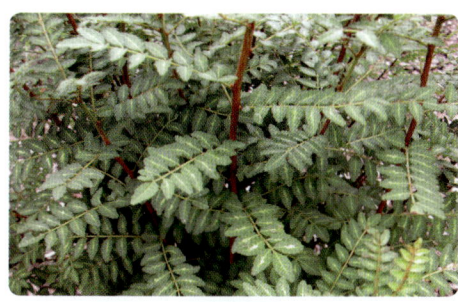

초피나무  　　　　　산초(초피나무 열매껍질)

### 67. 초목(椒目 : 초피나무 또는 산초나무 씨)

성질이 차고 맛은 쓰며 독이 없다(독이 조금 있다고도 함). 열두 가지 수종을 낫게 한다. 물을 잘 빠지게 하고 이뇨 작용을 도와주며 수고(水蠱)를 낫게 한다.

### 68. 초엽(椒葉 : 초피나무 잎)

성질은 열하다. 분돈(奔豚), 복량(伏梁) 및 신장과 음낭이 부풀면서 아픈 것을 낫게 한다. 곽란으로 쥐가 날 때에는 쪄서 찜질한다.

### 69. 능소화(凌霄花 : 능소화 꽃)

성질이 약간 차며, 맛은 시고(달다고도 함) 독이 없다. 출산 후 회복에 도움을 주며, 붕루, 징가, 월경이 중단된 것 등을 낫게 한다. 또한 출산 후 어혈이 이리저리 돌아다니는 것과 붕루대하를 낫게 하며, 혈을 보하고 안태시킨다. 주사비와 열독과 풍자(風刺)를 낫게 하며 대소변을 원활하게 한다.

## 70. 후박(厚朴 : 일본목련 또는 후박나무 줄기껍질)

성질이 따뜻하며 맛은 쓰고(맵다고도 함) 독이 없다. 여러 해 된 냉기, 배가 창만하고 끓으면서 소리가 나는 것, 식체를 낫게 하며 위기를 몹시 덥게 한다. 곽란으로 토하고 설사하며 쥐가 나는 것을 낫게 하고, 담을 해소하며 기를 내리고 위장의 기능을 좋게 한다. 또 설사와 이질, 구역을 낫게 하고 삼충을 죽이며, 오장에 몰려 있는 모든 기를 내보낸다. 살이 두껍고 자줏빛이면서 윤기가 나는 것이 좋고 엷고 흰 것은 쓰지 못한다. 우둘투둘한 겉껍질을 깎아버리고 생강즙을 축여서 볶아 쓴다. 생강으로 법제하지 않으면 목구멍과 혀를 자극한다.

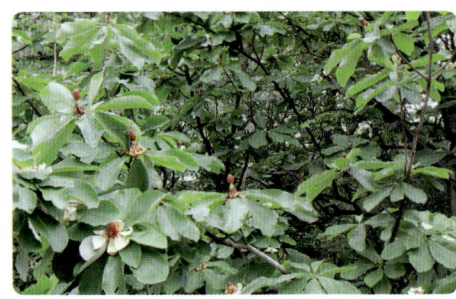
일본목련

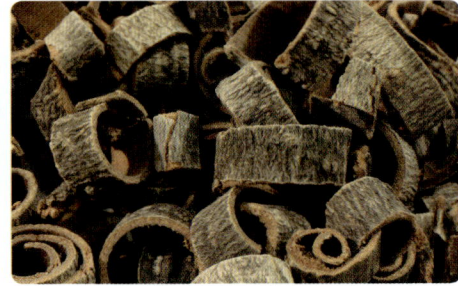
후박(일본목련 줄기껍질 약재)

## 71. 몰약(沒藥 : 몰약수 고무진)

성질이 평하며(따뜻하다고도 함), 맛은 쓰고(맵다고도 함) 독이 없다. 결(結)과 어혈을 가라앉히고 통증을 멎게 한다. 타박상, 뼈와 힘줄이 상하거나 부러져서 어혈이 생기고 아픈 데, 쇠붙이에 다친 데, 매 맞아 생긴 상처, 여러 가지 악창과 치루를 낫게 한다. 또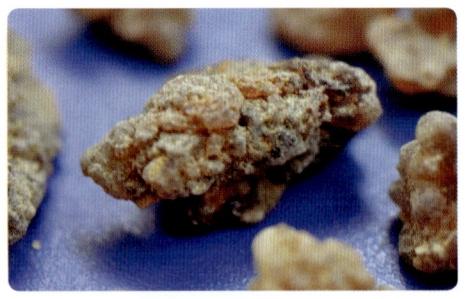
몰약(몰약수 고무진 약재)

한 종독(腫毒)을 풀어주고 갑자기 하혈하는 것을 멎게 하며, 눈에 예장이 생기면서 어지럽고 아프고 그 둘레에 피가 지는 것을 낫게 한다.

안식향과 비슷한데 그 덩어리의 크기가 고르지 않고 빛이 검다. 부드럽게 갈아 약에 넣어 쓰거나 데운 술에 타서 먹는다[본초]. 어혈을 빼내고 부은 것을 가라앉히며 종창 치료에 효과적인 약이다.

### 72. 저령(猪苓 : 저령 균핵)

주령(朱苓)이라고도 한다. 성질이 평하며 맛은 달고 독이 없다. 부종, 창만과 배가 더부룩한 것을 낫게 하며 이뇨 작용에 도움을 주고, 임증과 오랜 말라리아를 낫게 한다. 참나무류의 뿌리에 기생하는 버섯의 균핵으로, 그 껍질이 검고 덩어리진 것이 마치 돼지 똥 같다고 하여 저령이라 한 것이다.

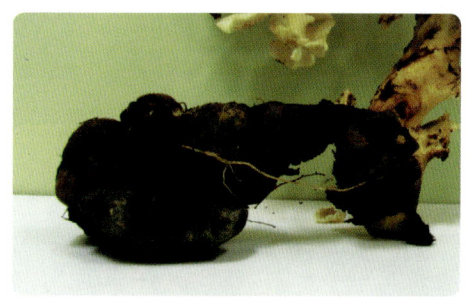

저령

### 73. 안식향(安息香 : 안식향나무 진)

성질이 평하며, 맛은 맵고 쓰며 독이 없다. 명치끝에 있는 악기(惡氣)와 귀주(鬼疰), 사기나 헛것에 들려 귀태(鬼胎)가 된 것, 고독, 온역을 낫게 하고 신기와 곽란, 월경이 중단된 것, 산후 혈훈 등을 낫게 한다. 이것을 태우면 좋은 냄새를 내면서 모든 악기를 없앤다.

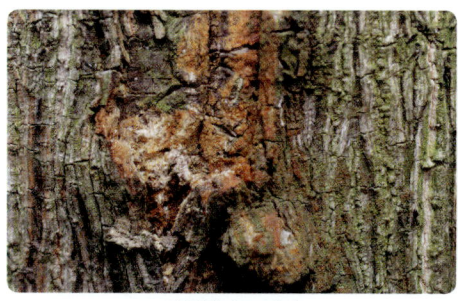

안식향나무 껍질

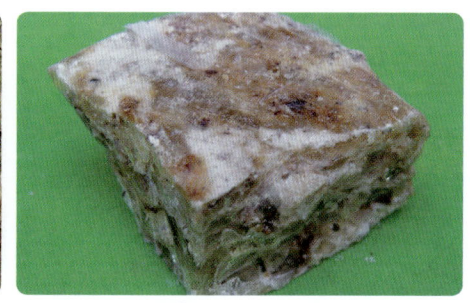

안식향(안식향나무 진 약재)

### 74. 백극(白棘 : 묏대추 가시)

성질이 차며 맛은 맵고 독이 없다. 허손으로 인한 음위증과 유정을 낫게 하고 신기를 보하여 정수를 불려준다. 또한 명치끝이 아픈 것과 옹종을 낫게 한다. 곪은 것을 터지게 하며 통증을 멎게 하고 가시가 들어서 뭉친 것을 터뜨린다.

### 75. 송라(松蘿 : 소나무겨우살이)

성질이 평하고(약간 열하다고도 함), 맛은 쓰고 달며(쓰고 맵다고도 함) 독이 없다. 추웠다 열이 나는 온학을 낫게 한다. 가슴에 맺혀 있는 열과 담연을 토하게 하고 이뇨 작용을 도와주며, 머리의 헌데와 목에 생긴 영류(癭瘤)를 낫게 하고 화를 진정시켜 잠을 잘 자게 한다.

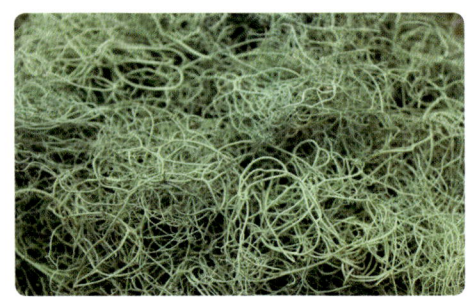

송라(소나무겨우살이)

### 76. 오배자(五倍子 : 붉나무 잎의 오배자면충 벌레집)

성질이 평하고, 맛은 쓰고 시며 독이 없다. 치선(齒宣)과 감닉, 폐에 풍독이 있어서 피부가 헐거나 버짐이 생겨 가렵고 고름 또는 진물이 흐르는 것을 낫게 하며, 다섯 가지 치질로 하혈이 멎지 않는 것, 어린이의 얼굴과 코에 생긴 감창(疳瘡), 어른의 입안이 헌데 등을 낫게 한다.

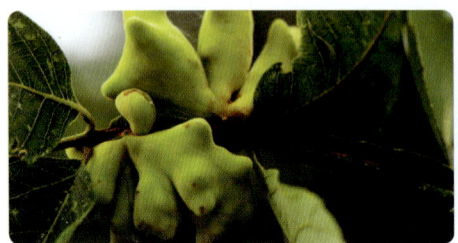

붉나무 잎의 오배자면충 벌레집

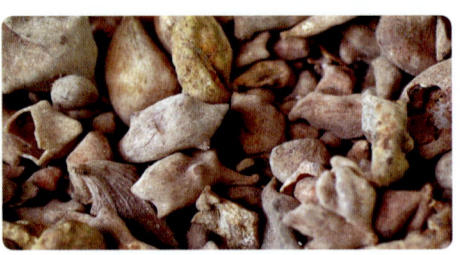

오배자(붉나무 잎의 오배자면충 벌레집 약재)

## 77. 오약(烏藥 : 오약 뿌리)

성질이 따뜻하며 맛은 맵고 독이 없다. 모든 기병과 냉병을 낫게 하며 중악(中惡)으로 명치끝이 아픈 것, 주오(疰忤)와 헛것에 들린 것을 낫게 하고, 방광과 신장의 냉기가 등심으로 치미는 것을 낫게 한다. 곽란과 반위, 구토, 설사, 이질, 옹종, 옴, 나병을 낫게 하고, 이뇨 작용을 도와주며 여성의 출혈, 기로 오는 통증, 어린이의 기생충 질환 등을 낫게 한다.

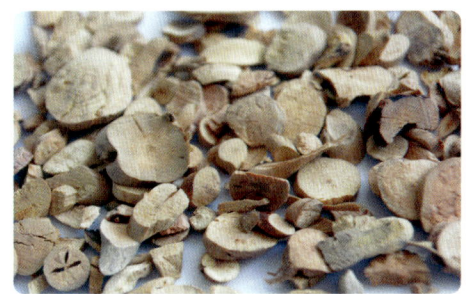

오약(오약 뿌리 약재)

## 78. 파두(巴荳 : 파두 씨)

성질이 열하며(생으로 쓰면 따뜻하고 익혀 쓰면 차다고도 함), 맛은 맵고 독이 많다. 오장육부를 씻어 내고 막힌 것을 통하게 하며 대소변을 원활하게 한다. 징가, 적취, 담벽, 유음(留飮)과 열 가지 수종병을 낫게 한다. 귀주, 고독, 악창을 낫게 하고 군살을 없앤다. 또한 벌레나 생선 독과 반묘독(斑猫毒)을 없애고 배 속의 기생충을 죽인다.

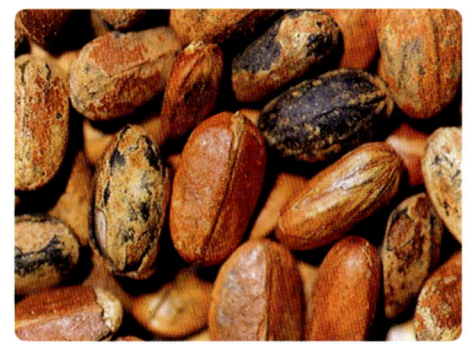

파두

쓰촨 성에서 자생하며, 생김새는 콩과 비슷한데 심한 설사를 일으킨다. 햇것이 좋고 불에 법제한 것이 좋다. 약성이 강한 만큼 인체에 손상을 줄 수도 있으므로 경솔히 쓰지 말아야 한다. 특히 임신부가 먹으면 유산의 위험이 있다. 만일 급히 대소변을 배출시킬 약으로 쓰려면 껍질과 심, 막을 버리고 기름을 뺀 다음 생것으로 쓴다.

## 79. 귀전우(鬼箭羽 : 화살나무 줄기에 생긴 날개 모양 코르크질)

성질이 차며 맛은 쓰고 독이 없다 (독이 조금 있다고도 함). 고독, 시주, 중악으로 배가 아픈 것을 낫게 한다. 사기나 헛것에 들린 것, 가위눌리는 것을 낫게 하며 배 속의 기생충을 죽인다. 월경을 잘 통하게 하며 징결을 풀어주고, 붕루, 대하, 산후 어혈로 아픈 것을 멎게 하며, 풍독종(風毒腫)을 가라앉힌다. 임신부가 먹을 경우 유산의 위험이 있다.

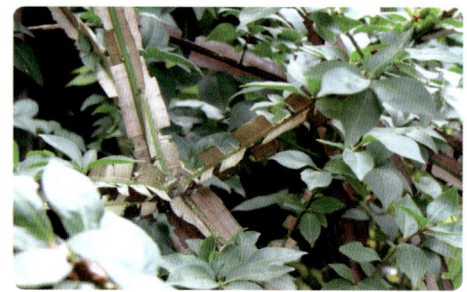

화살나무

## 80. 합환피(合歡皮 : 자귀나무 줄기껍질)

성질이 평하며 맛은 달고 독이 없다. 오장을 편안하게 하고 근심을 없애 마음을 안정시킨다.

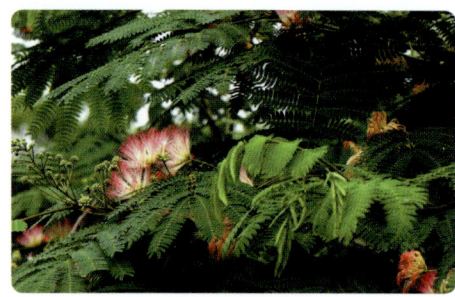

자귀나무 꽃과 잎

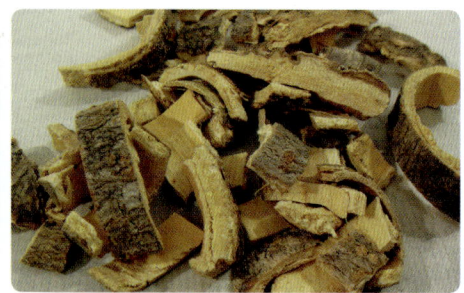

합환피(자귀나무 줄기껍질 약재)

## 81. 해동피(海桐皮 : 음나무 줄기껍질)

성질이 평하며(따뜻하다고도 함) 맛은 쓰고 독이 없다. 허리나 다리를 쓰지 못하는 것과 마비되고 아픈 것을 낫게 한다. 적백이질, 중악과 곽란, 감닉, 옴, 버짐, 치통 또는 눈에 피가 진 것 등을 낫게 하며 풍증을 없앤다.

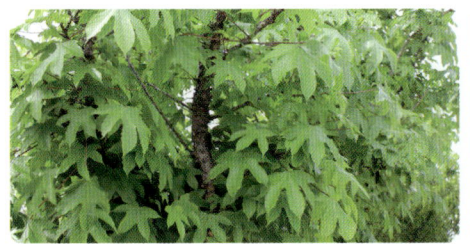
음나무

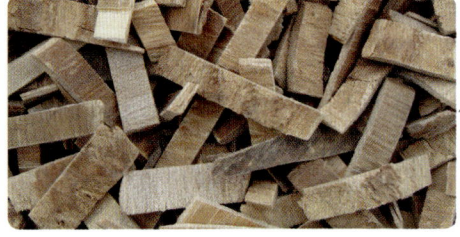
해동피(음나무 줄기껍질 약재)

## 82. 조협(皂莢 : 주엽나무 또는 조각자나무 열매)

조각(皂角)이라고도 한다. 성질이 따뜻하고, 맛은 맵고 짜며 독이 조금 있다. 뼈마디를 잘 쓰게 하고 두풍(頭風)을 낫게 하며, 구규를 잘 통하게 하고 담연을 가라앉힌다. 또 중풍으로 이를 악문 것을 낫게 하며 노채충(勞瘵蟲)을 죽인다. 기침을 멎게 하고 창만을 낫게 하며 징가를 풀어주지만, 임신부가 먹으면 유산의 위험이 있다. 쇠모루에 금, 은을 두드리면 천백 년까지도 깨지지 않는데 주엽나무 열매를 놓고 두드리면 곧 부서진다.

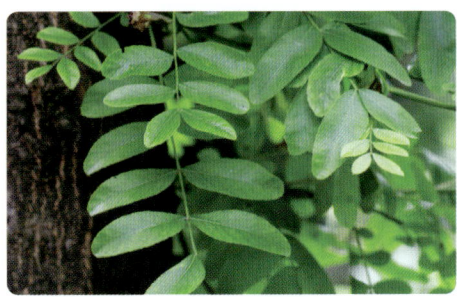
주엽나무 잎

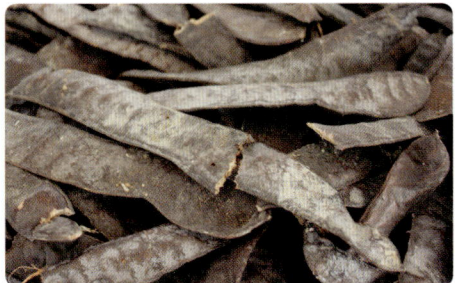
조협(주엽나무 열매)

## 83. 조협자(皂莢子 : 주엽나무 또는 조각자나무 씨)

오장에 풍열이 쌓이고 막힌 것을 내보내며 폐결핵을 낫게 하고, 대장에 풍사가 있어 변비가 된 것을 풀리게 한다. 씨를 통째로 구워서 속을 꺼내어 씹어 먹으면 가슴에 담이 있는 것과 신물이 올라오는 것을 낫게 한다.

### 84. 조각자(皂角刺 : 주엽나무 또는 조각자나무 가시)

천정(天丁)이라고도 한다. 터지지 않은 옹종(작은 종기)을 터지게 한다. 이미 터진 때에는 약 기운을 끌고 종기가 난 자리에까지 가므로 모든 악창과 나병에 좋은 약이 된다.

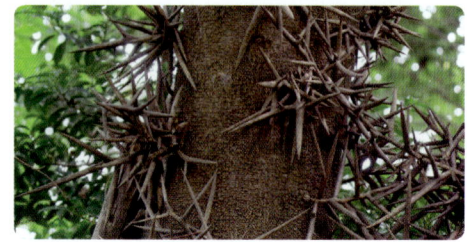
조각자(주엽나무 가시)

### 85. 가자(訶子 : 가자나무 열매)

성질이 따뜻하며, 맛은 쓰고(시고 떫다고도 함) 독이 없다. 담을 가라앉히고 기를 내리며, 폐기로 숨이 찬 것과 곽란, 분돈, 신기를 낫게 한다. 설사와 이질, 장풍으로 피를 쏟는 것, 붕루, 대하를 멎게 하며 기가 몰린 것을 풀어주고, 명치끝이 부풀어 오르고

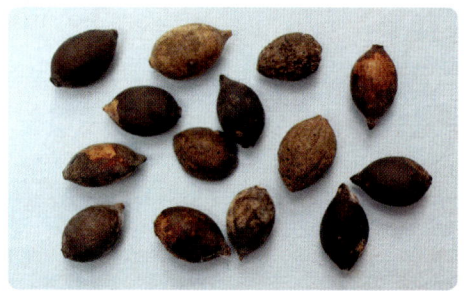
가자(가자나무 열매)

더부룩한 것을 낫게 한다. 먹은 것을 소화가 잘되게 하고 입맛을 돋우며, 열격(噎膈)을 낫게 하고 안태시킨다.

### 86. 유지(柳枝 : 버드나무 가지)

치통과 풍열로 붓고 가려운 때에 관장제 또는 고약(膏藥)을 만들어 쓴다. 치아 질환에 매우 요긴한 약이다.

### 87. 유화(柳花 : 버드나무 꽃)

성질이 차고 맛은 쓰며 독이 없다. 풍수종, 황달, 얼굴이 뜨거운 증상과 검은 딱지가 앉는 증상, 악창을 낫게 하며, 쇠붙이에 의한 출혈을 멎게 하고 습비(濕痺)를 낫게 한다.

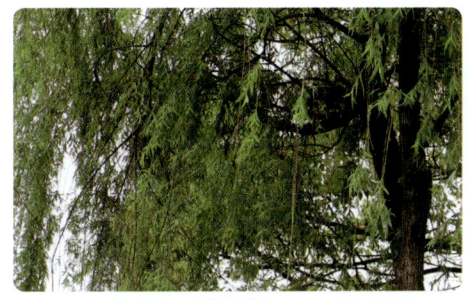
버드나무

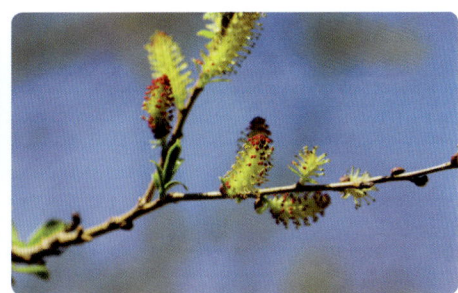
유화(버드나무 꽃)

### 88. 유엽(柳葉 : 버드나무 잎)

정창(疔瘡)과 끓는 물 또는 불에 데어 독이 침투해서 열이 나고 답답한 것을 낫게 한다. 전시(傳尸 : 말기 폐결핵), 골증열(骨蒸熱)을 낫게 하며 부종을 내리게 한다. 고약을 만들어 쓰면 힘줄과 뼈를 이어지게 하며, 새살이 잘 돋게 하고 치통을 치료한다.

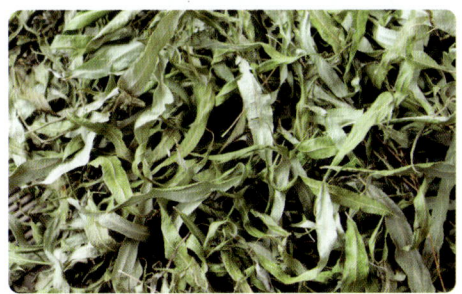
유엽(버드나무 잎 약재)

### 89. 적정(赤檉 : 붉은 갯버들)

우사(雨師)라고도 한다. 강가에서 자라는 작은 버들로 줄기가 붉고 잎이 가늘다. 옴과 버짐, 모든 악창을 낫게 한다.

### 90. 고련피(苦楝皮 : 멀구슬나무 껍질)

성질이 약간 차며 맛은 쓰고 독이 조금 있다. 모든 기생충을 죽이고 대장을 잘 통하게 한다.

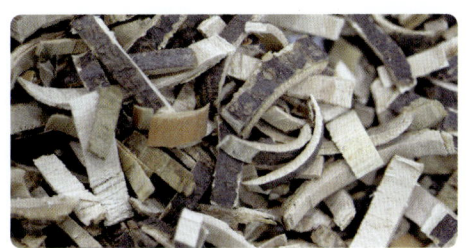
고련피(멀구슬나무 껍질 약재)

## 91. 천련자(川楝子 : 멀구슬나무 열매)

성질이 차고 맛은 쓰며 독이 없다. 온병, 상한으로 열이 몹시 나고 답답하여 미칠 듯한 것을 낫게 하며, 이뇨 작용을 도와주고 배 속의 삼충을 없애며 옴과 헌데를 낫게 한다.

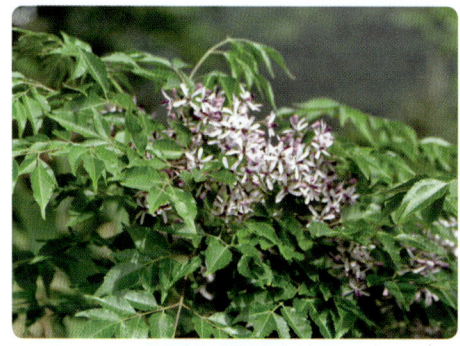
멀구슬나무 꽃과 잎

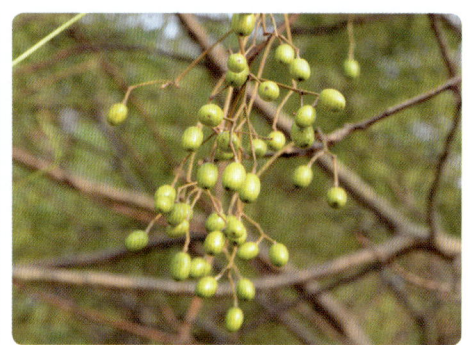
천련자(멀구슬나무 열매)

## 92. 저백피(樗白皮 : 가중나무 줄기껍질 · 뿌리껍질)

성질이 서늘하고 맛은 쓰며 독이 조금 있다. 오래된 적리 · 백리와 설사, 치질, 장풍으로 피를 계속 쏟는 것을 낫게 한다. 입과 코의 감충, 옴, 익창에 살균 작용을 하며, 귀주, 전시, 고독으로 하혈하는 것을 멎게 한다. 또한 소변 횟수를 줄여준다.

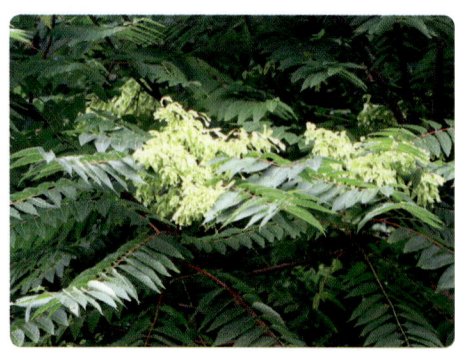
가중나무

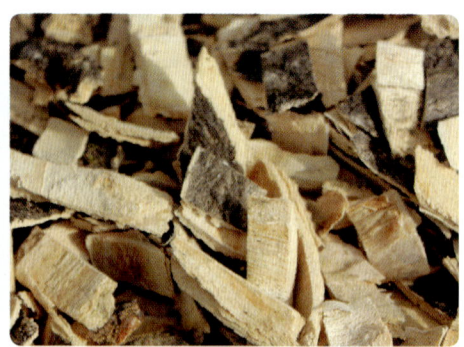
저백피(가중나무 줄기껍질 · 뿌리껍질 약재)

### 93. 춘목엽(椿木葉 : 참죽나무 잎)

맛은 쓰고 독이 있다. 헌데, 옴, 풍저(風疽)에 외용하면 낫는다. 줄기껍질은 춘백피(椿白皮), 뿌리껍질은 고목창(苦木瘡)이라고 한다.

### 94. 욱리근(郁李根 : 이스라지 뿌리)

욱리근을 달인 물로 양치하면 치통과 잇몸이 붓는 것, 충치를 낫게 하여 치아를 튼튼하게 하고, 조충(촌백충)도 죽인다.

### 95. 욱리인(郁李仁 : 이스라지 씨)

성질이 평하며 맛은 쓰고 매우며 독이 없다. 온몸의 부종을 가라앉히며 이뇨작용을 도와준다. 장 안에 뭉쳐 있는 기와 관격(關格)으로 막힌 기를 잘 통하게 한다. 또한 방광의 기를 잘 통하게 하고 오장이 부풀어 오르고 아픈 것을 낫게 한다. 허리와 다리에 찬 고름을 빼내고 오랜 체기를 가라앉히며 기를 안정시킨다.

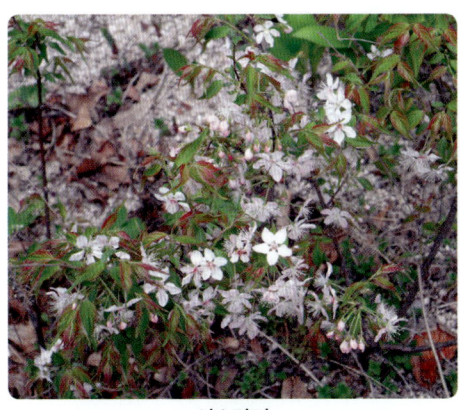
이스라지

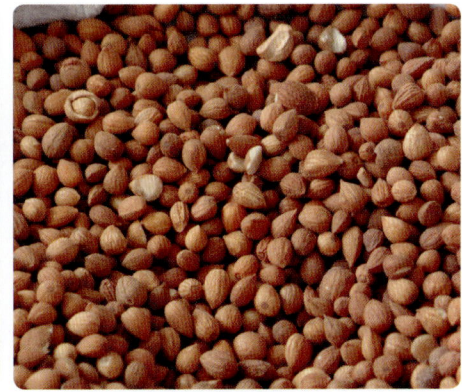
욱리인(이스라지 씨)

### 96. 뇌환(雷丸 : 뇌환 균핵)

성질이 차고, 맛은 쓰고 짜며 독이 조금 있다. 삼충과 조충을 죽이고 고독(蠱毒)을 없앤다. 대나무 뿌리에 기생하는 버섯의 균핵이다.

### 97. 상실(橡實 : 상수리나무 열매)

성질이 따뜻하고, 맛은 쓰고 떫으며 독이 없다. 이질을 낫게 하고 위장을 튼튼하게 하며, 몸에 살이 오르게 한다. 장을 수축시켜 설사를 멎게 한다.

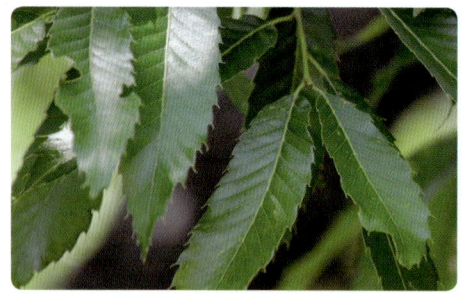
상수리나무 잎

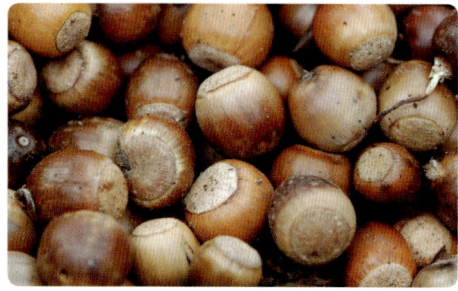
상실(상수리나무 열매)

### 98. 상각(橡殼 : 상수리나무 열매껍질)

장풍, 붕루, 대하를 낫게 하고 냉과 열로 나는 설사와 이질을 멎게 한다. 천에 검은 물을 들일 수 있으며, 수염과 머리털을 검게 한다.

### 99. 역수피(櫟樹皮 : 떡갈나무 껍질)

성질이 평하며 맛은 쓰고 독이 없다. 설사를 멎게 하고 나력(결핵 목 림프샘염)을 가라앉히며, 악창과 헌데가 바람이나 이슬을 맞은 후 부어오르고 아픈 것을 낫게 한다.

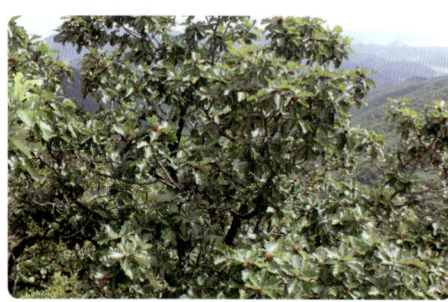
떡갈나무

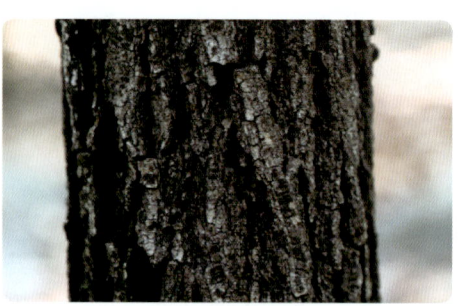
역수피(떡갈나무 껍질)

### 100. 몰식자(沒食子 : 너도밤나무과에 생기는 벌레혹)

성질이 따뜻하며(평하다고도 함) 맛은 쓰고 독이 없다. 적백이질, 설사, 음창과 음낭에 땀이 나는 것, 어린이의 감리를 낫게 하며 수염과 머리털을 검게 한다.

### 101. 곡약(槲若 : 졸참나무 잎)

성질이 평하고, 맛은 달고 쓰며 독이 없다. 잎을 구워서 쓰며 혈리, 치질, 갈증을 낫게 한다.

### 102. 백양수피(白楊樹皮 : 사시나무 껍질)

성질이 서늘하며, 맛은 쓰고(시다고도 함) 독이 없다. 독풍(毒風)과 각기(脚氣)로 부은 것과 풍비를 낫게 하며, 다쳐서 어혈이 생기고 아픈 것, 골절로 인한 출혈과 통증을 낫게 한다. 이것을 달여서 고약을 만들어 쓰면 힘줄이나 뼈가 끊어진 것을 잇는다.

### 103. 소목(蘇木 : 소목 심재)

소방목(蘇方木)이라고도 한다. 성질이 평하고(차다고도 함), 맛은 달고 짜며 독이 없다. 여성이 혈기병(血氣病)으로 명치끝이 아픈 것, 출산 후 혈창(血脹)이 생겨서 몹시 답답한 것, 월경이 중단된 것과 목이 쉰 것을 낫게 한다. 옹종을 제거하며 다쳐서 어혈이 생긴 것을 낫게 하고 고름을 빼내며 통증을 멎게 한다.

### 104. 동피(桐皮 : 오동나무 껍질)

다섯 가지 치질을 낫게 하고 삼충을 죽이며 오림을 치료한다. 이것을 달인 물로 머리를 감으면 풍증을 없애고 머리털이 나게 한다.

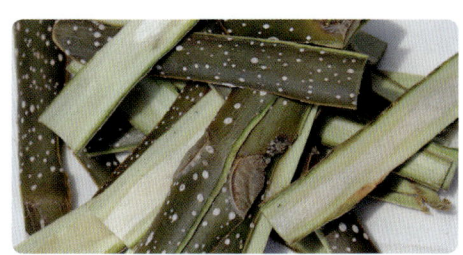

동피(오동나무 껍질 약재)

### 105. 호초(胡椒 : 후추나무 열매)

성질이 몹시 따뜻하며 맛은 맵고 독이 없다. 기를 안정시키고 속을 따뜻하게 하며, 담을 가라앉히고 오장육부의 풍과 냉을 없애며, 곽란과 명치끝에 냉이 있어 아픈 것, 냉리를 낫게 한다. 또한 모든 생선과 고기, 버섯 독을 풀어준다.

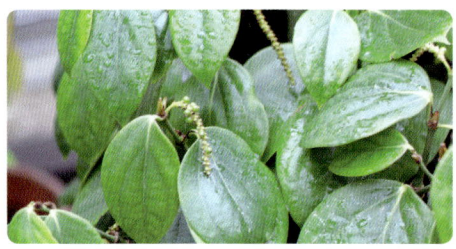
후추나무

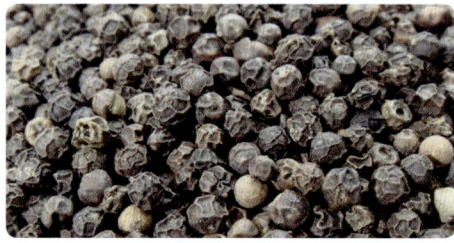
호초(후추나무 열매)

### 106. 조구등(釣鉤藤 : 화구등 어린가지)

성질이 차고(평하다고도 함) 맛은 쓰며(달다고도 함) 독이 없다. 어린이의 열두 가지 경간과 객오와 태풍(胎風)을 낫게 하며, 경열(驚熱)을 주로 치료한다. 잎은 가늘고 줄기는 길며, 마디

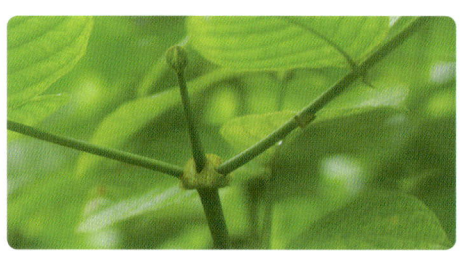
조구등(화구등 어린가지)

사이에 낚시 같은 가시가 있기 때문에 조구등이라 한 것이다.

### 107. 무환수피(無患樹皮 : 무환자나무 껍질)

성질은 평하며 독이 조금 있다. 때를 씻고 얼굴의 주근깨를 없애주며 후비를 낫게 한다.

### 108. 정공등(丁公藤 : 정공등 덩굴성 줄기)

성질이 따뜻하며 맛은 맵고 독이 없다. 풍증을 낫게 하고 어혈을 풀어주며, 쇠약한 몸을 보하고 성기능을 높이며, 허리 힘과 다리맥을 강하게 하고 비증(痺症)

을 낮게 한다. 흰머리를 검게 하고 풍사를 몰아내기도 한다.

### 109. 화피(樺皮 : 만주자작나무 껍질)

성질이 평하며 맛은 쓰고 독이 없다. 목 안이 붓고 아픈 증상을 치료하며, 만성 기관지염, 급성 편도선염, 치주염 등에도 쓰인다. 또한 황달과 이질에도 효과가 있다.

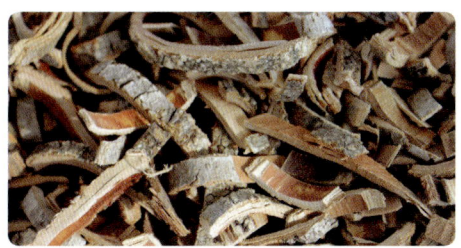

화피(만주자작나무 껍질 약재)

### 110. 석남엽(石南葉 : 만병초 잎)

힘줄과 뼈의 질환, 피부 가려움증을 낫게 하며 성기능을 강하게 하고, 다리가 약한 것을 낫게 한다.

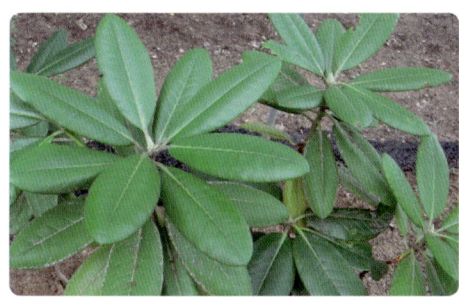

만병초

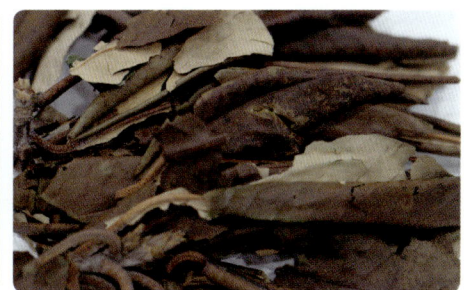

석남엽(만병초 잎 약재)

### 111. 종려피(棕櫚皮 : 종려 잎자루가 오래 묵어 이루어진 헛줄기의 겉껍질)

성질은 평하며 독이 없다. 토혈과 코피를 심하게 쏟는 것을 멎게 하며 장풍, 적백이질, 여성의 붕루와 대하를 낫게 한다.

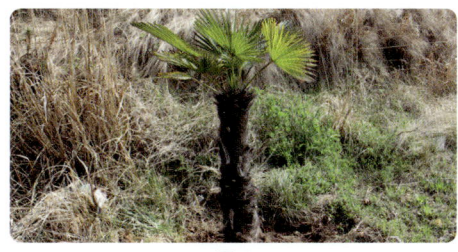

종려

### 112. 원화(芫花 : 팥꽃나무 꽃봉오리)

성질이 따뜻하고, 맛은 맵고 쓰며 독이 있다(독이 많다고도 함). 배가 불룩하고 더부룩한 것, 수종, 한담(寒痰)으로 침을 자주 뱉는 것, 기침, 장학(瘴瘧), 고독, 옹종, 악창, 풍습증을 낫게 하며 벌레나 생선의 독을 풀어준다.

### 113. 목근피(木槿皮 : 무궁화 줄기·뿌리 껍질)

성질은 평하며 독이 없다. 장풍(치질)으로 인한 출혈과 이질을 앓은 후의 갈증을 멎게 한다.

### 114. 목근화(木槿花 : 무궁화 꽃)

성질은 서늘하며 독이 없다. 적백 이질과 장풍으로 인한 출혈을 낫게 하는데, 덖어 쓰는 것이 좋다.

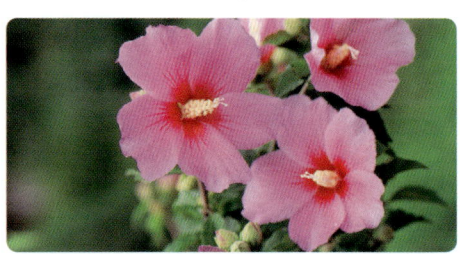

무궁화 꽃

### 115. 추목피(楸木皮 : 가래나무 껍질)

성질이 약간 차고 맛은 쓰며 독이 없다. 삼충과 피부충을 죽이고 힘줄과 뼈를 튼튼하게 한다. 고약을 만들어 악창, 저창(疽瘡), 누창(瘻瘡), 옹종, 음부에 생긴 감닉창을 낫게 하는데, 피고름을 없애고 새살이 돋게 한다.

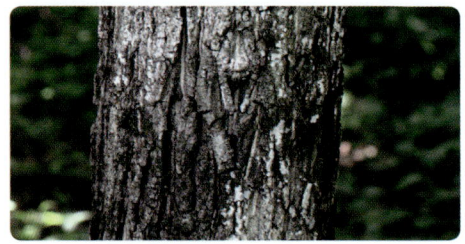

가래나무 껍질

### 116. 백랍(白蠟 : 표백한 밀랍)

새살이 돋게 하며 출혈과 통증을 멎게 한다. 또 힘줄과 뼈를 이어주고 허한 것을 보하며 설사와 기침을 낫게 한다. 허파를 부드럽게 해주고 위장을 튼튼하게 하며 노채충을 없앤다.

### 117. 오미자(五味子 : 오미자 열매)

성질이 따뜻하고 맛은 시며(약간 쓰다고도 함) 독이 없다. 허로(虛勞)로 몹시 여윈 것을 보하며 눈을 밝게 하고 신장을 따뜻하게 하며 양기를 세게 한다. 남자의 정기를 돕고 음경을 커지게 한다. 번열을 없애며 술독을 풀어주고 소갈증과 기침이 나면서 숨이 찬 것을 치료한다. 손진인(孫眞人)이라 불리는 중국 당나라의 의학자 손사막(孫思邈)은 "여름철에 오미자를 늘 먹어 오장의 기운을 보해야 한다."고 하였는데, 이것은 위로는 폐를 보하고 아래로는 신장을 보하기 때문이다.

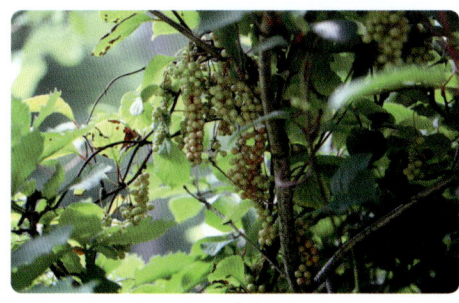
오미자

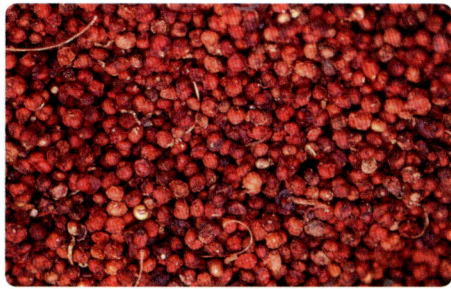
오미자(오미자 열매 약재)

### 118. 영실(營實 : 찔레꽃 열매)

성질이 따뜻하고(약간 차다고도 함) 맛은 시며(쓰다고도 함) 독이 없다. 옹저, 악창, 패창(敗瘡), 음식창이 낫지 않는 것과 두창(頭瘡), 백독창(白禿瘡) 등에 쓴다.

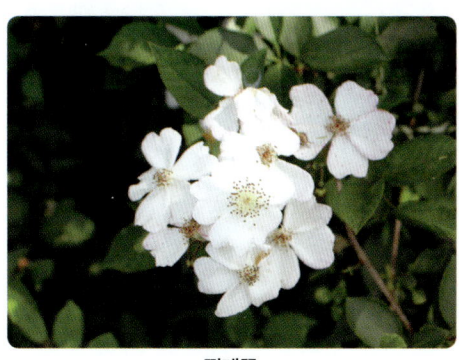
찔레꽃

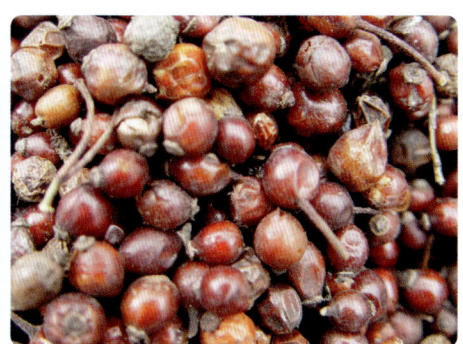
영실(찔레꽃 열매)

### 119. 영실근(營實根 : 찔레꽃 뿌리)

성질이 차고 맛은 쓰며 떫고 독이 없다. 열독풍으로 옹저, 악창이 생긴 것을 치료한다. 또한 적백이질과 장풍(腸風 : 치질)으로 피를 쏟는 것을 멎게 하고 어린이의 감충을 낫게 한다.

### 120. 목통(木通 : 으름덩굴 줄기)

성질이 평하고(약간 차다고도 함), 맛은 맵고 달며 독이 없다. 오림을 낫게 하고 이뇨 작용에 도움을 주며 관격(關格)을 풀어주고 수종(水腫)을 낫게 한다. 또한 번열(煩熱)을 낫게 하고 구규(九竅)를 잘 통하게 한다. 삼충(三蟲)

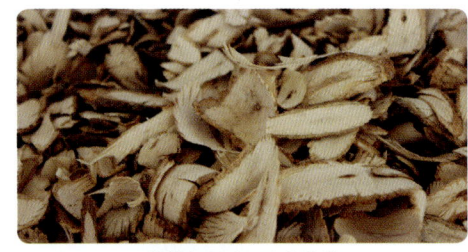

목통(으름덩굴 줄기 약재)

을 없애며, 말소리를 잘 나오게 하고 비달(脾疸)로 늘 자려고만 하는 것을 낫게 한다. 임신부가 먹을 경우 유산의 위험이 있다.

### 121. 예지자(預知子 : 으름덩굴 열매)

연복자(燕覆子)라고도 한다. 음력 7~8월에 따는데 성질이 차고 맛은 달다. 위열(胃熱)과 반위증(反胃症)을 낫게 하며 삼초(三焦)의 열을 내리고, 대소변을 원활하게 하며 속을 시원하게 하고 갈증을 멎게 한다.

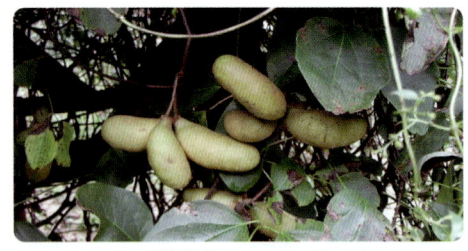

예지자(으름덩굴 열매)

### 122. 목단피(牧丹皮 : 목단 뿌리껍질)

성질이 약간 차고, 맛은 쓰고 매우며 독이 없다. 징가(癥瘕)와 어혈(瘀血)을 풀어주고 요통, 피가 몰리는 것, 여성의 무월경 등을 치료한다. 태반을 나오게 하며 출산 후 모든 혈병(血病), 기병(氣病), 옹창(癰瘡) 등을 치료한다. 고름을 빼내고 타박상의 어혈을 풀어준다. 임신부가 먹을 경우 유산의 위험이 있다.

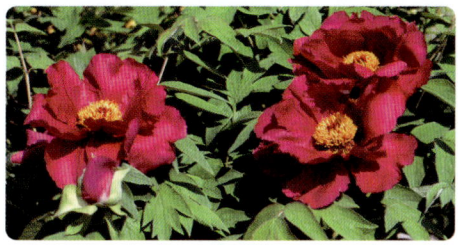

목단

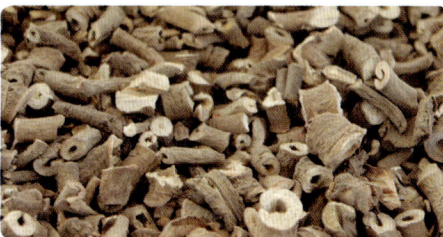

목단피(목단 뿌리껍질 약재)

### 123. 사군자(使君子 : 사군자 열매)

성질이 따뜻하고 맛은 달며 독이 없다. 어린이의 오감(五疳)을 낫게 하며 기생충을 없애고 설사와 이질을 멎게 한다. 처음에 곽사군(郭使君)이라는 사람이 어린이병을 낫게 하는 데 흔히 썼다 하여 이름을 사군자라고 한 것이다.

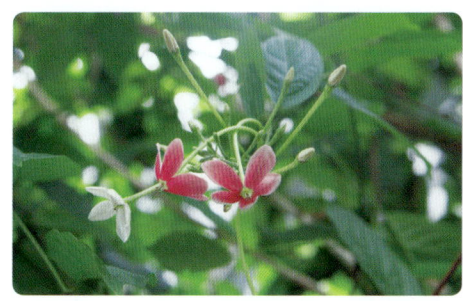

사군자

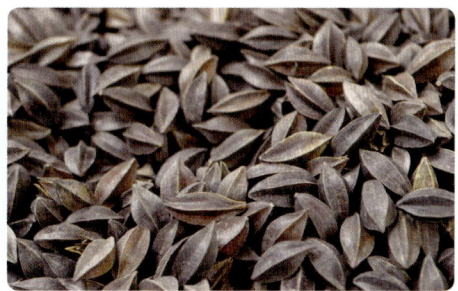

사군자(사군자 열매 약재)

### 124. 양척촉(洋躑躅 : 산철쭉 꽃)

성질이 따뜻하고 맛은 매우며 독이 많다. 온학, 귀주(鬼疰), 고독을 낫게 한다.

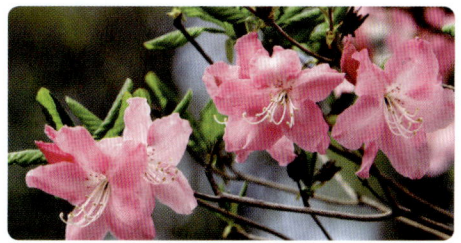

양척촉(산철쭉 꽃)

### 125. 상산(常山 : 상산 뿌리)

성질이 차고, 맛은 쓰고 매우며 독이 있다. 여러 가지 말라리아를 낫게 하고 담연을 토하게 하며 추웠다 열이 났다 하는 것을 낫게 한다. 생것을 쓰면 몹시 토하게 되므로, 술에 하룻밤 담갔다가 찌거나 덖어서 또는 식초에 담갔다가 달여서 쓴다.

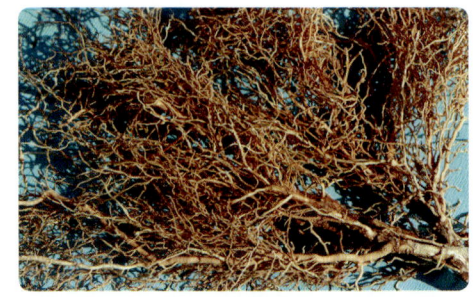
상산 뿌리

### 126. 연교(連翹 : 의성개나리 열매)

성질이 평하고 맛은 쓰며 독이 없다. 나력, 옹종, 악창, 고독, 영류(癭瘤)와 열이 뭉친 것을 낫게 하며 고름을 빼내고, 창절(瘡癤)을 치료하며 통증을 멎게 한다. 오림을 낫게 하고 이뇨 작용을 도와주며 심장의 열을 내린다.

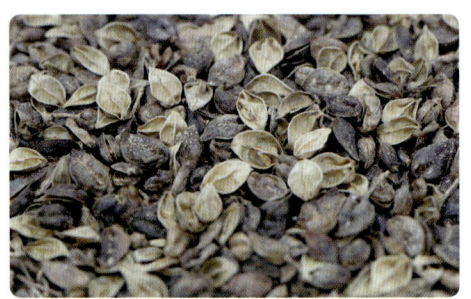
연교(의성개나리 열매 약재)

### 127. 육두구(肉荳蔻 : 육두구 씨)

성질이 따뜻하며 맛은 맵고(쓰다고도 함) 독이 없다. 중초를 고르게 하고 기를 내리며, 설사와 이질을 멎게 하고 입맛을 돋우며 소화가 잘되게 한다. 또 어린이가 젖을 토하는 것을 낫게 한다.

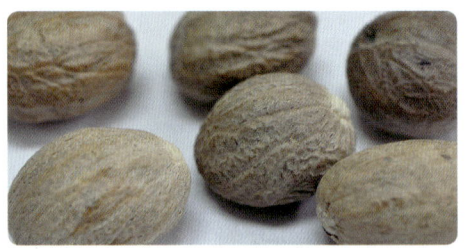
육두구(육두구 씨)

# 03 《동의보감》 한약의 효능
## 약으로 쓰는 풀

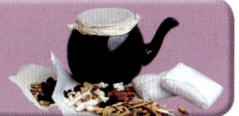

### 1. 황정(黃精 : 층층갈고리둥굴레 또는 진황정 뿌리줄기)

성질이 평하고 맛은 달며 독이 없다. 중초를 보하고 기를 도우며, 오장을 편안하게 하고 오로칠상(五勞七傷)을 낫게 한다. 또한 힘줄과 뼈를 튼튼하게 하고 비위를 보하며, 심폐를 부드럽게 해준다.

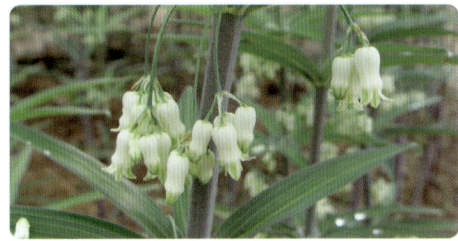
층층갈고리둥굴레

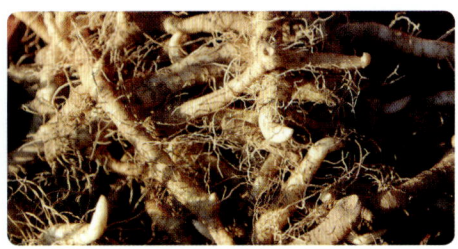
황정(층층갈고리둥굴레 뿌리줄기)

### 2. 석창포(石菖蒲 : 석창포 뿌리줄기)

성질이 따뜻하고(평하다고도 함) 맛은 매우며 독이 없다. 심와부(心窩部)를 열어 주고 오장을 보하며 구규(九竅)를 잘 통하게 한다. 귀와 눈을 밝게 하며 목청을 좋게 하고, 풍습으로 감각이 둔해진 것을 치료하며 배 속의 기생충을 없앤다. 이와 벼룩 등을 없애며 건망증을 치료하고 머리를 맑게 하며 명치끝이 아픈 것을 낫게 한다.

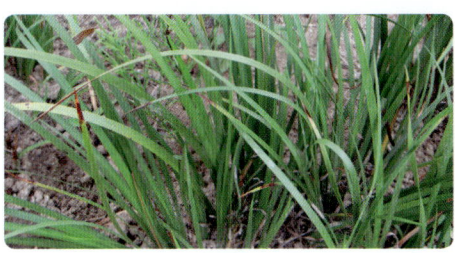
석창포

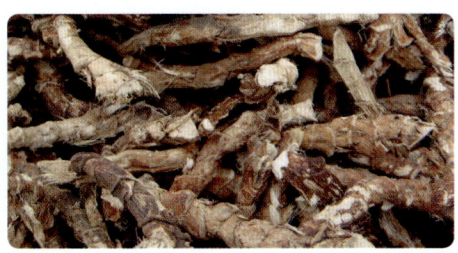
석창포(석창포 뿌리줄기 약재)

### 3. 감국(甘菊 : 감국 꽃)

성질이 평하고 맛은 달며 독이 없다. 위장을 편안하게 하고 오맥을 좋게 하며, 팔다리를 잘 움직이게 하고 풍으로 어지러운 것과 두통을 낫게 한다. 또 눈의 정혈을 돕고 눈물이 나는 것을 멎게 하며, 머리와 눈을 시원하게 하고 풍습비(風濕痺)를 치료한다.

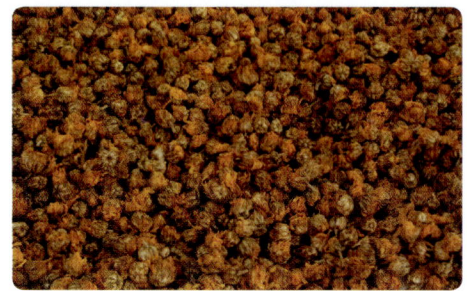

감국(감국 꽃 약재)

### 4. 백국(白菊 : 흰 국화)

잎과 줄기가 감국과 비슷한데 오직 꽃만 희다. 풍으로 어지러운 데 주로 쓴다. 또 머리털이 세지 않게 한다.

### 5. 고의(苦薏 : 산국 꽃)

맛이 쓰다. 배 속의 어혈을 풀어주며, 생리통이나 생리 불순 같은 여성 질환 치료에 도움을 준다.

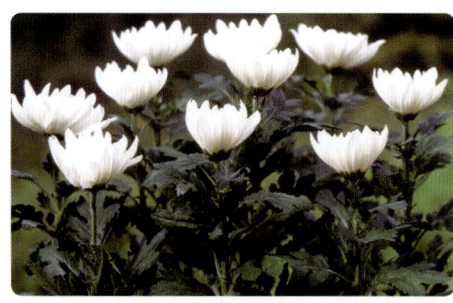

흰 국화

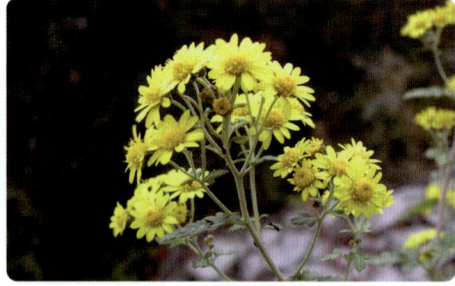

산국

### 6. 인삼(人蔘 : 인삼 뿌리)

성질이 약간 따뜻하고 맛은 달며(약간 쓰다고도 함) 독이 없다. 주로 오장의 기가 부족한 데 쓰며, 정신을 안정시키고 눈을 밝게 하며, 심규를 열어주고 기억력을 좋게 한다. 허손된 것을 보하며 곽란으로 토하고 딸꾹질하는 것을 멎게 하며, 폐위(肺痿)로 고름을 뱉는 것을 치료하고 담을 가라앉힌다. 여름철에는 심현(心痃)이 생기기 때문에 적게 써야 한다.

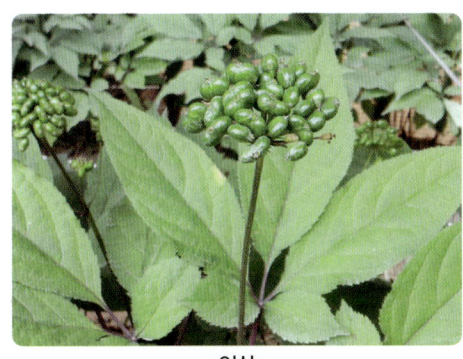
인삼

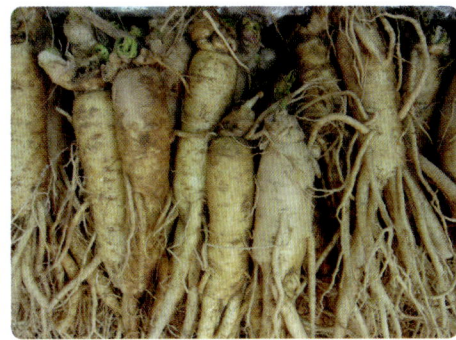
인삼(인삼 뿌리)

## 7. 천문동(天門冬 : 천문동 덩이뿌리)

성질이 차고, 맛은 쓰고 달며 독이 없다. 폐에 기가 차서 숨이 차고 기침하는 것을 치료한다. 또한 담을 가라앉히고 피를 토하는 것을 멎게 하며 폐위를 낫게 한다. 신기(腎氣)를 통하게 하고 마음을 진정시키며 이뇨 작용을 도와준다. 성질이 차지만 보하는 약재이며, 삼충을 없애고 얼굴빛을 좋게 하며, 소갈증을 멎게 하고 오장을 부드럽게 해준다.

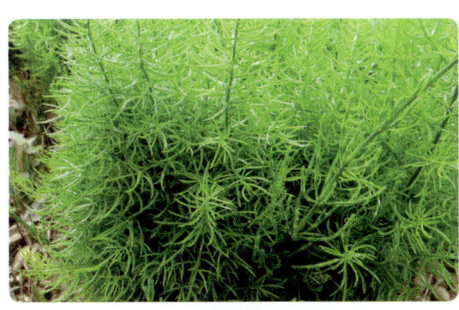
천문동

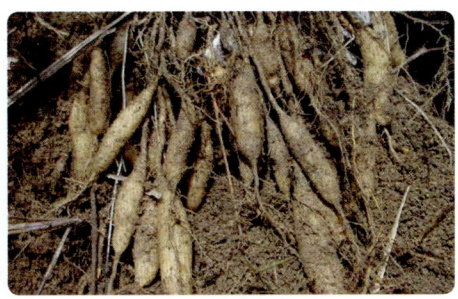
천문동(천문동 덩이뿌리)

### 8. 감초(甘草 : 감초 뿌리)

성질이 평하고 맛은 달며 독이 없다. 9가지 흙의 기운을 받아 72가지의 광물성 약재와 1,200가지의 초재(草材) 등 모든 약을 조화시키는 효과가 있으므로 국로(國老)라고도 한다. 온갖 약의 독을 풀어주지만, 토하거나 속이 더부룩하거나 술을 즐기는 사람은 장복하거나 많이 먹는 것은 좋지 않다.

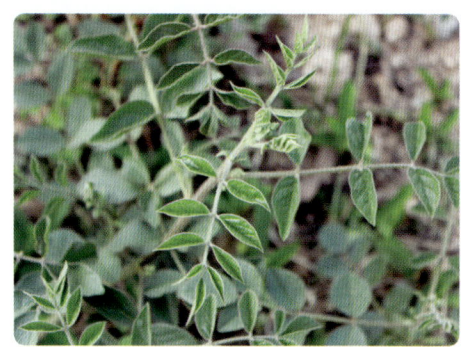

감초

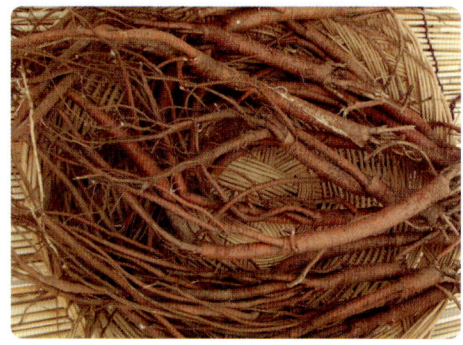

감초(감초 뿌리)

### 9. 감초초(甘草梢 : 감초 잔뿌리)

맛은 달지 않고 심심하다. 배뇨가 원활하지 않고 요도와 음경이 아픈 것을 치료한다.

### 10. 숙지황(熟地黃 : 지황의 찐 뿌리)

성질이 따뜻하고, 맛은 달며 약간 쓰고 독이 없다. 부족한 혈을 크게 보하고 수염과 머리털을 검게 하며, 골수를 보충해주고 살찌게 하며 힘줄과 뼈를 튼튼하게 한다. 허손증(虛損症)을 보하고 혈맥을 통하게 하며 기운을 더 나게 하고 귀와 눈을 밝게 한다.

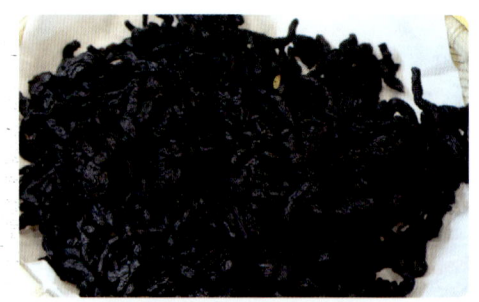

숙지황(지황의 구증구포한 뿌리 약재)

## 11. 생지황(生地黃 : 지황 생뿌리)

성질이 차고 맛은 달며(쓰다고도 함) 독이 없다. 모든 열을 내리며 뭉친 피를 풀어주고 어혈을 낫게 한다. 또한 월경을 잘 통하게 하고, 붕루로 인한 출혈과 태동(胎動)으로 하는 하혈, 코피, 토혈 등을 치료한다.

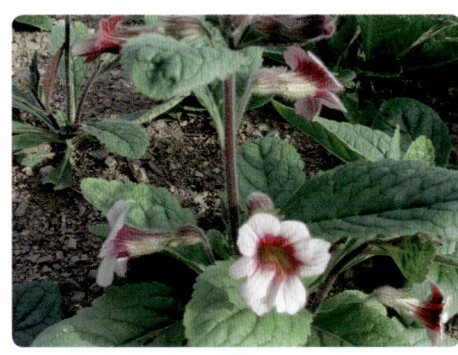
지황

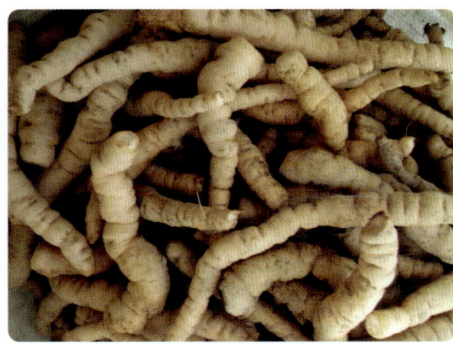
생지황(지황 생뿌리)

## 12. 백출(白朮 : 삽주 뿌리줄기)

성질이 따뜻하고, 맛은 쓰며 달고 독이 없다. 비위를 튼튼하게 하고 설사를 멎게 하며 습을 없앤다. 또한 소화를 잘되게 하고 땀을 걷으며, 명치끝이 몹시 더부룩한 것과 곽란으로 인한 구토와 설사가 멎지 않는 것을 치료한다. 허리와 배꼽 사이의 혈을 잘 돌게 하며, 위가 허랭(虛冷)하여 생긴 이질을 낫게 한다.

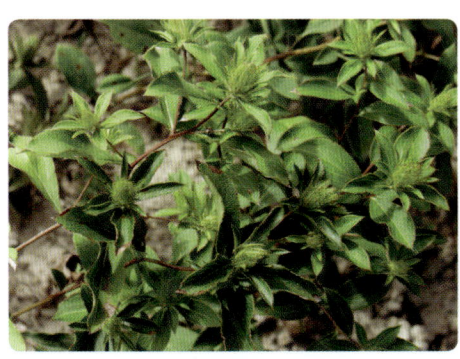
삽주

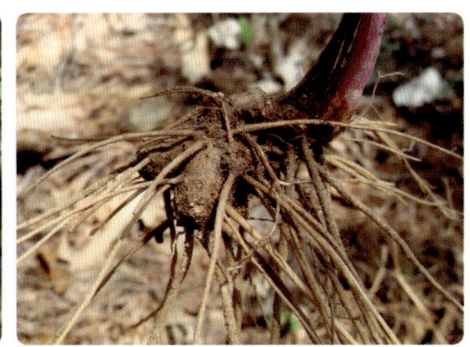
백출(삽주 뿌리줄기)

### 13. 창출(蒼朮 : 모창출 뿌리줄기)

성질이 따뜻하고, 맛은 쓰고 매우며 독이 없다. 습을 치료하며 속을 시원하게 하고 땀이 나게 하며, 고여 있는 담음(痰飮), 현벽(痃癖), 기괴(氣塊), 산람장기(山嵐瘴氣) 등을 없앤다. 또한 풍·한·습으로 생긴 비증(痺症)과 곽란으로 토하고 설사하는 것을 낫게 하며 수종과 창만(脹滿)을 없앤다.

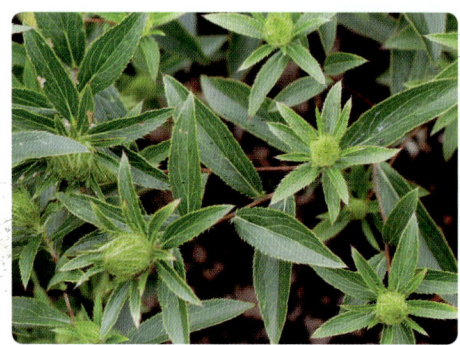
모창출

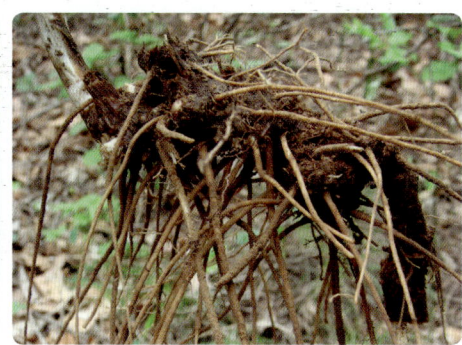
창출(모창출 뿌리줄기)

### 14. 토사자(菟絲子 : 갯실새삼 씨)

성질이 평하고, 맛은 맵고 달며 독이 없다. 주로 음경이 찬 것, 정액이 절로 나오는 것, 배뇨 후 소변이 방울방울 떨어지는 것을 치료한다. 입맛이 쓰고 입이 마르며 갈증이 나는 데에도 쓰인다. 정액을 돕고 골수를 불려주며, 허리가 아프고 무릎이 찬 것을 낫게 한다.

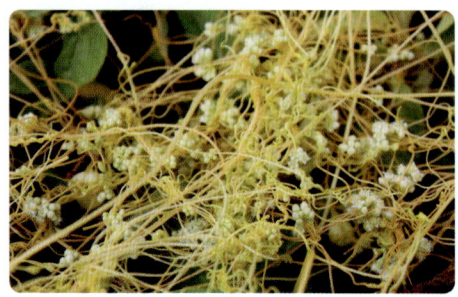
갯실새삼

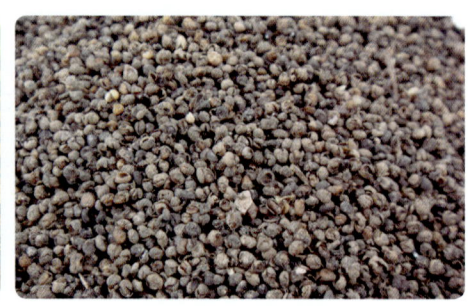
토사자(갯실새삼 씨 약재)

## 15. 우슬(牛膝 : 쇠무릎 뿌리)

성질이 평하고, 맛은 쓰고 시며 독이 없다. 주로 한습으로 위증(痿症)과 비증(痺症)이 생겨 무릎이 아파서 굽혔다 폈다 하지 못하는 것과 남성의 음소증(陰消症), 요실금 등을 치료한다. 골수를 보충하고 음기(陰氣)를 잘 통하게 하며 머리털이 세지 않게 하고, 음위증(陰痿症)과 허리와 척추뼈의 통증을 치료한다. 십이 경맥을 통하게 하며 혈액 순환과 조혈 작용을 돕고, 모든 약 기운을 이끌어 허리와 넓적다리로 내려가게 한다. 월경을 잘 통하게 하지만 임신부가 먹을 경우 유산의 위험이 있다. 술로 씻어서 쓴다.

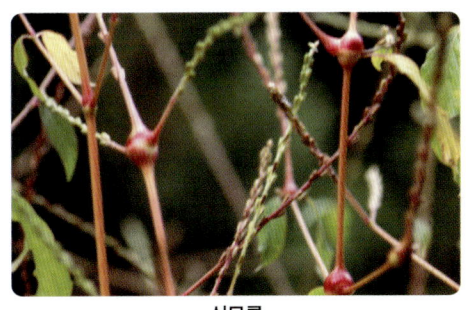

쇠무릎

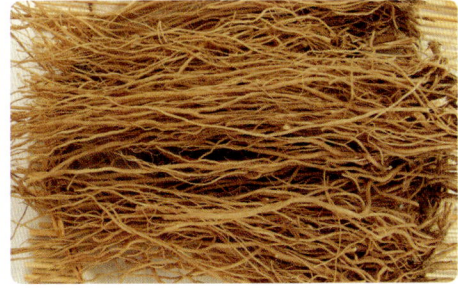

우슬(쇠무릎 뿌리 약재)

## 16. 충위자(茺蔚子 : 익모초 씨)

성질이 약간 따뜻하고(약간 차다고도 함), 맛은 맵고 달며 독이 없다. 주로 눈을 밝게 하고 정기를 보하며 부종을 내린다.

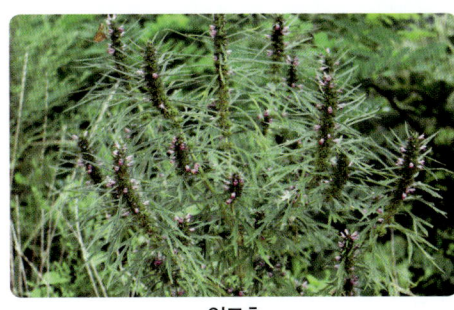

익모초

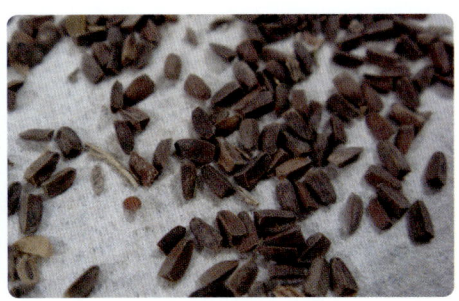

충위자(익모초 씨 약재)

### 17. 충위경엽(茺蔚莖葉 : 익모초 줄기·잎)

임신과 산후의 여러 가지 병을 잘 낫게 하므로 익모(益母)라는 이름이 붙여졌다. 임신이 잘되게 하고 월경을 고르게 하는 등 여성들에게 효과가 좋다.

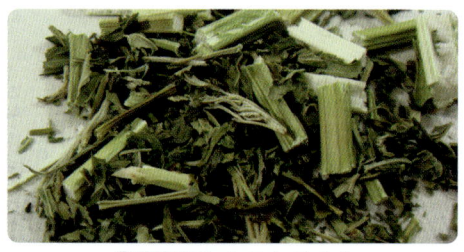

충위경엽(익모초 줄기·잎 약재)

### 18. 시호(柴胡 : 시호 뿌리)

성질이 약간 차고(평하다고도 함) 맛은 약간 쓰며(달다고도 함) 독이 없다. 주로 상한에 추웠다 열이 났다 하는 것, 유행성 열병으로 안팎의 열이 풀리지 않는 것에 쓰며, 열과 관련된 허로(虛勞)로 뼈마디가 달아오르며 아픈 것과 추웠다 열이 났다 하는 것을 치료한다. 또한 살에 열이 있는 것과 이른 새벽에 나는 조열(潮熱)을 내린다. 간화(肝火)를 잘 내려주고 추웠다 열이 났다 하는 말라리아(학질)와 가슴과 옆구리가 꽉 찬 느낌이면서 아픈 것을 낫게 한다.

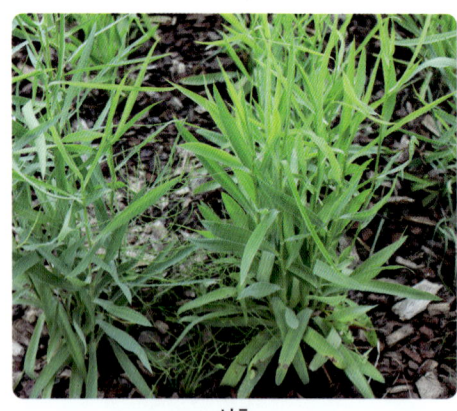

시호

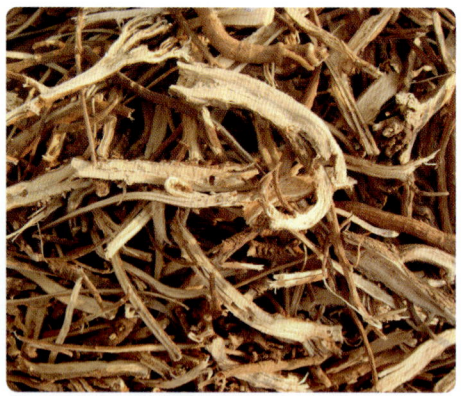

시호(시호 뿌리 약재)

### 19. 맥문동(麥門冬 : 맥문동 뿌리 팽대부)

성질이 약간 차고(평하다고도 함) 맛은 달며 독이 없다. 허로에 열이 나고 입이 마르며 갈증이 나는 것과 폐위로 피고름을 뱉는 것, 열독으로 몸이 검고 눈이 누른 것을 치료하며, 심장을 보하고 폐를 시원하게 하며, 정신을 진정시키고 경풍(驚風 : 경기)을 안정하게 한다.

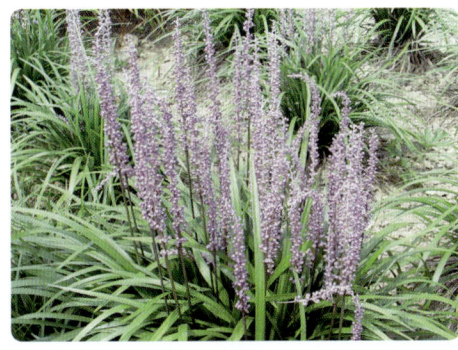

맥문동

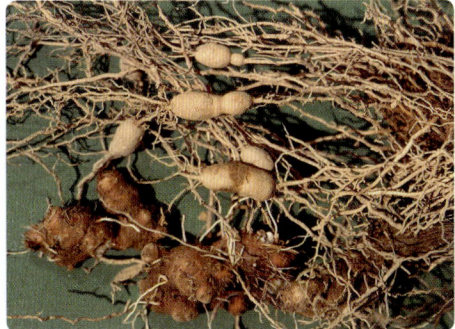

맥문동(맥문동 뿌리 팽대부)

### 20. 독활(獨活 : 독활 뿌리)

성질이 평하고(약간 따뜻하다고도 함), 맛은 달고 쓰며(맵다고도 함) 독이 없다. 온갖 적풍(賊風)과 모든 뼈마디가 아픈 풍증(風症)에 매우 효과적이다. 중풍으로 목이 쉬고 입과 눈이 비뚤어지고, 팔다리를 쓰지 못하며 온몸에 전혀 감각이 없고 힘줄과 뼈가 저리면서 아픈 것을 치료한다.

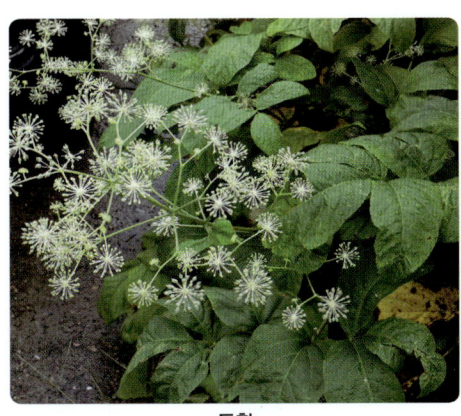

독활

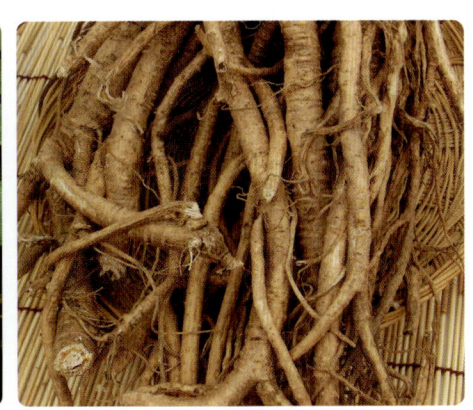

독활(독활 뿌리)

### 21. 승마(升麻 : 승마 뿌리줄기)

성질이 평하고(약간 차다고도 함), 맛은 달며 쓰고 독이 없다. 모든 독을 풀어주고 온갖 헛것에 들린 것을 없애며, 온역(瘟疫)을 낫게 하고 장기(瘴氣)를 없앤다. 그리고 고독(蠱毒)과 풍으로 붓는 것, 여러 가지 독으로 목 안이 아픈 것, 입안이 헌데 등을 치료한다.

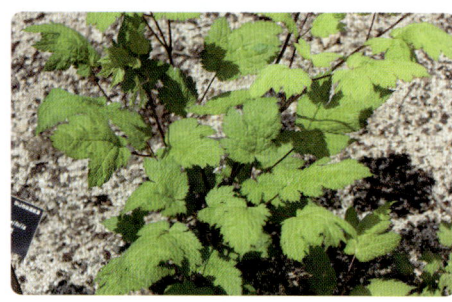
승마

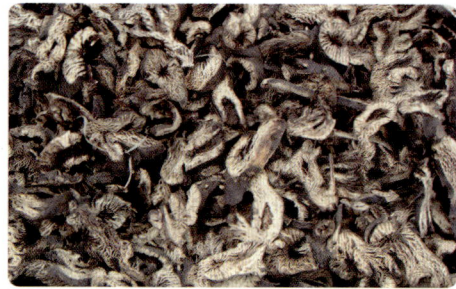
승마(승마 뿌리줄기 약재)

### 22. 차전자(車前子 : 질경이 씨)

성질이 차고(평하다고도 함), 맛은 달고 짜며 독이 없다. 주로 기륭(氣癃)에 쓰며 오림(五淋)을 통하게 하고, 이뇨 작용을 도와주며 눈을 밝게 한다. 또한 간의 풍열(風熱)과 풍독(風毒)이 위로 치밀어서 눈에 어혈이 맺히고 아프며 장예(障瞖)가 생긴 것을 치료한다.

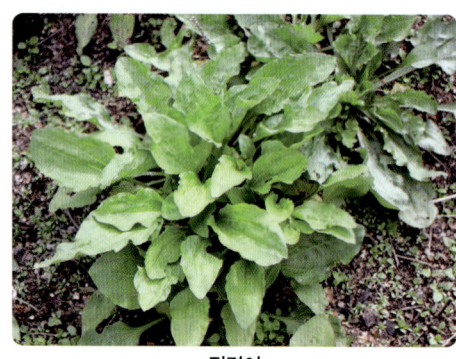
질경이

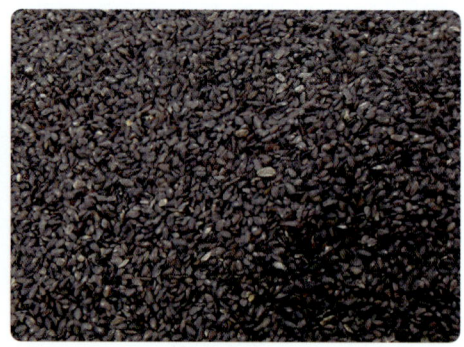
차전자(질경이 씨)

## 23. 산약(山藥 : 마 또는 참마 뿌리줄기)

성질이 따뜻하고(평하다고도 함) 맛은 달며 독이 없다. 허로로 여윈 몸을 보하며 오장을 충실하게 하고, 기력을 도와주며 살찌게 하고 힘줄과 뼈를 튼튼하게 한다. 심규[心孔]를 잘 통하게 하고 정신을 안정시키며 의지를 강하게 한다. 본래 서여(薯蕷)라고 하였으나 송(宋)나라 때 임금의 이름과 음이 같으므로 이것을 피하기 위하여 산약이라고 부르게 되었다.

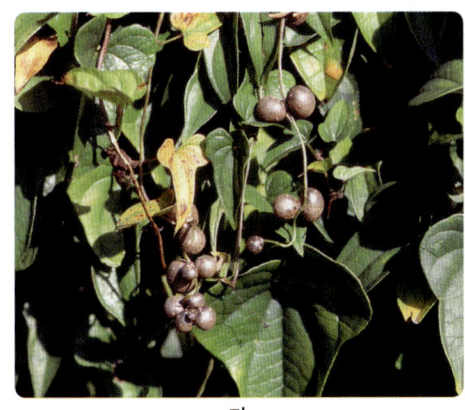
마

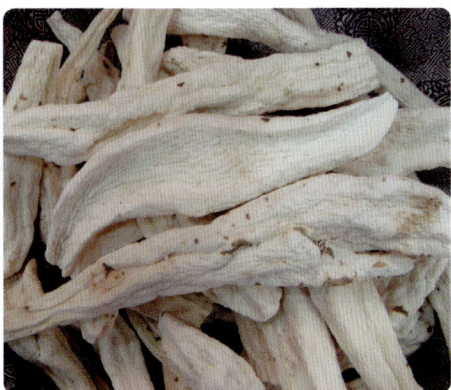
산약(마 뿌리줄기 약재)

## 24. 토목향(土木香 : 목향 뿌리)

성질이 따뜻하고 맛은 매우며 독이 없다. 가슴과 배가 온갖 기로 아픈 것, 아홉 가지 심통(心痛), 여러 해 된 냉기로 부풀어 오르면서 아픈 것, 현벽(痃癖), 징괴(癥塊) 등을 치료한다. 또한 설사, 곽란, 이질 등을 낫게 하며 독을 풀어주고, 헛것에 들린 것을 낫게 하며 온역을 방지하고, 약의 정기가 목적한 곳으로 잘 가게 한다.

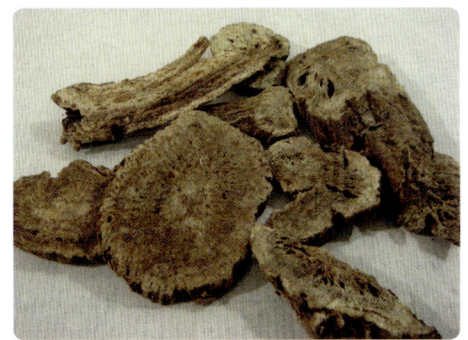
토목향(목향 뿌리 약재)

## 25. 택사(澤瀉 : 질경이택사 덩이줄기)

성질이 차고, 맛은 달고 짜며 독이 없다. 이뇨 작용을 도와주며 오림을 치료하고 방광의 열을 없애며, 요도와 소장을 잘 통하게 하고 소변이 방울방울 떨어지는 것을 낫게 한다. 습을 없애는 데 아주 좋은 약재이다. 그러나 신기(腎氣)를 사하므로 많이 먹거나 오랫동안 먹을 수 없다. 《신농본초경》에는 많이 먹으면 눈병이 생긴다고 하였다.

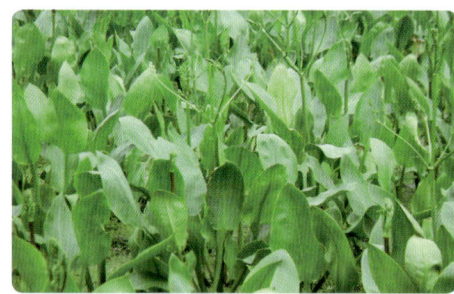

질경이택사      택사(질경이택사 덩이줄기)

## 26. 원지(遠志 : 원지 뿌리)

성질이 따뜻하고 맛은 쓰며 독이 없다. 지혜를 돕고 귀와 눈을 밝게 하며, 건망증을 치료하고 의지를 강하게 한다. 또 심기(心氣)를 진정시키고 가슴이 두근거리는 증상을 멎게 하며, 정신을 안정시켜 정신이 흐리지 않게 한다.

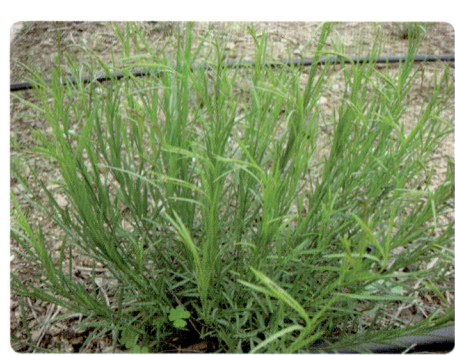
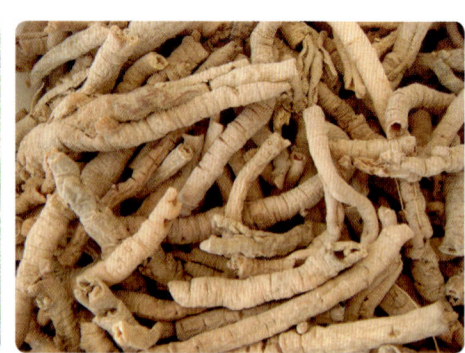

원지      원지(원지 뿌리 약재)

### 27. 용담(龍膽 : 용담 뿌리)

　성질이 몹시 차고 맛은 쓰며 독이 없다. 위 속에 있는 열을 내리고 돌림온병[時氣溫]과 열병, 열설(熱泄), 이질 등을 치료한다. 간과 담의 기를 돕고 놀라서 가슴이 두근거리는 것을 멎게 하며, 골증열(骨蒸熱)을 낫게 하고 창자의 기생충을 없애며 눈을 밝게 한다. 눈병에 반드시 쓰는 약이다. 술에 담그면 약 기운이 위로 가는데 허약한 사람은 술로 축여 까맣게 볶아 써야 한다.

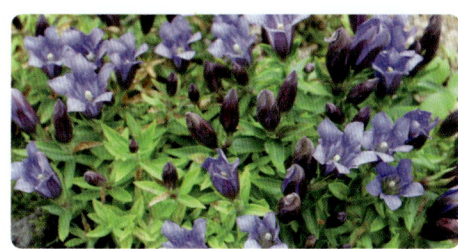
용담

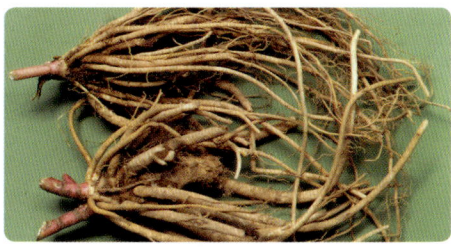
용담(용담 뿌리 약재)

### 28. 세신(細辛 : 족도리풀 뿌리)

　성질이 따뜻하고 맛은 몹시 매우며(쓰고 맵다고도 함) 독이 없다. 풍습으로 저리고 아픈 데 쓰이며, 속을 따뜻하게 하고 기를 내린다. 후비(喉痺)와 코가 막힌 것을 치료하며 담기를 강하게 한다. 두풍(頭風)을 없애고 눈을 밝게 하며, 치통을 멎게 하고 담을 가라앉히며 땀이 나게 한다. 산이나 들에서 자라는데 뿌리가 아주 가늘고 맛이 몹시 매우므로 세신이라는 이름이 붙었다.

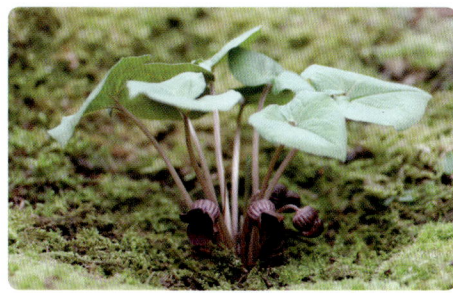
족도리풀

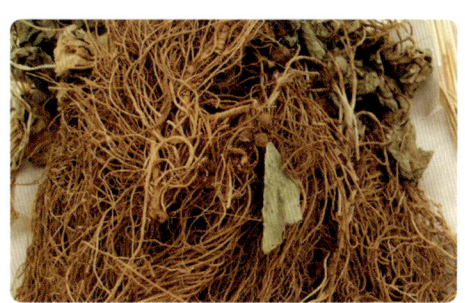
세신(족도리풀 뿌리 약재)

### 29. 암려자(菴藺子 : 맑은대쑥 씨)

성질이 약간 차고, 맛은 쓰고 매우며 독이 없다. 오장의 어혈과 배 속의 수기(水氣)와 온몸의 여러 가지 통증에 쓰인다. 명치끝이 창만한 것을 낫게 하며 어혈을 풀어주고 월경이 없는 것을 치료한다.

### 30. 석곡(石斛 : 금채석곡 줄기)

성질이 평하고 맛은 달며 독이 없다. 허리와 다리가 연약한 것을 낫게 하고 허손증을 보하며, 힘줄과 뼈를 튼튼하게 한다. 신장을 보하고 정기를 보충하며 신기(腎氣)를 보하고 허리 아픈 것을 멎게 한다.

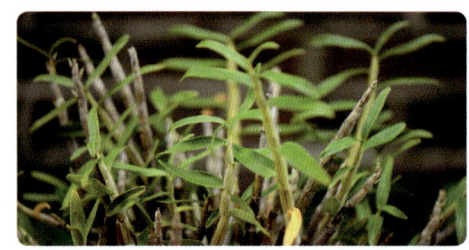

석곡

### 31. 파극천(巴戟天 : 파극천 뿌리)

성질이 약간 따뜻하고, 맛은 맵고 달며 독이 없다. 몽정과 음위증(陰痿症)을 치료하고 정기를 돕기 때문에 남성에게 좋다. 음력 2월, 8월에 뿌리를 캐어 그늘에서 말리는데, 모양이 구슬을 많이 꿰놓은 것 같고 살이 두꺼운 것이 좋다. 약으로 쓸 때는 소금물에 잠깐 달여 심을 빼고 쓴다.

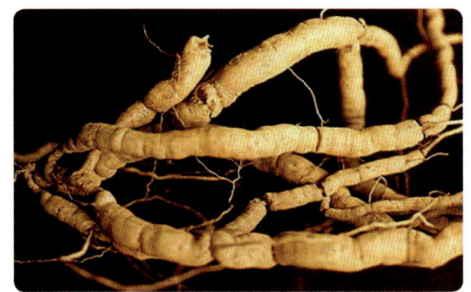

파극천(파극천 뿌리 약재)

### 32. 석명자(菥蓂子 : 말냉이 씨)

성질이 약간 따뜻하고 맛은 매우며 독이 없다. 간에 쌓인 열로 눈이 충혈되고 아픈 것을 치료하며, 눈을 밝게 하고 눈의 정기를 북돋는다.

### 33. 적전(赤箭 : 천마 지상부)

성질이 따뜻하고 맛은 매우며 독이 없다. 헛것에 들린 것과 고독(蠱毒)과 나쁜 기운을 없애며, 옹종(癰腫)을 제거하고 산증(疝症)을 치료한다. 천마(天麻)는 풍을 치료하는데 그 싹을 적전이라 하며 약효가 겉에서부터 속으로 들어가고, 뿌리를 천마라 하며 약효가 속에서부터 밖으로 나온다.

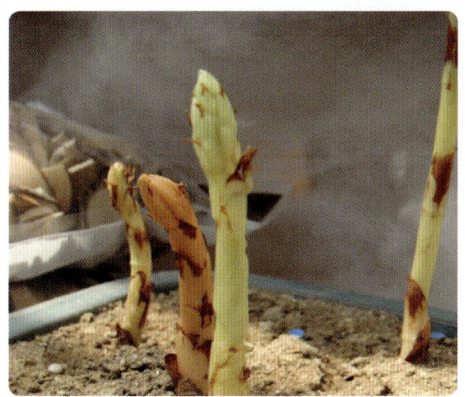
천마

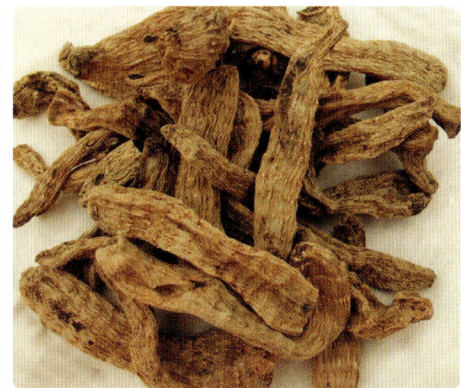
적전(천마 지상부 약재)

### 34. 권백(卷柏 : 부처손 전초)

성질이 따뜻하고(약간 차다고도 함) 평하며, 맛은 맵고 달며, 독이 없다. 여성의 음부 속이 차거나 달아오르면서 아픈 것, 월경이 없으면서 임신하지 못하는 것, 월경이 통하지 않는 것 등을 치료한다. 여러 가지 헛것에 들린 것을 없애며 마음을 진정시킨다. 헛것에 들려 우는 것과 탈항증(脫肛症)

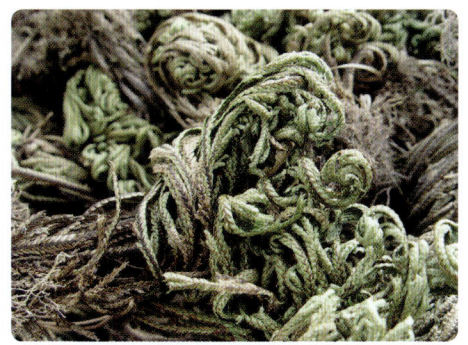
권백(부처손 전초 약재)

과 위벽증(痿躄症)을 치료하고 신장을 따뜻하게 한다. 생것으로 쓰면 어혈을 가라앉히고, 덖어 쓰면 지혈 효과가 있다.

### 35. 남실(藍實 : 쪽 씨)

성질이 차고(서늘하다고도 함), 맛은 쓰며(달다고도 함), 독이 없다. 여러 가지 독을 풀어주며 고독(蠱毒), 시주, 귀독, 벌레에 쏘인 독을 없앤다. 또한 경락 속에 몰린 기를 풀어 건강하게 하며 잠을 줄여준다.

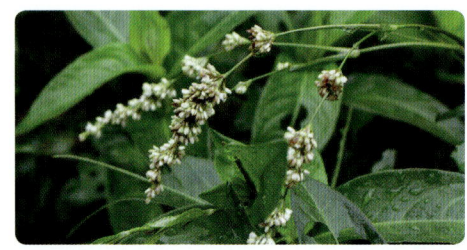

쪽

### 36. 남엽즙(藍葉汁 : 쪽 잎의 즙)

여러 가지 약독을 없애고 낭독(狼毒)의 독, 사망독(射罔毒), 독약의 독, 화살독, 광물성 약재들의 독을 풀어주며 돌림병으로 발광하는 것, 유풍(遊風), 열독(熱毒)과 종독(腫毒), 코피, 토혈, 쇠붙이에 의한 출혈로 어지러운 것 등을 치료한다. 또한 번갈을 멎게 하고 벌레와 뱀에 물린 독, 산후의 혈훈, 어린이 고열과 열감(熱疳)을 낫게 한다.

### 37. 황련(黃連 : 황련 뿌리줄기)

성질이 차고 맛은 쓰며 독이 없다. 눈을 밝게 하고 눈물이 흐르는 것을 멎게 하며, 간기를 진정시키고 열독을 없앤다. 눈이 충혈되어 잘 보이지 않고 아픈 데 넣으며, 이질로 피고름이 섞여 나오는 것을 치료한다. 소갈을 멎게 하고 놀라서 가슴이 두근거리는 것, 번조증이 나는 것 등을 낫게 하며 담을 이롭게 한다. 입안이 헌데를 낫게 하며 어린이의 감충(疳蟲)을 없앤다.

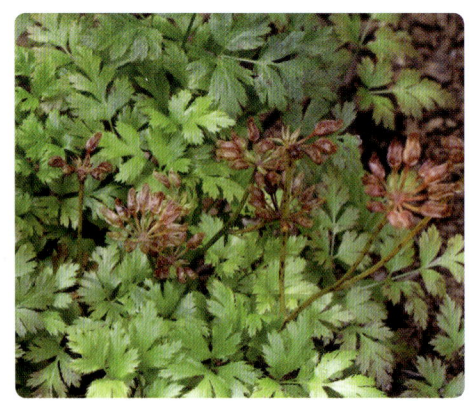

황련

## 38. 미무(蘼蕪 : 천궁 싹)

강리(江蘺)라고도 하는데, 즉 궁궁이 싹이다. 풍사, 두풍, 눈이 아찔한 것 등을 치료하며 나쁜 기운을 물리치고, 고독과 삼충을 없앤다. 음력 4, 5월에 잎을 따서 볕에 말린다.

## 39. 천궁(川芎 : 천궁 뿌리줄기)

성질이 따뜻하고 맛은 매우며 독이 없다. 모든 풍병, 기병, 노손(勞損), 혈병 등을 치료한다. 오래된 어혈을 풀어주고 조혈 작용이 있으며 토혈, 코피, 혈뇨와 혈변 등을 멎게 한다. 풍한사가 뇌에 들어가 머리가 아프고 눈물이 나는 것을 낫게 하며, 명치끝과 옆구리가 냉으로 아픈 것을 치료한다.

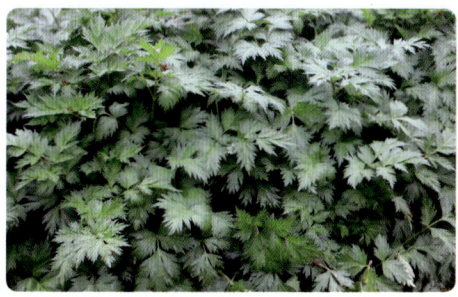
천궁

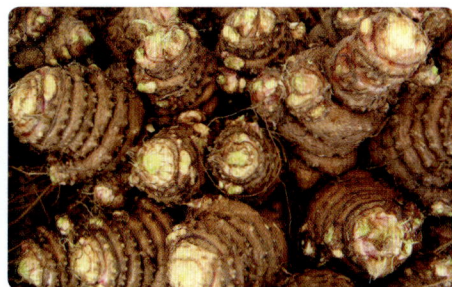
천궁(천궁 뿌리줄기 약재)

## 40. 낙석등(絡石藤 : 마삭줄 덩굴성 줄기)

성질이 약간 차고(따뜻하다고도 함) 맛은 쓰며 독이 없다. 옹종이 잘 제거되지 않는 데, 목 안과 혀가 부은 것, 쇠붙이에 의한 상처 등에 쓴다. 또한 뱀독으로 가슴이 답답한 것을 없애고 옹저, 외상과 입안이 마르고 혀가 타는 것 등을 치료한다.

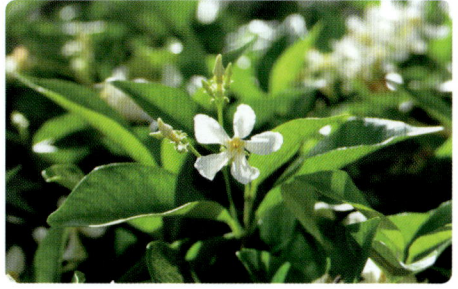
마삭줄

### 41. 질려자(蒺藜子 : 남가새 열매)

성질이 따뜻하고, 맛은 쓰고 매우며 독이 없다. 여러 가지 풍증, 몸이 풍으로 가려운 것, 두통, 폐위로 고름을 뱉는 것, 신장이 차서 소변량이 많은 것, 분돈(奔豚), 신기(腎氣)와 퇴산(癀疝) 등을 치료한다.

### 42. 육종용(肉蓯蓉 : 육종용 줄기)

성질이 약간 따뜻하며, 맛은 달고 시며 짜고 독이 없다. 오로칠상(五勞七傷)을 치료하고 음경 속이 찼다 더웠다 하면서 아픈 것을 낫게 하며, 양기를 강하게 하고 정기를 불려 아이를 많이 낳게 한다. 남성의 양기가 끊어져서 음위증이 된 것과 여성의 음기가

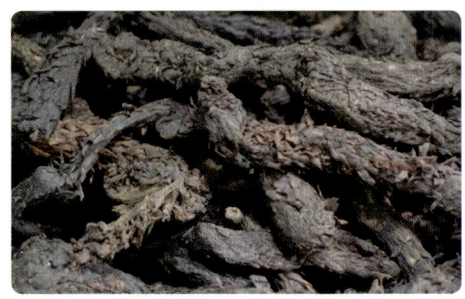

육종용(육종용 줄기 약재)

끊어져서 임신하지 못하는 것을 치료한다. 오장을 부드럽고 살찌게 하며 허리와 무릎을 따뜻하게 하고 남성의 몽정과 유정, 혈뇨, 소변이 방울방울 떨어지는 것, 여성의 대하와 음부 통증에 쓴다.

### 43. 황기(黃耆 : 황기 뿌리)

성질이 약간 따뜻하고 맛은 달며 독이 없다. 허손증으로 몹시 여윈 데 쓴다. 기를 돕고 살찌게 하며, 추웠다 열이 나는 것을 낫게 한다. 신장이 약해서 귀가 먹은 것을 치료하며 옹저를 없애고, 헐어서 오래된 고름을 빼내며 아픈 것을 멎게 한다. 또한 어린이

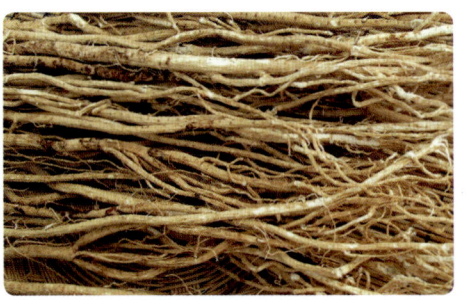

황기(황기 뿌리 약재)

의 온갖 병과 붕루, 대하 등 여러 가지 부인병을 치료한다. 기가 허하여 나는 식

은땀과 저절로 나는 땀을 멎게 하는데, 이것은 피부 표면에 작용하는 약재이다. 또 각혈(咯血)을 멈추고 비위를 편안하게 하는 비위의 약재이다. 상한에 척맥(尺脈)이 짚이지 않는 것을 치료하고 신기(腎氣)를 보한다는 것은 속을 치료하는 약재라는 것이다. 그러므로 황기는 상·중·하, 속과 겉, 삼초의 약이 되는 것이다.

### 44. 쇄양(鎖陽 : 쇄양 줄기)

성질이 따뜻하고, 맛은 달고 차며 독이 없다. 유정과 몽정을 멎게 하며 음을 보한다. 기가 허하여 대변이 굳은 사람은 쇄양죽을 쑤어 먹는다.

### 45. 방풍(防風 : 방풍 뿌리)

성질이 따뜻하고, 맛은 달고 매우며 독이 없다. 36가지 풍증을 치료하며 오장을 좋게 하고 맥풍(脈風)을 몰아내며 어지럼증, 통풍(痛風), 눈이 충혈되고 눈물이 나는 것, 온몸의 뼈마디가 아프고 저린 것 등을 치료한다. 식은땀을 멎게 하고 정신을 안정시킨다.

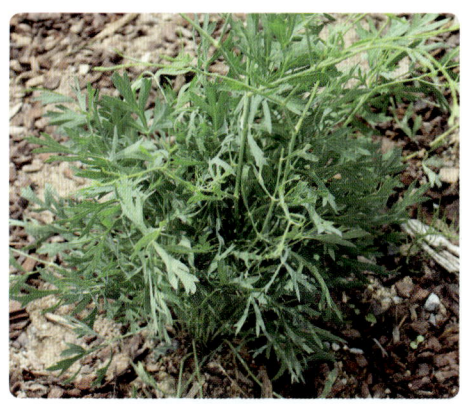
방풍

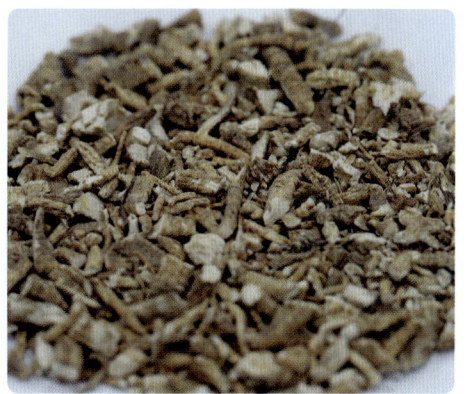
방풍(방풍 뿌리 약재)

### 46. 방풍엽(防風葉 : 방풍 잎)

중풍과 열로 땀이 나는 데 쓴다.

### 47. 포황(蒲黃 : 부들 꽃가루)

성질이 평하고 맛은 달며 독이 없다. 혈액 순환을 돕고 구규(九竅)에서 피가 나오는 것을 멎게 하며 어혈을 풀어준다. 혈리(血痢), 붕루, 대하, 훗배앓이, 하혈, 유산 등을 치료한다.

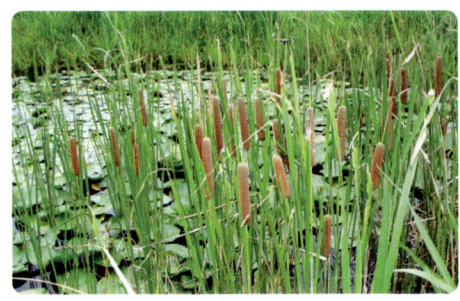
부들

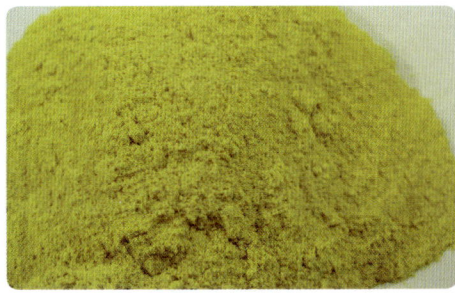
포황(부들 꽃가루 약재)

### 48. 향포(香蒲 : 부들 전초)

오장의 사기로 입안이 헐고 냄새 나는 것을 치료하며 이를 튼튼하게 하고 눈과 귀를 밝게 한다.

### 49. 천초근(茜草根 : 꼭두서니 뿌리)

성질이 차고 맛은 달며 독이 없다. 육극(六極)으로 심폐를 상하여 피를 토하거나 뒤로 피를 쏟는 데 쓴다. 코피, 혈변, 혈뇨, 붕루, 하혈 등을 멎게 하고 창절(瘡癤)을 치료하며 고독(蠱毒)을 없앤다.

### 50. 속단(續斷 : 천속단 뿌리)

성질이 약간 따뜻하고, 맛은 쓰고 매우며 독이 없다. 경맥을 잘 통하게 하고 힘줄과 뼈를 이어주며, 기를 도와주고 혈맥을 고르게 하며 출산 후의 모든 병에 쓴다. 통증을 멎게 하고 새살이 돋게 하며 힘줄과 뼈를 이어주므로 속단이라고 한다. 붕루, 대하, 혈뇨를 치료하는 데 매우 효과적이다.

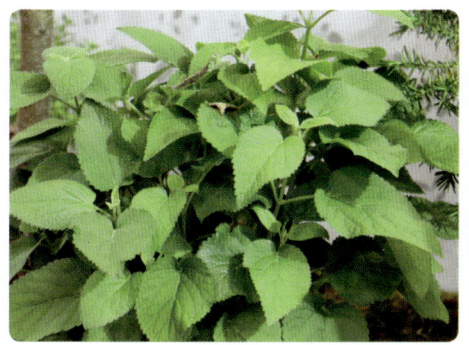
천속단

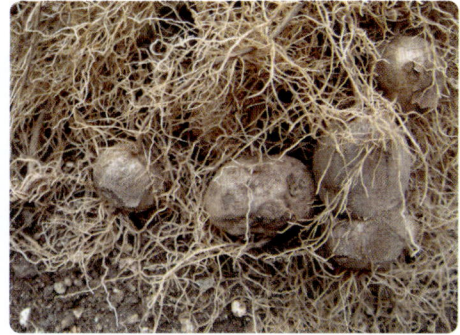
속단(천속단 뿌리)

## 51. 단삼(丹參 : 단삼 뿌리)

성질이 약간 차고(평하다고도 함) 맛은 쓰며 독이 없다. 다리가 약하면서 저리고 아픈 것과 팔다리를 쓰지 못하는 것을 치료한다. 고름을 빼내고 통증을 멎게 하며 살찌게 하고, 오래된 어혈을 풀어주며 조혈을 돕고 안태시키며 죽은 태아를 나오게 한다. 또 월경을 고르게 하여 붕루와 대하를 멎게 한다.

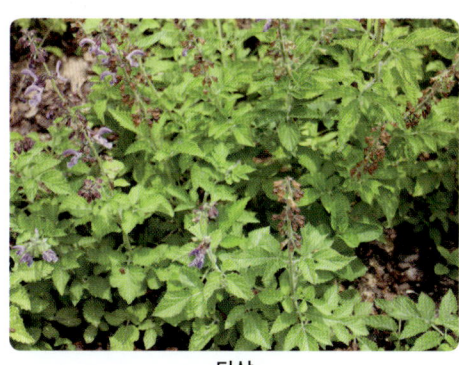
단삼

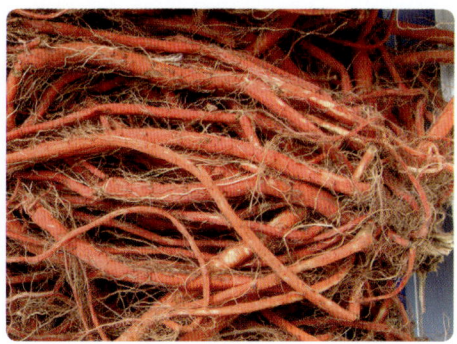
단삼 뿌리

## 52. 난초(蘭草 : 난초 전초)

성질이 평하고 맛은 매우며 독이 없다. 고독을 죽이고 좋지 못한 기운을 막으며, 이뇨 작용을 도와주고 가슴속의 담벽(痰癖)을 없앤다.

### 53. 결명엽(決明葉 : 결명 잎)

눈을 밝게 하고 오장을 좋게 한다. 나물을 해 먹으면 아주 좋다.

### 54. 결명자(決明子 : 결명 씨)

성질이 평하고(약간 차다고도 함), 맛은 짜고 쓰며 독이 없다. 청맹과니와 눈에 피가 지면서 아프고 눈물이 흐르는 것, 피부에 붉고 흰 막이 있는 데 쓴다. 또한 간 기능을 돕고 정액을 보태어주며, 머리가 아프고 코피가 나는 것을 치료하며 입술이 푸른 것을 낫게 한다. 베갯속에 결명자를 넣어 베면 두풍증을 없애고 눈을 밝게 한다.

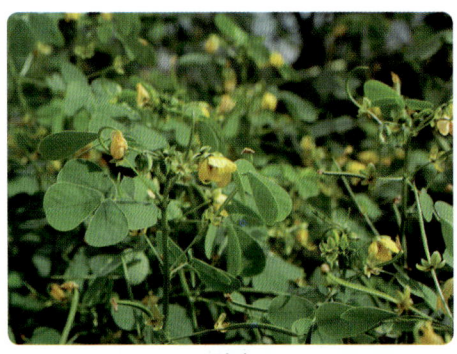

결명

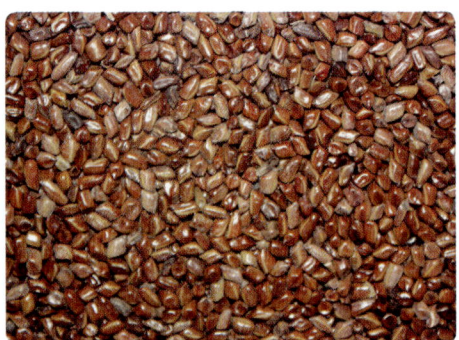

결명자(결명 씨)

### 55. 인동(忍冬 : 인동덩굴 잎·덩굴성 줄기)

성질이 약간 차고 맛은 달며 독이 없다. 추웠다 열이 나면서 몸이 붓는 것과 열독, 혈리 등에 쓰며 전시(傳尸 : 말기 폐결핵)를 치료한다. 겨울에도 잘 시들지 않기 때문에 인동초(忍冬草)라고도 하며, 노란색과 흰색의 꽃이 피어 금은화(金銀花)라고도 한다.

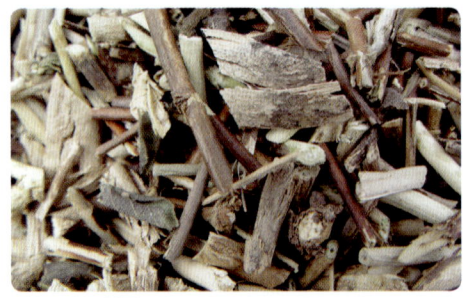

인동(인동덩굴 잎·덩굴성 줄기 약재)

## 56. 선화(旋花 : 메꽃 꽃)

성질이 따뜻하고 맛은 달며 독이 없다. 기를 보하고 얼굴의 주근깨를 없애며 얼굴빛을 좋게 한다.

## 57. 선화근(旋花根 : 메꽃 뿌리)

미초(美草) 또는 돈장초(豚腸草)라고도 한다. 맛이 달다. 배가 찼다 더웠다 하는데 쓰며 이뇨 작용에 도움을 준다. 또 힘줄과 뼈를 이어주며 쇠붙이에 의한 상처를 아물게 한다. 오랫동안 먹으면 배고픔을 느끼지 않는다고 하였다.

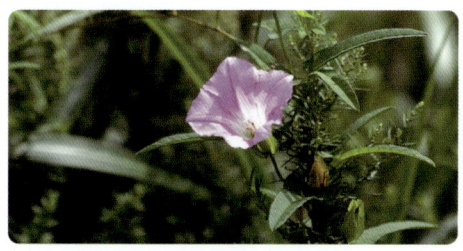
메꽃

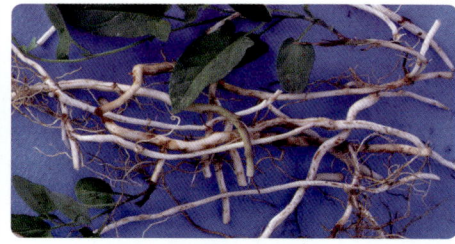
선화근(메꽃 뿌리)

## 58. 지부자(地膚子 : 댑싸리 열매)

성질이 차고 맛은 쓰며 독이 없다. 방광에 열이 있을 때에 쓰이며 이뇨 작용에 도움을 주고, 퇴산(㿉疝)과 단독(丹毒)으로 붓고 열이 나는 것을 치료한다.

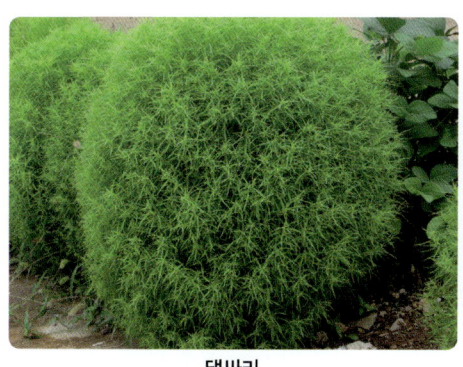
댑싸리

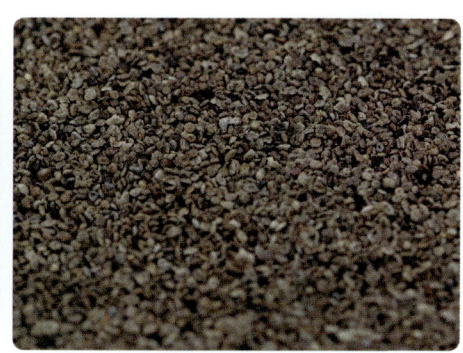
지부자(댑싸리 열매 약재)

### 59. 지부엽(地膚葉 : 댑싸리 잎)

적백이질을 멎게 하고 위장을 수축하여 설사를 멎게 하며, 악창의 독을 풀어준다. 눈을 씻으면 눈에 열이 있으면서 잘 보지 못하는 것과 야맹증이 있으면서 깔깔하고 아픈 것을 낫게 한다. 음력 4월과 5월에 뜯어 쓴다.

### 60. 사상자(蛇床子 : 사상자 열매)

성질이 평하고(따뜻하다고도 함), 맛은 쓰고 맵고 달며 독이 없다(독이 조금 있다고도 함). 여성의 음부가 부어서 아픈 것과 남성의 음위증(陰痿症), 사타구니가 축축하고 가려운 데 쓰인다. 속을 따뜻하게 하고 기를 내리며, 자궁을 따뜻하게 하고 양기를 강하게 한다. 성욕을 강하게 하며 허리가 아픈 것, 사타구니에 땀이 나는 것, 진버짐 등을 낫게 한다. 다뇨증 치료에 도움을 주며 적백대하를 치료한다.

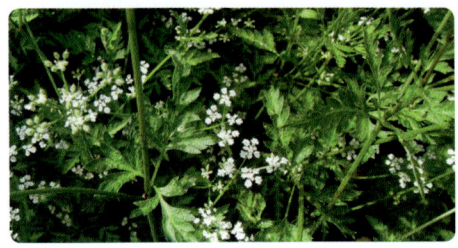
사상자

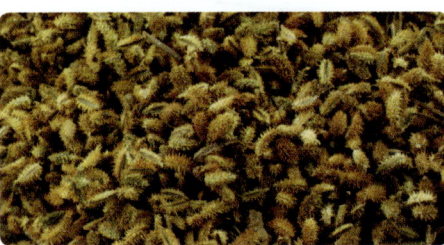
사상자(사상자 열매 약재)

### 61. 인진호(茵陳蒿 : 사철쑥 지상부)

성질이 약간 차고(서늘하다고도 함), 맛은 쓰고 매우며 독이 없다(독이 조금 있다고도 함). 열이 몰려 황달이 생기고 배뇨가 원활하지 않은 것을 낫게 한다. 돌림병으로 열이 몹시 나면서 발광하는 것, 머리가 아픈 것과 장학(瘴瘧)을 낫게 한다. 가을이 지나면 잎

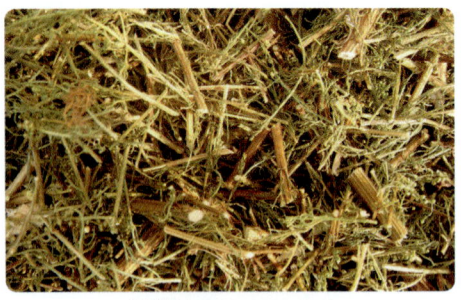
인진호(사철쑥 지상부 약재)

이 마르지만 줄기는 겨울이 지나도 죽지 않는다. 다시 묵은 줄기에서 싹이 돋기 때문에 인진호라고 한다.

### 62. 경천(景天 : 꿩의비름 지상부)

성질이 평하고(서늘하다고도 함), 맛은 쓰고 시며 독이 없다(독이 조금 있다고도 함). 가슴에 번열이 있어서 발광하는 것과 눈에 피가 지고 머리가 아픈 것, 유풍(遊風)으로 벌겋게 부은 것과 센 불에 덴 것, 여성의 대하, 어린이의 단독(丹毒) 등을 치료한다.

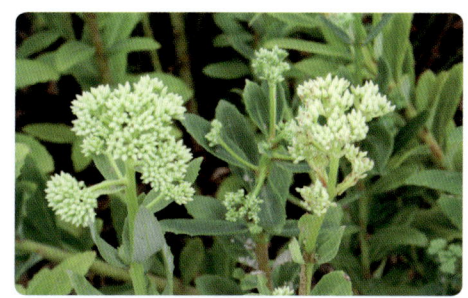

꿩의비름

### 63. 왕불류행(王不留行 : 장구채 지상부)

성질이 평하고, 맛은 쓰고 달며 독이 없다. 쇠붙이에 의한 상처를 낫게 하고, 지혈과 진통 효과가 있다. 코피, 옹저, 악창을 낫게 하며 풍독을 몰아내고, 혈맥을 통하게 하며 월경이 고르지 못한 것과 난산을 치료한다.

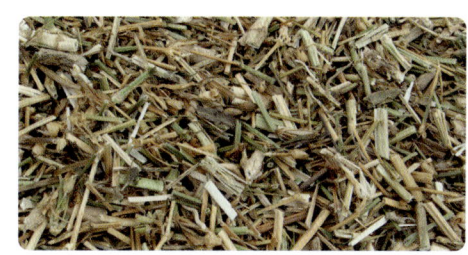

왕불류행(장구채 지상부 약재)

### 64. 창이(蒼耳 : 도꼬마리 줄기·잎)

성질이 약간 차고, 맛은 맵고 쓰며 독이 조금 있다. 풍으로 머리가 차면서 아픈 것과 풍습(風濕)으로 생긴 주비(周痺), 팔다리가 오그라들면서 아픈 것, 굳은살과 썩은 살이 있는 데 주로 쓰이며 일체의 풍을 없앤다. 골수를 보충해주고 허리와 무릎을 따뜻하게 하며 나력(결핵 목 림프샘염), 옴, 버짐, 가려움증을 치료한다.

### 65. 창이자(蒼耳子 : 도꼬마리 열매)

도인두(道人頭)라고도 한다. 성질이 따뜻하고 맛은 쓰며 달고 독이 없다. 간의 열을 없애며 눈을 밝게 한다. 약으로 쓸 때는 절구에 찧어 가시를 없애고 살짝 덖어서 쓴다.

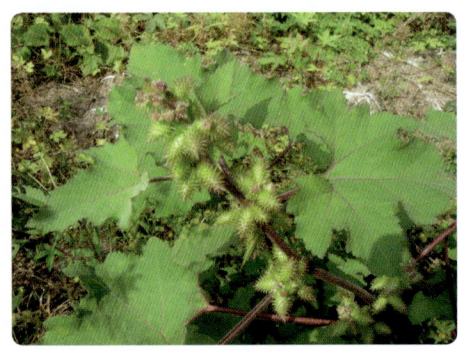
도꼬마리

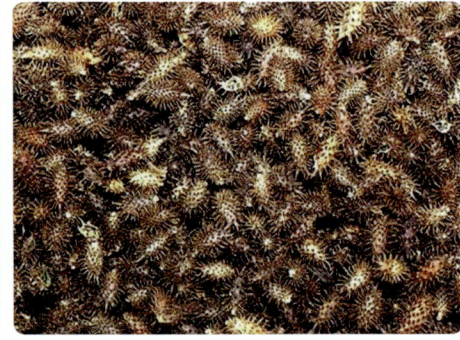
창이자(도꼬마리 열매 약재)

### 66. 갈근(葛根 : 칡뿌리)

성질이 평하고(서늘하다고도 함) 맛은 달며 독이 없다. 풍한으로 머리가 아픈 것을 낫게 하며 땀이 나게 하여 땀구멍을 열어줌으로써 피부를 진정시키고 술독을 풀어준다. 번갈을 멎게 하며 입맛을 돋우고 소화가 잘되게 하며 소장을 잘 통하게 하고 쇠붙이에 의한 상처를 낫게 한다.

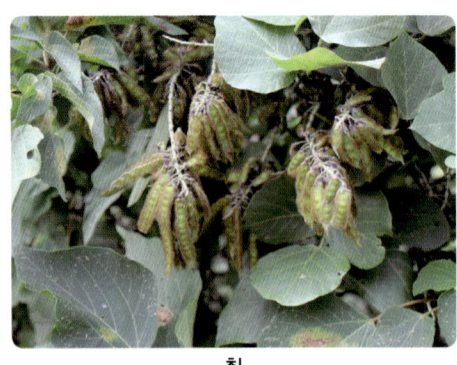
칡

갈근(칡뿌리 약재)

### 67. 갈생근(葛生根 : 칡 생뿌리)

어혈을 풀어주고 헌데를 아물게 하며 유산을 방지한다. 또한 술독으로 열이 나는 것과 술로 황달이 생겨 소변이 붉고 잘 배출되지 않는 증상을 낫게 한다.

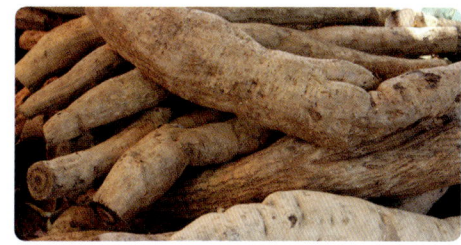

갈생근(칡 생뿌리)

### 68. 갈화(葛花 : 칡꽃)

술독을 없앤다. 갈화와 원화(팥꽃나무 꽃봉오리)를 같은 양으로 가루를 내어 먹으면 술을 마셔도 취하는 줄 모른다.

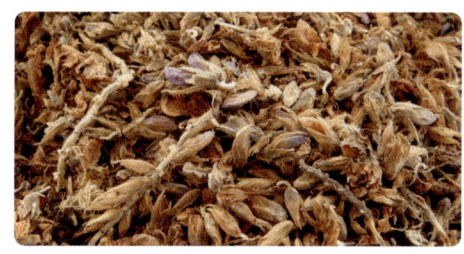

갈화(칡꽃 약재)

### 69. 갈곡(葛穀 : 칡 씨)

10년 이상 된 설사를 멎게 한다.

### 70. 괄루인(栝蔞仁 : 하눌타리 씨)

하눌타리 열매 속에 있는 씨이다. 성질이 축축하고 맛은 달다. 폐를 보하고 부드럽게 해주며 기를 내린다. 가슴에 담화(痰火)가 있을 때에 달고 완화한 약으로 부드럽게 하여 내려보내는 것을 도와줌으로써, 담이 저절로 해소된다. 그러므로 괄루인은 기침을 낫게 하는 주요한 약재이다.

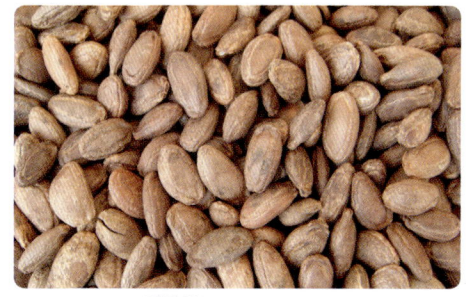

괄루인(하눌타리 씨 약재)

### 71. 과루실(瓜蔞實 : 하눌타리 열매)

성질이 서늘하고 맛은 쓰며 독이 없다. 흉비(胸痺)를 낫게 하며 심장과 폐를 부드럽게 해주고 손과 얼굴에 주름이 진 것을 없앤다. 피를 토하는 것, 뒤로 피를 쏟는 것[瀉血], 장풍(腸風 : 치질), 적리(赤痢), 백리(白痢)를 치료하는데 모두 덖어서 쓴다.

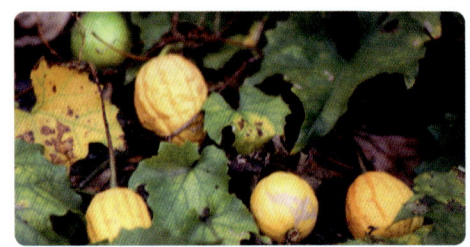

과루실(하눌타리 열매)

### 72. 괄루근(栝蔞根 : 하눌타리 뿌리)

성질이 서늘하고 맛은 쓰며 독이 없다. 소갈로 열이 나고 가슴이 답답하면서 더부룩한 것을 낫게 하며, 위장 속 오래된 열과 여덟 가지 황달로 몸과 얼굴이 누렇고 입술과 입안이 마르는 것을 낫게 한다. 소장을 잘 통하게 하며 고름을 빼내고, 종독(腫毒)을

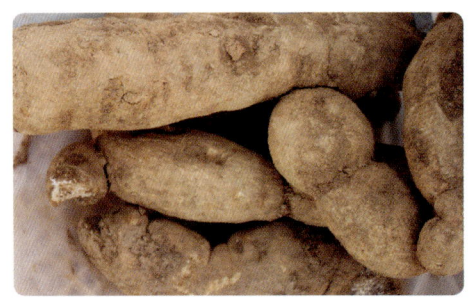

괄루근(하눌타리 뿌리)

가라앉히며 유옹(乳癰), 등창, 치루, 창절(瘡癤)을 치료한다. 월경을 잘 통하게 하며 다쳐서 생긴 어혈을 풀어준다. 말려서 가루를 낸 천화분(天花粉)은 소갈을 낫게 하는데 매우 효과적이다.

### 73. 괄루분(栝蔞粉 : 하눌타리 뿌리가루)

천화분(天花粉)이라고도 한다. 하눌타리 뿌리를 가루로 만드는 방법은 칡뿌리 가루를 만드는 법과 같다. 허열(虛熱)이 있는 사람이 먹으면 아주 좋다. 갈증을 해소해주고 진액을 생기게 한다.

### 74. 고삼(苦蔘 : 고삼 뿌리)

성질이 차고 맛은 쓰며 독이 없다. 열독풍(熱毒風)으로 피부와 살이 헌데, 적라(赤癩)로 눈썹이 빠지는 것을 치료한다. 심한 열을 내리고 잠만 자려는 것을 낫게 하며 눈을 밝게 하고 눈물을 멎게 한다. 간담의 기를 보하고 잠복된 열로 생긴 이질과 소변이 누렇고 붉은색을 띠는 것을 낫게 한다. 또한 치통과 악창(惡瘡), 음부에 생긴 익창(蝨瘡)을 치료한다.

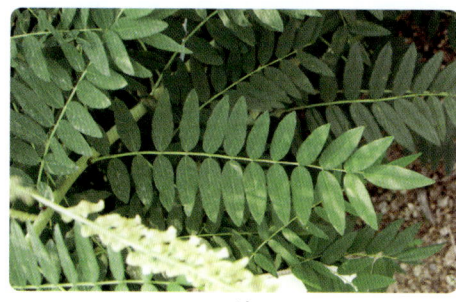
고삼

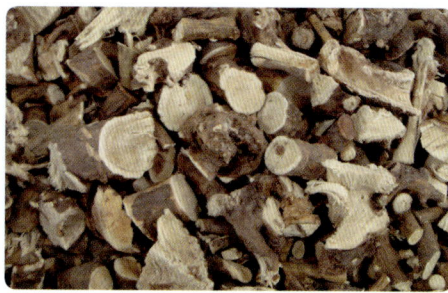
고삼(고삼 뿌리 약재)

### 75. 고삼실(苦蔘實 : 고삼 씨)

음력 10월에 씨를 받아 홰나무 씨 먹는 법대로 먹는다. 오래 먹으면 몸이 가벼워지고 늙지 않으며 눈이 밝아진다.

### 76. 여실(蠡實 : 타래붓꽃 씨)

마린자(馬藺子)라고도 한다. 성질이 평하며 따뜻하고(차다고도 함) 맛은 달며 독이 없다. 위열(胃熱)을 내리며 가슴이 답답한 것을 멎게 하고 이뇨 작용에 도움을 준다. 여성의 혈훈과 붕루, 대하를 치료하고 창절(瘡癤)과 종독을 낫게 하며, 술독을 풀어주고 황달을 낫게 한다.

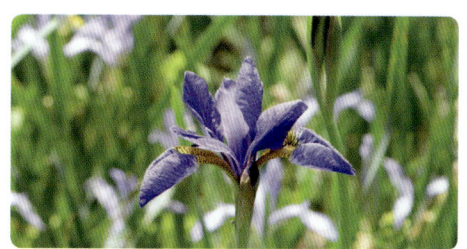
타래붓꽃

### 77. 마황(麻黃 : 초마황 줄기)

성질이 따뜻하고(평하다고도 함) 맛은 쓰며(달다고도 함) 독이 없다. 중풍이나 상한으로 인한 두통과 온학(溫瘧)을 낫게 하며 땀을 내서 사기(邪氣)와 사열(邪熱)을 없앤다. 땀구멍을 통하게 하여 한열(寒熱)과 온역(溫疫)을 낫게 하고 산람장기(山嵐瘴氣)를 없앤다.

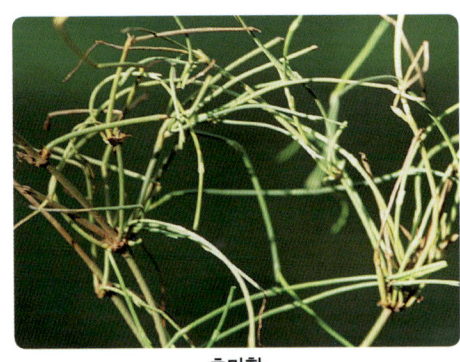
초마황

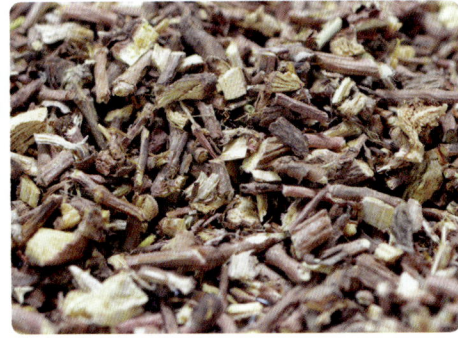
마황(초마황 줄기 약재)

### 78. 구맥(瞿麥 : 술패랭이꽃 또는 패랭이꽃 지상부)

성질이 차고, 맛은 쓰고 매우며(달다고도 함) 독이 없다. 관격(關格)과 소변이 방울방울 맺히는 것을 낫게 하며 이뇨 작용을 도와주고 가시를 나오게 한다. 옹종을 제거하고 예막(瞖膜)을 없애 눈을 밝게 하며 심경(心經)을 통하게 하고 소장(小腸)을 순조롭게 하는 데 매우 효과적이다. 임신부가 먹을 경우 유산의 위험이 있다.

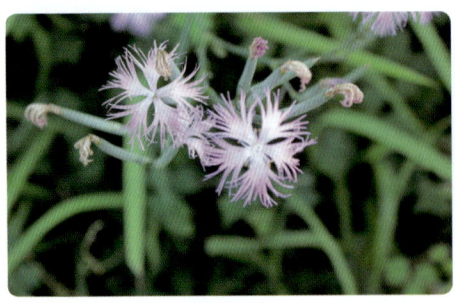
술패랭이꽃

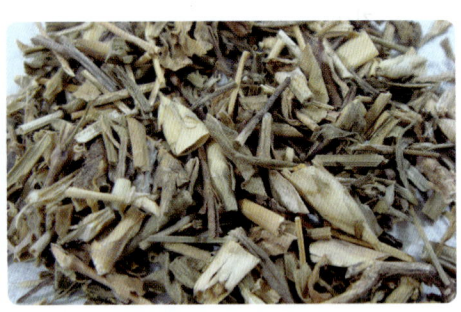
구맥(술패랭이꽃 지상부 약재)

### 79. 구맥엽(瞿麥葉 : 패랭이꽃 잎)

회충을 없애고 치질, 눈이 붓고 아픈 것, 침음창(浸淫瘡), 여성의 음부에 헌데를 낫게 한다.

### 80. 구맥자(瞿麥子 : 패랭이꽃 씨)

월경이 나오지 않는 것을 치료하며 혈괴(血塊)를 제거하고 고름을 빼준다.

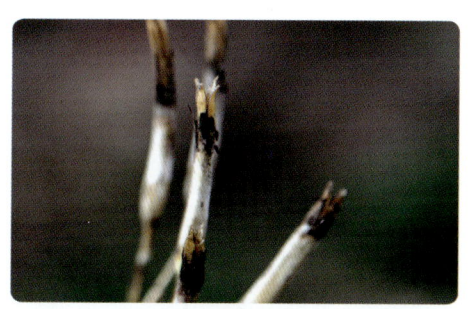

구맥자(패랭이꽃 씨)

### 81. 당귀(當歸 : 참당귀 뿌리)

성질이 따뜻하고, 맛은 달고 매우며 독이 없다. 모든 풍병(風病), 혈병(血病), 허로(虛勞)를 낫게 하며 궂은 피를 없애고 조혈 작용을 돕는다. 징벽(癥癖)과 여성의 붕루(崩漏)와 불임 치료에 주로 쓰이며 여러 가지 창양(瘡瘍)과 쇠붙이에 의한 어혈을 풀어준다. 이질로 인한 복통과 온학(溫瘧)을 낫게 하고 오장을 보하며 새살이 돋게 한다. 기와 혈을 각기 해당한 곳으로 가게 하는 효과가 있기 때문에 기혈(氣血)이 혼란한 때에 먹으면 곧 안정된다. 상체의 병을 낫게 하려면 술에 담갔다 쓰고 표병을 낫게 하려면 술로 씻어서 쓰며, 혈병에 쓸 때에는 술에 축여 쪄서 쓰고 담이 있을 때에는 생강즙에 축여 볶아서 쓴다.

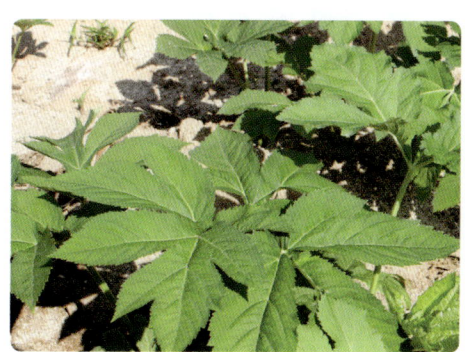

참당귀

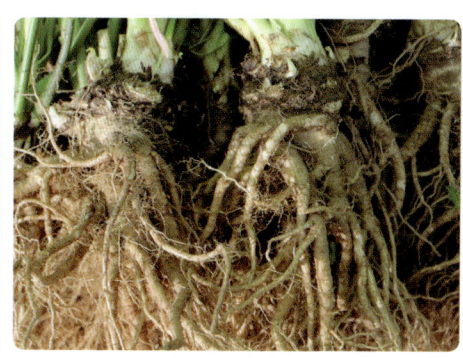

당귀(참당귀 뿌리)

### 82. 작약(芍藥 : 작약 뿌리)

해창(解倉)이라고도 한다. 성질이 평하고 약간 차며, 맛은 쓰고 시며 독이 조금 있다. 혈비(血痺)를 낫게 하고 혈맥을 잘 통하게 하며 나쁜 피를 내보내고 옹종을 제거한다. 속을 완화시키고 복통을 낫게 하며, 어혈을 가라앉히고 고름을 없어지게 한다. 여성의 산전산후 여러 가지 병에 쓰이며 월경을 통하게 한다. 장풍(腸風 : 치질)으로 피를 쏟는 것, 치루(痔瘻), 등창, 궂은살이 있는 데 쓰이며, 충혈된 눈을 밝게 한다. 작약은 효능상 크게 두 가지로 나뉘는데, 적작약은 이뇨 작용에 도움을 주고 기를 내리며, 백작약은 아픈 것을 멎게 하고 어혈을 풀어준다. 또한 백작약은 보(補)하고 적작약은 사(瀉)한다고도 한다.

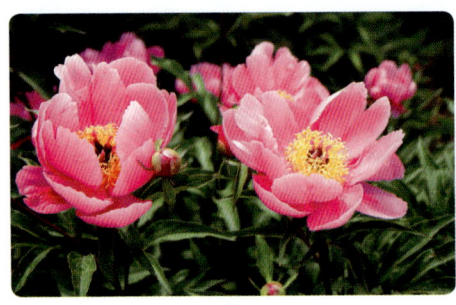

작약 꽃 　　　　　　　　　작약(작약 뿌리)

### 83. 현삼(玄蔘 : 현삼 뿌리)

성질이 약간 차고, 맛은 쓰며 짜고 독이 없다. 열독과 유풍(遊風), 골증(骨蒸)을 낫게 하고 허로증을 보하며 전시사기(傳尸邪氣)를 없애고 종독을 가라앉힌다. 영류(癭瘤)와 나력(결핵 목 림프샘염)을 없애며 신기(腎氣)를 보하고 눈을 밝게 한다. 현삼은 모든 기를 통솔하여 위아래로 다니면서 시원하

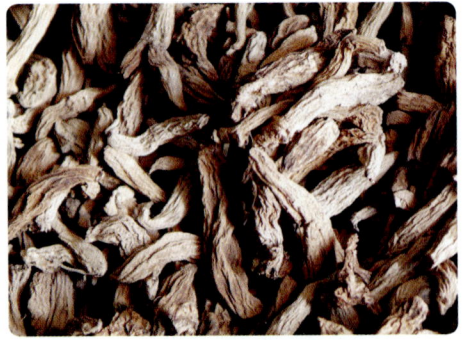

현삼(현삼 뿌리 약재)

고 깨끗하게 하여 흐리지 않게 한다. 그러므로 허한 가운데서 발동하는 기와 무근지화(無根之火)를 낮게 하는 데는 가장 효과적인 약재이다.

### 84. 진교(秦艽 : 큰잎용담 뿌리)

성질이 평하며 약간 따뜻하고(서늘하다고도 함), 맛은 쓰고 매우며 독이 없다. 풍·한·습으로 생긴 비증(痺症)에 주로 쓰인다. 풍으로 온몸이 오그라드는 팔다리 관절통이 오래되었거나 갓 생긴 것을 막론하고 다 낮게 한다. 주황(酒黃), 황달(黃疸), 골증(骨蒸)을 낮게 하고 이뇨 작용에 도움을 준다.

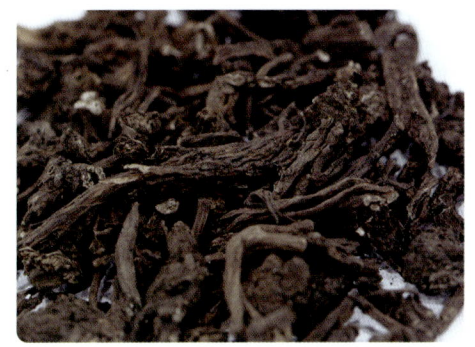
진교(큰잎용담 뿌리 약재)

### 85. 백합(百合 : 참나리 비늘줄기)

성질이 평하고 맛은 달며 독이 없다(독이 있다고도 함). 상한의 백합병(百合病)을 낮게 하고 대소변을 원활하게 하며 모든 사기와 헛것에 들려 울고 미친 소리로 떠드는 것을 낮게 한다. 고독(蠱毒)을 풀어주며 유옹(乳癰), 등창, 창종(瘡腫)을 낮게 한다.

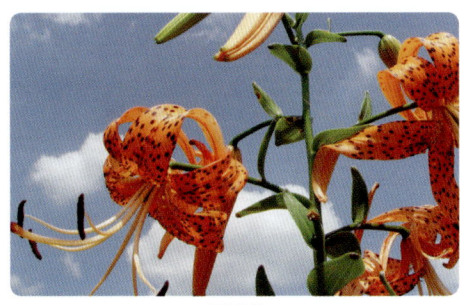
참나리

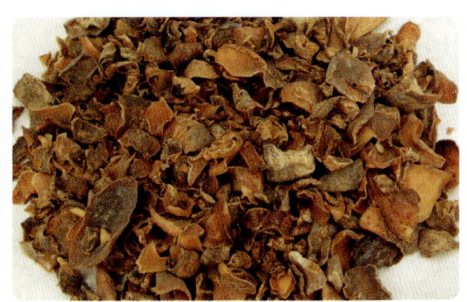
백합(참나리 비늘줄기 약재)

## 86. 지모(知母 : 지모 뿌리줄기)

성질이 차고(평하다고도 함) 맛은 쓰며(달다고도 함) 독이 없다. 골증열(骨蒸熱)과 신기(腎氣)가 허손된 데 주로 쓰이며 소갈을 멎게 하고 오랜 말라리아와 황달을 낫게 한다. 소장을 통하게 하며, 담을 해소하고 기침을 멎게 하며, 심장과 폐를 부드럽게 해주고 출산 후의 욕로(蓐勞)를 치료한다.

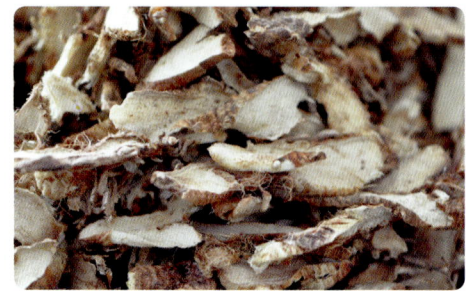

지모(지모 뿌리줄기 약재)

## 87. 절패모(浙貝母 : 중국패모 비늘줄기)

성질이 평하고(약간 차다고도 함) 맛은 맵고 쓰며 독이 없다. 담을 해소해주고 심폐를 부드럽게 해준다. 폐위(肺痿)로 기침하고 폐옹(肺癰)으로 피고름 뱉는 것을 낫게 하며, 속이 답답한 것을 없애고 갈증을 멎게 하며, 쇠붙이에 다친 것과 악창을 낫게 한다. 연교와 같이 쓰면 목에 생긴 영류(癭瘤)를 낫게 한다.

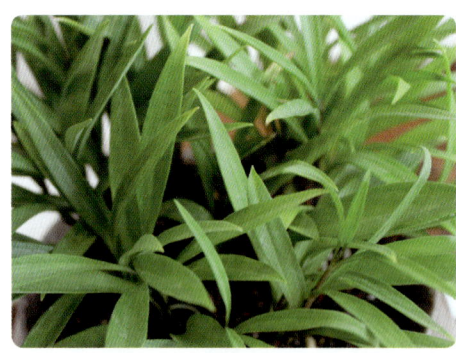

중국패모

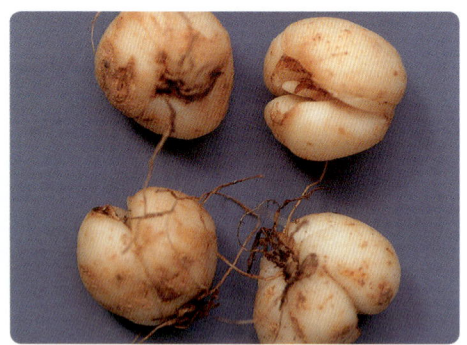

절패모(중국패모 비늘줄기)

## 88. 백지(白芷 : 구릿대 뿌리)

성질이 따뜻하고 맛은 매우며 독이 없다. 풍사(風邪)로 머리가 아프고 눈앞이 아찔하며 눈물이 나오는 것을 낫게 한다. 여성의 적백대하(赤白帶下), 월경이 나오지 않는 것, 음부가 부은 것에 쓰이며, 오래된 어혈을 풀어주고 조혈 작용을 도와주며 임신 하혈로 유산되려는 것을 안정시킨다. 유옹(乳癰), 등창, 나력(결핵 목 림프샘염), 장풍(腸風 : 치질), 치루(痔瘻), 창이(瘡痍), 옴과 버짐을 낫게 한다. 통증을 멎게 하고 새살이 돋게 하며 고름을 빼내고, 기름을 만들어 얼굴에 바르면 얼굴빛을 부드럽게 하며 기미와 주근깨, 흉터를 없애준다.

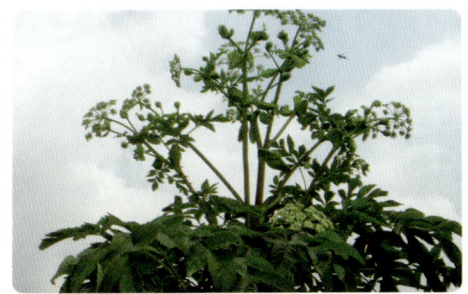

구릿대 / 백지(구릿대 뿌리)

### 89. 백지엽(白芷葉 : 구릿대 잎)

역마(蒚麻)라고도 한다. 물에 넣고 끓여서 목욕한다. 도가에서는 이 잎을 달인 물로 목욕하면 시충(尸蟲)이 없어진다고 하였다. 또 향을 만드는 데 넣기도 한다.

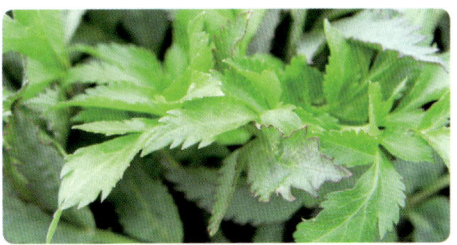

백지엽(구릿대 잎)

### 90. 구척(狗脊 : 금모구척 뿌리줄기)

성질이 평하고(약간 따뜻하다고도 함), 맛은 쓰고 달며(맵다고도 함) 독이 없다. 독풍(毒風)으로 다리에 힘이 없는 것과 풍·한·습으로 생긴 비증(痺症)과 신기(腎氣)가 허약하여 허리와 무릎이 뻣뻣하면서 아픈 것을 낫게 한다. 노인에게 아주 좋은데, 소변을 참거나 조절하지 못하는 것을 낫게 한다.

### 91. 황금(黃芩 : 속썩은풀 뿌리)

성질이 차고 맛은 쓰며 독이 없다. 열독(熱毒), 골증(骨蒸), 추웠다 열이 났다 하는 것을 치료하고, 열로 나는 갈증을 멎게 하며 황달, 이질, 설사, 담열(痰熱), 위열(胃熱)을 낫게 한다. 소장을 잘 통하게 하고 유옹, 등창, 악창과 돌림열병을 낫게 한다.

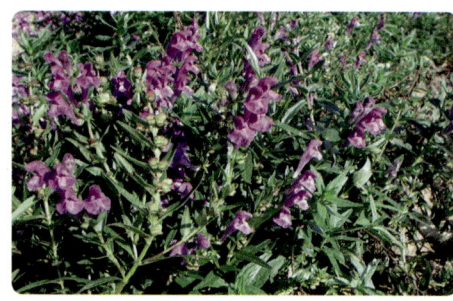

속썩은풀

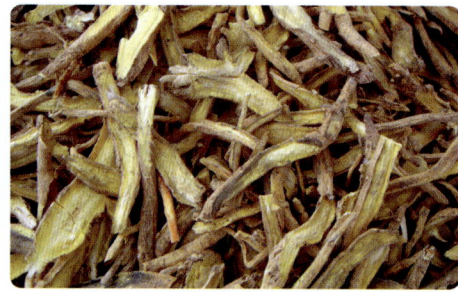

황금(속썩은풀 뿌리 약재)

### 92. 자원(紫菀 : 개미취 뿌리줄기)

성질이 따뜻하고(평하다고도 함), 맛은 쓰고 매우며 독이 없다. 폐위(肺痿)로 피를 토하는 것을 낫게 하고 담을 해소하며 갈증을 멎게 하고, 기침하면서 기가 치미는 것, 기침할 때 피고름을 뱉는 것, 추웠다 열이 났다 하는 것, 기가 몰리는 것을 낫게 한다. 피부를 윤택하게 하며 골수(骨髓)를 보태고 위벽증(痿躄症)을 낫게 한다.

### 93. 음양곽(淫羊藿 : 삼지구엽초 지상부)

성질은 따뜻하고(평하다고도 함) 독이 없다. 모든 풍랭증(風冷症)과 허로(虛勞)를 낫게 하며, 기력을 돕고 근골(筋骨)을 튼튼하게 하며 허리와 무릎을 보한다. 남성의 양기(陽氣)가 끊어져 음경이 일어서지 않는 데와 여성의 음기가 소모되어 아이를 낳지 못하는 데 쓰인다. 노인이 정신없고 기력이 없을 때, 중년에 건망증이 있을 때 쓰이며, 음위증(陰痿症)과 음경 속이 아픈 것을 낫게 한다. 남성이 오래 먹으면 자식을 낳게 할 수 있고 음부에 헌데를 씻으면 벌레가 나온다. 이것을 먹으면 성욕이 강해지는데, 삼지구엽초를 먹은 양이 하루에 여러 번 교미한 데서 음양곽이라는 이름이 붙었다. 술에 씻어 잘게 썰어 약한 불기운에 말려 쓴다.

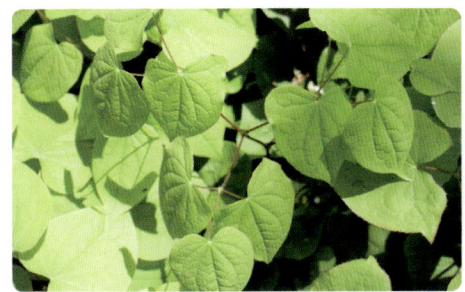
삼지구엽초

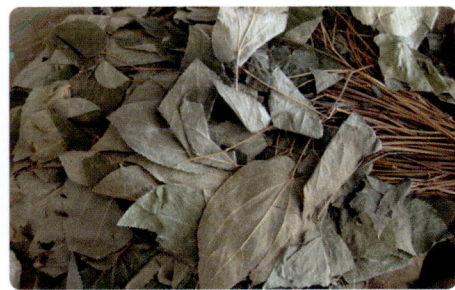
음양곽(삼지구엽초 지상부 약재)

### 94. 와위(瓦葦 : 일엽초 잎과 줄기)

오래된 기와집 지붕에서 자란다. 임증을 낫게 하는 데 효과적이다.

### 95. 모근(茅根 : 띠 뿌리줄기)

성질이 차고(약간 서늘하다고도 함) 맛은 달며 독이 없다. 어혈로 월경이 막히고 추웠다 열이 났다 하는 것을 낫게 하고 이뇨 작용에 도움을 주며 오림을 낫게 한다. 외부에서 들어온 사기(邪氣)로 인한 열을 내려주고 소갈(消渴)과 토혈, 코피를 멎게 한다. 음력 6월에 뿌리줄기를 캐서 햇볕에 말린다.

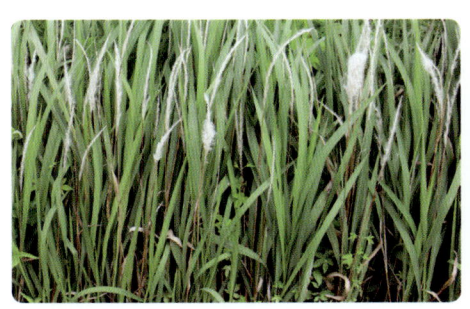
띠

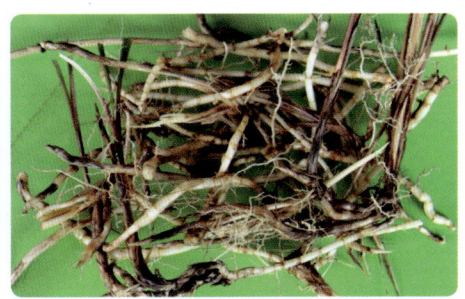
모근(띠 뿌리줄기 약재)

## 96. 자근(紫根 : 지치 뿌리)

성질이 차고(평하다고도 함) 맛은 쓰며(달다고도 함) 독이 없다. 다섯 가지 황달을 낫게 하며 이뇨 작용에 도움을 주고, 배가 불룩해지거나 더부룩해진 것을 가라앉히며 악창(惡瘡), 와창(臥瘡), 버짐, 면사(面皶 : 여드름, 뾰루지), 어린이의 홍역과 천연두를 낫게 한다.

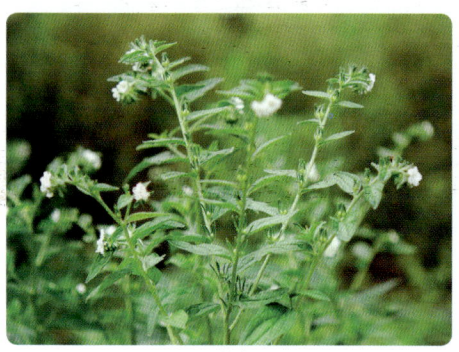
지치

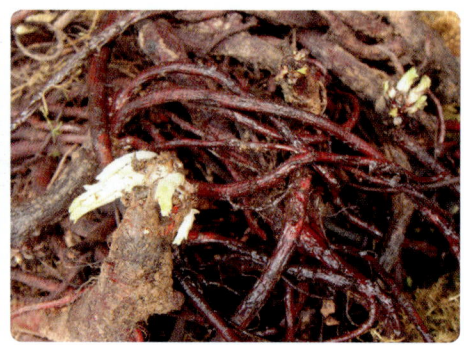
자근(지치 뿌리)

## 97. 전호(前胡 : 바디나물 뿌리)

성질이 약간 차고, 맛은 달고 매우며 독이 없다. 여러 가지 허로(虛勞)로 인한 설사를 멎게 하며 모든 기병(氣病)을 치료하고, 가슴과 옆구리에 담이 있어 꽉 막힌 것과 속이 더부룩한 것, 명치끝에 기가 몰린 것을 낫게 한다. 담을 풀어주고 기를 내리며 기침을 멎게 하고 입맛을 돋우며 소화가 잘되게 한다.

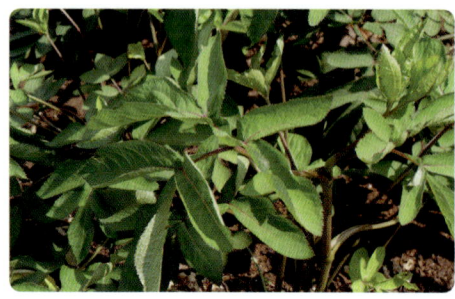
바디나물

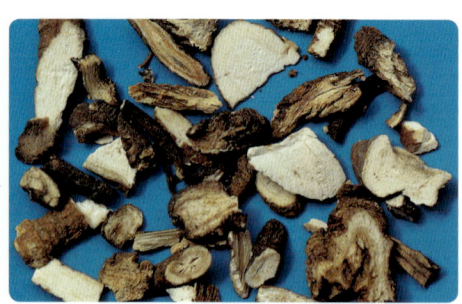
전호(바디나물 뿌리 약재)

## 98. 석위(石韋 : 석위 잎)

성질이 평하고(약간 차다고도 함) 맛은 쓰고 달며 독이 없다. 오림(五淋)과 포낭의 열에 의한 소변 장애, 방광의 열로 소변이 방울방울 떨어지는 증상, 배뇨감을 느끼지 못하는 것 등을 낫게 하고 배뇨를 순조롭게 한다. 바위 위에 무더기로 자라는데, 얼룩점이 있는 잎이 가죽과 비슷하기 때문에 석위라고 한다.

## 99. 패장(敗醬 : 마타리 뿌리)

성질이 평하고(약간 차다고도 함), 맛은 쓰고 짜며 독이 없다. 여러 해 된 어혈을 풀어주고 고름을 빼내며, 여성이 쉽게 분만할 수 있도록 도와주고 출산 후 여러 가지 질환을 낫게 하지만, 임신부가 먹을 경우 유산의 위험이 있다. 몹시 뜨거운 열과 불에 덴 것, 창양(瘡瘍), 옴과 버짐, 단독을 낫게 하고 눈에 예장과 예막이 생기면서 피가 진 것, 눈에 군살이 돋아난 것, 귀를 앓아 듣지 못하는 것을 낫게 한다. 또 고름을 빼내며 부스럼을 아물게 한다.

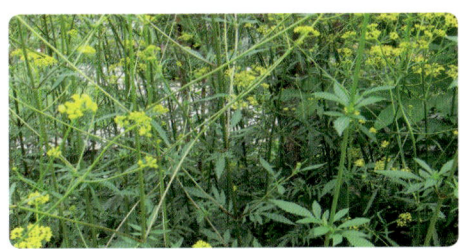
마타리

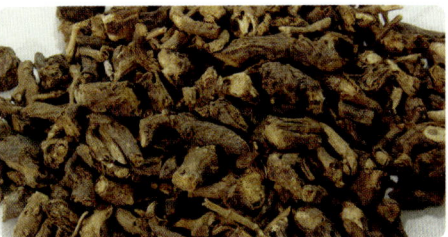
패장(마타리 뿌리 약재)

## 100. 산장(酸漿 : 꽈리 전초)

성질이 평하고 차며 맛은 시고 독이 없다. 열로 가슴이 답답하고 더부룩한 것을 낫게 하고 이뇨 작용을 도와준다. 난산에 쓰이고 후비(喉痺)를 낫게 한다.

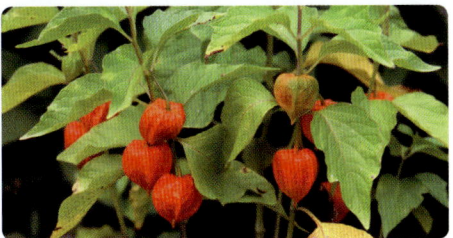
꽈리

## 101. 백선피(白鮮皮 : 백선 뿌리껍질)

성질이 차고, 맛은 쓰고 짜며 독이 없다. 모든 열독풍(熱毒風), 악풍(惡風)과 풍창(風瘡), 옴과 버짐이 벌겋게 문드러지는 것, 눈썹과 머리털이 빠지며 피부가 당기는 것을 낫게 한다. 열황(熱黃), 주황(酒黃), 급황(急黃), 곡황(穀黃), 노황(勞黃)을 치료하며, 모든 풍비(風痹)로 힘줄과 뼈가 약해져서 굽혔다 폈다 하지 못하는 것을 낫게 한다.

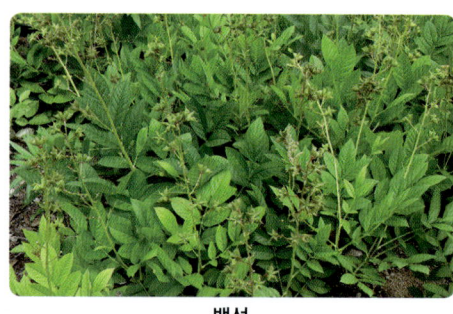
백선

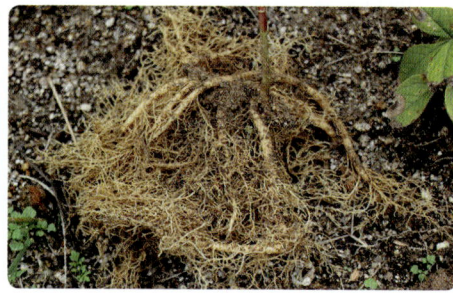
백선 뿌리

## 102. 고본(藁本 : 고본 뿌리)

성질이 약간 따뜻하고(약간 차다고도 함), 맛은 맵고 쓰며 독이 없다. 잎의 생김새는 구릿대나 천궁과 비슷한데, 그보다 더 가늘다. 뿌리 위부터 싹 아래까지가 마른 벼와 같다고 하여 고본이라 한다.

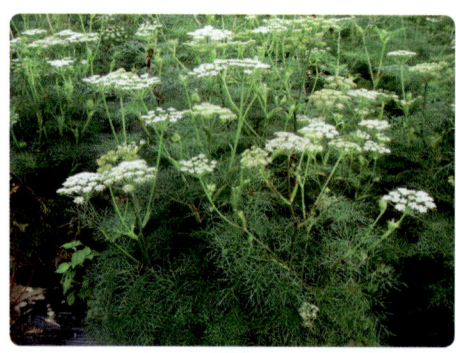
고본

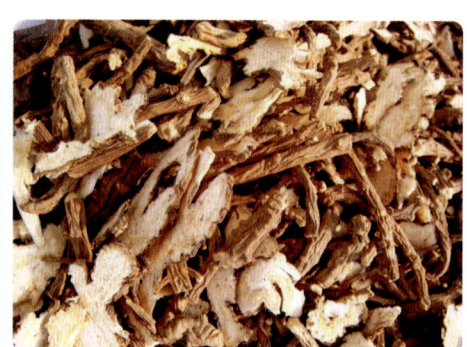
고본(고본 뿌리 약재)

### 103. 백미(白薇 : 백미꽃 뿌리)

성질이 평하고(차다고도 함), 맛은 쓰고 짜며 독이 없다. 온갖 사기와 헛것에 들려 깜박깜박 잠들거나 사람을 알아보지 못하거나 미친 짓을 하는 것과 추웠다 열이 났다 하는 온학(溫瘧)을 낫게 한다.

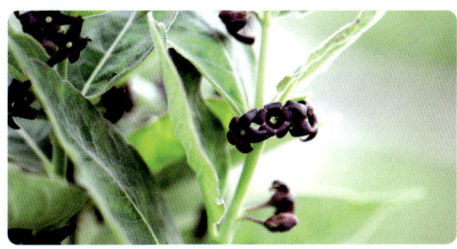
백미꽃

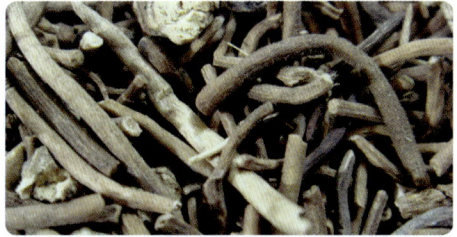
백미(백미꽃 뿌리 약재)

### 104. 비해(萆薢 : 도코로마 뿌리줄기)

성질이 평하고, 맛은 쓰며 달고 독이 없다. 풍습으로 생긴 주비(周痺)와 악창이 낫지 않는 것, 냉풍으로 손발이 저리고 허리와 다리를 쓰지 못하는 것, 갑자기 허리가 아픈 것, 냉이 오랫동안 신장에 있어서 방광에 물이 쌓여 있는 것을 낫게 한다. 또한 양위증(陽痿症)과 실뇨(失尿)를 낫게 한다.

### 105. 애엽(艾葉 : 황해쑥 또는 쑥 잎·어린줄기)

성질이 따뜻하고(열하다고도 함) 맛은 쓰며 독이 없다. 여러 가지 만성 질환을 치료하며 여성의 붕루(崩漏)를 낫게 하여 안태시키고, 복통을 멎게 하며 적리(赤痢)와 백리(白痢)를 낫게 한다. 오장치루(五藏痔瘻)로 피를 쏟는 것과 하부의 익창(䘌瘡)을 낫게 하며

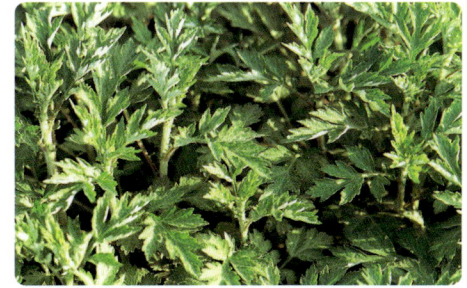
애엽(쑥 잎)

새살이 돋게 하고 풍한을 풀어주며 임신이 잘되게 한다.

### 106. 애실(艾實 : 황해쑥 또는 쑥 씨)

눈을 밝게 하고 모든 헛것에 들린 것을 낫게 하며 양기(陽氣)를 보한다. 또한 신장과 허리와 무릎을 튼튼하게 하고 자궁을 따뜻하게 한다.

애실(쑥 씨)

### 107. 악실근경(惡實根莖 : 우엉 뿌리·줄기)

상한이나 중풍으로 얼굴이 부은 것과 소갈(消渴), 중열(中熱)을 낫게 한다.

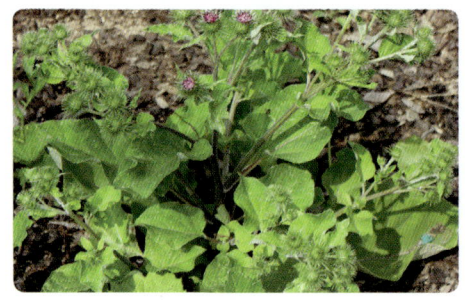

우엉

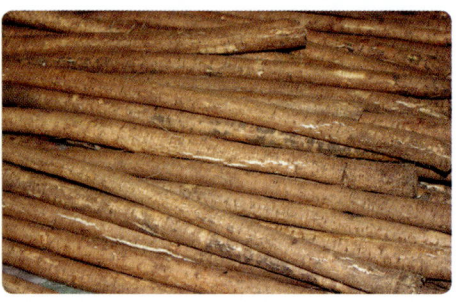

악실근경(우엉 뿌리·줄기)

### 108. 악실(惡實 : 우엉 씨)

우방자(牛蒡子)라고도 한다. 성질이 평하고(따뜻하다고도 함) 맛은 매우며(달다고도 함) 독이 없다. 눈을 밝게 하고 풍에 상한 것을 낫게 한다.

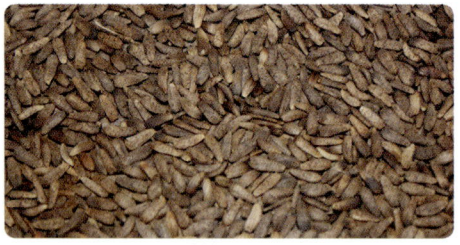

악실(우엉 씨)

### 109. 부평(浮萍 : 개구리밥 전초)

성질이 차고, 맛은 맵고 시며 독이 없다. 열독, 풍열병, 열로 미친 것, 화기로 붓고 독이 뻗치는 것, 끓는 물이나 불에 덴 것, 풍진, 갑자기 나는 열, 몸이 가려운 것을 낫게 한다. 수기(水氣)를 내리며 술에 취하지 않게 하고 수염과 머리털을 자라게 하며 소갈을 낫게 한다.

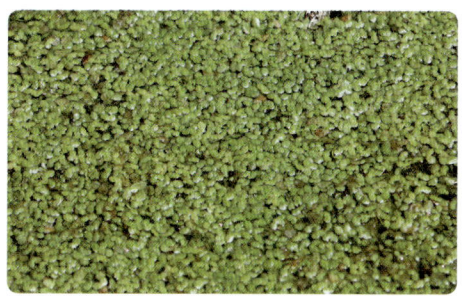
개구리밥

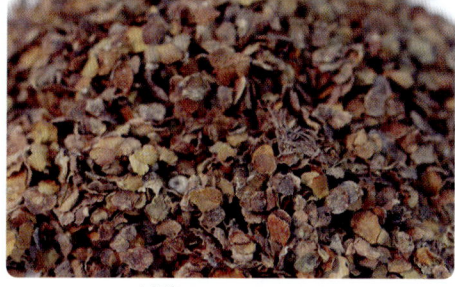
부평(개구리밥 전초 약재)

### 110. 지유(地楡 : 오이풀 뿌리)

성질이 약간 차고(평하다고도 함), 맛은 쓰고 달고 시며 독이 없다. 여성의 칠상(七傷), 대하, 출산 후 어혈로 아픈 것을 낫게 한다. 혈리(血痢)를 멈추고 고름을 빼내며 쇠붙이에 다친 것을 낫게 한다.

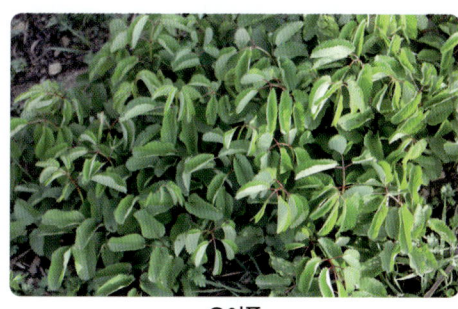
오이풀

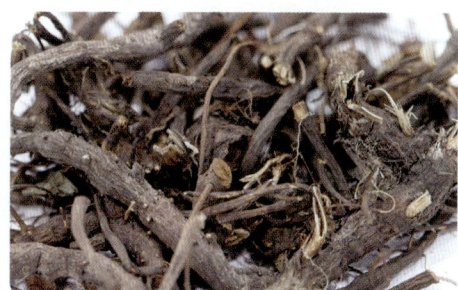
지유(오이풀 뿌리 약재)

### 111. 왕과(王瓜 : 왕과 열매)

성질이 차고(평하다고도 함) 맛은 쓰며 독이 없다. 혈맥을 잘 통하게 하며 돌림 열병이나 주황병(酒黃病)으로 몹시 열이 나고 가슴이 답답한 것을 낫게 한다. 소갈을 멎게 하며 어혈과 옹종을 제거하고 젖이 잘 나오게 한다. 임신부가 먹을 경우 유산의 위험이 있다.

## 112. 왕과자(王瓜子 : 왕과 씨)

심폐(心肺)를 부드럽게 하고 황달을 낫게 하는 데는 생것을 쓰고, 폐위(肺痿)로 피를 토하며 장풍(치질)으로 피를 쏟는 것과 적백이질의 치료에는 덖어서 쓴다.

## 113. 대계(大薊 : 엉겅퀴 전초)

성질이 서늘하고, 맛은 달고 쓰며 독이 없다. 어혈을 풀어주고 토혈과 코피를 멎게 하며 옹종과 옴과 버짐을 낫게 한다. 여성의 적백대하를 낫게 하고 정기와 혈을 보한다.

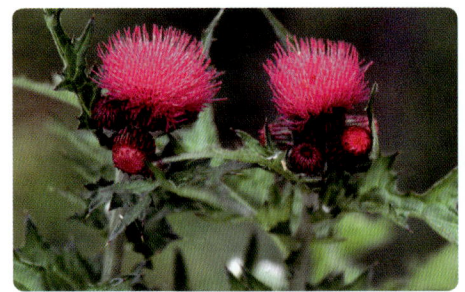
엉겅퀴

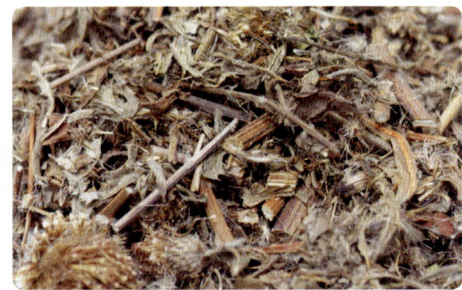
대계(엉겅퀴 전초 약재)

## 114. 소계(小薊 : 조뱅이 전초)

성질은 서늘하고 독이 없다. 열독풍을 낫게 하고 오래된 어혈을 풀어주며, 갑자기 피를 쏟거나 혈붕(血崩), 쇠붙이에 다쳐 피가 나오는 것을 멎게 한다. 또 거미, 뱀, 전갈의 독을 풀어준다.

## 115. 택란(澤蘭 : 쉽싸리의 꽃이 피기 전 지상부)

성질이 약간 따뜻하고, 맛은 쓰고 달며(맵다고도 함) 독이 없다. 출산 전후의 여러 가지 질환과 출산 후 복통, 잦은 출산으로 허로하여 몸이 차가워지고 바짝 여윈 것을 낫게 한다. 또한 쇠붙이에 다친 것을 낫게 하고 옹종을 제거하며 타박상으로 생긴 어혈을 가라앉힌다.

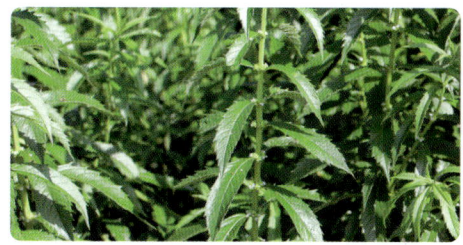
쉽싸리

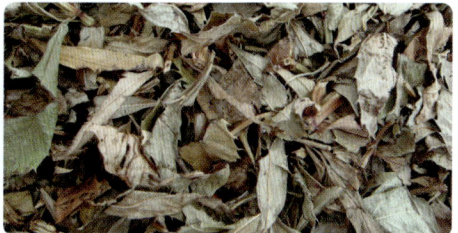
택란(쉽싸리 지상부 약재)

### 116. 방기(防己 : 방기 뿌리줄기)

성질이 평하고 따뜻하며, 맛은 맵고 쓰며 독이 없다. 풍습으로 입과 얼굴이 비뚤어진 것, 손발이 아픈 것, 온학과 열기를 낮게 하며 대소변을 원활하게 하고 수종(水腫), 풍종(風腫), 각기(脚氣)를 낮게 한다. 방광열을 치료하며 옹종에 심하게 멍울이 진 것을 가라앉히고 여러 가지 와창(臥瘡), 옴과 버짐, 충창(蟲瘡)을 낮게 한다.

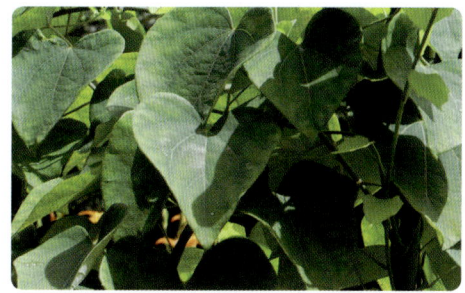
방기

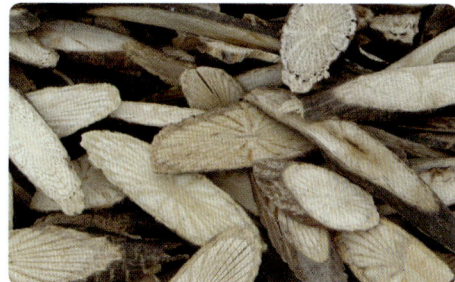
방기(방기 뿌리줄기 약재)

### 117. 아위(阿魏 : 아위 진)

성질이 따뜻하고(열하다고도 함) 맛은 매우며 독이 없다. 전시(傳尸 : 말기 폐결핵)를 낮게 하며 사귀(邪鬼)를 없앤다. 징가(癥瘕)와 적취를 풀어주며 말라리아를 낮게 하고 살충 작용을 한다. 특유의 강렬한 냄새를 풍기며 나쁜 냄새를 없애는 묘한 약이다.

## 118. 천마(天麻 : 천마 덩이줄기)

성질이 평하고(차다고도 함) 맛은 쓰며(달다고도 함) 독이 없다. 여러 가지 풍습비(風濕痺)와 팔다리가 오그라드는 것, 어린이 풍간(風癎)과 경풍(驚風)을 낫게 하며, 어지럼증과 풍간으로 말이 잘 나오지 않는 것과 잘 놀라고 온전한 정신이 없는 것을 치료한다. 힘줄과 뼈를 튼튼하게 하며 허리와 무릎을 잘 움직이게 한다.

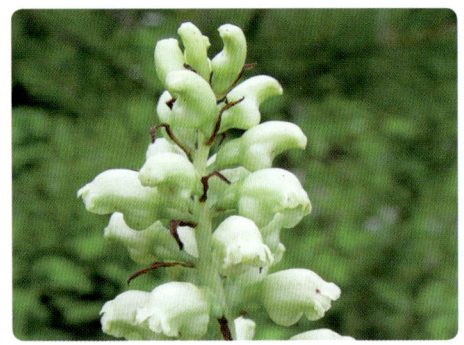

천마 꽃 　　　　　천마(천마 덩이줄기)

## 119. 고량강(高良薑 : 고량강 뿌리줄기)

성질이 약간 열하고 맛은 맵고 쓰며 독이 없다. 위 속에서 냉기가 치미는 것과 곽란으로 토하고 설사하는 것을 낫게 한다. 복통을 멎게 하고 설사, 이질을 낫게 하며 묵은 식체를 내려가게 하고 술독을 풀어준다.

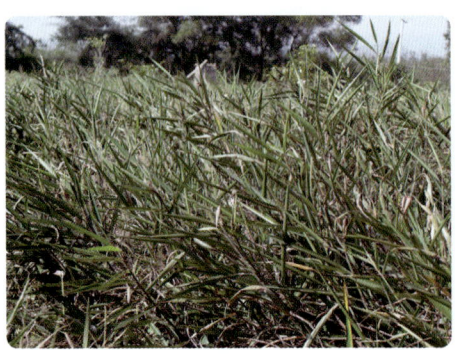 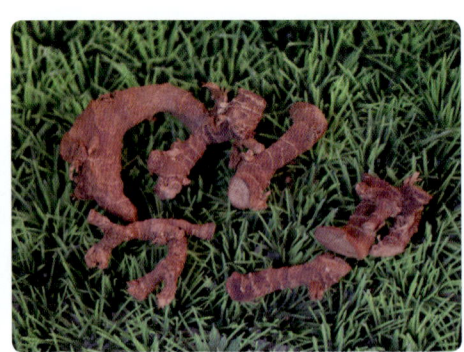

고량강 　　　　　고량강(고량강 뿌리줄기)

## 120. 백부근(白部根 : 파부초 뿌리)

성질이 약간 따뜻하고 맛은 달며 독이 없다(독이 조금 있다고도 함). 폐열로 기침하고 숨이 가쁜 것을 낫게 한다. 폐를 보하고 부드럽게 하며 전시(傳尸)와 골증로(骨蒸勞)를 치료한다. 회충, 조충(촌백충), 요충을 없애고 파리, 하루살이도 없앤다.

## 121. 회향(茴香 : 회향 열매)

성질이 평하고 맛은 매우며 독이 없다. 식욕을 돋우고 소화가 잘되게 하며, 곽란과 메스껍고 배 속이 편안하지 못한 것을 낫게 한다. 신로(腎勞)와 퇴산(㿉疝), 방광과 음부가 아픈 것을 낫게 한다. 또한 중초(中焦)를 고르게 하고 위를 따뜻하게 한다. 또 다른 종류인 팔각회향(八角茴香)은 성질과 맛이 조열(燥熱)하며 주로 요통에 쓴다.

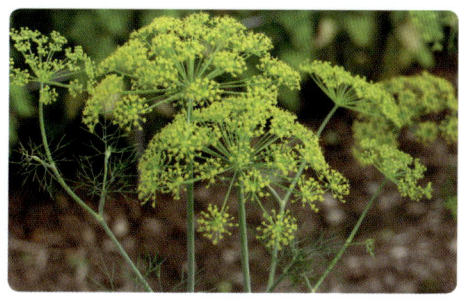
회향

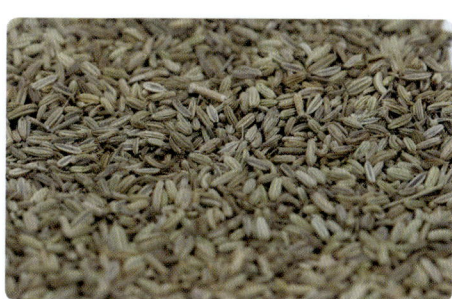
회향(회향 열매 약재)

## 122. 관동화(款冬花 : 관동 꽃봉오리)

성질이 따뜻하고 맛은 맵고 달며 독이 없다. 폐를 부드럽게 해주고 담을 해소하며 기침을 멎게 한다. 폐위(肺痿)와 폐옹(肺癰)으로 피고름을 뱉는 것을 낫게 하고 번열을 없애며 허로를 보한다.

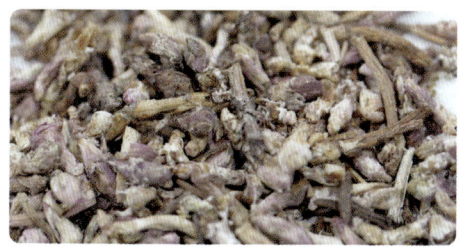
관동화(관동 꽃봉오리 약재)

### 123. 홍화(紅花 : 잇꽃 꽃)

홍람화(紅藍花)라고도 한다. 성질이 따뜻하고 맛은 매우며 독이 없다. 출산 후 혈훈(血暈)과 배 속의 악혈(惡血)에 의한 쥐어짜는 듯한 통증, 태아가 배 속에서 죽은 데 쓴다.

### 124. 홍화자(紅花子 : 잇꽃 열매)

천연두와 홍역에 걸렸을 때 발진이 빨리 돋지 않는 것을 나오게 한다.

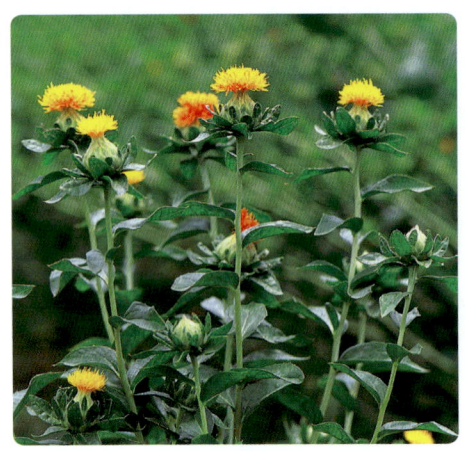
잇꽃

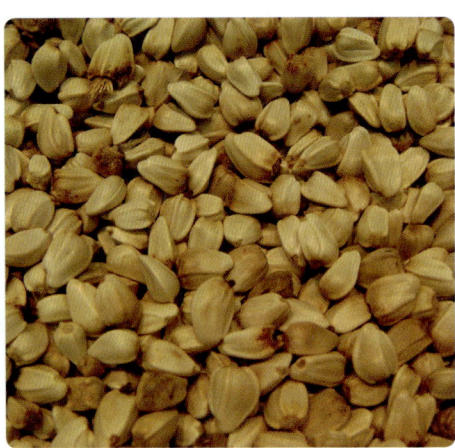
홍화자(잇꽃 열매 약재)

### 125. 삼릉(三稜 : 흑삼릉 덩이줄기)

징가를 풀어주고 여성의 혈적(血積)을 치료하며 월경을 잘 통하게 하고 나쁜 피를 내보낸다. 출산 후 혈훈(血暈), 복통, 궂은 피가 내려가지 않는 데 쓰며, 다쳐서 생긴 어혈을 풀어준다. 임신부가 먹을 경우 유산의 위험이 있다.

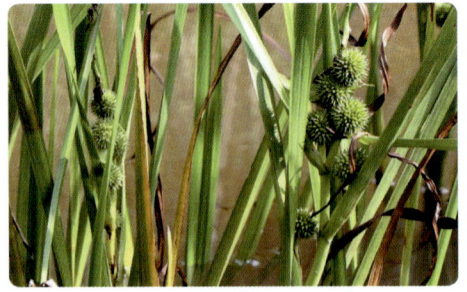
흑삼릉

### 126. 필발(華撥 : 필발 어린열매)

성질이 몹시 따뜻하며 맛은 맵고 독이 없다. 위가 찬 것을 따뜻하게 하고 음산(陰疝), 현벽(痃癖), 곽란(霍亂), 냉기(冷氣)와 혈기(血氣)로 가슴이 아픈 것을 낫게 한다. 또한 음식을 삭게 하며 비린 냄새를 없앤다.

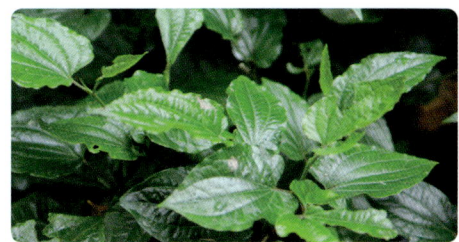

필발

### 127. 나마자(蘿藦子 : 박주가리 씨)

성질이 따뜻하고, 맛은 달고 매우며 독이 없다. 허로를 치료하고 정기를 잘 보한다.

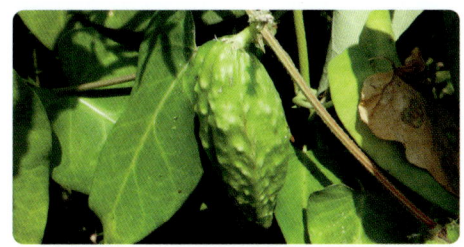

박주가리 열매

### 128. 강황(薑黃 : 강황 뿌리줄기)

성질이 열하고, 맛은 맵고 쓰며 독이 없다. 징가(癥瘕)와 혈괴(血塊), 옹종을 제거하고 월경을 잘 통하게 한다. 다쳐서 생긴 어혈과 냉기를 풀어주고 풍을 없애며 기창(氣脹)을 가라앉힌다. 효능이 울금(鬱金)보다 강하므로 썰어서 식초에 담갔다가 덖어 쓴다.

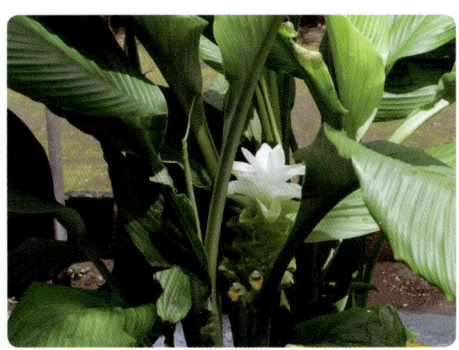

강황

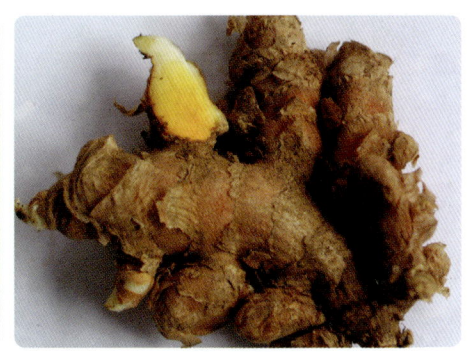

강황(강황 뿌리줄기)

### 129. 울금(鬱金 : 울금 덩이뿌리)

성질이 차고, 맛은 맵고 쓰며 독이 없다. 기를 내리고 혈림, 혈뇨, 혈적을 낫게 하며 쇠붙이에 다친 것과 혈기로 가슴이 아픈 것을 낫게 한다. 울금은 향기롭지는 않으나 그 기운이 가볍고 날쌔어 술 기운을 높은 데까지 이르게 하므로 신을 내려오게 한다고 하였다. 옛사람들은 기운이 몰리고 막혀서 잘 풀어지지 않는 데 울금을 썼다.

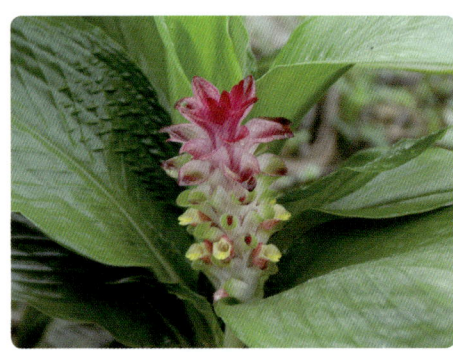

울금

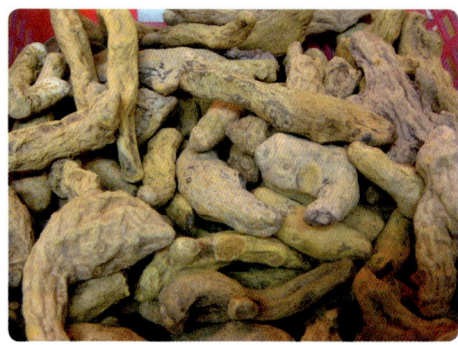

울금(울금 덩이뿌리 약재)

### 130. 영릉향(零陵香 : 영향풀 전초)

성질이 평하고(따뜻하다고도 함) 맛은 달며(맵다고도 함) 독이 없다. 악기(惡氣)와 시주(尸疰)로 명치끝이 아픈 것을 낫게 하며 몸에서 향기를 풍기게 한다.

### 131. 노회(蘆薈 : 알로에 즙)

성질이 차고 맛은 쓰며 독이 없다. 어린이의 오감(五疳)을 낫게 하고 삼충(三蟲)을 없애며, 치루(痔瘻)와 옴, 버짐, 어린이가 열이 나면서 놀라는 것을 낫게 한다.

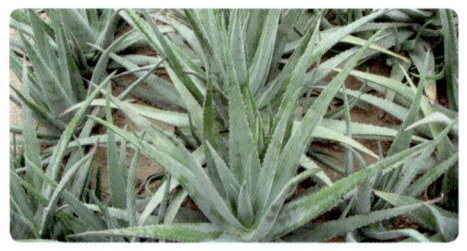

알로에

### 132. 현호색(玄胡索 : 들현호색 또는 연호색 덩이줄기)

성질이 따뜻하고 맛은 매우며(쓰다고도 함) 독이 없다. 출산 후 어혈로 생긴 여러 가지 병을 낫게 한다. 월경이 고르지 못한 것, 배 속에 있는 결괴(結塊), 붕루, 출산 후 혈훈(血暈)을 치료한다. 어혈과 징벽(癥癖)을 없애고 기병(氣病)과 가슴앓이, 아랫배가 아픈 것을 낫게 하는 데 효과가 좋다. 임신부가 먹을 경우 유산의 위험이 있다.

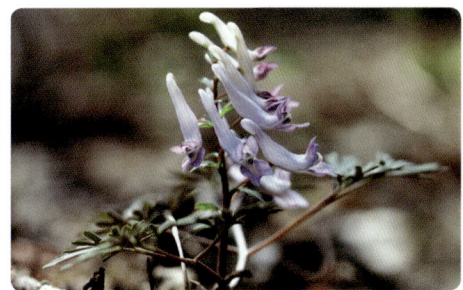

들현호색 　　　　현호색(들현호색 덩이줄기 약재)

### 133. 보골지(補骨脂 : 보골지 씨)

파고지(破故紙)라고도 한다. 성질이 몹시 따뜻하고 맛은 매우며(쓰다고도 함) 독이 없다. 허로(虛勞), 손상(損傷)으로 골수(骨髓)가 줄어들고 신장이 차서 정액이 저절로 나오고 허리가 아프며 무릎이 차고 음낭이 축축한 것을 낫게 한다. 다뇨증과 배 속이 찬 것을 낫게 하며 음경이 잘 일어서게 한다.

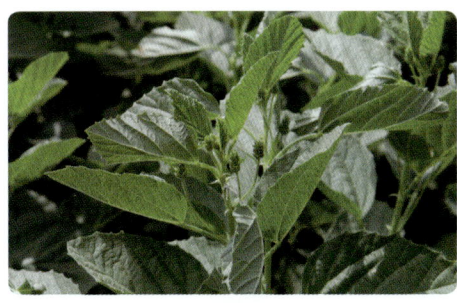 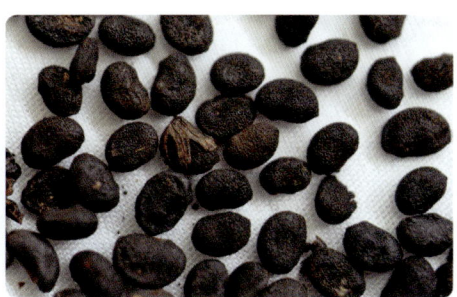

보골지 　　　　보골지(보골지 씨 약재)

### 134. 사인(砂仁 : 녹각사 또는 양춘사 열매)

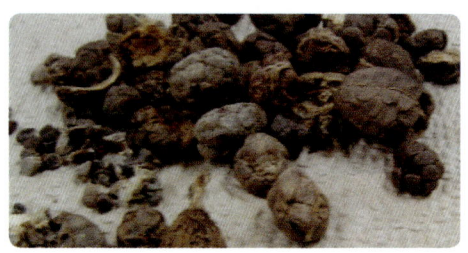

사인(녹각사 열매)

성질이 따뜻하고 맛은 매우며 독이 없다. 모든 기병과 명치끝이 아프며 식체로 소화되지 않는 것, 설사, 적백 이질을 낫게 한다. 비위(脾胃)를 따뜻하게 하며 태동으로 인한 통증을 멎게 하고 곽란을 낫게 한다. 모양은 백두구와 비슷한데 약간 검은 것은 익지와 비슷하다. 음력 7~8월에 받아서 약한 불에 덖은 후 손으로 비벼 껍질을 버리고 속씨만 짓찧어서 쓴다.

### 135. 호황련(胡黃連 : 호황련 뿌리줄기)

성질이 차고 맛은 쓰며 독이 없다. 골증(骨蒸)과 허로열(虛勞熱)을 낫게 하고 간담(肝膽)을 보하며, 눈을 밝게 하고 어린이의 경간(驚癎)과 오랜 이질로 감질(疳疾)이 된 것, 여성의 임신 중 열과 남성의 번열(煩熱)을 낫게 한다.

### 136. 아출(莪朮 : 봉아출 뿌리줄기)

성질이 따뜻하고 맛은 쓰며 맵고 독이 없다. 모든 기를 잘 돌게 하고 월경을 잘 통하게 하며, 어혈을 풀어주고 명치끝의 복통을 멎게 한다. 또한 현벽(痃癖)과 분돈(奔豚)을 낫게 한다.

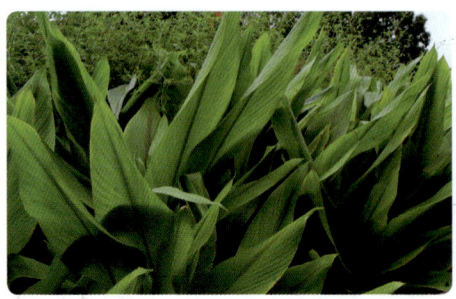

봉아출

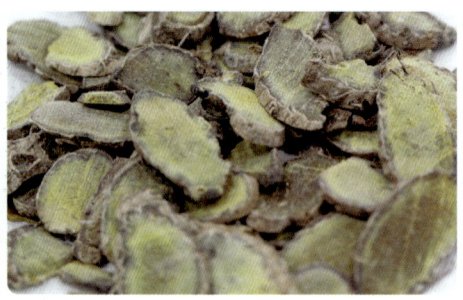

아출(봉아출 뿌리줄기 약재)

### 137. 감송향(甘松香 : 감송향 뿌리줄기)

성질이 따뜻하고 맛은 달며 독이 없다. 명치끝의 복통을 낫게 하며 기를 내려준다.

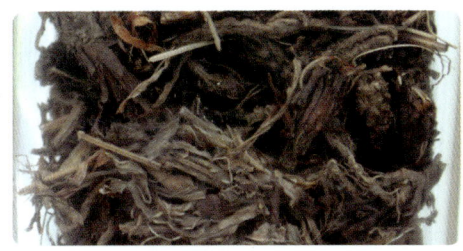
감송향(감송향 뿌리줄기 약재)

### 138. 옥유(屋遊)

성질이 차고 맛은 달다. 갈증을 멎게 하고 소장과 방광의 기를 잘 돌게 한다. 오래된 지붕의 북쪽 그늘에 생긴 푸른 이끼이다.

### 139. 향부자(香附子 : 향부자 뿌리줄기)

작두향(雀頭香)이라고도 한다. 성질이 약간 차고 맛은 달며 독이 없다. 기를 세게 내리고 가슴속의 열을 없앤다. 오래 먹으면 기를 보하고 기분을 좋게 하며 답답한 속을 풀어준다. 통증을 멎게 하며 월경을 고르게 하고 오랜 식체를 가라앉힌다. 음력 2, 8월에 채취한다.

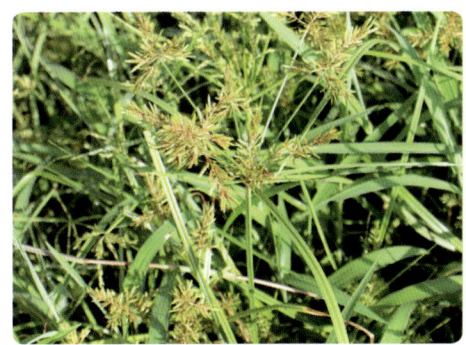
향부자

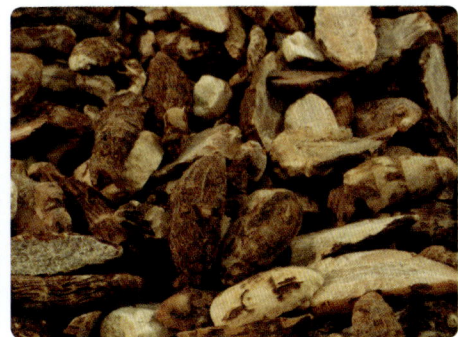
향부자(향부자 뿌리줄기 약재)

### 140. 모향화(茅香花 : 향모 꽃)

성질이 따뜻하고 맛은 쓰며 독이 없다. 토혈과 코피를 멎게 하고 구창(灸瘡)과 쇠붙이에 다친 출혈과 통증을 멎게 한다.

### 141. 홍초(紅草 : 꽃여뀌 전초)

성질이 약간 차고 맛은 짜며 독이 없다. 소갈(消渴)과 각기(脚氣)를 낫게 한다.

### 142. 한련초(旱蓮草 : 한련초 전초)

성질이 평하고, 맛은 달고 시며 독이 없다. 혈리와 침자리나 뜸자리가 헌데가 터져서 피가 계속 나오는 것을 낫게 한다. 수염과 머리털을 자라게 하며 모든 헌데에 붙인다.

### 143. 백두구(白荳蔲 : 백두구 열매)

성질이 몹시 더우며 맛은 맵고 독이 없다. 냉적(冷積)을 낫게 하고 구토와 반위증(反胃症)을 멎게 하며 음식을 삭게 하고 기를 안정시킨다.

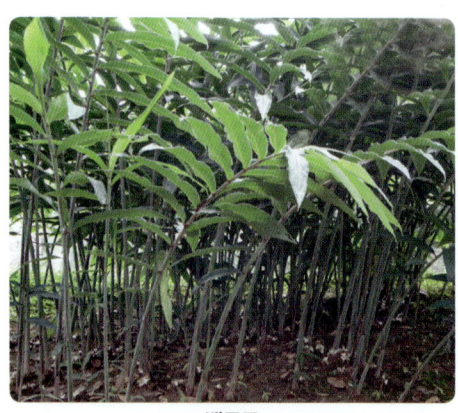
백두구

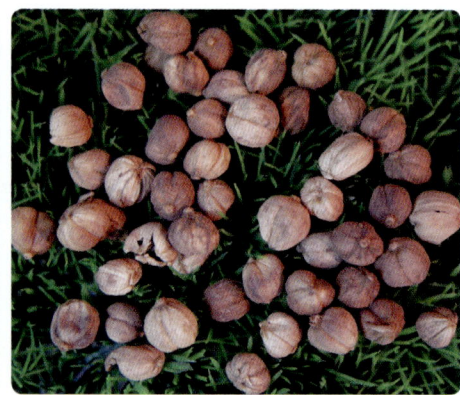
백두구(백두구 열매)

### 144. 천웅(天雄 : 오두 홀뿌리)

성질이 몹시 열하고, 맛은 맵고 달며 독이 많다. 풍·한·습으로 생긴 비증과 역절통(歷節痛)을 낫게 하며 힘줄과 뼈를 튼튼하게 한다. 또 몸을 가볍게 하며 걸음을 잘 걷게 하고 뼈가 아픈 것을 낫게 하고 적취를 풀어준다. 임신부가 먹을 경우 유산의 위험이 있다.

### 145. 천오(川烏 : 오두 덩이뿌리)

성질이 몹시 열하고, 맛은 맵고 달며 독이 없다. 풍·한·습으로 생긴 비증(痺症)과 가슴의 냉담(冷痰)을 치료하며, 명치끝의 심한 통증을 멎게 하고 적취를 풀어준다. 임신부가 먹을 경우 유산의 위험이 있다.

### 146. 부자(附子 : 오두 어린뿌리)

성질이 몹시 열하고, 맛은 맵고 달며 독이 많다. 삼초를 보하고 궐역(厥逆)과 육부(六府)에 한랭과 한습으로 생긴 위벽증(痿躄症)을 낫게 한다. 유산을 일으키는 데는 모든 약 가운데서 가장 효과적이다. 감초, 인삼, 생강을 배합하면 그 독이 없어진다.

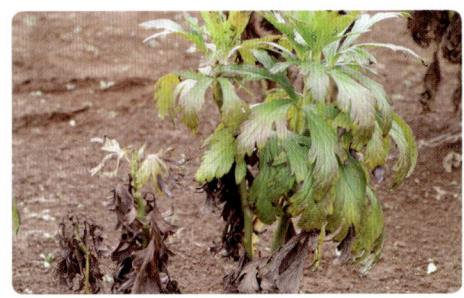
오두

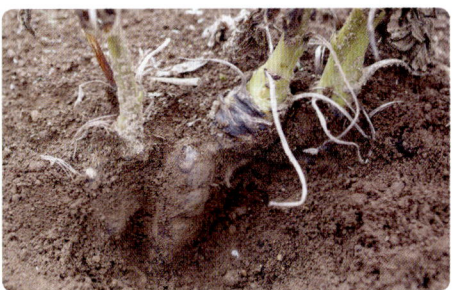
부자(오두 어린뿌리)

### 147. 대황(大黃 : 장엽대황 뿌리)

성질이 몹시 차고 맛은 쓰며 독이 없다(독이 있다고도 함). 어혈을 풀어주고 월경이 잘 통하게 하며, 징가와 적취를 풀어주고 대소변을 원활하게 한다. 온장(溫瘴)과 열병을 치료하고 옹저(癰疽), 창절(瘡癤), 종독(腫毒)을 낫게 한다.

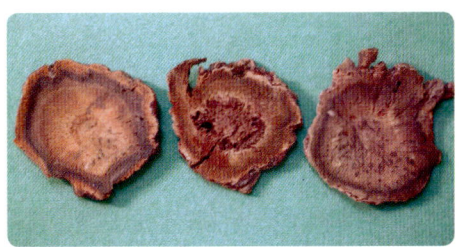
대황(장엽대황 뿌리 약재)

### 148. 반하(半夏 : 반하 덩이줄기)

성질이 평하고(생것은 약간 차고 익히면 따뜻함) 맛은 매우며 독이 있다. 상한(傷寒)에 추웠다 열이 났다 하는 것을 낫게 하고, 명치끝에 담열(痰熱)이 가득 차게 몰린 것과 기침하고 숨이 찬 것을 낫게 하며, 담연(痰涎)을 토하게 하고 음식을 잘 먹게 한다. 비장을 튼튼하게 하고 구토를 멎게 하며, 가슴속의 담연을 없애고 말라리아를 낫게 한다. 임신부가 먹을 경우 유산의 위험이 있다.

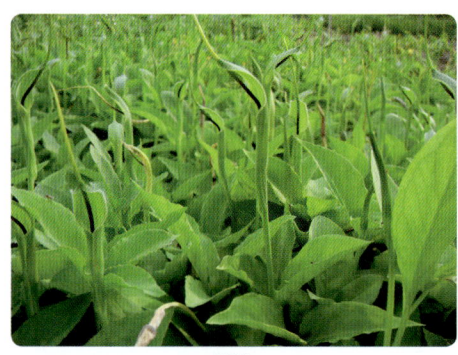
반하

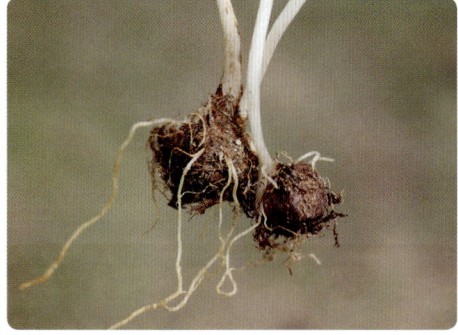
반하(반하 덩이줄기)

### 149. 정력자(葶藶子 : 다닥냉이 씨)

성질이 차고 맛은 맵고 쓰며 독이 없다. 폐옹(肺癰)으로 숨이 가쁘고 기침하는 것을 낫게 하며, 숨이 찬 것을 진정시키고 가슴속의 담음을 없앤다. 피부 사이의 수기(水氣)가 올라와 얼굴과 눈이 부은 것을 낫게 하고 이뇨 작용을 도와준다.

### 150. 낭탕자(莨菪子 : 사리풀 씨)

천선자(天仙子)라고도 한다. 성질이 차고, 맛은 쓰고 달며 독이 많다. 충치를 없애고 치통을 멎게 한다. 많이 먹으면 미쳐서 돌아다니며 헛것이 보인다고 한다.

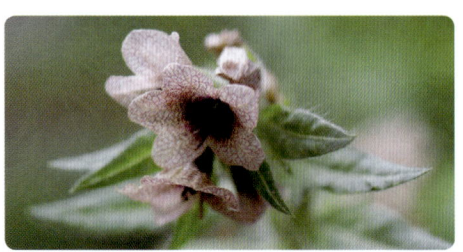
사리풀

### 151. 초호(草蒿 : 제비쑥 지상부)

허로를 낫게 하고 식은땀을 멎게 하며 뼈마디에 있는 열매를 없애고 눈을 밝게 한다. 중초를 보하고 기를 도와주며, 얼굴색을 좋게 하고 흰 머리카락을 검게 하며, 열황(熱黃)을 낫게 하고 사기(邪氣)와 귀독(鬼毒)을 없앤다.

### 152. 선복화(旋覆花 : 금불초 꽃)

성질이 약간 따뜻하고 맛은 짜며 독이 조금 있다. 가슴과 옆구리에 가래와 물이 있어 양 옆구리가 창만한 것을 낫게 한다. 입맛을 돋우며 구역질을 멎게 하고 방광에 쌓인 물을 내보내고 눈을 밝게 한다.

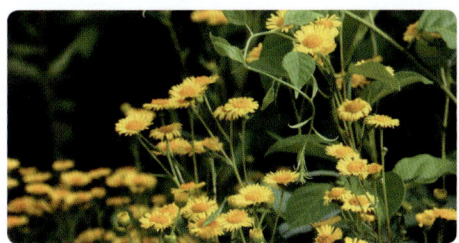
금불초

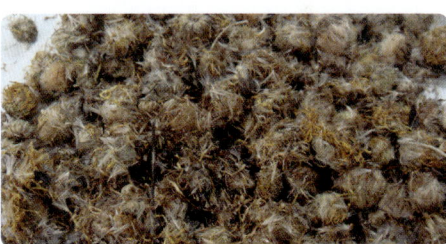
선복화(금불초 꽃 약재)

### 153. 여로(藜蘆 : 박새 뿌리)

성질이 차고, 맛은 맵고 쓰며 독이 많다. 머리에 난 부스럼, 옴, 악창과 버짐을 낫게 한다. 궂은살과 충독(蟲毒)을 없애며 횡격막 위의 풍담(風痰)을 토하게 한다.

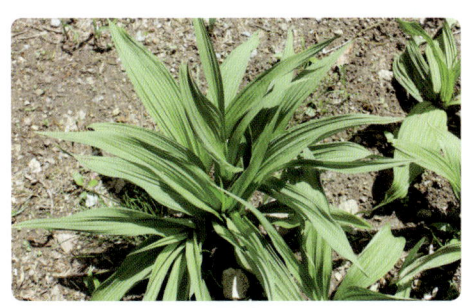
박새

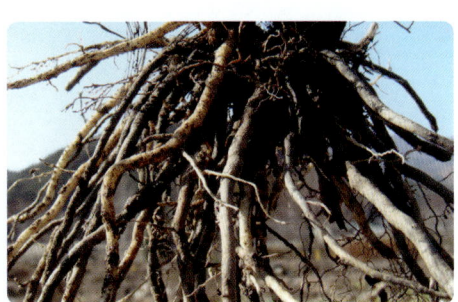
여로(박새 뿌리)

### 154. 사간(射干 : 범부채 뿌리줄기)

성질이 평하고 맛은 쓰며 독이 조금 있다. 후비(喉痺)와 인후통으로 음식물을 삼키지 못하는 것을 낫게 한다. 오랜 어혈이 심비(心脾)에 있어서 기침하거나 침을 뱉거나 말을 할 때 냄새가 나는 것을 낫게 하고, 뭉친 담을 없애며 멍울이 진 것을 가라앉힌다.

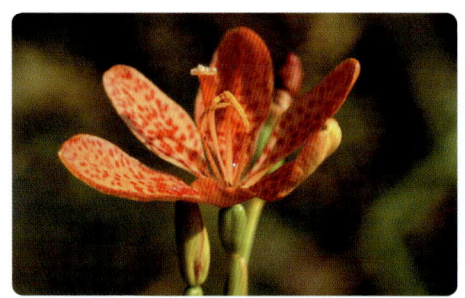
범부채 꽃

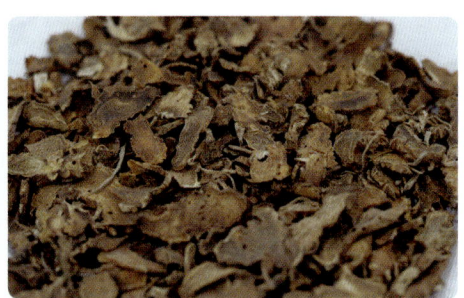
사간(범부채 뿌리줄기 약재)

### 155. 감수(甘遂 : 감수 덩이뿌리)

성질이 차고, 맛은 쓰고 달며 독이 있다. 열두 가지 수종을 내리고 얼굴이 부은 것, 명치끝과 배가 창만한 것을 낫게 하며 대소변을 원활하게 한다.

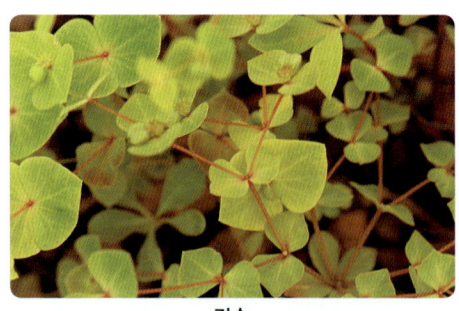
감수

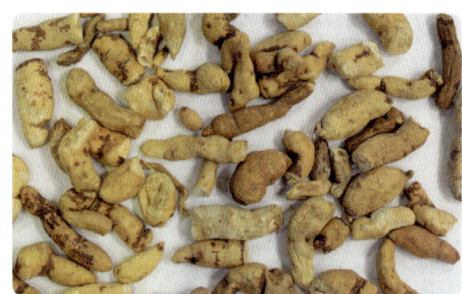
감수(감수 덩이뿌리 약재)

### 156. 사함(蛇含 : 가락지나물 전초)

성질이 약간 차고 맛은 쓰며 독이 없다. 쇠붙이에 다친 데, 옹저, 치질, 서루(鼠

瘻), 악창(惡瘡)과 머리에 난 부스럼을 낫게 한다. 벌에 쏘이거나 독사에게 물린 독을 없애고 풍진(風疹)과 옹종을 제거한다. 옛날에 한 농부가 상처 입은 뱀을 보았는데, 다른 뱀이 이 풀을 물어다가 상처에 붙여주니 다친 뱀이 이내 기어갔다고 한다. 농부가 이것을 가져와 상처에 써보았더니 효과가 있었다고 하여 사함초(蛇含草)라 부르게 되었다.

### 157. 백렴(白蘞 : 가회톱 덩이뿌리)

성질이 평하고(약간 차다고도 함), 맛은 쓰고 달며 독이 없다. 옹저, 창종(瘡腫), 등창, 나력(瘰癧), 장풍(腸風), 치루(痔瘻)와 얼굴이 부르튼 것, 창상 등을 낫게 한다. 열을 내리며 새살이 돋게 하고 통증을 멎게 하며 종독과 화상을 낫게 한다.

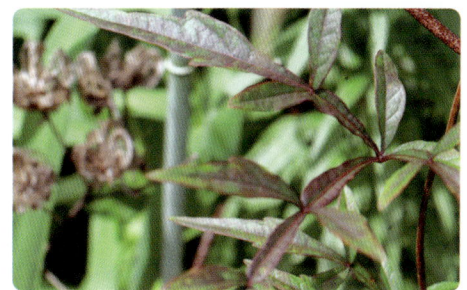
가회톱

### 158. 백급(白芨 : 자란 덩이줄기)

성질이 평하고(약간 차다고도 함), 맛은 쓰고 매우며 독이 없다. 옹종, 악창, 패저(敗疽), 등창, 나력, 장풍, 치루와 창상, 타박상, 화상 등을 낫게 한다.

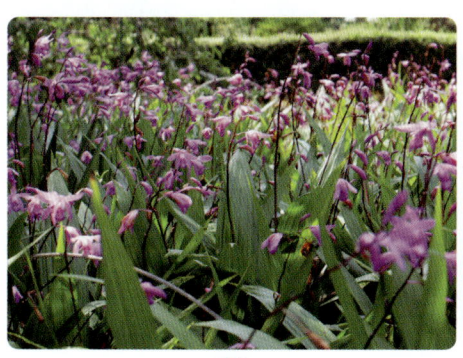
자란

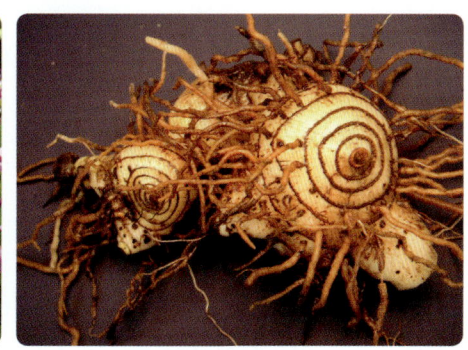
백급(자란 덩이줄기)

## 159. 대극(大戟 : 대극 뿌리)

성질이 차고 맛은 쓰고 달며 독이 조금 있다. 고독(蠱毒)과 열두 가지 수종, 창만을 낫게 하고 대소장을 잘 통하게 한다. 약독을 내보내고 천행황달(天行黃疸)과 온학(溫瘧)을 낫게 하며 징결(癥結)을 풀어준다. 임신부가 먹을 경우 유산의 위험이 있다.

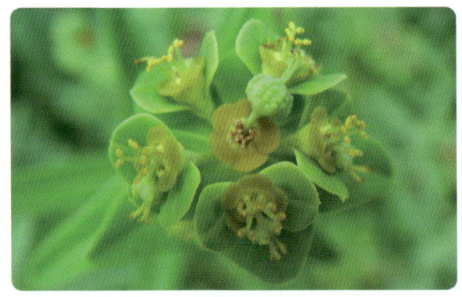
대극 꽃

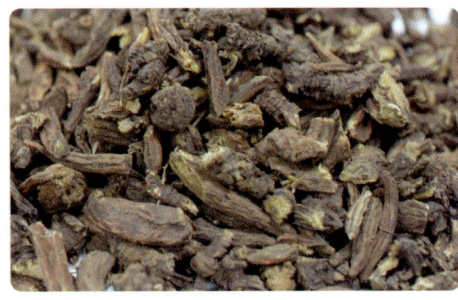
대극(대극 뿌리 약재)

## 160. 관중(貫衆 : 관중 뿌리줄기·잎자루)

성질이 약간 차고 맛은 쓰며 독이 있다. 모든 독을 제거하고 삼충과 조충(촌백충)을 없애며 징가를 풀어준다.

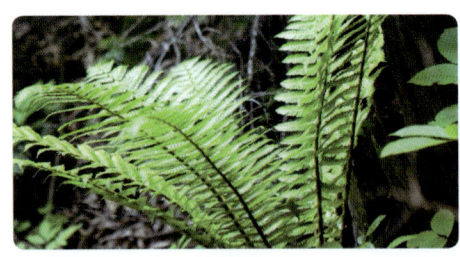
관중

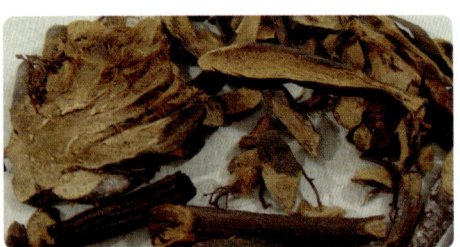
관중(관중 뿌리줄기·잎자루 약재)

## 161. 용아초(龍牙草 : 짚신나물 전초)

성질이 차고, 맛은 쓰고 시며 독이 있다. 옴으로 가려운 것과 악창, 치질을 낫게 하고 조충 등 배 속의 모든 기생충을 없앤다.

## 162. 상륙(商陸 : 자리공 뿌리)

성질이 평하고(서늘하다고도 함), 맛은 맵고 시며 독이 많다. 열 가지 수종과 후비로 목이 막힌 것을 낫게 하고, 고독을 없애며 옹종을 제거한다. 헛것에 들린 것을 낫게 하고 악창을 치료하며 대소변을 원활하게 한다. 임신부가 먹을 경우 유산의 위험이 있다.

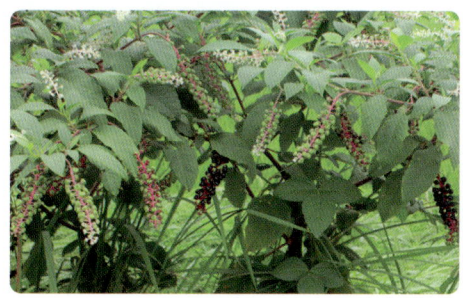

자리공

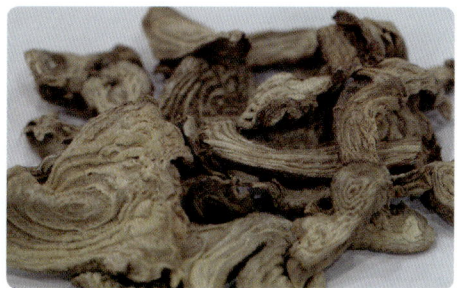

상륙(자리공 뿌리 약재)

## 163. 청상자(靑葙子 : 개맨드라미 씨)

성질이 약간 차고 맛은 쓰며 독이 없다. 간의 열독(熱毒)이 눈으로 치밀어 눈에 피가 지고 예장, 예막이 생겼거나 청맹과니가 되거나 부은 것을 낫게 한다. 풍으로 몸이 가려운 것을 낫게 하고 삼충을 없애며 악창과 음부의 익창(䘌瘡)을 치료한다. 귀와 눈을 밝게 하고 간기를 진정시킨다.

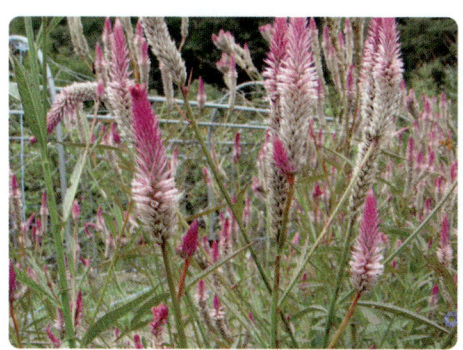

개맨드라미

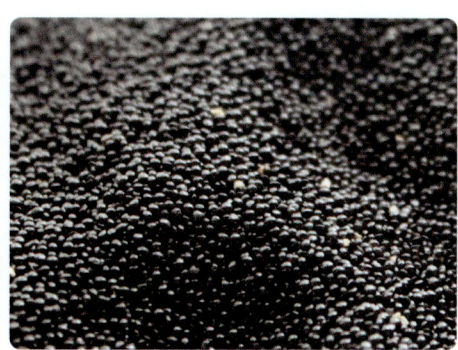

청상자(개맨드라미 씨 약재)

### 164. 계관화(鷄冠花 : 맨드라미 꽃)

성질이 서늘하고 독이 없다. 장풍(腸風)으로 피를 쏟는 것과 적백이질, 여성의 붕루, 대하를 멎게 한다. 꽃이 닭의 볏과 비슷하기 때문에 계관화라고 한 것이다. 약으로 쓸 때는 덖어서 쓴다.

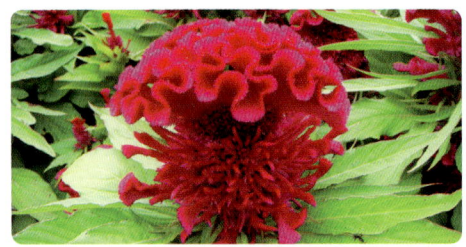

맨드라미 꽃

### 165. 위령선(威靈仙 : 으아리 또는 가는잎사위질빵 뿌리)

여러 가지 풍을 없애고 오장의 작용을 원활하게 하며, 배 속에 냉으로 생긴 체기, 가슴에 있는 담수(痰水), 징가, 현벽(痃癖), 방광에 있는 오랜 고름과 진물을 빼내고, 허리와 무릎이 시리고 아픈 것을 낫게 한다. 오래 먹으면 온역과 말라리아를 예방할 수 있다.

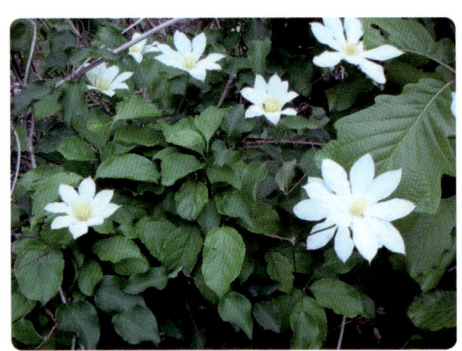

으아리

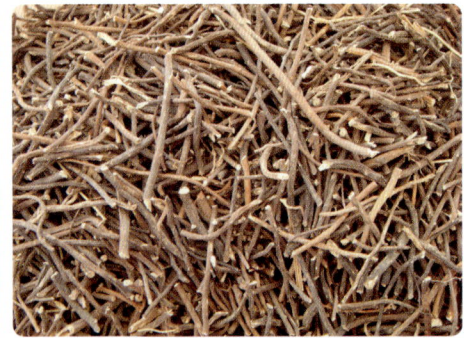

위령선(으아리 뿌리 약재)

### 166. 견우자(牽牛子 : 나팔꽃 씨)

성질이 차고 맛은 쓰며 독이 있다. 기를 잘 내리며 수종(水腫)을 낫게 하고, 대소변을 원활하게 하며 찬 고름을 빼내고 풍독과 고독(蠱毒)을 없앤다. 임신부가 먹을 경우 유산의 위험이 있다.

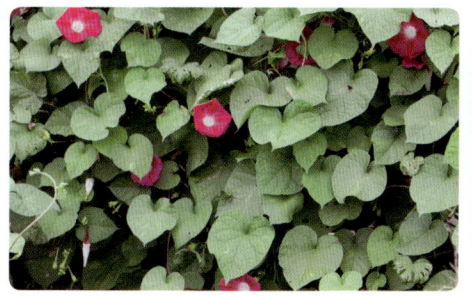
나팔꽃

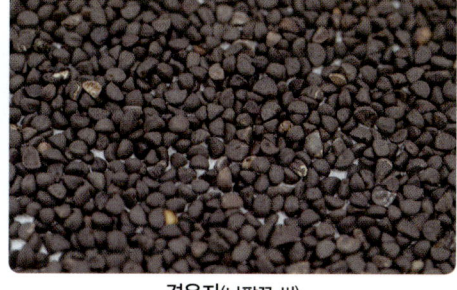
견우자(나팔꽃 씨)

### 167. 피마자(蓖麻子 : 피마자 씨)

성질이 평하고, 맛은 달고 매우며 독이 조금 있다. 수창(水脹)으로 배가 더부룩한 것을 낫게 하고 분만을 도우며, 헌데와 상한 데, 옴, 나병을 치료하고 수징(水癥), 부종(浮腫), 시주(尸疰), 악기(惡氣)를 없앤다.

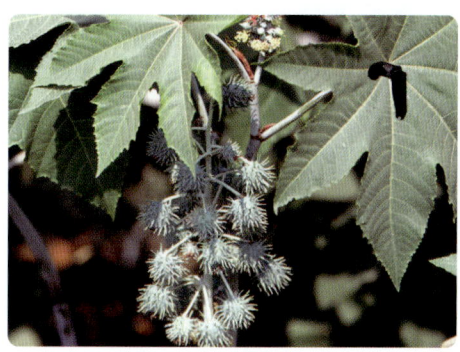
피마자

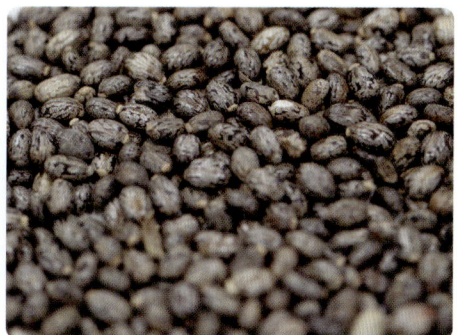
피마자(피마자 씨 약재)

### 168. 고근(菰根 : 줄 뿌리)

성질이 몹시 차고 맛은 달며 독이 없다. 위장에 고질이 된 열을 내리고 소갈을 멎게 한다. 눈이 누렇게 된 것을 낫게 하고 대소변을 원활하게 하며, 열리(熱痢)를 멎게 하고 코끝과 얼굴이 빨갛게 되는 것을 낫게 한다. 그러나 속을 훑어 내리므로 많이 먹지 말아야 한다.

### 169. 양제근(羊蹄根 : 참소리쟁이 뿌리)

성질이 차고, 맛은 쓰고 매우며 독이 없다(독이 조금 있다고도 함). 탈모, 옴, 버짐, 옹저, 치질, 여성의 음식창(陰蝕瘡)과 침음창(浸淫瘡)을 낫게 하고, 여러 가지 기생충을 없애며 고독과 종독을 치료한다.

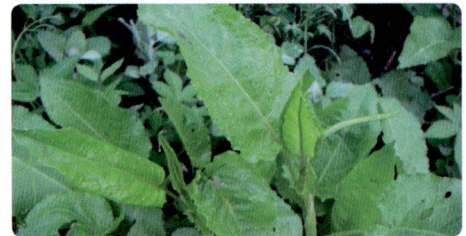
참소리쟁이

### 170. 양제실(羊蹄實 : 참소리쟁이 씨)

성질이 평하고, 맛은 쓰고 떫으며 독이 없다. 적리와 백리를 낫게 한다.

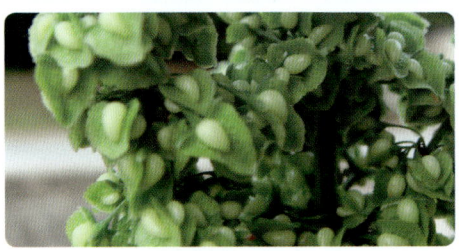
양제실(참소리쟁이 씨)

### 171. 양제엽(羊蹄葉 : 참소리쟁이 잎)

어린이의 감충(疳蟲)을 없앤다. 나물을 만들어 먹는다.

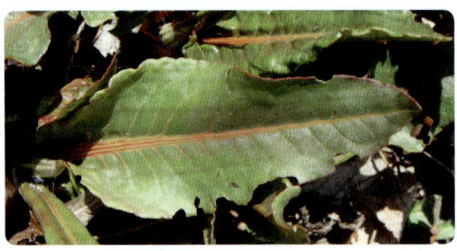
양제엽(참소리쟁이 잎)

### 172. 산모(酸模 : 수영 뿌리)

성질이 서늘하고 맛은 시며 독이 없다. 어린이의 고열을 내린다. 소리쟁이 뿌리와 비슷한데 더 가늘다.

### 173. 편축(萹蓄 : 마디풀 전초)

성질이 평하고 맛은 쓰며(달다고도 함) 독이 없다. 옴, 가려움증, 옹저, 치질을 낫게 하며 삼충과 회충을 없애고, 열림을 낫게 하며 이뇨 작용을 도와준다.

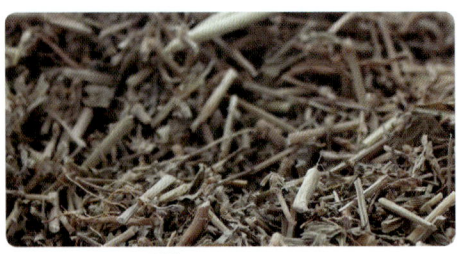
편축(마디풀 전초 약재)

## 174. 천남성(天南星 : 천남성 덩이뿌리)

성질이 평하고, 맛은 쓰고 매우며 독이 있다. 중풍을 낫게 하고 담을 없애며, 가슴을 편안하게 하고 옹종을 제거하며 파상풍(破傷風)을 치료한다. 임신부가 먹을 경우 유산의 위험이 있다.

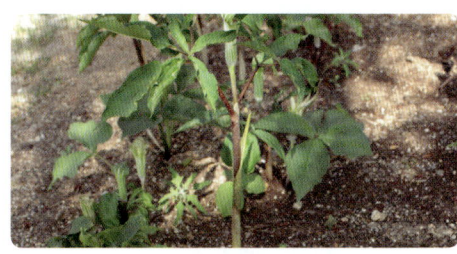

천남성                 천남성(천남성 덩이뿌리 약재)

## 175. 희렴(豨薟 : 진득찰 지상부)

성질이 차고 맛은 쓰며 독이 조금 있다. 열닉(熱䘌)으로 속이 답답하고 더부룩한 것을 낫게 하고 풍비(風痺)를 치료한다. 먹는 법은 《신농본초경》에 자세히 쓰여 있다.

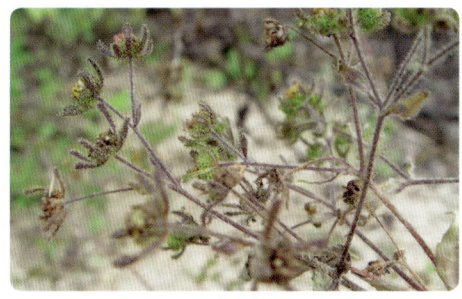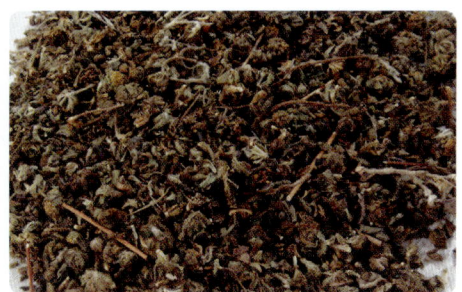

진득찰                 희렴(진득찰 지상부 약재)

## 176. 낭독(狼毒 : 낭독 뿌리)

성질이 평하고 맛은 매우며(쓰다고도 함) 독이 많다. 적취, 징벽(癥癖), 담음을 가라앉히고 귀정(鬼精) 및 고독과 새와 짐승의 독을 없앤다.

### 177. 하수오(何首烏 : 하수오 덩이뿌리)

강원도에서는 은조롱이라 하고 황해도에서는 새박뿌리라 한다. 성질이 평하고 따뜻하며, 맛은 쓰고 떫으며(달다고도 함) 독이 없다. 나력, 옹종과 다섯 가지 치질을 낫게 하며, 여러 해 된 허로로 여윈 것, 담벽, 풍허(風虛)로 몸이 몹시 상한 것을 낫게 한다. 또한 출산 후의 여성에게 생긴 여러 가지 병과 적백대하를 치료한다. 혈기를 보하며 힘줄과 뼈를 튼튼하게 하고, 정수(精髓)를 보충하며 머리털을 검게 한다. 또 얼굴빛을 좋게 하고 늙지 않게 하며 오래 살게 한다. 원래 이름은 야교등(夜交藤)인데, 옛날 중국의 하(何) 씨 성을 가진 사람이 이것을 먹고 백 살이 넘도록 머리털이 까마귀처럼 까맸다고 하여 하수오(何首烏)라 불리게 되었다. 〈대한민국약전외 한약(생약)규격집〉에서는 백수오(白首烏)를 큰조롱(*Cynanchum wilfordii*, 박주가리과)의 덩이뿌리로 규정하고 있다. 백수오는 원뿔 모양으로, 바깥 면은 회황색 또는 황갈색이며 꺾인 면은 백색이다. 하수오(*Polygonum multiflorum*, 여뀌과)의 덩이뿌리는 약재명도 하수오라 불리며, 이전에는 적하수오라고 하였다. 덩이뿌리인 하수오의 모양은 방추형이며, 바깥 면은 적갈색 또는 흑갈색이고, 횡단면은 연한 유황색 또는 연한 갈색이다.

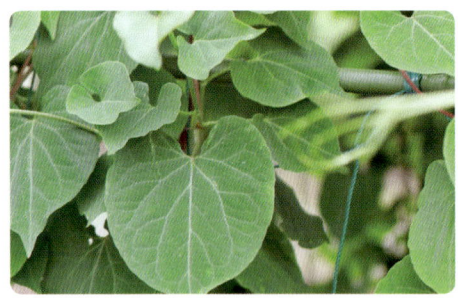
하수오

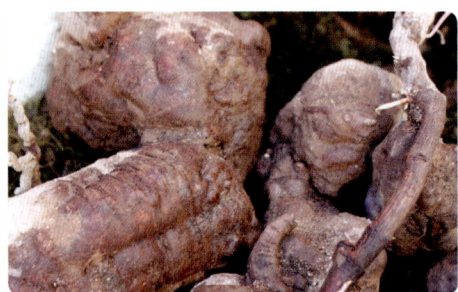
하수오(하수오 덩이뿌리)

### 178. 마편초(馬鞭草 : 마편초 지상부)

성질이 서늘하며 맛은 맵고(쓰다고도 함) 독이 없다(독이 있다고도 함). 징벽(癥癖)과 혈가(血瘕), 오랜 말라리아를 낫게 하고 어혈을 풀어주며 월경을 잘 통하게 한다. 기생충을 없애며 하부의 익창을 잘 낫게 한다.

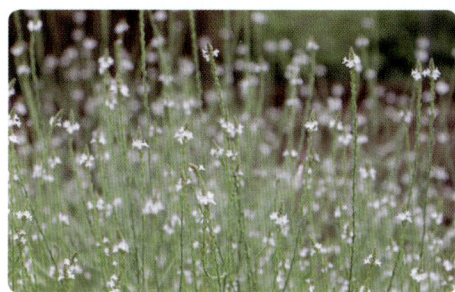

마편초

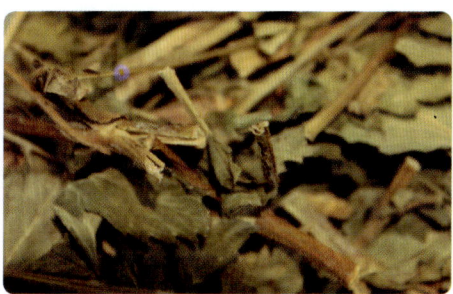

마편초(마편초 지상부 약재)

### 179. 저마근(苧麻根 : 모시풀 뿌리)

성질이 차고(평하다고도 함) 맛은 달며 독이 없다. 어린이의 적단(赤丹)과 독종(毒腫), 여성의 임신 중 하혈, 출산 전후 속에 열이 있어서 답답한 것을 낫게 한다. 오림(五淋)과 돌림열병으로 몹시 갈증이 나고 미쳐 날뛰는

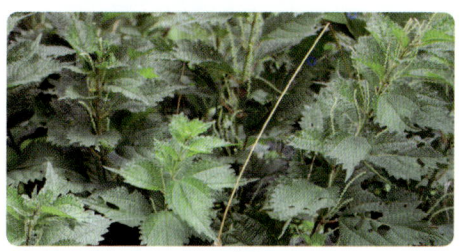

모시풀

것을 치료한다. 화살독, 뱀, 벌레에 상한 데 붙이면 효과적이다.

### 180. 파초근(芭蕉根 : 파초 뿌리)

성질이 차고 맛은 달며 독이 없다. 돌림열병으로 미쳐 날뛰고 답답해하는 것과 소갈을 낫게 한다. 보통 즙을 내어 마시는데, 종독에 붙이고 머리털이 빠진 데 바르면 효과적이다.

### 181. 파초유(芭蕉油 : 파초 진)

두풍으로 머리털이 빠지는 것과 끓는 물이나 불에 덴 것을 낫게 한다. 또 풍간(風癎)으로 거품을 물면서 넘어가려고 할 때 마시면 곧 토하고 이내 낫는다.

## 182. 백두옹(白頭翁 : 할미꽃 뿌리)

성질이 차고 맛은 쓰며 독이 조금 있다. 적독리(赤毒痢)와 혈리(血痢), 목에 생긴 영류, 나력을 치료하며, 사마귀를 없애고 머리가 헌데를 낫게 한다. 줄기 끝에 1치 남짓한 희고 가는 털이 아래로 늘어진 모양이 백발의 노인과 비슷하다고 하여 백두옹이라 한 것이다. 음력 8월에 뿌리를 캐서 햇볕에 말린다.

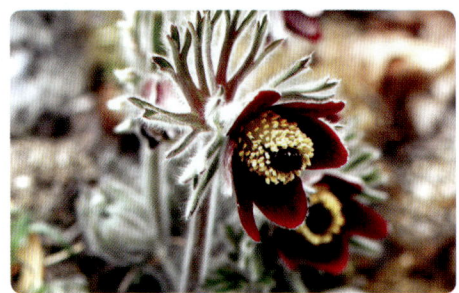
할미꽃

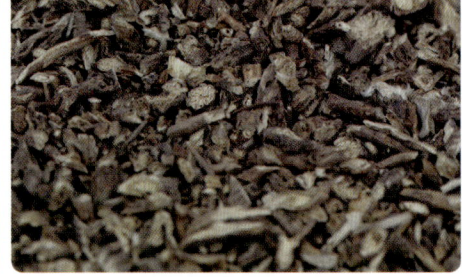
백두옹(할미꽃 뿌리 약재)

## 183. 마두령(馬兜鈴 : 쥐방울덩굴 열매)

성질이 차고(평하다고도 함) 맛은 쓰며 독이 없다. 폐에 열이 있어서 숨이 차고 기침하는 것을 낫게 하고 폐를 시원하게 하며 기를 내려준다. 여섯 골이 진 열매가 마치 방울처럼 생겼는데, 잎이 떨어진 후에도 열매가 달려 있는 것이 말의 목에 매단 방울과 같다고 하여 마두령이라 불렀다.

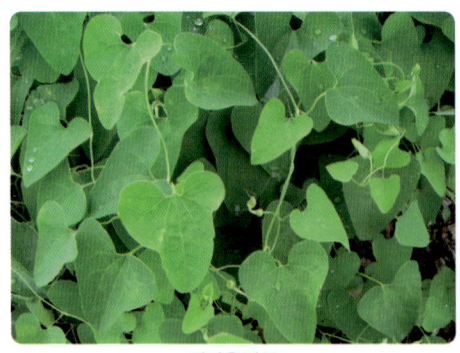
쥐방울덩굴

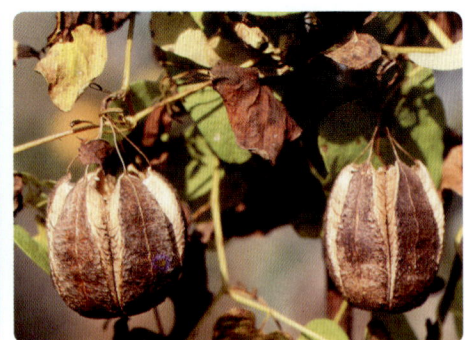
마두령(쥐방울덩굴 열매)

### 184. 노근(蘆根 : 갈대 뿌리줄기)

성질이 차고 맛은 달며 독이 없다. 외부에서 들어온 사기(邪氣)로 인한 열을 내려주고 입맛을 돋우며, 소갈과 딸꾹질, 목이 메이는 것을 멎게 한다. 임신부의 심열과 이질, 갈증을 낫게 한다.

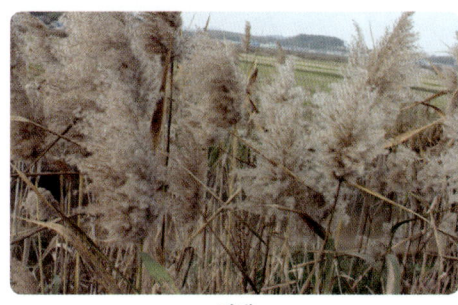
갈대

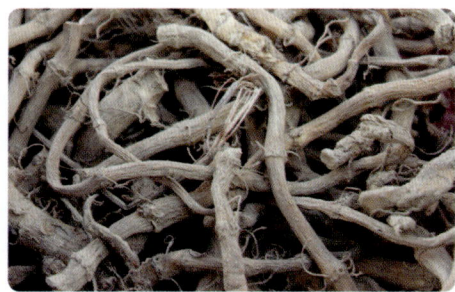
노근(갈대 뿌리줄기 약재)

### 185. 청목향(靑木香 : 쥐방울덩굴 뿌리)

토청목향(土靑木香) 또는 독행근(獨行根)이라고도 한다. 혈치(血痔)와 누창(瘻瘡)을 낫게 한다. 생김새는 토목향과 비슷한데, 새끼손가락만 하며 붉고 누런 빛을 띤다. 음력 3월에 뿌리를 캐서 구워 쓴다.

### 186. 유기노(劉寄奴 : 기호 전초)

성질이 따뜻하고 맛은 쓰며 독이 없다. 어혈을 풀어주고 창만을 가라앉히며, 월경을 잘 통하게 하고 징결(癥結)을 낫게 한다. 송(宋)나라 고조(高祖) 유유(劉裕)가 어릴 적 쇠붙이에 다쳤을 때 이 풀을 써서 출혈을 치료하였다는 데서, 그의 아명을 따 유기노라 한 것이다.

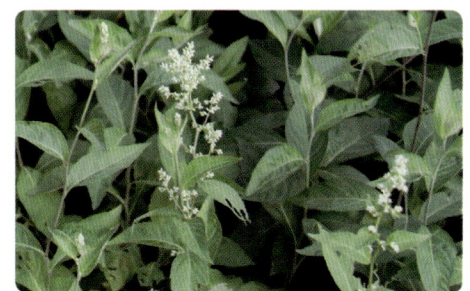
기호

### 187. 골쇄보(骨碎補 : 곡궐 뿌리줄기)

성질이 따뜻하고(평하다고도 함) 맛은 쓰며 독이 없다. 어혈을 풀어주고 피를 멎게 하며, 부러진 데를 이어 주고 악창이 썩어 들어가는 것을 낫게 하며 기생충을 죽인다.

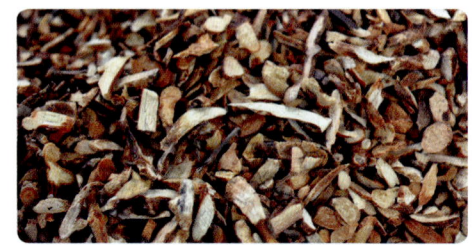

골쇄보(곡궐 뿌리줄기 약재)

### 188. 속수자(續隨子 : 속수자 씨)

성질이 따뜻하고 맛은 쓰며 독이 있다. 징가(癥瘕), 현벽(痃癖), 어혈, 고독과 명치끝이 아픈 것을 낫게 하고 대소장을 잘 통하게 한다. 오래된 체기를 내리고 적취를 풀어준다.

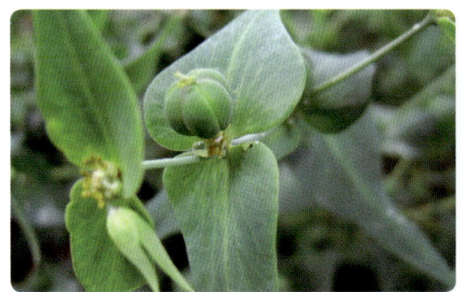

속수자

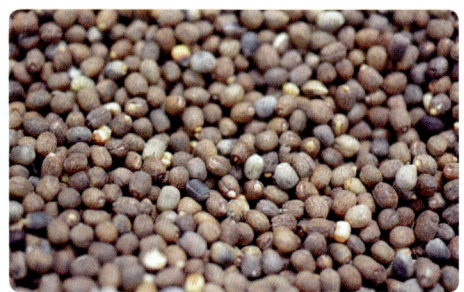

속수자(속수자 씨 약재)

### 189. 사매(蛇莓 : 뱀딸기 잎·줄기)

성질이 몹시 차고(서늘하다고도 함), 맛은 달고 시며 독이 있다. 가슴과 배의 열을 내려주고 월경을 잘 통하게 하며 옆구리에 생긴 창종을 낫게 한다. 또 뱀이나 벌레에 물린 상처를 치료한다.

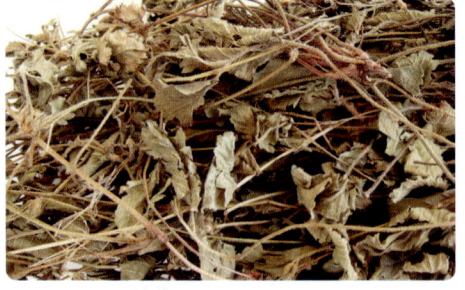

사매(뱀딸기 잎·줄기 약재)

### 190. 율초(葎草 : 한삼덩굴 지상부)

성질이 차고 맛은 달며 독이 없다. 오림과 수리(水痢)를 낫게 하고 말라리아와 나병을 치료한다.

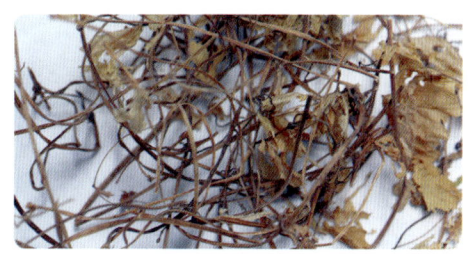
율초(한삼덩굴 지상부 약재)

### 191. 학슬(鶴虱 : 담배풀 열매)

성질이 평하고(서늘하다고도 함) 맛은 쓰며 독이 조금 있다. 오장에 있는 회충을 비롯한 기생충을 없애며 말라리아를 낫게 한다. 악창에 붙이기도 한다.

### 192. 작맥(雀麥 : 귀리 열매)

성질이 평하고 맛은 달며 독이 없다. 난산에 달여 마시면 좋다.

### 193. 호로파(胡蘆巴 : 호로파 씨)

성질이 따뜻하고 맛은 쓰며 독이

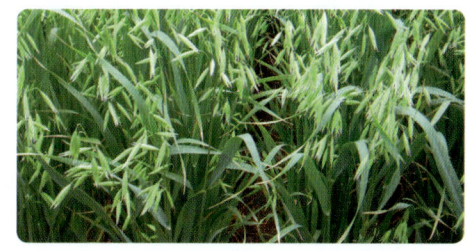
귀리

없다. 신장이 허랭하여 배와 옆구리가 창만한 것, 얼굴빛이 검푸른 것을 낫게 한다. 신장이 허랭한 것을 낫게 하는 데 가장 요긴한 약이라고 한 데도 있다.

### 194. 백부자(白附子 : 백부자 덩이뿌리)

성질이 따뜻하고, 맛은 달고 매우며 독이 조금 있다. 중풍으로 목이 쉰 것, 모든 냉(冷)과 풍기(風氣), 가슴앓이를 낫게 한다. 음낭 밑이 축축한 것을 낫게 하고 구안와사 등 얼굴에 생긴 질환을 치료하며 기미, 주근깨 등의 흠집을 없앤다.

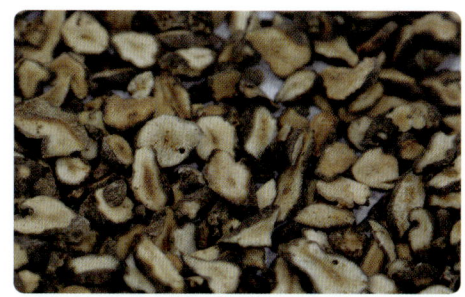
백부자(백부자 덩이뿌리 약재)

### 195. 곡정초(穀精草 : 곡정초 꽃대가 붙어 있는 꽃차례)

성질이 따뜻하고, 맛은 매우며 독이 없다. 눈병과 후비, 풍사(風邪)로 치아가 풍으로 아픈 것, 여러 가지 헌데와 옴을 낫게 한다.

### 196. 목적(木賊 : 속새 지상부)

성질이 평하고, 맛은 달며 약간 쓰고 독이 없다. 간담을 보하고 눈을 밝게 하며 예막(臀膜)을 없애고 장풍(腸風)으로 피를 쏟는 것과 혈리를 멎게 한다. 또 풍을 몰아내며 월경이 멎지 않는 것과 붕루, 적백대하를 낫게 한다.

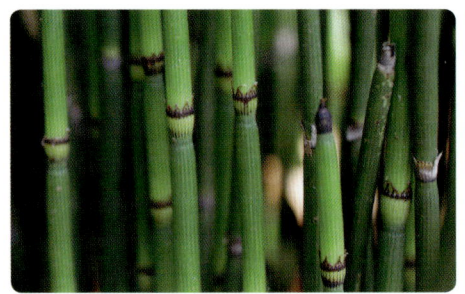

속새

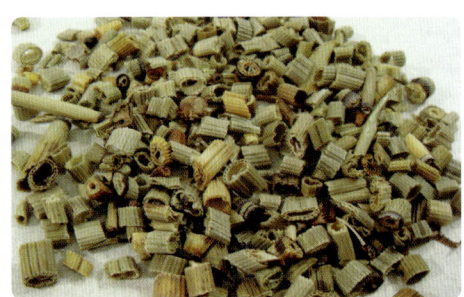

목적(속새 지상부 약재)

### 197. 포공초(蒲公草 : 민들레 전초)

성질이 평하고, 맛은 달며 독이 없다. 여성의 유옹(乳癰)과 유종(乳腫)을 낫게 한다.

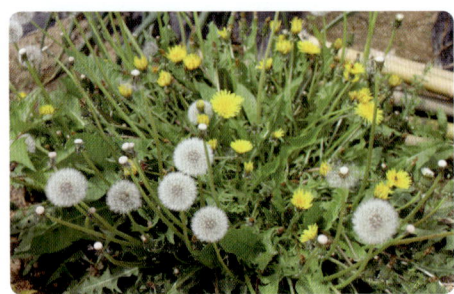

민들레

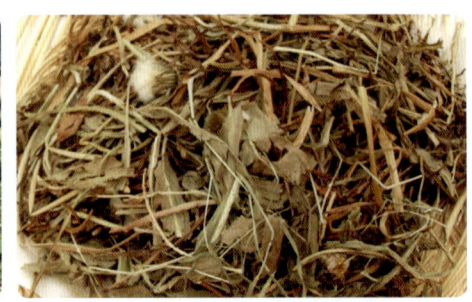

포공초(민들레 전초 약재)

### 198. 작엽하초(昨葉荷草 : 바위솔 꽃차례 줄기)

성질이 평하고, 맛은 시며 독이 없다. 가을이 되면 꽃차례 줄기가 말라 죽는데, 이것을 약재로 사용한다.

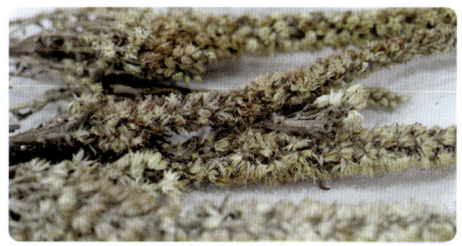
작엽하초(바위솔 꽃차례 줄기 약재)

### 199. 초장초(酢漿草 : 괭이밥 전초)

성질이 차고, 맛은 시며 독이 없다. 악창과 와창(臥瘡), 누창을 낫게 하며 살충 작용을 한다.

### 200. 산자고(山慈姑 : 약난초 비늘줄기)

독이 조금 있다. 옹종, 누창, 나력, 멍울이 진 것을 낫게 하고 얼굴의 주근깨와 기미를 없앤다.

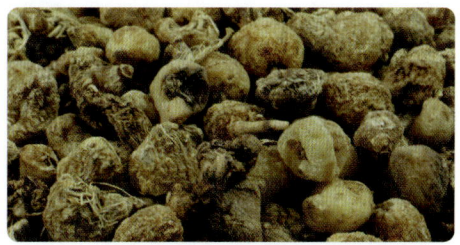
산자고(약난초 비늘줄기 약재)

### 201. 하고초(夏枯草 : 꿀풀 꽃대)

성질이 차고, 맛은 맵고 쓰며 독이 없다. 추웠다 열이 났다 하는 나력(瘰癧), 서루(鼠瘻)와 머리에 헌데를 낫게 하며 징가와 영류를 가라앉히고, 기가 몰린 것을 풀어주며 눈이 쑤시고 아픈 것을 낫게 한다.

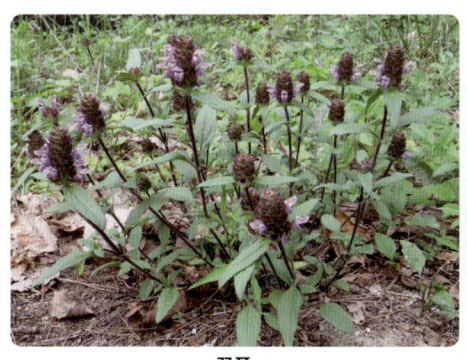
꿀풀

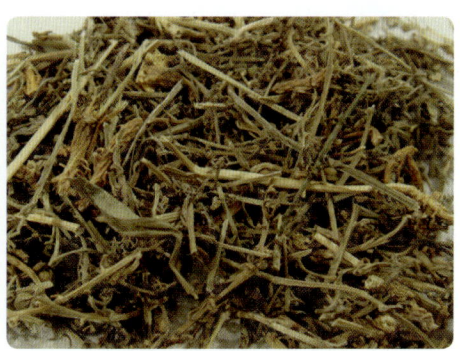
하고초(꿀풀 꽃대 약재)

## 202. 마발(馬勃 : 마발 또는 대마발 자실체)

성질이 평하며 맛은 맵고 독이 없다. 목구멍이 메이고 아픈 것과 악창을 낫게 한다.

## 203. 훤초근(萱草根 : 원추리 뿌리)

녹총(鹿葱)이라고도 한다. 성질이 서늘하고 맛은 달며 독이 없다. 소변이 붉으면서 잘 배출되지 않는 증상과 몸에 번열이 나는 것, 사림(沙淋)을 낫게 한다. 수기(水氣)를 내리며 주달(酒疸)을 낫게도 한다. 원추리 꽃은 의남(宜男)이라고 하며 임신부가 차고 다니면 아들을 낳는다고 한다.

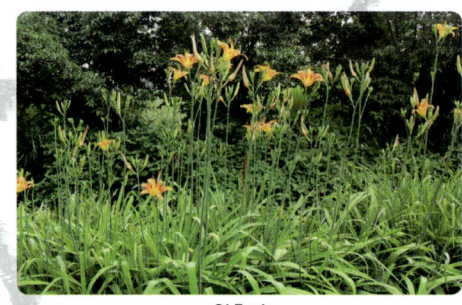
원추리

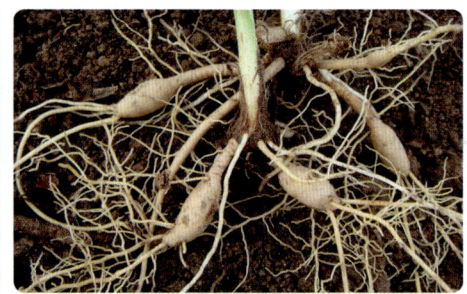
훤초근(원추리 뿌리)

## 204. 초두구(草豆蔻 : 초두구 씨)

성질이 열하고 맛은 매우며 독이 없다. 모든 냉기를 없애고 속을 따뜻하게 하며, 기를 내리고 가슴앓이와 곽란으로 토하는 것을 멎게 하며 입안의 냄새를 없앤다. 모양은 용안 열매와 비슷한데, 뾰족하며 껍질에 비늘이 없다. 속의 씨는 석류 쪽과 비슷하며 맛이 몹시 매운 것이 좋다.

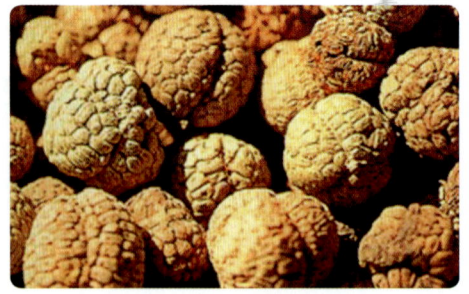
초두구 열매

### 205. 등심초(燈心草 : 골풀 줄기 속)

성질이 차고 맛은 달며 독이 없다. 오림과 후비(喉痺)를 낫게 한다.

### 206. 야자고(野慈姑 : 무릇 비늘줄기)

성질이 서늘하고 맛은 쓰며 독이 없다. 석림(石淋)을 낫게 하고 옹종을 제거하며 소갈을 멎게 한다. 출산 후 혈민(血悶)과 태민(胎悶)이 나오지 않을 때 나오게 한다.

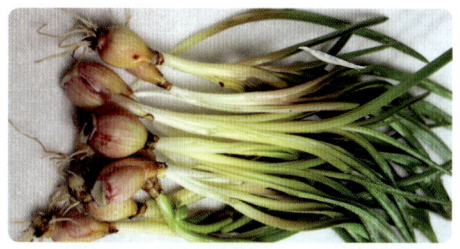

무릇

### 207. 초과(草果 : 초과 열매)

성질이 따뜻하고 맛은 매우며 독이 없다. 모든 냉기를 없애며 비장과 위를 따뜻하게 하고, 구토를 멎게 하며 배가 부풀어 오른 것을 가라앉히고, 학모(瘧母)를 낫게 하며 체한 것을 내려준다. 술독과 과일을 먹고 체한 것을 낫게 하며, 산람장기를 없애고 온역을 낫게 한다.

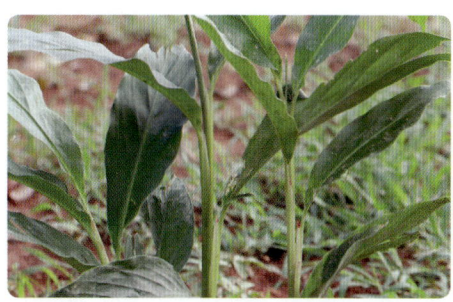

초과

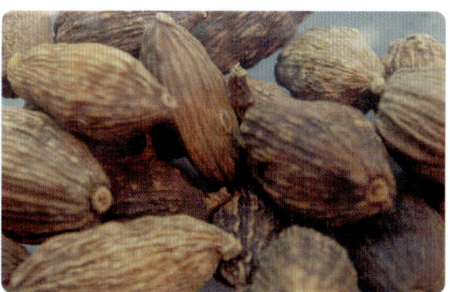

초과(초과 열매 약재)

### 208. 불이초(佛耳草 : 떡쑥 전초)

성질이 열하고 맛은 시다. 풍한으로 기침과 가래가 나오는 것을 낫게 하고 폐 속의 찬 기운을 없애며 폐기를 강하게 끌어 올린다.

### 209. 호장근(虎杖根 : 호장근 뿌리)

성질이 약간 따뜻하고(평하다고도 함) 맛은 쓰며 독이 없다. 어혈과 징결(癥結)을 풀어주고 월경을 잘 통하게 하며, 출산 후 오로(惡露)를 잘 나가게 하고 고름을 빼낸다. 창절, 옹독과 다쳐서 생긴 어혈에 주로 쓰이며 이뇨 작용을 도와주고 오림을 낫게 한다.

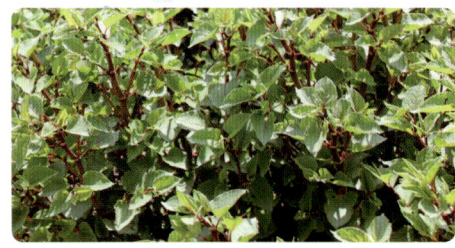
호장근

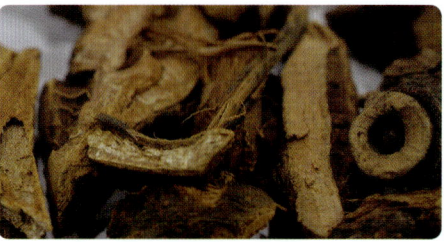
호장근(호장근 뿌리 약재)

### 210. 초오(草烏 : 놋젓가락나물 덩이뿌리)

성질이 약간 따뜻하고, 맛은 쓰며 달고 독이 많다. 풍습으로 마비되고 아픈 것을 낫게 한다. 파상풍에 쓰면 땀이 난다. 반드시 동변(童便)에 담갔다가 덖어 독을 빼야 한다.

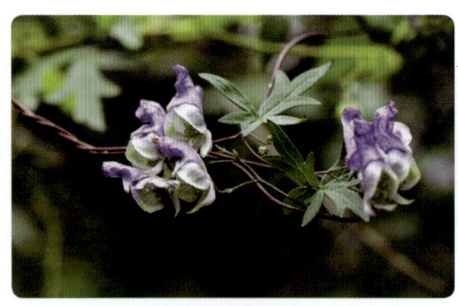
놋젓가락나물

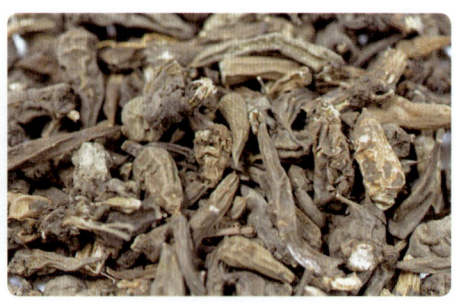
초오(놋젓가락나물 덩이뿌리 약재)

### 211. 해아다(孩兒茶 : 아다구 잎·줄기)

성질이 차고, 맛은 쓰고 달며 독이 없다. 모든 창독을 낫게 한다.

### 212. 경실(苘實 : 어저귀 씨)

성질이 평하고 맛은 쓰며 독이 없다. 냉이나 열로 된 적백리를 낫게 하고 옹종을 제거한다.

### 213. 급성자(急性子 : 봉선화 씨)

성질이 따뜻하고, 맛은 약간 쓰고 매우며, 독이 약간 있다. 어혈을 풀어주고 피부 질환으로 생긴 종기의 독을 없애준다.

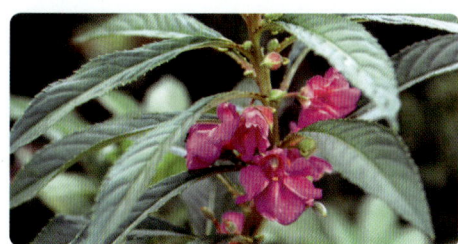

봉선화

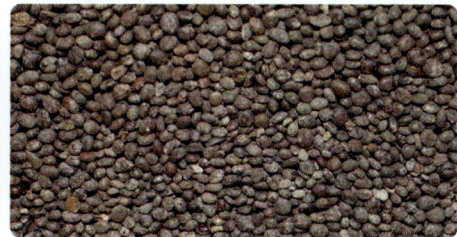

급성자(봉선화 씨 약재)

### 214. 담죽엽(淡竹葉 : 조릿대풀 꽃 피기 전 지상부)

성질이 차며 맛은 달고 독이 없다. 담을 가라앉히고 열을 내리며, 중풍으로 목이 쉬어 말 못하는 것, 열이 몹시 나고 머리가 아픈 것 등을 낫게 한다. 경계증, 온역(瘟疫)으로 가슴이 미칠 듯 답답한 것, 기침하면서 기운이 치미는 것, 임산부가 어지럼증이 나서 넘어지는 것, 어린이의 경간(驚癎), 천조풍(天弔風) 등을 낫게 한다.

### 215. 목별자(木鼈子 : 목별 씨)

성질이 따뜻하며 맛은 달고 독이 없다. 멍울이나 부종, 악창을 가라앉히고, 치질로 항문이 부은 것과 여성의 유옹을 낫게 한다. 껍질을 버리고 썰어서 밀기울과 함께 덖어서 쓴다. 덩굴식물인 목별의 씨인데, 생김새가 자라 같기 때문에 목별자라 한 것이다.

## 216. 곽향(藿香 : 배초향 지상부)

성질이 약간 따뜻하며, 맛은 맵고 독이 없다. 풍수와 독종을 낫게 하며 나쁜 기운을 없애고, 곽란을 멎게 하며 비위병으로 오는 구토와 구역질을 낫게 하는 데 가장 필요한 약이다.

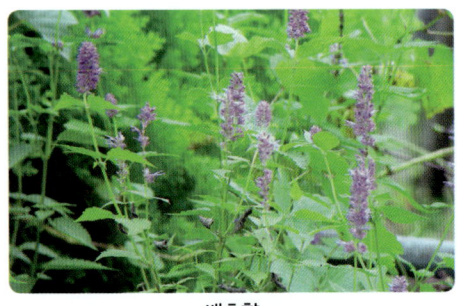
배초향

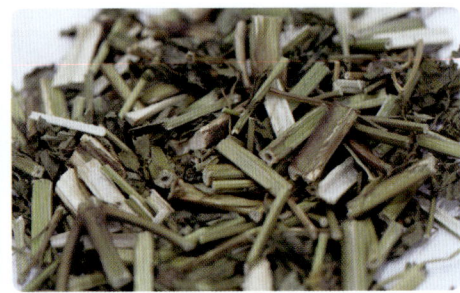
곽향(배초향 지상부 약재)

## 217. 익지(益智 : 익지 열매)

성질이 따뜻하며 맛은 맵고 독이 없다. 유정(遺精)을 낫게 하고 소변 횟수를 줄여준다. 군화(君火)와 상화(相火)로 병이 생긴 것을 낫게 하며, 수족태음경과 족소음경에 들어가는데 본래 비경(脾經)의 약이다. 비위에 한사가 들어 있는 것을 낫게 하고 침을 흘리지 않게 하며, 기운을 돕고 정신을 안정시키며, 모든 기를 고르게 한다. 오랫동안 먹으면 머리가 좋아지기 때문에 익지라 한 것이다.

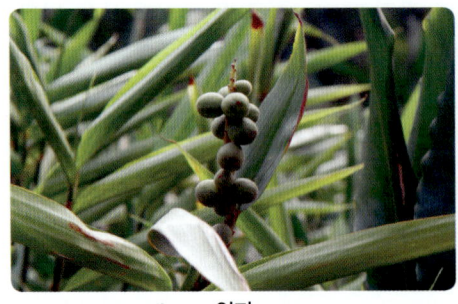
익지

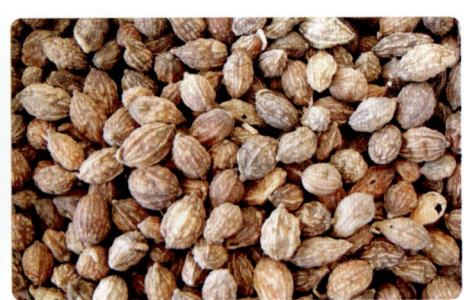
익지(익지 열매 약재)

제5장

질환별 민간요법

# 01 질병에 따른 민간요법

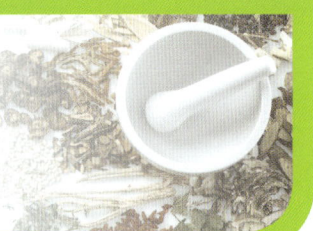

## 01 축농증

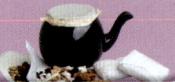

### 질병의 증상

코안 상악동(위턱굴), 사골동(벌집뼈굴), 부비동(코곁굴) 점막의 화농성 염증을 가리키며, 세균 감염이나 영양 장애, 편도염, 감기 등으로 인해 발병한다. 점액성·점농성 물질로 코가 막히고 냄새를 잘 못 맡으며, 두통·두중감, 후각 장애, 소화 장애, 권태감, 산만해지는 증상, 종창, 발적, 습진 등이 생긴다.

### 좋은 음식

녹차, 비둘기, 삼백초, 수세미오이, 마늘

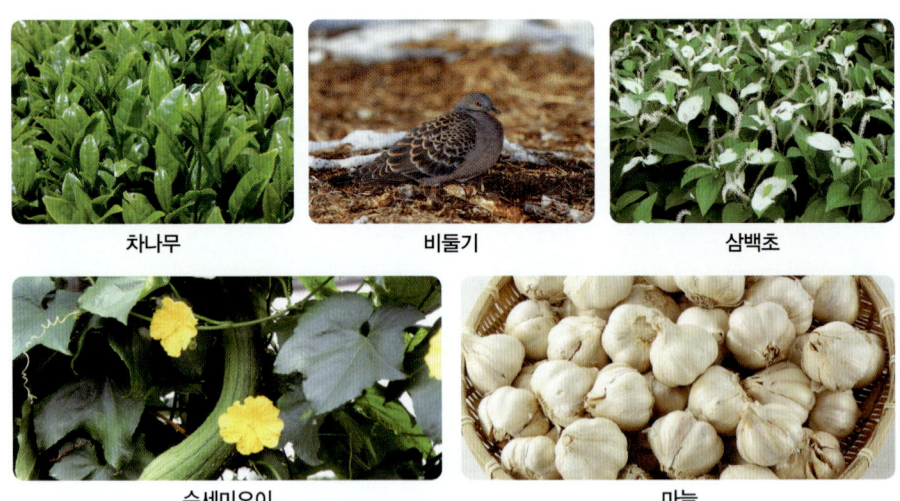

차나무   비둘기   삼백초

수세미오이   마늘

### 치료 방법

- **달팽이 처방** : 달팽이를 삶아서 살만 햇볕에 말린 후 프라이팬에 볶아 분말로 만들어 1회에 3티스푼씩, 1일 3회씩 장기간 복용한다.

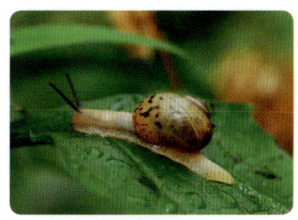

달팽이

- **약모밀 처방** : 약모밀 지상부(어성초)를 햇볕에 2일 정도 말린 후 하루에 30g씩 물 700mL에 넣고 300mL가 될 때까지 달여서 2개월 이상 복용한다. 이와 함께 생잎에 소금을 섞어 뭉친 것을 콧구멍에 하루씩 번갈아 끼우고 자는 것을 반복하면 효과적이다. 고기 비린내 같은 냄새가 나므로 비위가 약한 사람은 싫어하나 양약처럼 큰 부작용은 없다.

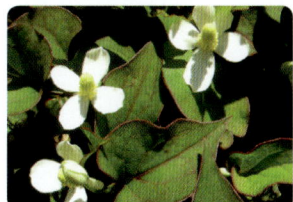
약모밀

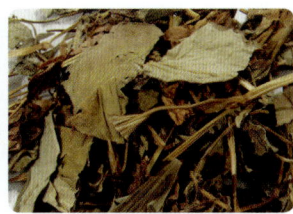
약모밀 지상부 약재(어성초)

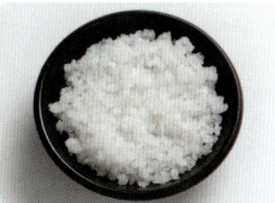
소금

- **백목련 처방** : 개화 직전인 3~4월경에 백목련 꽃봉오리(신이)를 채취하여 그늘에 말린 다음 하루에 10~20g씩 달여서 식후 2~3회 마시면 효과적이다. 기준보다 약간 과용하여도 양약처럼 심한 부작용은 없다.

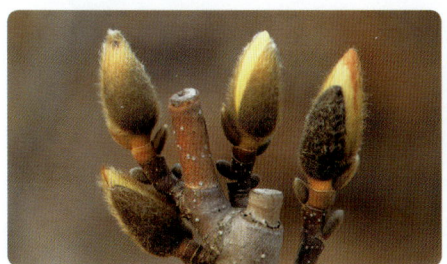
백목련 꽃봉오리

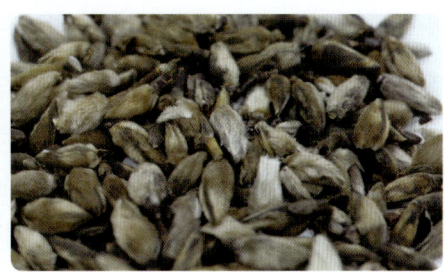
백목련 꽃봉오리 약재(신이)

● **삼백초 처방** : 말린 삼백초 30g에 물 600mL를 부어 반으로 줄 때까지 달여서 1일 3회로 나누어 마신다. 생잎을 4~5엽 짓찧어 양쪽 콧구멍에 번갈아가며 30분 정도 넣었다가, 코를 풀어 누런 콧물이 나면 깨끗이 씻는 것을 2주일 정도 반복한다.

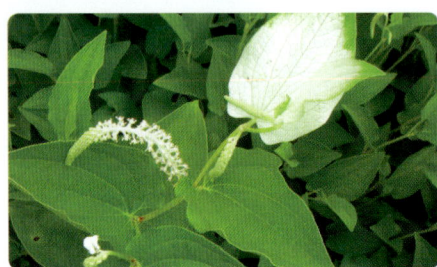
삼백초

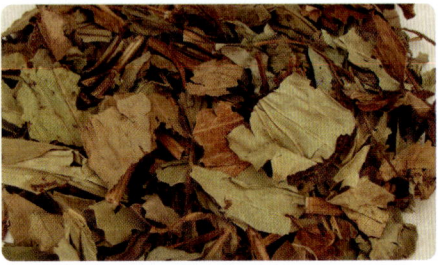
삼백초 약재(삼백초)

● **수세미오이 처방** : 수세미오이 덩굴을 잘게 썰어 덖어서 가루를 내어 1회에 2g씩 술에 타 마신다.

● **마늘 처방** : 으깬 마늘을 양쪽 발바닥 중심에 붙이면 효과가 있다. 코피를 멎게 할 때에도 이 방법을 쓴다.

● **녹차 처방** : 소금을 약간 넣은 녹차로 콧속을 씻어주면 효과가 있다.

## 02 신경통

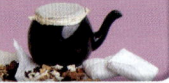

**질병의 증상**

신경통은 신경 또는 신경 섬유를 둘러싸고 있는 막(신경초)에 염증이 생기거나 신경에 영양을 공급하는 혈관에 장애가 생겨 발병한다. 신경이 늘어나거나 당겨질 때 주위의 종창 때문에 신경이 밀려나면서 통증이 일어나게 된다. 주로 중년 이후에 많이 오며, 남성의 경우 좌골 신경통이 많다. 여성에게는 출산 전후와 폐경기, 갱년기에 주로 나타난다.

신경통이란 특정 병명이 아니며, 신경에 일어나는 통증을 말한다. 신경통에는 여타 질병과는 다른 몇 가지 특징이 있다.

첫째 통증을 참기가 힘들고, 둘째 통증이 발작적으로 일어나며, 셋째 아픈 부위나 범위가 일정한 신경이 지배하는 영역에 한정되어 있고, 넷째 압통점(통증이 시작된 부위, 즉 신경이 신체 표면 가까이 지나는 부위)을 누르면 아프다는 것이다. 아울러 신경통이 잘 일어나는 연령은 50대 이후이고, 얼굴이나 팔, 늑골 사이, 허리, 다리 등에서 잘 발생한다.

### 좋은 음식

쇠고기, 비파, 칡, 쑥, 검정콩, 마늘, 보리밥, 무화과

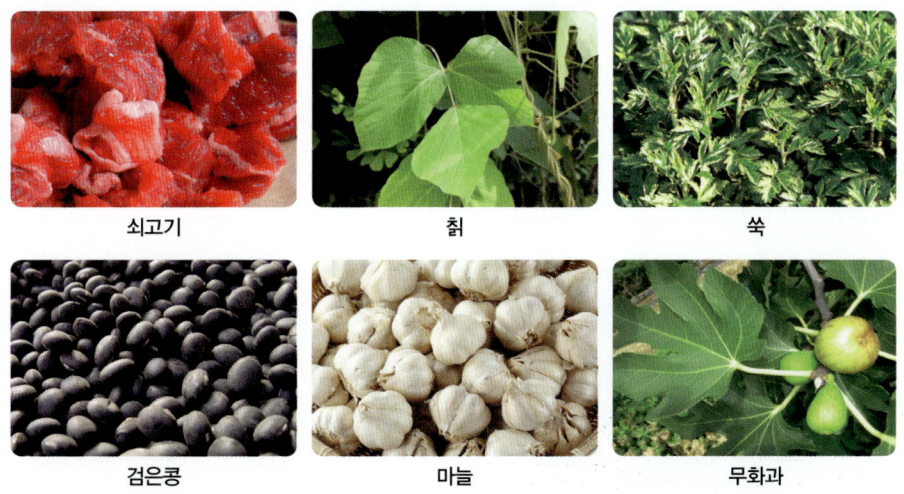

쇠고기　　　　　칡　　　　　쑥

검은콩　　　　　마늘　　　　　무화과

### 치료 방법

● **쇠고기 처방** : 쇠고기 200g을 잘게 썰어 소나무 잎 200g과 함께 물 5L에 넣고 물이 절반으로 줄어들 때까지 달여서 즙을 짜낸다. 이것을 매일 매 식사 중간에 데워서 150mL씩 복용한다. 술을 약간 타서 마시면 더욱 효과적이다.

● **비파나무 잎 처방** : 비파나무 잎(비파엽)을 썰어서 적당한 병에 2/3 정도 채우고 에탄올을 잎이 덮일 정도로 부은 다음, 1주일 후 잎이 엷은 자주색으로 변하면 잎을 건져낸다(공업용 메탄올은 절대 사용하면 안 됨). 이 진액을 하루에 3회씩 통증 부위에 바르고 생잎을 약한 불로 따뜻하게 데워서 환부를 찜질한다. 3~4개월 계속하면 효과가 있다.

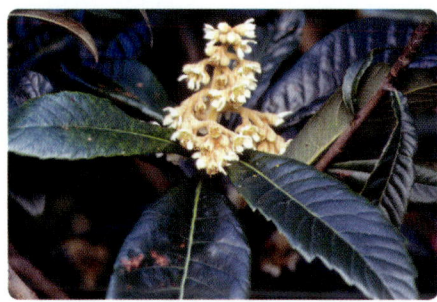
비파나무

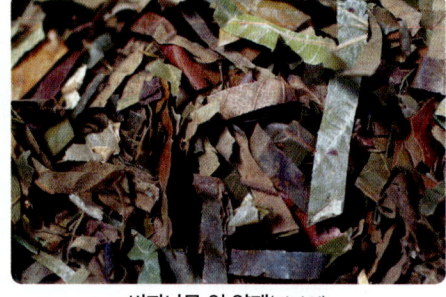
비파나무 잎 약재(비파엽)

● **칡뿌리+돼지고기 처방** : 1~2cm 크기로 썰어 말린 칡뿌리(갈근)와 돼지고기를 같은 비율로 혼합하여 약한 불에 반나절 정도 푹 고아 마신다. 칡뿌리와 칡덩굴은 우려서 목욕물로 쓰면 효과가 좋다.

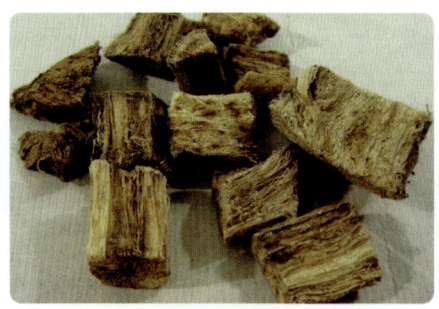
칡뿌리 약재(갈근)

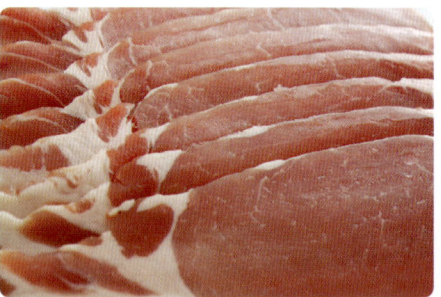
돼지고기

● **양고기 처방** : 지방분이 많은 양고기를 두드려 부드럽게 만들고 마늘을 넣어서 굽거나 삶아 먹으면 효과가 빠르다. 날고기를 얇게 썰어 신경통이나 류머티즘 환부에 붙이면 열이 내리고 통증도 가라앉는다.

- **소뼈+쇠무릎 뿌리+으름덩굴 줄기 처방** : 소 앞뒤 다리뼈 4개를 절단하여 옹기 그릇에 넣고 물 20L를 부어 2~3일간 수시로 물을 공급하며 달인다. 물이 약 10L가 되면 뼈와 기름을 제거하고 식힌 후 응고된 기름을 건져낸다. 이를 다시 끓여 식히기를 2~3회 반복하면 기름이 다 걸러진다. 그 후 쇠무릎 뿌리(우슬) 700g을 잘게 썰어 옹기그릇에 넣고 5L 정도 될 때까지 2시간 동안 더 달여서 복용한다. 부기가 있는 관절염이 있을 때는 목통 5g을 첨가하면 좋다.

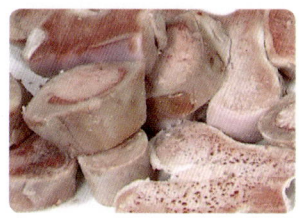
소 다리뼈

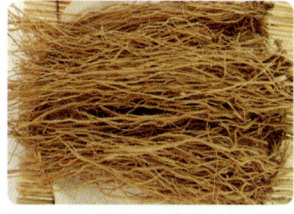
쇠무릎 뿌리 약재(우슬)

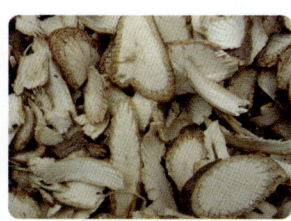
으름덩굴 줄기 약재(목통)

- **꾸지뽕나무 처방** : 물 600mL에 말린 꾸지뽕나무 줄기와 잎 50~70g을 넣고 반으로 줄 때까지 달여 하루 2~3회 복용하면 신경통과 요통에 효과가 있다.

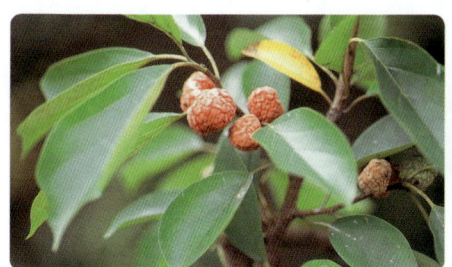
꾸지뽕나무

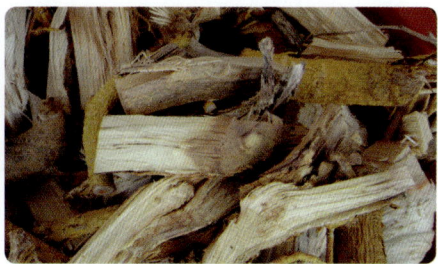
꾸지뽕나무 줄기 · 뿌리 속껍질 약재(자목백피)

- **쑥 처방** : 그늘에서 충분히 말린 쑥을 70~80°C의 물에 한 줌 넣고 우려내서 마시는데, 장기간 복용하면 효과가 있다.

- **검은콩 처방** : 검은콩 2L에 소주 6L를 부어 밀봉하고 2주 정도 두었다가 매 식사 전후에 50~60°C로 따뜻하게 데워서 마신다. 온몸이 쑤시고 마비되는 증상뿐만 아니라 출산 후유증에도 장기간 복용하면 효과가 있다.

- **두릅나무+쇠무릎 처방** : 두릅나무 뿌리껍질(총목피) 700g과 쇠무릎 뿌리(우슬) 700g을 물 6L에 넣고 반으로 줄 때까지 달여서 아침저녁으로 꾸준히 복용한다.

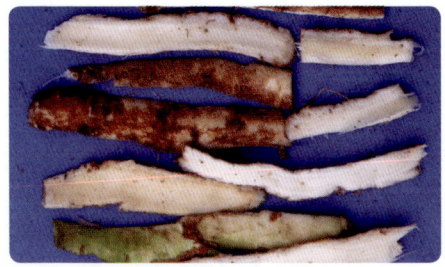
두릅나무 뿌리껍질 약재(총목피)

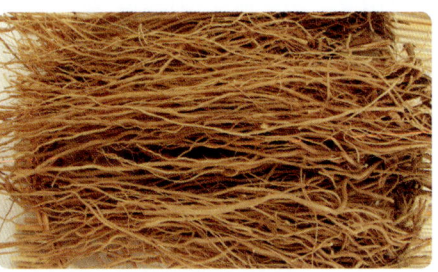
쇠무릎 뿌리 약재(우슬)

- **방풍 뿌리 처방** : 물 700mL에 말린 방풍 뿌리(방풍) 20g을 넣고 반으로 줄 때까지 중불로 달여서 아침저녁 식후에 1개월간 복용하면 신경통과 중풍, 이뇨, 진통, 치통, 사지 마비, 류머티즘, 소종, 거담에 효과가 있다.

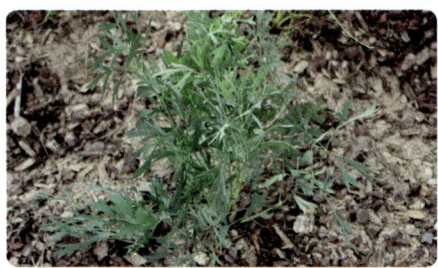
방풍

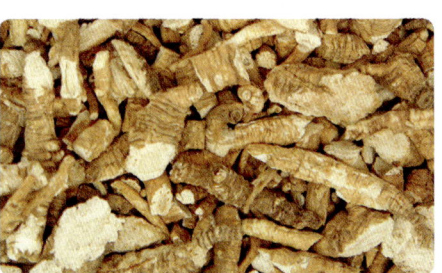
방풍 뿌리 약재(방풍)

- **오갈피나무 처방** : 말린 오갈피나무 줄기껍질(오가피) 10~15g을 300mL의 물에 넣고 반으로 줄 때까지 약한 불에 달여서 아침저녁 식후에 복용하거나 가루를 내어 복용하면 신경통에 효과가 있다.

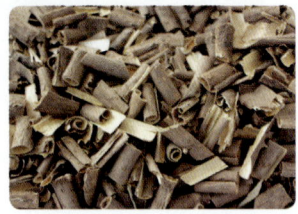
오갈피나무 줄기껍질 약재(오가피)

- **마늘 처방** : 껍질을 벗긴 마늘 60알에 물 4L를 붓고 절반으로 줄 때까지 달여서 매 식사 중간에 한 컵씩 따뜻하게 데워서 복용

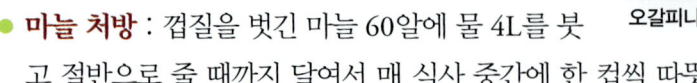

한다. 장기간 복용하면 풍습성 관절통에 효과가 있다.

- **파 처방** : 국부 신경통에는 파 흰 부분을 가늘게 썰어서 식초에 절여 프라이팬에 볶은 후 천에 싸서 환부에 바른다.

- **산수유 처방** : 물 700mL에 말린 산수유 20g을 넣고 반으로 줄 때까지 중불로 달여 매시간마다 1회 80mL씩 장기간 복용하면 신경통과 치통, 야뇨증, 자양 강장, 피로 회복, 보신, 보간 등에 효과가 있다.

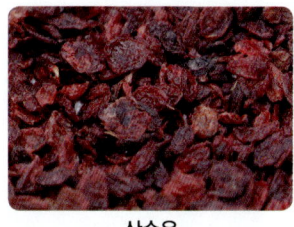
산수유

- **무화과나무 잎 처방** : 말린 무화과나무 잎을 우린 물로 목욕하면 신경통, 습진, 피부염 치료에 효과가 있다.

- **보리밥 처방** : 보리쌀로 밥을 지어 깨끗한 천에 싸서 환부를 따뜻하게 찜질한다. 1주일 정도 계속하면 효과가 있다.

## 03 기침

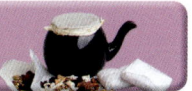

### 질병의 증상

기침은 호흡기 내로 들어온 이물질을 밖으로 배출하기 위한 이로운 작용이다. 우리는 기침을 함으로써 기관지를 깨끗하게 유지할 수 있다. 따라서 기침을 한다는 것이 꼭 병이 있다는 것을 의미하는 것은 아니다. 먼지가 많거나 매연이 심한 곳에서 기침이 많아지는 것은 정상적인 방어 반응이다.

하지만 기침은 거의 모든 호흡기 질환에서 나타나는 가장 흔한 증상이기도 하다. 따라서 기침이 평소보다 유난히 증가하였을 경우에는 호흡기 계통에 이상이 있다는 신호로 받아들여야 한다.

**좋은 음식**

더덕, 도라지, 모과, 무, 파, 생강, 배, 마, 질경이

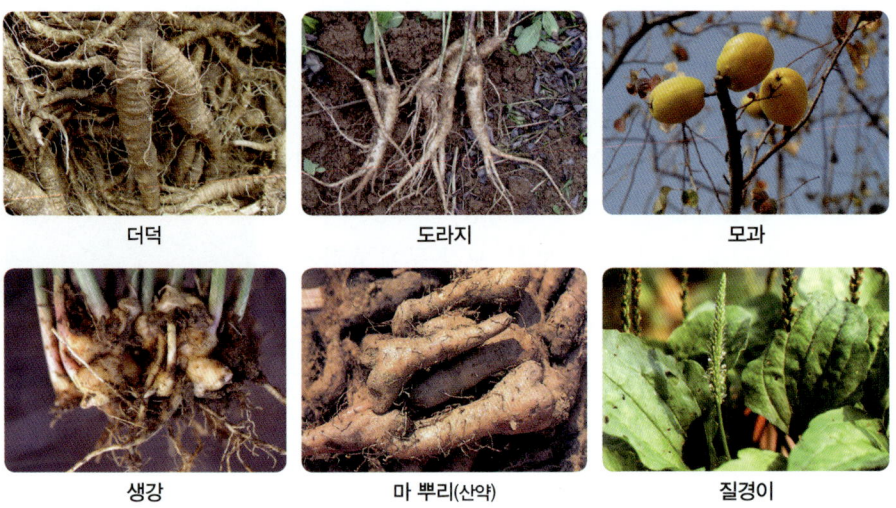

**치료 방법**

- **호두+살구씨 처방** : 노약자나 원기와 혈액이 크게 부족해서 나오는 기침의 경우에는 껍질을 벗긴 호두 과육 5개, 껍질을 벗긴 살구씨 10개를 모두 으깨어 생강 5쪽, 대추 5개와 함께 물 2L에 넣고 반으로 줄 때까지 달여 매월 3~5차례 차 마시듯 한 번에 한 컵씩 복용하며, 아침이나 밤에 기침을 할 때에는 이 처방에 인삼 10g을 첨가하여 복용한다.

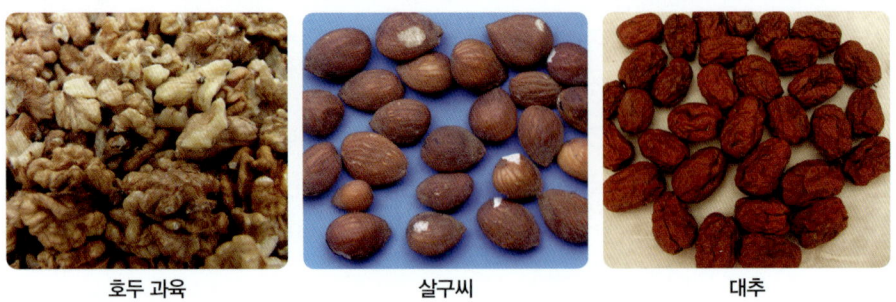

- **우엉이나 수세미오이 또는 도라지나 무즙 처방** : 가래를 동반할 때에는 우엉 뿌리 생즙이나 수세미오이 줄기에서 받은 수액을 살구씨 가루 1티스푼과 같이 복용한다. 도라지 달인 물이나 무즙을 소주잔으로 1잔씩 매 식전에 마셔도 효과가 있다.

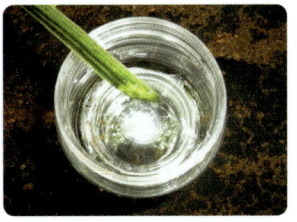
수세미오이 수액

- **복숭아 껍질 처방** : 바로 채취한 복숭아 껍질에 흑설탕을 넣고 짓찧어 백불탕으로 마신다.

- **더덕+도라지 처방** : 더덕 뿌리(양유근) 30g과 도라지 뿌리(길경) 30g에 물 3L를 붓고 반으로 줄 때까지 달여 매 식후에 한 컵씩 따뜻하게 복용한다. 기침이 약할 때는 2~3일, 심할 때는 1개월 정도 음용하면 효과가 있다.

- **파 처방** : 파를 5cm 정도의 길이로 잘라 헝겊으로 싸서 목에 감고 잠을 자면 가벼운 기침이나 목감기, 코감기는 낫는다.

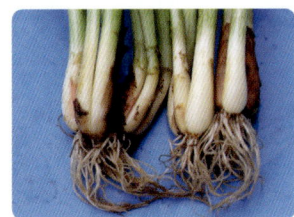
파

- **마 처방** : 설탕을 넣은 마 생즙에 뜨거운 물을 부어 50~70℃로 마시면 효과가 있다.

- **생강즙 처방** : 꿀이나 설탕을 넣은 생강즙을 따뜻하게 마신다.

- **닭탕 처방** : 털과 내장을 제거하고 깨끗이 씻은 수탉의 배 속에 해묵은 도라지 5뿌리를 넣고 가마솥이나 압력솥에 흐물흐물해질 때까지 고아서 탕과 고기를 먹는데, 도라지는 오래된 것일수록 좋다.

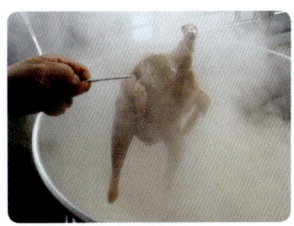
닭고기

- **모과 또는 생강 처방** : 꿀에 절인 모과나 생강을 따뜻한 물에 타서 자주 마신다.

- **무와 조청으로 만드는 기침 특효약** : 잘게 자른 생무와 같은 양의 조청을 유리병에 넣고 밀봉한 후 15~30일 동안 두면 무가 쪼글쪼글해진다. 이 무와 조청을 혼합하여 숟가락으로 떠서 복용하면 기침이 멎을 뿐만 아니라 목이 쉰 것과 거담, 두통에도 효과가 좋다.

- 말린 감꼭지 30개를 물 220mL에 30분간 달인 후 뜨겁게 해서 마시면 효과가 있다.

- 도라지 뿌리 20g에 물 700mL를 붓고 반으로 줄 때까지 서서히 달여 아침저녁으로 복용하면 효과가 좋다.

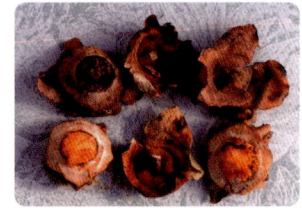

감꼭지 약재(시체)

- 말린 모시대 뿌리 20g을 물 700mL에 넣고 반으로 줄 때까지 서서히 달인 물을 2주 정도 아침저녁 식후에 복용하면 효과가 좋다.

- 말린 모과 20g을 물 700mL에 넣고 반으로 줄 때까지 서서히 달인 물을 한 달 정도 아침저녁 식후에 복용하면 효과가 좋다.

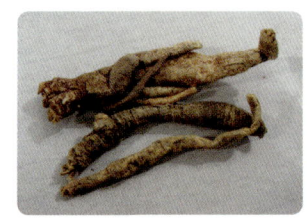

모시대 뿌리 약재(제니)

## 04 빈혈

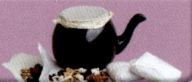

### 질병의 증상

혈액 속의 적혈구가 감소된 상태를 말하며, 적혈구의 혈색소(헤모글로빈)가 부족하기 때문에 발병한다. 안색이 창백하고, 현기증이 나고 숨이 차며, 두통과 미열이 나고 가슴이 두근거리며, 손발이 붓고 일시적으로 뇌에 있는 혈액이 줄어들어 의식을 잃는 뇌빈혈을 일으키기도 한다.

### 좋은 음식

피를 만드는 달걀노른자와 철분이 많은 시금치, 사과, 레몬, 저항성 체력을 높이고 혈액을 증가시키는 당근, 우유, 두유, 귤 등과 철분, 단백질 보충과 증혈 작용을 하는 오징어, 굴, 해삼, 부추, 마늘, 딸기, 조개

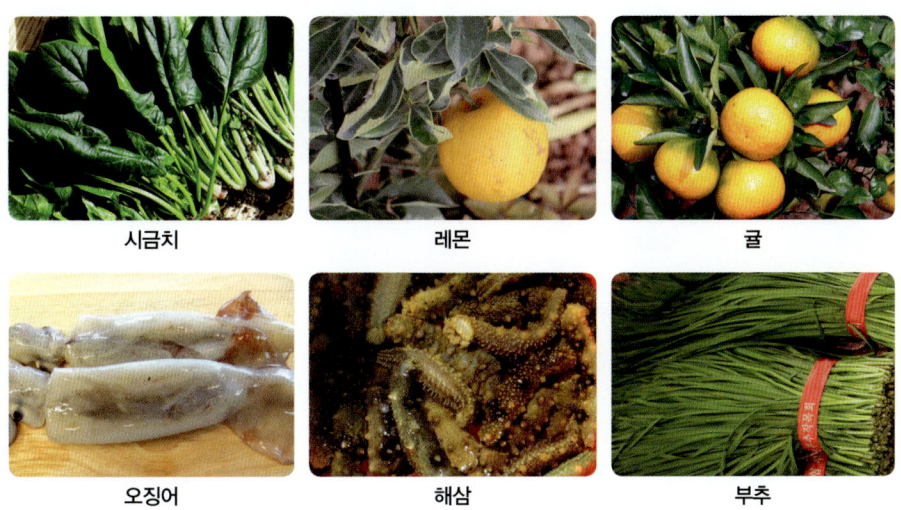

시금치 · 레몬 · 귤
오징어 · 해삼 · 부추

### 치료 방법

악성 빈혈의 경우 의사의 진찰을 받아 원인을 정확히 알고 치료를 받아야 한다.

- **당귀+황기+대추 처방** : 빈혈이 있고 기력이 쇠약하며 땀이 많은 사람은 물 4L에 당귀 30g, 황기 30g, 대추 10개를 넣고 반으로 줄 때까지 달여서 매일 3~5회씩 차 마시듯 마시면 효과가 좋다.

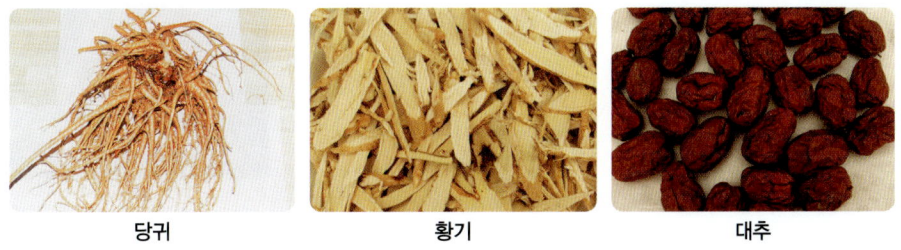

당귀 · 황기 · 대추

- **차즈기 잎+벌꿀 처방** : 차즈기 잎(자소엽)을 깨끗하게 씻어 그늘에서 말린 후 병에 넣고 벌꿀과 소주를 부은 다음 3개월 정도 침출한다. 이것을 취침 전에 40mL씩 약 1개월 이상 효과가 있을 때까지 음용한다.

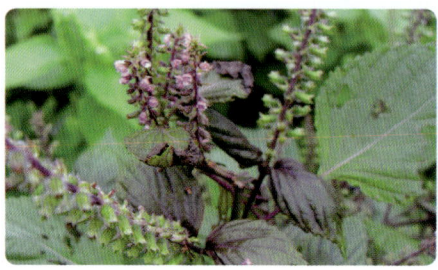
차즈기

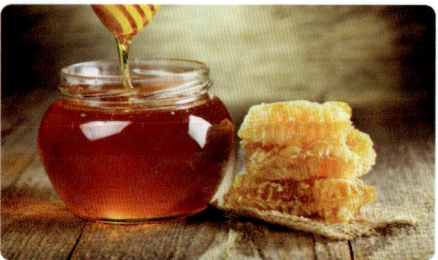
벌꿀

- **삼백초 처방** : 삼백초를 본인의 식성에 맞게 달여 매일 아침 150mL씩 복용하면 매우 효과적이다.

- **동물 간+당귀 처방** : 각종 동물의 간이나 신장 또는 잘게 썬 살코기 200g에 당귀 60g을 넣고 물 4L를 부어 반으로 줄 때까지 달여서 식후에 따뜻하게 데워 150mL씩 1개월간 복용하면 효과가 있다.

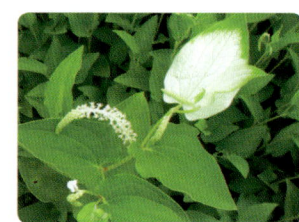
삼백초

- **간혈산란탕 처방** : 채 썬 돼지 간 200g을 잘 익힌 뒤 두부 1모를 함께 섞어 국을 끓여 먹는다. 후춧가루와 식초를 식성에 맞게 곁들여 아침저녁으로 나누어 복용한다.

- **시금치 처방** : 매 식후에 시금치즙 150mL을 복용하거나 시금치즙과 사과즙을 같은 비율로 혼합하여 약간 데워서 마신다. 이 처방은 변비, 불면증에도 효과가 있다.

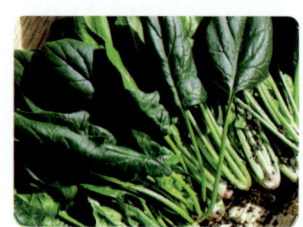
시금치

- **철분이나 단백질, 비타민 등 많이 섭취** : 버터, 달

갈, 육류, 오징어, 귤, 해삼, 부추, 시금치, 마늘, 당근, 딸기, 레몬, 사과, 가막조개 등을 고루 먹는 것이 좋으며, 녹차나 커피, 홍차에는 철분을 파괴하는 성분이 포함되어 있으므로 식사 전후에는 먹지 않는 것이 좋다.

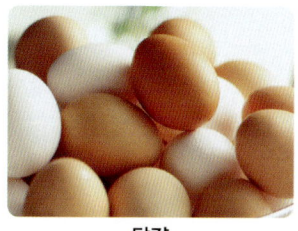
달걀

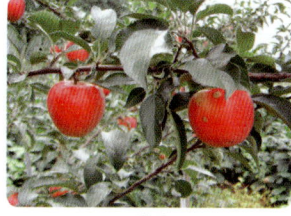
사과

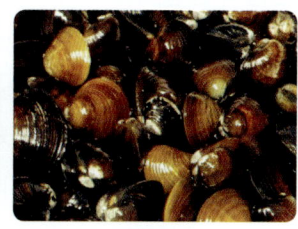
가막조개

- 용안 열매로 용안주를 담가 먹으면 매우 효과적이다.

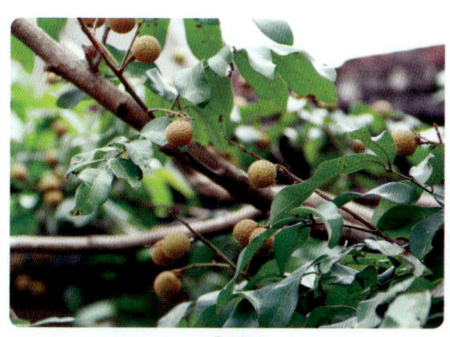
용안

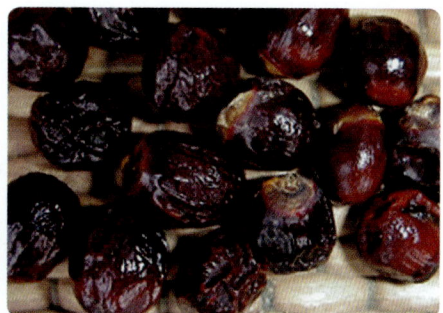
용안 헛씨 껍질 약재(용안육)

- 잘게 썬 모과와 소주를 1:3의 비율로 용기에 넣고 밀봉한 후 4개월간 숙성시켜서 다른 과일주에 약간 혼합하여 마시면 빈혈뿐만 아니라 강장, 조혈에도 좋다.

- 동물의 간에 무나 무채를 넣고 끓인 국을 자주 먹는다.

모과

- 그 밖에 상추쌈과 선짓국, 가막조갯국 등을 많이 먹거나 당근즙을 장복한다.

## 05 감기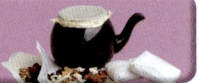

**질병의 증상**

　감기는 공기, 사람들 사이의 접촉 등으로 감기 바이러스나 인플루엔자 바이러스에 감염되는 것이다. 스트레스나 피로, 과로, 영양 부족, 날씨 등에 의해서도 발병한다. 증상으로는 재채기, 콧물, 피로, 쉰 목소리, 미열, 두통, 식욕 저하 등이 나타난다. 몸살은 몸이 몹시 피로하여 일어나는 질병이다. 감기가 원인인 경우가 많지만, 과로, 질병, 심적 고통으로 심신이 괴로울 때 일어나기도 한다. 몸이 나른하고 팔다리가 아프며 열이 나는 경우도 있고 입맛이 떨어지는 등 만사가 귀찮아진다. 몸살은 감기에 걸렸을 때 합병으로 오는 경우가 많으므로 한방 생약에서의 치료 또한 감기, 몸살을 함께 취급하는 경우가 많다.

**좋은 음식**

　배, 마늘, 유자, 감, 모과, 파, 양파, 매실, 삼백초, 오징어, 메밀, 밀감

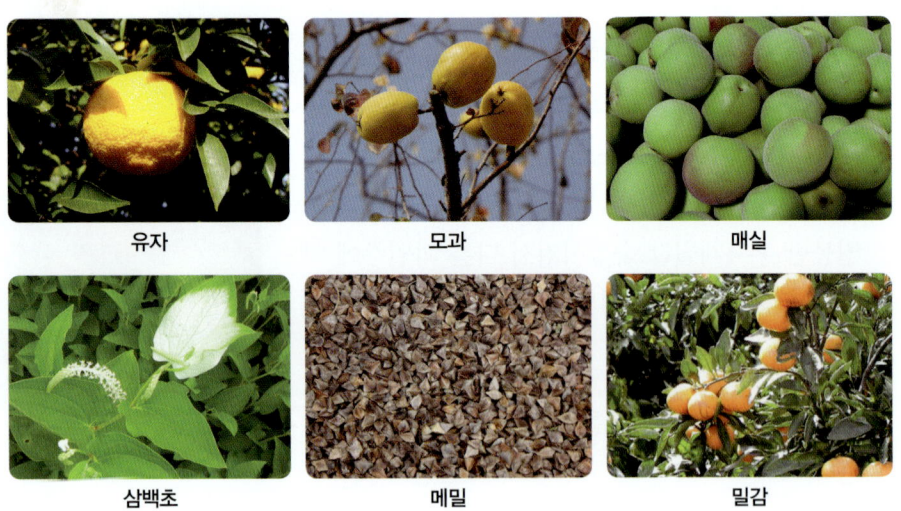

유자　　　　　　모과　　　　　　매실
삼백초　　　　　　메밀　　　　　　밀감

### 치료 방법

- 가벼운 코감기, 몸살감기에는 참기름을 면봉으로 찍어서 콧속에 바르면 효과가 있다.

- 마늘 5개, 생강 5쪽, 3cm 길이로 썬 대파 흰 부분 7개에 후추를 식성에 따라 넣고 물 1.8L를 부어 1/3로 줄 때까지 달여서 하루 3회씩 복용한다.

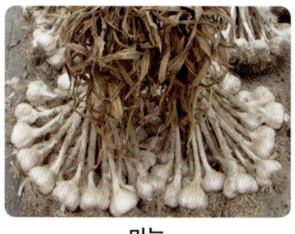
마늘

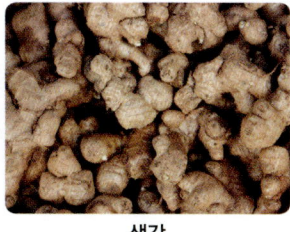
생강

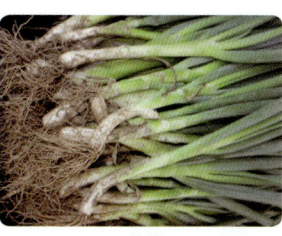
대파

- 오매(덜 익은 매실을 짚불 연기에 그슬려 말린 것) 5개를 가루로 만들어 같은 양의 생강즙과 약간의 간장을 넣고 먹기 좋게 간을 맞춰 뜨거운 물을 부어 마신다. 땀을 흘리며 잠을 푹 자고 나면 낫는다.

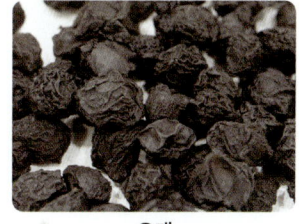
오매

- 콧물이 줄줄 흐르는 경우, 파 흰 부분을 1cm 정도 잘라 코 끝 위에 붙이고 자면 효과가 있다.

- 그늘에서 말린 말오줌나무 꽃(접골목화)을 달여 마시면 발한 작용 촉진 효과가 높다.

- 도라지 달인 물을 복용하며, 목이 아플 때는 이 물로 가글이나 양치질을 하면 통증이 가라앉는다.

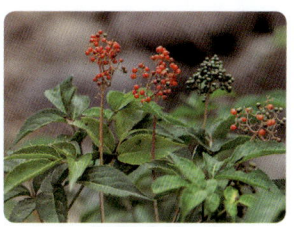
말오줌나무

- 유자차나 껍질째로 만든 유자즙에 설탕을 넣고 끓인 물을 마신다.

- 말린 감국 꽃이나 뿌리를 1회에 20g씩 물 500mL에 넣고 반으로 줄 때까지 달여 마시면 효과가 있다.

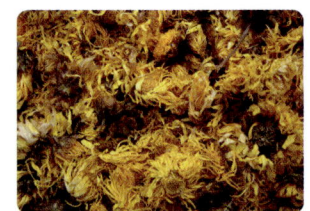
감국 꽃 약재(감국)

- 말린 꽈리 뿌리 20g 정도를 물 500mL에 넣고 반으로 줄 때까지 달여 마시면 체열을 내리는 데 효과가 있다.

- 코감기와 몸살감기에는 밤, 껍질을 벗긴 인동덩굴 줄기, 댓잎이나 산죽(지리산 등 고산지에 자생하며, 1~1.5m의 키에 7cm 정도의 두께로 자라는 조릿대) 잎, 차즈기 잎, 박속에 물 1L를 붓고 낮은 온도에서 달여 마시고 더운 곳에서 땀을 흘린다.

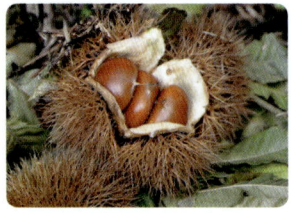
밤

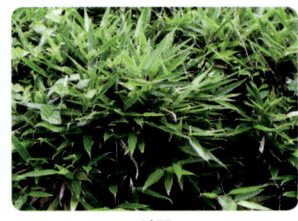
인동덩굴

산죽

- 말린 봉선화 잎 5~10g을 물 200mL에 넣고 약한 불로 달여서 아침저녁으로 마신다.

- 물 700mL에 생강 뿌리 20g을 넣고 500mL 정도로 줄 때까지 서서히 달여서 아침저녁 식간 또는 식후에 복용하면 감기나 소화에 효과가 있다.

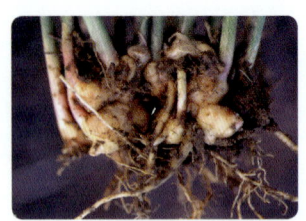
생강 뿌리

- 잘게 썰어 꿀에 절인 생강을 끓인 물에 타서 차 대신 마시면 감기에 효과가 있다.

- 유자 껍질 10~15g을 말려서 가루를 내거나 물 200mL에 달여 하루 2~3회 복

용하면 감기에 좋다.

- 고본 뿌리 20g을 물 700mL에 넣고 반으로 줄 때까지 달인 물을 아침저녁으로 복용하면 감기에 효과가 있다.

- 쪽파 흰 부분 7~10뿌리를 물 600mL에 넣고 200mL가 될 때까지 약한 불로 달여서 마시면 감기에 효과가 있다.

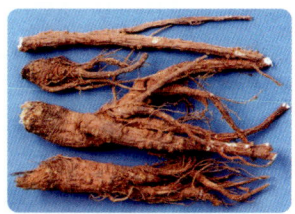

고본 뿌리

- 고비 뿌리줄기 5~10g을 물 300mL에 넣고 반으로 줄 때까지 약한 불로 달여서 1개월 정도 식후에 복용하면 효과가 있다.

- 청주 1잔을 따뜻하게 데워서 달걀노른자를 2~3개 넣고 거품이 날 때까지 잘 섞어 자기 직전에 복용한다.

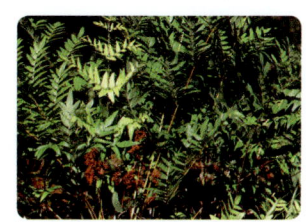

고비

## 06 두통

### 질병의 증상

두개(頭盖)의 범위에 느끼는 동통(疼痛)을 말하며, 본래 두통은 뇌가 나타내는 장기통을 의미한다. 두통은 뇌 내압에 변화가 있는 경우에도 일어나고, 뇌의 혈압 장애, 뇌출혈, 뇌종양, 뇌빈혈, 고혈압, 저혈압, 히스테리, 긴장성 두통, 편두통, 중독성 두통, 급성 전염병, 요독증, 변비, 알코올, 니코틴, 카페인 등에 의해서도 올 수 있고 3차 신경통, 후두 신경통, 안질환, 위장 장애, 불면, 과로 등에 의해서도 일어난다. 그 외 원인 불명의 두통도 있다.

**좋은 음식**

사과, 매실, 파, 마늘, 메밀, 감국, 산국

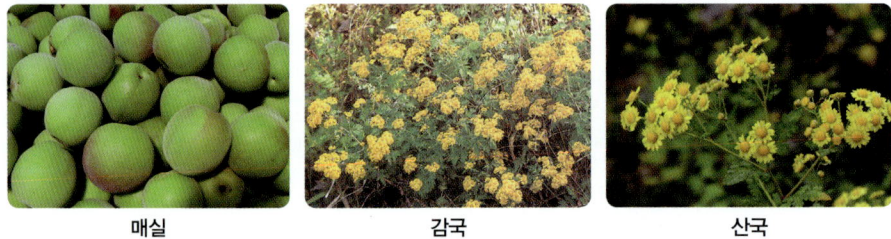

매실　　　　　　　감국　　　　　　　산국

**치료 방법**

- 껍질째 낸 사과즙을 흘러내리지 않게 한지에 싸서 이마에 올려놓는다.

- 씨를 제거한 매실육을 씨가 있던 쪽이 안으로 가도록 관자놀이에 붙인다.

- 쪽파의 흰 줄기만 잘라 코와 귀에 꽂고 잠시(증상에 따라 3~10분 정도) 있으면 낫는다.

- 강판에 간 마늘즙을 콧속에 한 방울씩 떨어뜨리면 효과가 있다.

- 유채 씨 5g과 장엽대황 뿌리(대황) 5g을 섞은 가루를 콧속에 불어 넣으면 낫는다.

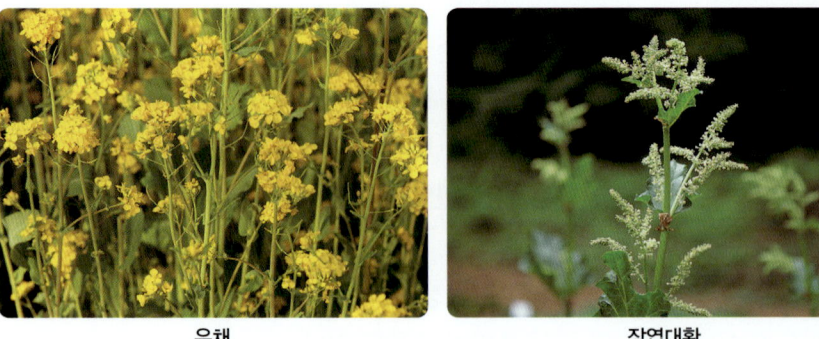

유채　　　　　　　장엽대황

- 도꼬마리 열매(창이자)와 천궁 뿌리, 참당귀 뿌리(당귀)를 1:1:1로 혼합한 가루를 1회에 10g씩 차나 따뜻한 물에 타서 취침 전에 마시고 숙면을 취한다.

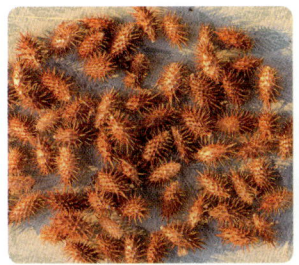 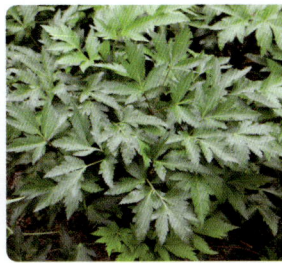 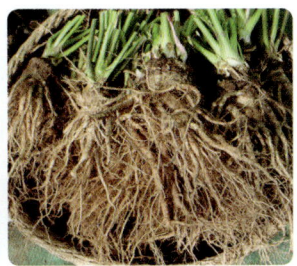

도꼬마리 열매 약재(창이자)   천궁   참당귀 뿌리(당귀)

- 매 식후 오염되지 않은 사과 1개를 껍질째 먹으면 두통뿐만 아니라 불면증에도 효과가 있다.

- 머리가 몹시 아플 때는 무즙과 들기름을 5:2 비율로 섞어서 1회에 2~3방울씩 콧속에 수시로 넣는다.

- 머리가 아프고 눈물이 날 때나 늑골이 특히 심하게 아플 때는 천궁과 말린 구릿대 뿌리(백지)를 각각 10g씩 섞어 곱게 가루를 낸 것을 소주 30~40mL에 타서 하루에 3번 나누어 복용한다.

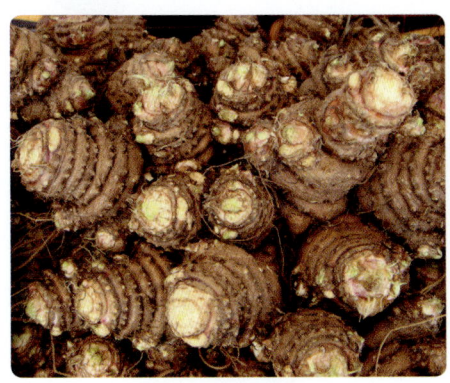 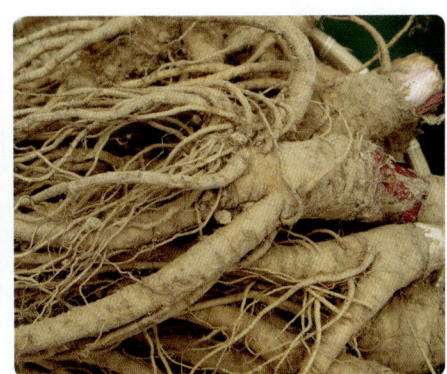

천궁 뿌리줄기(천궁)   구릿대 뿌리(백지)

- 찬바람에 노출되어도 두통이 멎지 않을 때에는 잘 찧은 마늘 1티스푼을 코에 대고 그 향을 들이마신다.

- 작약 뿌리를 이른 봄이나 9월경에 채취하여 잔뿌리를 제거하고 물에 잘 씻어서 햇볕에 말려 잘게 썰어 두었다가 작약 30g에 물 300mL를 넣고 달여서 하루에 3번 나누어 빈속에 먹으면 두통과 복통에 효과가 있다.

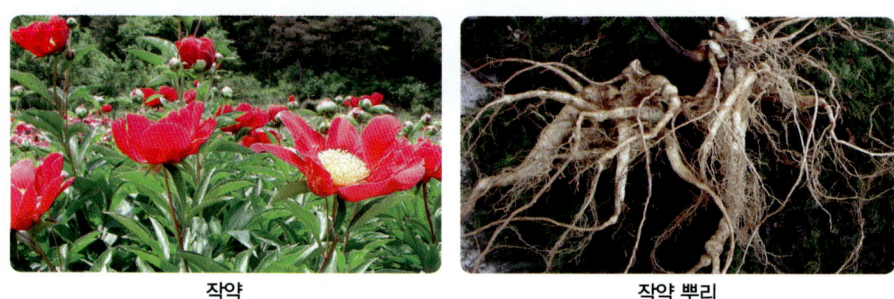

작약        작약 뿌리

- 감국 500g과 소주 2L로 술을 담가 건더기를 건져내고 적당한 용기에 담아서 자주 마시면 두통, 현기증, 피로 회복에 좋다.

## 07 두드러기

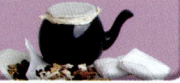

### 질병의 증상

담마진이라고도 한다. 피부에 갑자기 발적과 부종을 형성하였다가 대개 몇 시간 지나면 사라지는 일과성 질환으로, 심한 가려움증, 호흡 곤란, 천식, 발작, 복통, 설사 등을 일으키기도 한다. 식사성 두드러기, 약제성 두드러기, 물리적 두드러기, 콜린성 두드러기, 심인성 두드러기 등이 있다.

### 좋은 음식

사과, 가지, 무, 질경이, 우엉, 호두

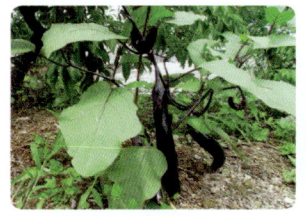
가지

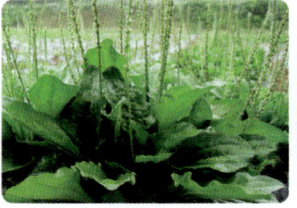
질경이

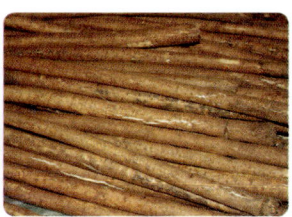
우엉 뿌리

### 치료 방법

- **벚나무 처방** : 3~5월경에 벚나무 줄기의 속껍질을 벗겨서 햇볕에 말린 후, 이것을 태워 끓인 물을 복용한다. 또 꽃을 소금에 절여 두었다가 끓인 차를 복용하기도 한다. 버섯이나 생선의 식중독에 의한 두드러기에 효과가 있다.

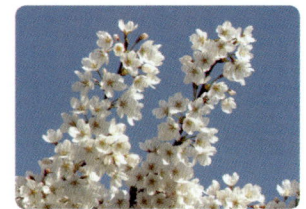
벚꽃

- **우유+소금 처방** : 약 5분간 끓인 우유 1L에 소금 30g을 넣고 완전히 녹인 다음 두드러기 난 곳에 자주 문질러주면 효과가 있다.

- **돼지고기+배 처방** : 배 2개에 같은 양의 돼지고기를 넣어 푹 고아서 간을 하지 않고 한 번에 다 먹는다.

- **호두 청피 처방** : 설익은 호두의 과피를 말려서 가루 낸 것을 반죽하여 환부에 바른다.

- **결명 씨 처방** : 결명자 차를 끓여 마시면 장의 이상을 바로 치료하는 데 매우 효과적이다.

- **무 처방** : 무즙을 내어 환부에 발라준다.

- 묽게 희석한 사과식초를 환부에 자주 바르면 잘 낫는다.

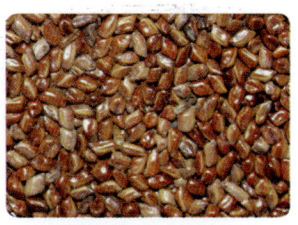
결명 씨 약재(결명자)

- 말린 탱자나무 어린열매(지실)와 음지에서 말린 민들레를 1:1로 달여서 마시거나 환부에 바르면 효과가 있다.

- 가지즙을 두드러기에 발라서 치료한다.

## 08 관절염

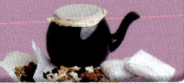

### 질병의 증상

관절염은 관절 안에 여러 세균이 침투하여 일어나는 관절의 염증으로, 노인성 관절염이나 무릎 관절통과 관절염, 뼈가 쑤시는 관절염 등 여러 가지가 있다. 환부가 붓고 열이 나며 관절의 운동 장애가 생겨 움직이기가 힘들고 움직일 때마다 통증이 있다. 나중에는 관절 속에 고름이 고여 결국에는 뼈까지 손상을 입게 된다. 또한 관절이 변형되거나 관절 속에 물이 고이기도 한다. 병이 계속되면 관절은 더욱 굳어지고 나중에는 완전히 굳어 제대로 서거나 걷지 못하게 되기도 한다. 급성일 경우에는 무거운 것을 들지 말고, 환부를 고정시키고 안정을 취하는 게 좋다. 증상에 차도가 있으면 조금씩 관절 운동을 한다. 급성기가 지난 후에는 조금씩 운동을 해주는 것이 좋다.

### 좋은 음식

생강, 감, 고비, 복어, 우엉

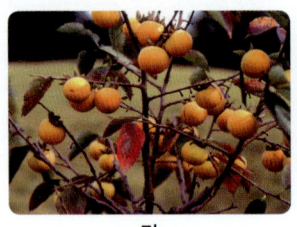
감

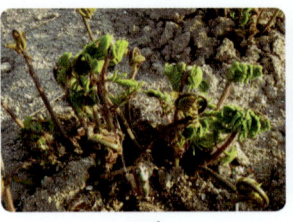
고비

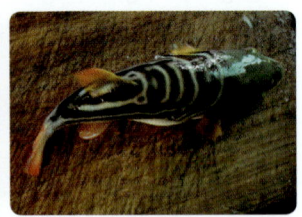
복어

**치료 방법**

- **생강 처방** : 강판에 간 생강 60g을 헝겊 주머니에 넣고 900mL의 물로 달인 생강탕으로 환부가 빨갛게 될 때까지 찜질을 한다. 효과가 있을 때까지 자주 할수록 통증이 사라진다. 으깬 생강을 아교풀이나 접착성이 있는 풀에 섞어 환부에 뜨겁게 붙여도 좋다.

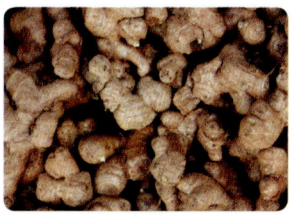
생강

- **부들+오두 어린뿌리 처방** : 부들 150g을 삶아서 말린 오두 어린뿌리(부자) 20g과 혼합한 가루를 1회에 2g씩 냉수와 함께 마신다.

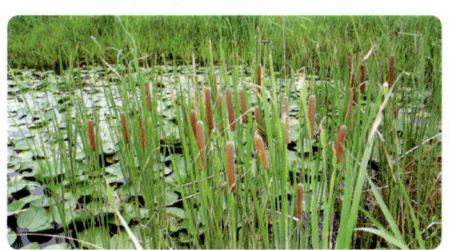
부들

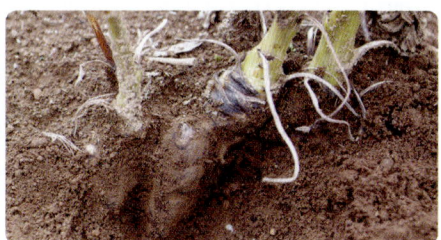
오두 어린뿌리(부자)

- **감즙 처방** : 뼛골이 쑤시고 아플 때는 떫지 않은 감즙을 매일 50mL씩 마시면 효과가 있다.

- **고비 처방** : 고비를 진하게 달여서 마시고, 그 즙으로 찜질을 하거나 환부에 바르면 무릎 관절통에 효과가 있다.

- **복어 처방** : 검게 태운 복어를 믹서나 강판에 갈아서 1회에 10~15g씩 복용한다.

- **주초(곡주로 만든 식초)+파 처방** : 3년 묵은 주초(酒醋) 10L를 끓이다가 파의 흰뿌리 150g을 썰어 넣고 다시 끓인 다음 파를 건져내고 그 즙으로 뜨겁게 찜질한다.

- **솔잎 처방** : 곰솔이나 적송 등 한국 재래종 솔잎을 따서 천에 싼 다음 뜨겁게 하여 아픈 뼈마디 또는 상처 부위에 하루 2회 정도 붕대나 끈으로 붙인다. 몇 번 계속하면 통증이 없어지고 부기가 가라앉는다.

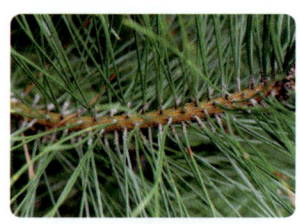
곰솔

- **쇠무릎 처방** : 쇠무릎 뿌리(우슬)를 깨끗이 씻어서 건조하여 곱게 가루를 낸 다음, 3~5티스푼씩 술잔에 타서 하루에 2회 복용한다. 쇠무릎 뿌리 300g을 소주 1L에 넣어 한 달쯤 숙성시킨 술을 매회 소주잔으로 1잔씩 하루에 2~3회 장기 복용한다.

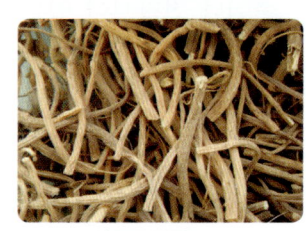
쇠무릎 뿌리(우슬)

- **지네 처방** : 지네 8~10마리의 머리와 다리를 완전히 제거한 후 가루로 만들어 달걀흰자로 거품을 내며 뭉쳐질 때까지 잘 섞어서 매 식후 2~3회 나누어 복용한다.

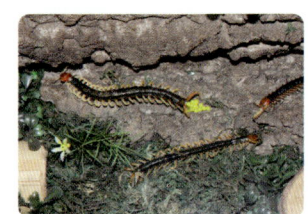
지네

- **검은깨 처방** : 검은깨 2L를 볶아서 병에 담고 따뜻하게 데운 청주 1.8L를 부어 10일쯤 두었다가 식사 전후에 소주잔으로 1~2잔씩 따끈하게 데워서 복용한다.

- **우엉 씨+콩+강활 처방** : 우엉 씨(악실) 70g을 간장에 바싹 졸이고 말린 콩 200mL와 함께 볶은 후 강활 20g과 함께 가루를 내어 1회에 5g씩 1일 3회 복용한다.

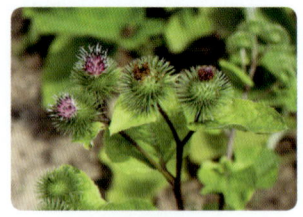
우엉

- **식초 처방** : 물 150mL에 식초 10티스푼을 타서 매 식전에 복용한다.

- **돼지 족발+초피나무 처방** : 돼지 족발과 초피나무 열매껍질(산초)을 1:1 비율로 물 10L에 넣고 고아서 마시면 신경통, 관절염 치료에 효과가 있다.

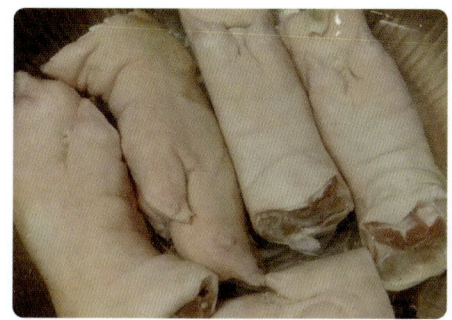
돼지 족발

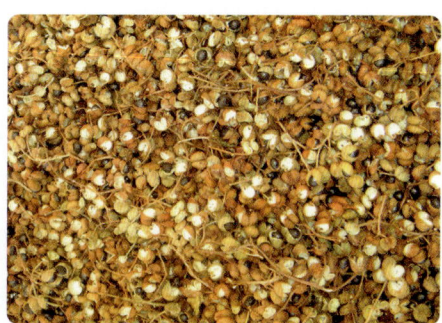
초피나무 열매껍질(산초)

- **체질별 퇴행성 관절염 퇴치하는 방법**
  ① 소음인의 경우 : 몸을 항상 따뜻하게 유지하고 차거나 습기가 많은 곳을 피하며, 소화가 잘되는 음식을 적당히 먹고 무리하게 관절을 쓰지 않는다. 두충차, 파고지, 구척, 인삼차, 황기차, 당귀차, 천궁차 등은 기와 혈의 순환을 도와주고 관절을 튼튼하게 해주며, 유자 씨를 달여 먹으면 좋다.
  ② 소양인의 경우 : 마음을 안정하고 스트레스를 바로 풀어 화가 쌓이지 않도록 한다. 보음(補陰)·강음(降陰)을 하여 하체에 음기가 쌓이도록 하면 좋고, 단전 호흡이나 기공으로도 많은 도움을 받을 수 있다. 관절의 순환을 돕고 튼튼하게 하는 유자 씨와 우슬차, 홍화 씨, 음기를 보하고 열을 내려주는 숙지황, 산수유차, 구기자차 등이 좋다.
  ③ 태음인의 경우 : 관절에 무리가 가는 일을 피하며, 기혈의 순환이 잘되게 적절히 운동하고, 과식을 금한다. 기름진 음식을 피하고 습기가 많은 곳에 오래 있지 않으며, 자주 목욕을 하는 것이 좋다. 피를 맑게 하는 녹차, 칡차 등이 좋고 부기가 심한 사람에게는 율무차도 효과적이다. 녹용, 녹각, 쥐눈이 콩은 뼈를 튼튼하게 해주며, 유자 씨와 으아리 뿌리(위령선), 음나무 껍질은 관절의 순환을 좋게 한다.

④ 태양인의 경우 : 화를 적게 내어 마음을 안정시키며 자극적인 음식을 피하고 담백한 것을 섭취하여 기혈의 분산을 막는다. 유자 씨와 오가피차, 모과차 등이 관절과 근육에 좋다.

- 음나무 껍질(해동피) 70g과 골담초 70g을 물 600mL에 넣고 반으로 줄 때까지 중불로 달여 한 달간 하루 2~3회 복용하면 관절염과 신경통 치료에 효과가 있다.

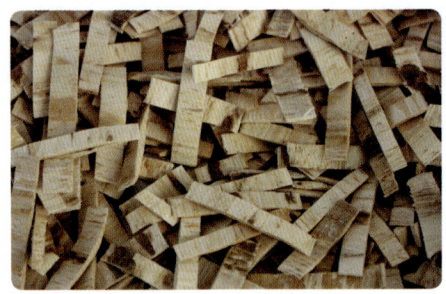
음나무 껍질 약재(해동피)

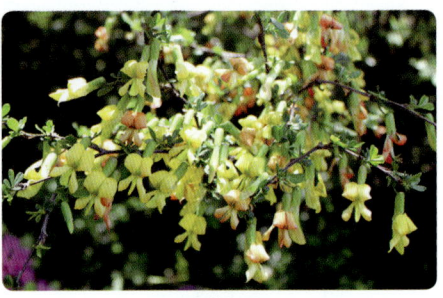
골담초 꽃

- 잘게 썬 개다래나무 열매(목천료)를 6~7배의 소주에 담근 천료주를 마시면 류머티즘뿐만 아니라 신경통이나 통풍에 좋고 강장 효과도 있다.

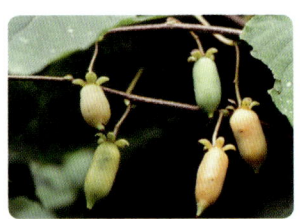
개다래나무 열매(목천료)

- 말린 골담초 꽃 30g에 물 800mL를 붓고 반으로 줄 때까지 서서히 달인 물을 아침저녁 식전에 한 달쯤 복용하면 효과가 있다.

- 으아리 전초 60g 정도를 1L의 물로 푹 달여서 매일 차 대신 마신다.

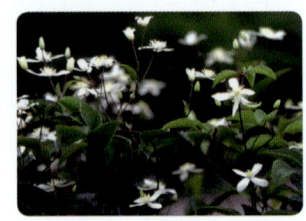
으아리

- 개다래나무 열매 20g을 물 500mL에 넣고 반으로 줄 때까지 중불에서 달인 물을 하루 3회씩 식후에 나누어 마신다.

- 고본 뿌리 20g을 물 700mL에 넣고 반으로 줄 때까지 달인 물을 아침저녁으로 마시고 환부에 바르기도 한다.

- 으아리 약재 가루로 3mm 크기의 환을 만들어 한밤중에 생강차와 함께 20~30환씩 복용한다.

- 다래나무 가지 10~15g을 물 400mL에 넣고 반으로 줄 때까지 약한 불로 달여서 하루에 2~3회씩 1주일 정도 복용하거나, 매회 열매 40g씩 복용하면 관절통에 효과가 있다.

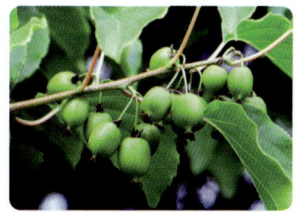
다래나무

- 말린 감국 10~15g을 물 700mL에 넣고 반으로 줄 때까지 약한 불에서 서서히 달인 물을 3~5개월간 식간이나 식전에 복용하면 관절염과 감기에 효과가 있다.

## 09 치질

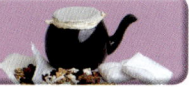

**질병의 증상**

치핵은 항문부 정맥의 울혈과 확장으로 인한 정맥류 때문에 생긴다. 치열은 배변으로 인한 항문부의 열상이며, 치루는 항문이나 항문 주위의 농양에서 농이 나오는 병이다. 탈항은 치핵이 진행되어 발병하며, 선천적인 것, 출산으로 인한 것 등이 있다. 이들 질병을 예방하려면 배변을 규칙적으로 하고 배에 힘을 주는 운동을 피하는 것이 좋다. 어린이의 탈항은 경증으로, 자연히 낫는 경우가 대부분이지만 어른의 경우에는 중증이 되기 쉬우므로 주의해야 한다. 한방 요법은 치질의 여러 가지 증상을 완화시키는 동시에, 체력을 기르고 체질을 개선함으로써 병을 낫게 한다.

치질이 있는 사람은 특히 일상생활에 유의하여 진행을 예방해야 한다. 배변 후에는 항문과 그 주변을 씻어서 청결하게 하고, 목욕을 자주 하여 혈액 순환이 잘 되도록 해야 한다. 딱딱한 의자에 오랫동안 앉지 않아야 하며, 술처럼 자극성이 강한 것은 먹지 않는 등의 마음가짐이 중요하다. 또한 변비에 걸리지 않도록 채소와 과일을 많이 섭취해야 한다.

### 좋은 음식

질경이, 달팽이, 풋마늘, 무화과, 작두콩

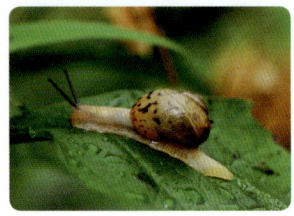
달팽이

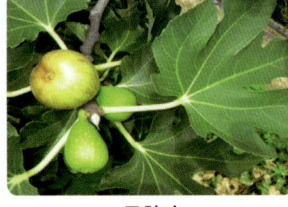
무화과

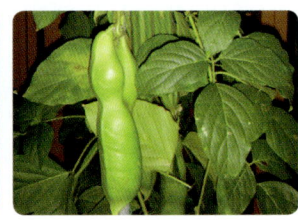
작두콩

### 치료 방법

- **질경이 처방** : 질경이 전초(차전초)를 여름에 채취하여 햇볕에 말린 후 1일 30g가량을 물 600mL에 넣고 반으로 줄 때까지 달여서 복용한다. 또 끓인 물이나 찌꺼기를 이용하여 환부에 더운찜질을 하면 효과가 있다.

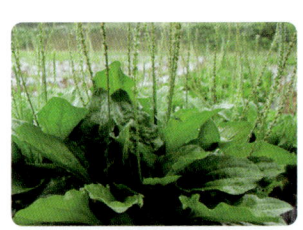
질경이

- **왕지네 처방** : 왕지네(오공)의 다리, 머리, 꼬리를 제거하고 프라이팬에 볶아 곱게 가루를 낸 다음, 이를 달걀노른자에 반죽하여 환부에 여러 번 갈아 붙이면 효과가 있다.

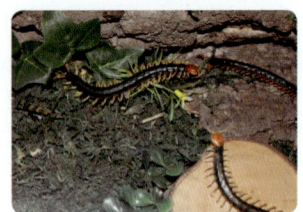
왕지네

- **달팽이 처방** : 달팽이를 여러 마리 모아 껍질째 질그릇에 넣고 뚜껑을 닫은 후 검게 태워 가루를 만든다. 같은 양의 흑설탕을 섞

어 반죽(설탕과 태운 달팽이 가루로도 반죽이 가능하지만 잘 뭉쳐지지 않으면 밀가루를 약간 넣어줌)해서 두었다가 용변 후나 목욕 후 환부에 바르면 효과가 있다.

- **약모밀 처방** : 약모밀 생잎에 소금을 약간 넣고 짓찧어 환부에 붙이고 거즈를 대거나 즙액을 환부에 바르면 치질뿐만 아니라 습진, 종기, 충독 치료에 효과적이다. 또한 생잎을 짓찧어 1회에 5g씩 1일 3회 복용하거나, 말린 전초 30g을 물 400mL에 넣고 반으로 줄 때까지 달여서 1일 3회로 나누어 매 식후에 복용하면 효과가 있다.

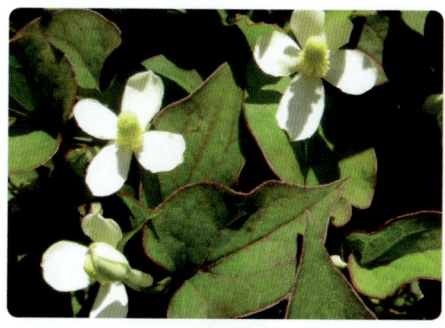

약모밀 / 약모밀 지상부 약재(어성초)

- **작두콩 처방** : 작두콩 10~15개에 물 400mL를 부어 반으로 줄 때까지 달인 물을 콩과 함께 1일 2회 먹는다.

- **부추 처방** : 약탕기에 부추 2kg과 물 700mL을 넣고 달이면서 약탕기에서 나오는 김을 쐬고, 환부를 씻는다.

- **마늘종 처방** : 잿불에 연기가 날 정도로 서서히 태우면서 말린 마늘종을 2~3cm 길이로 썬다. 엉덩이를 대기 편리한 용기(화로, 세면기, 옹기 등)에 넣어 태우면서 그 연기를 환부에 쐰다.

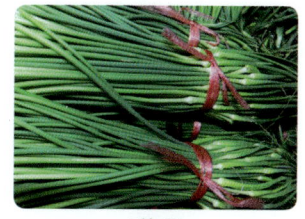

마늘종

- **무화과 처방** : 무화과를 하루에 5~7개씩 먹고, 잎과 열매에서 나오는 흰 즙을 환부에 바르면 효과적이다.

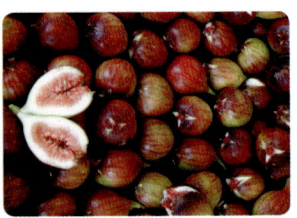
무화과

- **지렁이 처방** : 큰 지렁이 15마리에 설탕 2티스푼을 뿌려 질그릇에 넣어두면 지렁이가 죽어서 지렁이 설탕물이 된다. 이것을 환부에 꾸준히 발라주면 효과가 있다.

- **무화과나무 잎 처방** : 생잎을 채취하면 나오는 하얀 즙이나 잎을 짓찧어 환부에 바르면 무좀과 치질 치료에 효과가 있다.

- **복숭아나무 속껍질 처방** : 복숭아나무 속껍질 끓인 물로 환부를 씻어주면 치질에 효과적이며, 편도선이 부어서 아프고 침을 삼키기 힘들 때에도 자주 머금고 가글을 하면 효과가 있다.

- **황기 처방** : 황기 뿌리 20g을 물 600mL에 넣고 반으로 줄 때까지 중불로 달여서 아침저녁 식후에 1주일간 복용하면 치질과 심장병, 신장병, 허약체질, 반신불수 등의 치료에 효과가 있으며 이뇨작용을 도와준다.

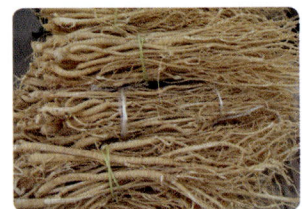
황기 뿌리 약재(황기)

- **호장근 처방** : 말린 호장근 뿌리 가루를 기름(식용유, 아주까리 기름, 산초 기름 등)에 잘 섞어 환부에 바르면 치질과 종기에 효과가 있다.

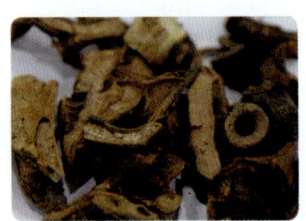
호장근 뿌리 약재(호장근)

- **곶감 처방** : 환부에서 피가 날 때는 잿불에 굽거나 달군 프라이팬에서 태운 곶감 가루를 1회에 1티스푼씩 복용한다.

- **쑥(한국 재래종 참쑥)+생강 잎 처방** : 환부가 충혈이 되었을 때는 말린 쑥 30g과

생강 잎 30g을 물에 달여서 하루 3회로 나누어 마신다.

## 10 중풍 뇌졸중

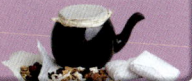

### 질병의 증상

뇌출혈, 지주막하 출혈, 뇌혈전 등에 의한 뇌혈관 장애로 일어나며 음주, 흡연, 정신적 스트레스, 과로, 오한, 고혈압, 심장병 등이 원인이다. 중풍은 갑자기 심한 두통이 오면서 의식을 잃고 반신불수가 되어 구토와 경련을 일으키는 병이다. 다만 소뇌로 출혈되었거나 경증인 경우에는 의식이 확실하다. 지주막하 출혈은 갑자기 심한 두통과 구역질이 나타나고 의식을 잃을 수도 있다. 뇌혈전의 증상은 대부분 갑자기 나타나는 것이 아니라 몇 시간에 걸쳐 서서히 나타난다. 먼저 손발이 마비되고 말을 하지 못하며 일반적으로 두통이 생기지만 의식을 잃는 경우는 거의 없다.

중풍은 빠른 시간 내에 의사의 진찰을 받아 치료해야 한다. 치료는 주로 지혈제나 항응고제 같은 약물 요법으로 이루어진다. 의사의 판단에 따라 수술을 하기도 하며, 요즘에는 의료 기술이 발달하여 예전에는 사망할 만한 경우도 충분히 살릴 수 있다.

### 좋은 음식

무, 쇠비름, 새우, 검은콩, 야자, 사과, 생강, 솔잎

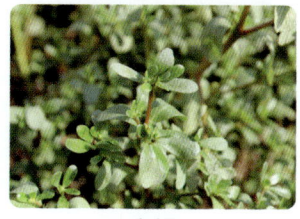
쇠비름

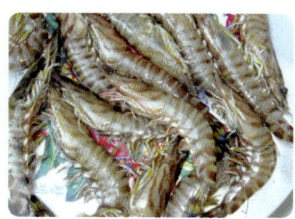
새우

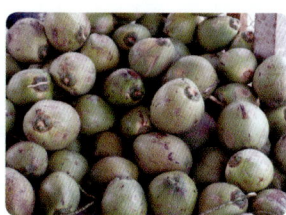
야자

## 치료 방법

● **달걀+머위+청매실 처방**(1인분 기준)

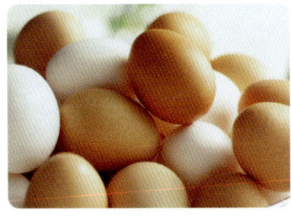
달걀

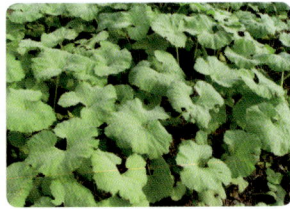
머위

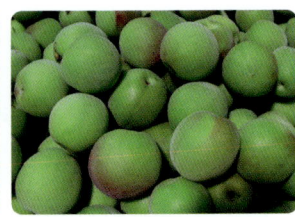
청매실

① 달걀흰자 1개를 사기나 유리그릇에 넣고 나무젓가락으로 거품이 날 때까지 젓는다(약 150회).

② 머위 잎 4~5개로 생즙을 내어, 5티스푼을 따뜻하게 데워서 ①에 넣고 50회 젓는다.

③ 곡주(청주, 법주)나 화학 성분이 없는 술 5티스푼을 데워서 ①, ②의 혼합물에 넣고 30회 젓는다.

④ 씨를 제거한 청매실 5개로 즙을 내어 ①, ②, ③의 혼합물에 넣고 20회 저은 후 복용한다.

### 특징 및 주의사항 ● ● ●

- 중풍 예방 효과가 매우 높음
- 비용이 많이 들지 않고 연중 복용이 가능하며, 매년 6월경이 가장 적기임
- 복용 후 30분 이내에 음식물이나 물을 먹지 말 것
- 만드는 법은 꼭 순서를 지킬 것

● 잘게 썬 뽕나무 가지나 뽕잎 달인 차를 장복하면 중풍을 예방하는 데 아주 좋다.

● 무즙과 생강즙에 물엿이나 수수엿을 섞어서 마시기도 한다.

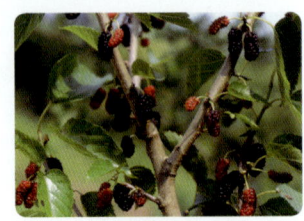
뽕나무

- **복숭아씨 처방** : 복숭아씨(도인) 300g을 밥솥에 밥을 지을 때 생기는 밥물에 하룻밤 재워 부드럽게 숙성시킨다. 3시간 동안 찌고 말려서 가루로 만든 후, 벌꿀과 찰밥에 잘 섞어 녹두콩 크기로 환을 만들어 1회에 40~60환씩 하루 2회 복용하면 중풍뿐만 아니라 신경통 예방에도 효과적이다.

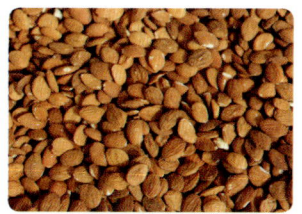
복숭아씨(도인)

### 주의사항
- 하혈, 토혈 환자는 먹지 않는 것이 좋다.

- 살구씨 10~15개를 곱게 갈아 생참대나무에서 얻은 죽력과 함께 하루 2회씩 먹으면 중풍과 고혈압, 반신불수 치료에 효과가 있다.

- 곰솔의 푸른 솔잎을 30g 정도 잘게 썰어 천으로 만든 주머니에 싸서 청주 900mL에 넣는다. 반으로 줄 때까지 달여서 소주잔으로 1잔씩 마시면 효과가 있다.

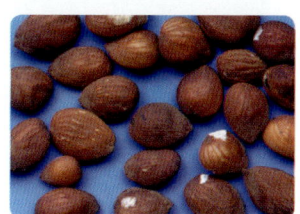
살구씨(행인)

- 수오골계 한 마리에 쪽파 흰 부분을 100g 정도 썰어 넣고 중탕으로 끓여서 공복에 즙만 따라 마신다.

- 야자나 코코넛 속살 또는 미처 따지 못하여 덩굴에 붙어 언 호박과 해바라기 씨나 기름을 상시 복용하면 중풍에 걸리는 일이 거의 없다.

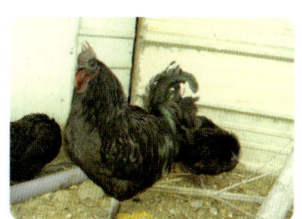
수오골계

- 딱딱한 껍질을 벗긴 살구씨(행인) 10개를 하루 한 번씩 1주일간 날것으로 먹고 1주일 쉬고 다시 1주일간 먹으며, 푸른 대나무 속에서 받은 대나무 수액과 같이 마시면 더 효과적이다.

- **도꼬마리 처방** : 진하게 달인 도꼬마리 잎과 줄기로 환을 만들어 30~40환씩 하루 3회 복용하면 백전풍(피부의 멜라닌 색소 결핍으로 생기는 백색 반점, 일명 백반)에 효험이 있다. 도꼬마리 열매(창이자)를 덖어서 가루를 내어 1회에 1티스푼씩 하루 3회 복용하거나 술을 담가 먹으면 두통, 중풍, 고혈압, 몸살, 감기, 관절염에 효과가 있고 흰머리가 검어지며 무병장수한다고 하였다.

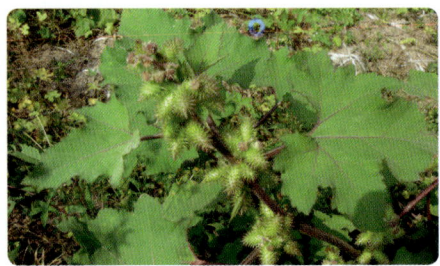
도꼬마리 잎과 줄기

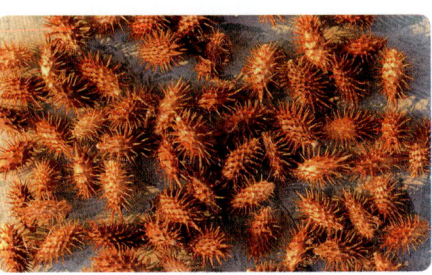
도꼬마리 열매(창이자)

- 검은콩을 푹 삶아서 즙을 내어 엿처럼 조려서 수시로 입에 넣어 녹여 먹는다.

- **천남성 덩이뿌리 처방** : 물 700mL에 천남성 덩이뿌리 10g을 넣고 반으로 줄 때까지 약한 불로 달여서 아침저녁 식후에 1개월간 복용하면 중풍, 반신불수, 종기, 파상풍, 소종, 거담에 효과가 있다.

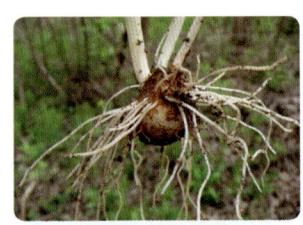
천남성 덩이뿌리

- **형개 처방** : 물 700mL에 형개 전초 20g을 넣고 반으로 줄 때까지 중불로 달여서 아침저녁 식후에 2주간 복용하면 중풍, 치통, 두통, 옹종(작은 종기), 소염 등에 효과가 있다.

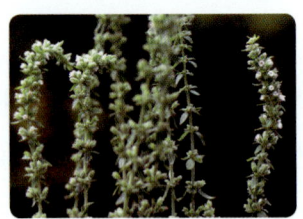
형개

- **은행잎 처방** : 푸른 은행잎 말린 것 20g을 물 700mL에 넣고 400mL 정도로 줄 때까지 중불로 달여 하루에 3회씩 10일 이상 마신다.

## 11 동맥 경화 · 뇌경색

### 질병의 증상

어떤 원인에 의해서 혈관 내벽이 두꺼워지고 혈관에 석회가 침착하면 혈관이 탄력을 잃고 좁아져 터지거나 혈액 순환에 방해를 받게 된다. 지질 대사 장애가 중요한 원인으로 작용하나 고지혈증, 고혈압, 비만증 등을 주된 촉진 인자로 보고 있다. 그 밖에 당뇨병, 운동 부족, 정신적 긴장 등도 동맥 경화를 유발하는 원인으로 본다. 증상은 어느 장기의 동맥이 더 많이 굳어졌는가에 따라 차이가 있다.

뇌경색은 뇌졸중의 하나로, 뇌에 혈액을 공급하는 동맥이 막혀 앞쪽의 뇌 조직이 연화하는 병이다. 뇌혈관이 막혀 뇌의 일부에 산소와 영양이 공급되지 않거나 뇌의 영양 혈관이 폐색 또는 강한 협착(狹窄)을 일으켜 혈류가 현저하게 감소되어 뇌일혈과 유사한 증상을 나타내는 질환으로, 뇌혈전증(腦血栓症)과 뇌색전증(腦塞栓症)이 있다. 그 증상으로는 현기증, 귀울림, 두통, 기억력 저하, 시력 저하, 청력 저하, 계산력 저하, 불안정감 증가, 언어 장애, 반신불수, 보행 장애, 거동 불편, 위장의 통증, 지각 장애, 율동 장애 등이 있다.

### 좋은 음식

오매(덜 익은 매실을 짚불 연기에 그슬려 말린 것), 사과, 레몬, 옥수수, 검은콩, 양파, 다시마, 달걀, 매실

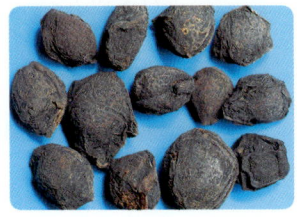
오매

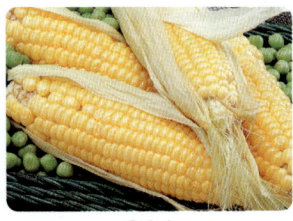
옥수수

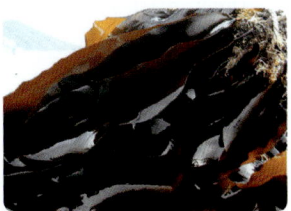
다시마

**치료 방법**

- 끓는 물에 담갔다가 꺼내 말린 개다래나무 열매(잘 익은 것)를 하루 20g씩 물 500mL에 넣고 반으로 줄 때까지 달여서 마시면 뇌경색에 효과가 있다.

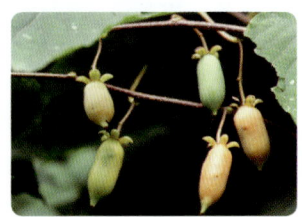

개다래나무 열매(목천료)

- 깨끗이 씻어 말린 다시마를 덖어서 가루로 만들어 볶은 찹쌀가루와 1:1 비율로 섞는다. 꿀과 함께 반죽을 하여 콩알 크기의 환을 만들어서 1회에 30환 정도씩 먹는다.

- 시판되고 있는 양파 가루를 음식에 넣어 먹어도 효과가 있다.

- 뽕나무 수염뿌리(원뿌리에서 나온 가는 실뿌리)나 잎이 피기 전의 가지 50g을 물 500mL에 넣고 반으로 줄 때까지 중불로 달여서 차 대신 장복하면 뇌경색과 중풍 예방에 효과가 있다.

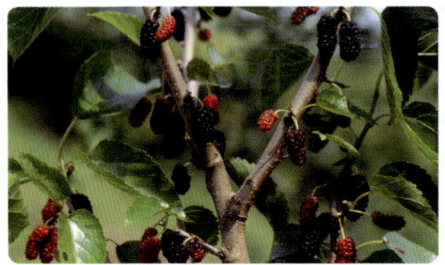

뽕나무

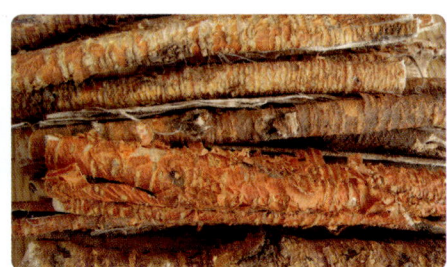

뽕나무 뿌리(상근)

- 물 800mL에 껍질을 벗긴 해바라기 씨나 뿌리 40g을 넣어 달인 물을 아침저녁으로 나누어 마시면 동맥 경화 예방과 고지혈증, 월경통, 소화 불량에 효과가 있다.

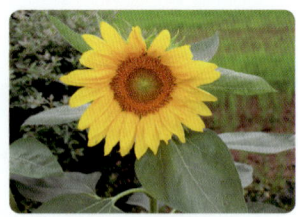

해바라기

- 매일 날달걀을 1개씩 식성에 맞게 식초에 타서 마시면 뇌경색에 효과가 있다.

- 물 700mL에 돈나무 줄기나 잎 20g을 넣고 반으로 줄 때까지 중불로 달여서 아침저녁 식후에 1개월간 복용하면 동맥 경화 예방과 고혈압, 관절염, 결막염, 골수염, 피부염, 간경화 등에 효과가 있다.

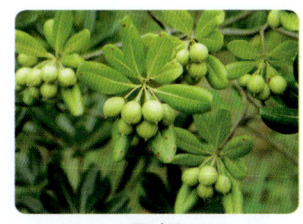
돈나무

- 말린 초롱꽃 뿌리나 줄기 20g을 물 700mL에 넣고 반으로 줄 때까지 약한 불로 달여서 아침저녁 식후에 약 2주간 복용하면 동맥 경화와 신경 쇠약, 허약 체질, 피로 회복, 변비 등에 효과가 있다.

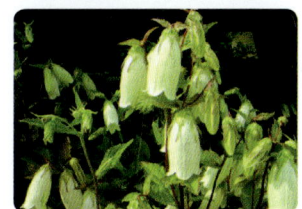
초롱꽃

- 오매를 끓여서 만든 차나 그 자체로 먹어도 좋고, 푸른 솔방울주나 솔잎주를 매일 수시로 마셔도 뇌경색을 다스리는 데 좋다.

- 양파 80~100g을 달여서 하루에 2~3회씩 꾸준히 복용하면 동맥 경화나 고혈압, 당뇨병, 진해, 거담, 이뇨 작용에 효과가 있다.

- 그 밖에 레몬, 사과 등 신선한 과일이나 꿀, 로열 젤리 등을 날것으로 먹는다.

## 12 심근경색

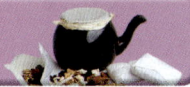

### 질병의 증상

관상 동맥 장애로 혈류가 흐르지 못해 심장에 산소 결핍이 일어나 심근이 괴사하는 병이다. 협심증보다 발작 시간이 길어지면 통증이 매우 심하다. 불안감이나 공포감이 들며, 호흡 곤란과 저혈압, 청색증(cyanosis : 말초 신경의 순환 장애로 피부나 점막에 푸르스름한 반점이 생기고 귀와 뺨 등이 남자색으로 변하는 증상) 등이 나타날 수도 있다.

### 좋은 음식

꿀, 솔잎, 오이, 수세미오이, 양파, 달걀, 오징어

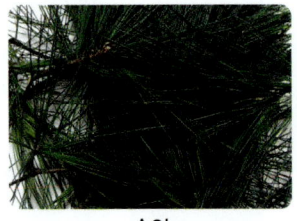
솔잎

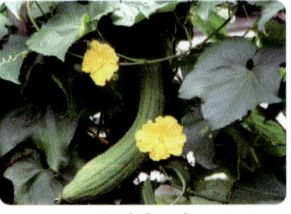
수세미오이

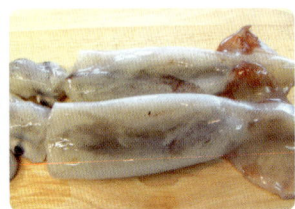
오징어

### 치료 방법

- 10배로 희석한 사과식초를 하루 1~2회씩 마시면 효과가 있다.

- 곰솔의 푸른 솔잎을 한 줌 정도 짓찧어서 낸 즙을 하루에 3회 나누어 마신다.

- 양파에는 항응혈제 성분이 들어 있어 양파를 이용한 음식이나 즙액을 많이 먹으면 효과가 좋다.

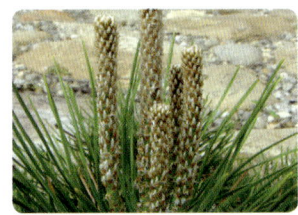
곰솔

- 오이나 수세미오이의 전초를 생것이나 말린 것 40g을 물 600mL에 넣고 반으로 줄 때까지 달여서 마신다.

- 오징어 먹물이나 날달걀을 매일 1개씩 식초에 타서 마시면 효과적이다.

- 로열 젤리나 꿀을 1큰술 정도 매일 먹어도 좋다.

## 13 심장 판막증

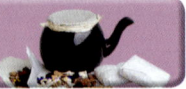

### 질병의 증상

선천적인 요인 또는 후천적인 요인에 의해서 심장 판막이 두껍게 굳어지거나 한쪽으로 쏠려 개폐되지 않는 것을 말한다. 계단을 오를 때나 운동을 할 때 숨이 멎는 듯한 느낌이 든다.

### 좋은 음식

당근, 사과, 파, 산나리, 호두, 대추, 꿀, 청어

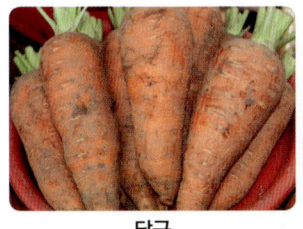
당근

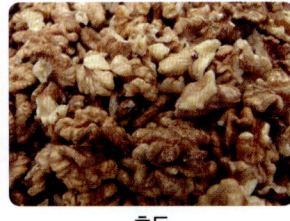
호두

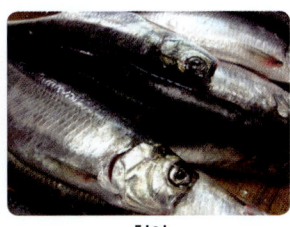
청어

### 치료 방법

- 사과즙, 당근즙, 연근즙 등을 매시간 100mL씩 마시면 심장의 활동이 활발해진다.

- 잘 말린 보리수나무 가지 40g을 물 700mL에 넣고 달여서 매일 복용하면 효과가 있다.

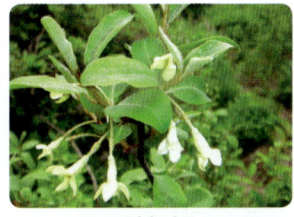
보리수나무

- 호두알 20개와 씨를 제거한 대추 20개를 짓찧어 꿀 30g에 섞어 고약처럼 졸여서 매일 3티스푼씩 부드러운 곡주나 청주와 함께 마시면 효과적이다.

- 그늘에서 말린 물달개비 전초(압설초) 25g을 생식하거나 물 500mL를 붓고 달여서 매일 마신다.

- 소금을 넣지 않고 된장과 청어로 국을 끓여 매일 먹는다.

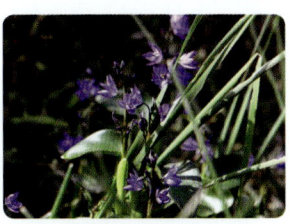
물달개비 전초(압설초)

## 14 암 종양

### 질병의 증상

암은 일반적으로 악성 종양을 일컫는 말이다. 암을 정의하기는 어려우나, 정상 조직과 다르게 분화되지 않고, 그 성장을 조절할 수 없으며, 주위 조직으로 침투하고, 멀리 떨어져 있는 조직으로 퍼져 나가며 성장하는 특징이 있다. 즉 스스로 걷잡을 수 없이 성장하여 치료하지 않으면 결국 환자를 사망에 이르게 하는 비정상적인 종괴(腫塊)이다. 그러나 이러한 특징이 모든 암에서 보이는 것은 아니다.

암의 원인은 대부분 알려져 있지 않다. 여러 화학 물질(벤조피렌, 아플라톡신, 비소, 석면)이나 바이러스, 방사선이나 자외선 등의 물리적인 자극이 발암 물질로 알려져 있다. 그중 흡연이 가장 중요하며 서양에서 발생하는 암의 1/3이 흡연과 관련이 있다. 술은 흡연이 식도암이나 인두암, 후두암을 일으킬 때 보조적인 역할을 하며 간암과 관련이 있다. 그 밖에 여러 가지 약물이나 중금속도 암을 일으킬 수 있다.

암의 발생은 개인에 따라 차이가 있어서, 같은 발암 물질에 노출되어도 어떤 사람은 암에 걸리고 어떤 사람은 걸리지 않는다. 이것은 유전적인 영향 때문이거나 사람마다 발암 물질의 대사 과정에 차이가 있기 때문일 것으로 추정된다.

### 좋은 음식

식용 버섯류, 율무, 파, 마늘, 양파, 화살나무 줄기에 생긴 날개 모양 코르크질(귀전우), 홍차, 녹차, 된장, 인삼, 사상자, 상황버섯, 꾸지뽕나무 달인 물

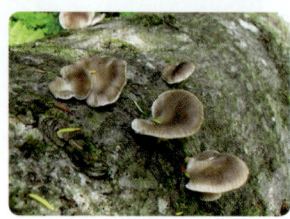
느타리버섯

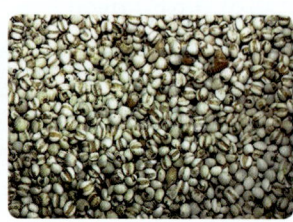
율무

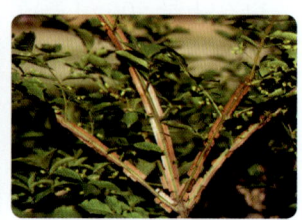
화살나무

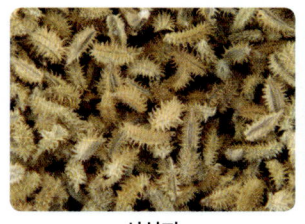
사상자
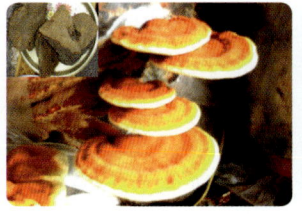
상황버섯
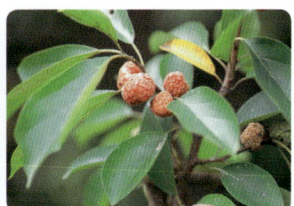
꾸지뽕나무

### 치료 방법

- 약모밀 지상부(어성초)로 즙을 내어 소주잔으로 1잔(30mL)씩 1일 2회 장기 복용한다.

- 삼지구엽초, 삼백초 등으로 차를 끓여서 매일 물처럼 마신다.

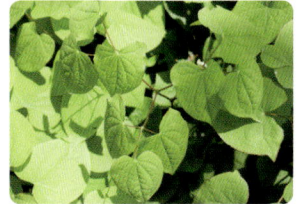
삼지구엽초

- 느타리버섯, 영지버섯, 상황버섯, 차가버섯, 아가리쿠스버섯 등은 항암 효과와 더불어 면역 증강 효과가 높다.

- 청주 2L를 무쇠솥에 붓고 끓인 후 30cm 정도 되는 잉어 1마리를 산 채로 넣고 뒤적거리면서 약한 불로 6시간 정도 졸여서 잉어찜을 만들어 하루 3회씩 계속 먹으면 위암에 효과가 있다.

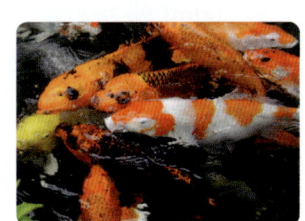
잉어

- 검게 태운 잉어 비늘을 가루로 만들어 1회에 5g씩 복용하면 자궁암에 효과가 있다.

- 등나무에 생긴 혹을 깎아서 20g을 물 500mL에 넣고 반으로 줄 때까지 달여 2~3개월간 꾸준히 마시면 자궁암에 효과가 있다.

- 율무 20g을 감초 5~10g과 함께 물 400mL에 넣고 반으로 줄 때까지 달여서 차도가 있을 때까지 꾸준히 마시면 위암에 효과가 있다.

- 그늘에서 말린 번행초 30g을 물 400mL에 넣고 달여서 마시면 위장을 튼튼하게 하고 위암에도 효과가 있다.

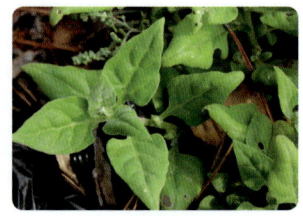
번행초

- 등나무 뿌리 30g을 물 700mL에 넣고 반으로 줄 때까지 달여서 매일 차 마시듯이 마시면 위암에 효과가 있다.

- 물 700mL에 머위 꽃 10~15g이나 뿌리줄기 20g 정도를 넣고 300mL로 줄 때까지 중불에서 서서히 달여 아침저녁 식후에 2~3회씩 1주일 정도 복용하면 효과가 있다.

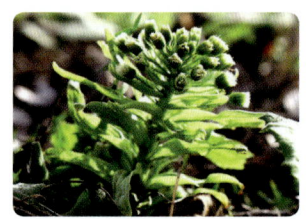
머위 꽃

- 물에 담갔던 살구씨(행인)를 매일 아침 식전에 5알씩 씹어 먹으면 암 환자나 신장, 간장이 허약한 사람에게 좋지만 오래 먹으면 안 된다.

- 물 700mL에 바위솔 전초(와송) 20g을 넣고 반으로 줄 때까지 약한 불로 달여서 아침저녁 2회씩 1개월 정도 복용하면 암, 간염 치료와 소종, 해독, 지혈, 토혈에 효과가 있다.

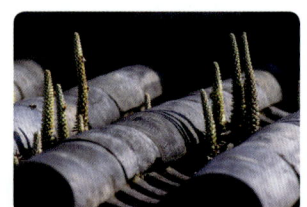
바위솔

- 그늘에서 말린 천마 가루를 하루에 3~5회 1티스푼씩 먹으면 폐암과 위암, 간암에 효과가 있다.

- 물 700mL에 느릅나무 껍질이나 뿌리껍질 150~200g을 넣고 반으로 줄 때까지 열탕으로 달여서 하루 2~3회 복용하면 위암, 위통, 위궤양, 위염 치료와 소염에 효과가 있다.

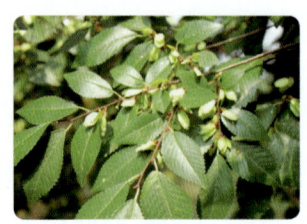
느릅나무

- 물 700mL에 짚신나물 전초(용아초) 20g을 넣고 반으로 줄 때까지 약한 불로 달여서 아침저녁으로 2회씩 1개월 정도 복용하거나 생즙을 내어 마시면 위암과 식도암, 대장암, 간암, 자궁암, 방광암 치료에 효과가 있다.

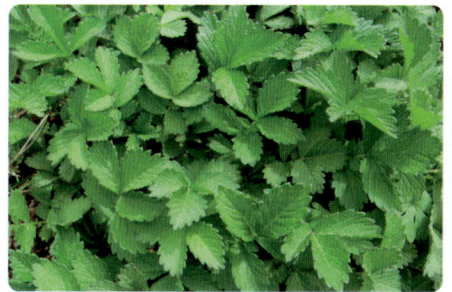

짚신나물

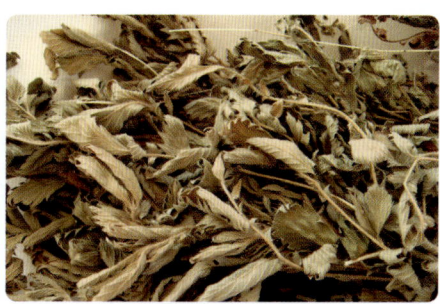

짚신나물 전초 약재(용아초)

- 물 600mL에 쇠뜨기 줄기 10g을 넣고 반으로 줄 때까지 약한 불로 달여서 아침저녁으로 2회씩 15일 정도 복용하면 지혈과 간암, 자궁 내막염, 탈항 치료에 효과가 있다.

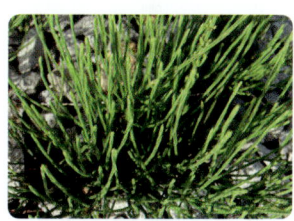

쇠뜨기

- 물 700mL에 꾸지뽕나무 껍질이나 뿌리껍질 150~200g을 넣고 열탕으로 달여서 하루 3회 복용하면 암 치료와 소염, 진통에 효과가 있다.

- 물 300mL에 마타리 전초 10~15g을 넣고 반으로 줄 때까지 약한 불로 달여서 매 식후 3회씩 1개월 정도 복용하면 암, 위궤양, 자궁 내막염, 산후 복통, 간염 등의 치료와 소종, 해독에 효과가 있다.

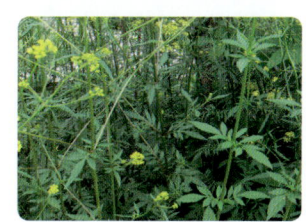

마타리

- 물 700mL에 화살나무의 줄기에 생긴 날개 모양 코르크질(귀전우) 30g을 넣고 반으로 줄 때까지 약한 불로 달여서 매 식후 3회씩 나누어 복용하면, 암과 자궁 내막염, 어혈 치료에 효과가 있다.

## 15 간디스토마

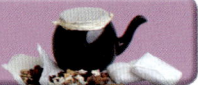

### 질병의 증상

간흡충이라고도 한다. 편형 동물, 흡충강, 간흡충과에 속하는 기생충으로, 성충은 사람, 고양이, 개 등 포유류의 간에 기생하며 구흡반, 복흡반을 가지고 있다. 알이 인분을 통해 물속에 들어가면 제1 중간 숙주인 우렁이에게 먹혀서 그 몸속에서 무성 생식을 하여 유미유충이 되어 물속으로 헤엄쳐 나온다. 곧, 제2 중간 숙주인 민물고기(붕어, 잉어 등)에 침입하여 피낭유충이 된다. 이 피낭유충은 물고기를 먹은 사람의 몸에 들어가 약 3주 만에 성충이 되어 간에 기생함으로써 담관열, 간비대, 복수, 황달, 영양 장애 등을 일으킨다.

### 좋은 음식

초피나무 열매, 고추냉이, 산초 기름

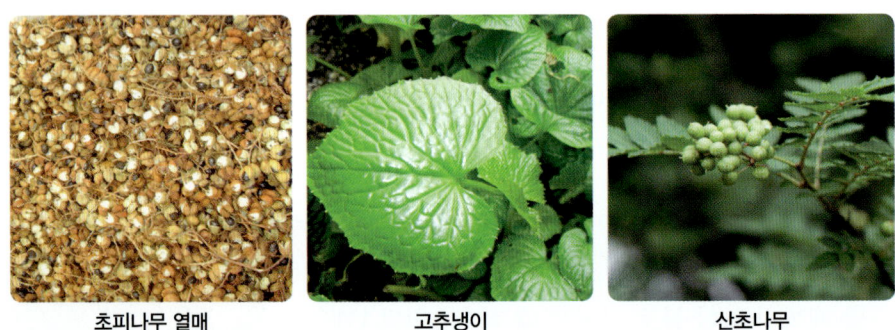

초피나무 열매 　　　　　고추냉이 　　　　　산초나무

### 치료 방법

- 민물에 서식하므로 민물고기는 먹지 않는다.

- 맑은 물에 서식하는 민물고기 회를 먹을 때는 조장에 겨자 대신 초피나무 열매 가루를 넣어 먹는다(디스토마 치료제 주원료가 초피나무 열매 가루임).

# 16 간염

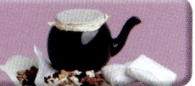

### 질병의 증상

　간에 염증을 일으키고 다른 여러 장기에도 병변을 초래하는 전신 질환이다. 바이러스성 간염, 자가 면역성 간염으로 나뉘고 진행 경과에 따라 급성 간염과 만성 간염으로 구분된다. 황달을 동반하며 열이 나고, 기운이 없으며 몸이 나른하고, 식욕이 떨어지며 구토나 복통을 일으키기도 한다. 심하면 피부와 눈이 노랗게 되고 소변 색깔도 진해지며, 간이 부어 늑막 밑이 아프기도 한다.

### 좋은 음식

　감초, 쑥, 칡뿌리, 재첩, 우렁이, 사철쑥, 대황

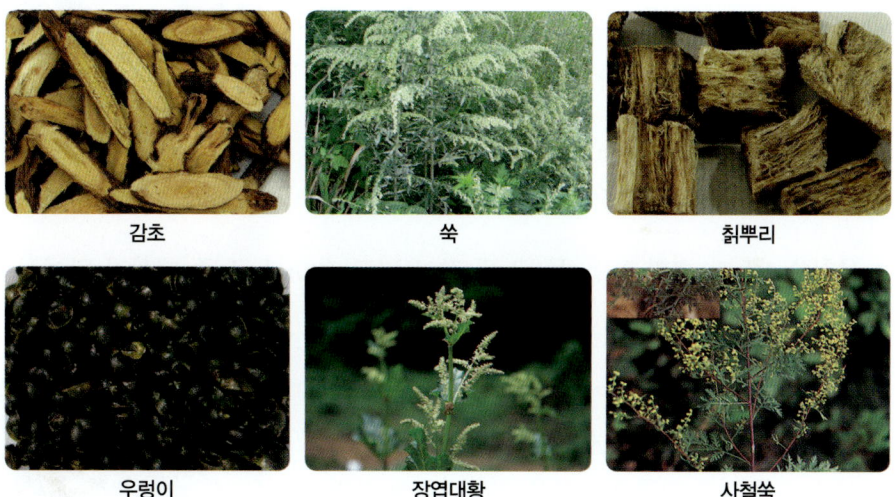

감초　　　쑥　　　칡뿌리
우렁이　　장엽대황　　사철쑥

### 치료 방법

● 감초 20g 정도를 물 400mL에 넣고 진하게 달여 마시면 해독 작용이 있어 치료 효과가 있다.

- 논우렁이를 껍질째 물 500mL에 넣고 반으로 줄 때까지 달여서 1회에 반 공기씩 하루 3회 복용한다. 효과가 있을 때까지 2주 이상 장기간 복용한다.

- 거여목(개자리)을 생으로 먹거나 나물로 만들어 먹는다.

- 가막조개 800g을 물 2L에 넣고 삶아서 조개는 꺼내고 다시 600mL 정도 될 때까지 달인다. 소금이나 간장을 가미하여 하루 3회에 나누어 2~3주 정도 꾸준히 마신다.

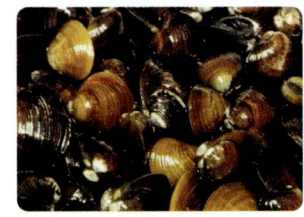

가막조개

- 가막조개 껍질을 잘 부서지도록 볶아서 가루를 내어 1회에 5g씩 하루 3회 복용한다.

- 물 500mL에 다래나무 가지를 10g 정도 넣고 반으로 줄 때까지 약한 불에 달여서 하루에 2~3회씩 1주일 정도 복용한다.

- 사철쑥 30g을 물 600mL에 넣고 반으로 줄 때까지 달여서 2주 정도 복용한다.

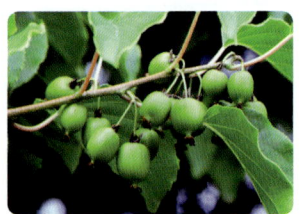

다래나무

- 사철쑥 10g과 대황 3g을 물 6L에 같이 넣고 400mL로 줄 때까지 달여서 마신다.

- 인동덩굴 전초(잎, 줄기, 꽃)를 생으로 쓸 때는 150g, 말렸을 때는 70g을 물 500mL에 넣고 달여서 2~3주 정도 하루 3회 복용하면 전염성 간염과 해열, 창독, 장염 치료에 효과가 있다.

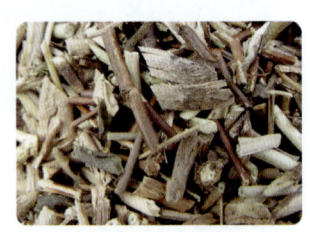

인동덩굴 줄기 약재(인동)

- 약쑥 전초 30g을 달인 물을 2~3주 정도 복용하면 효과가 있다.

- 말린 오미자 20g을 물 700mL에 넣고 반으로 줄 때까지 중불에 달여서 아침저녁 식전이나 식간에 복용하면, 급성 간염과 자양 강장, 진해, 거담, 폐질환, 기침 등에 효과가 있다.

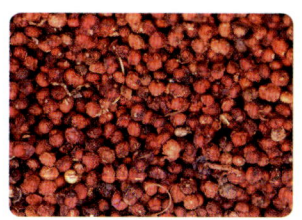

오미자

- 칡뿌리 달인 물을 차(茶) 대용으로 환부가 회복될 때까지 자주 마신다.

## 17 황달

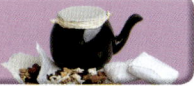

### 질병의 증상

혈액 속에 빌리루빈이 증가하여 피부와 눈 흰자위가 노랗게 변하는 것을 황달이라고 한다. 빌리루빈은 적혈구가 수명을 다하고 파괴된 후 생기는 부산물로, 간에서 전적으로 처리되어 쓸개즙(담즙)과 소변을 통해 배설된다. 간염이나 간경변증과 같은 간질환이 있을 때에는 간세포가 손상되어 빌리루빈을 처리하고 배설하는 기능이 저하되므로 혈액 속에 빌리루빈이 축적되어 황달이 나타난다.

### 좋은 음식

미나리, 율무 뿌리, 쑥, 수세미오이, 민들레, 우렁이, 조개

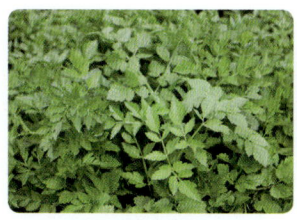
미나리

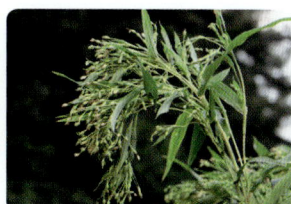
율무

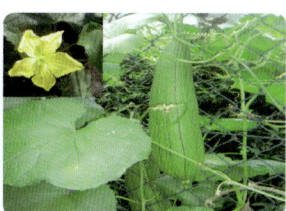
수세미오이

**치료 방법**

- 매일 사철쑥 30g을 물 600mL에 넣고 반으로 줄 때까지 달여서 3회에 나누어 2주 정도 마신다.

- 돼지 쓸개를 매일 1개씩 3~5회 정도 물이나 술, 음료수와 함께 먹는다.

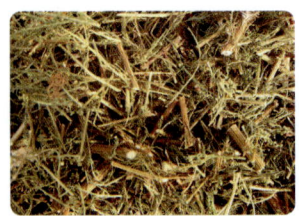

사철쑥 지상부 약재(인진호)

- 율무 뿌리 달인 물을 차 대용으로 자주 마신다.

- 복숭아나무 뿌리 30g을 물 600mL에 넣고 진하게 달여서 공복에 수시로 마신다.

- 미나리 생즙이나 푹 삶은 물을 1일 3회 1공기씩 2주 정도 마시면 효과가 있다.

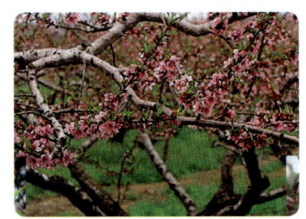

복숭아나무

- 닭을 삶아서 탕을 마신다.

- 민들레 전초(포공영) 30g을 짓찧어서 즙을 복용하면 황달은 물론 각기수종, 자궁병, 천식, 거담, 식중독 등에도 효과가 있다.

- 어른 손바닥만 한 붕어 1마리를 머리는 잘라버리고 사향 5g을 넣고 생으로 으깨어 배꼽에 붙인다.

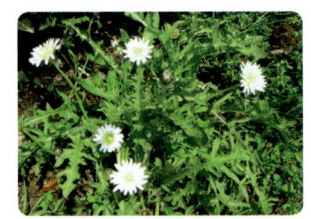

민들레

- 깨끗이 씻은 우렁이를 좋은 술에 담갔다가 하루 지난 후에 헝겊으로 짜서 1일 3회씩 마신다.

- 바지락을 삶아서 매 끼니에 국물과 함께 먹는다.

- 잘게 썰어 말린 칡뿌리 150g 정도를 물 700mL에 넣고 반으로 줄 때까지 달여서 하루 3~4회로 나

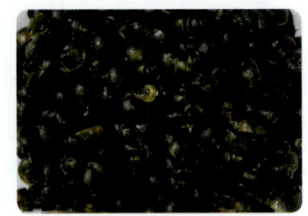

우렁이

누어 3주 정도 마신다.

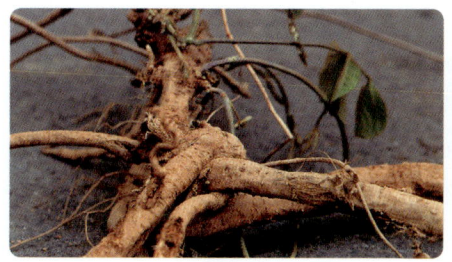
칡뿌리

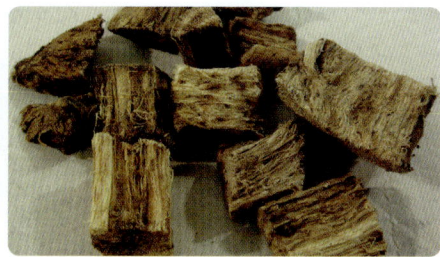
칡뿌리 약재(갈근)

- 물 500mL에 다래나무 가지를 15g 정도 넣고 반으로 줄 때까지 약한 불에 달여서 하루에 2~3회씩 1주일 정도 복용한다.

- 덖은 수세미오이 씨앗 가루를 1회 5g씩 하루 3회 물과 함께 복용한다.

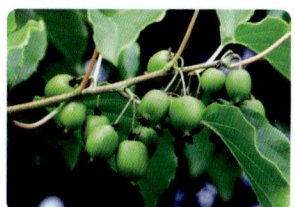
다래나무

## 18 무좀

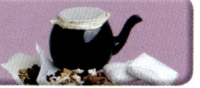

### 질병의 증상

무좀균이 피부의 각질층을 침범하여 각질을 영양분으로 삼아 기생, 번식하는 피부병의 일종이다. 무좀균이 내뿜는 독소로 인한 염증 반응으로 피부가 빨갛게 되거나 물집이 생기고 몹시 가려워진다. 각질이 풍부하고 축축하며 따뜻한 발가락, 발바닥, 발톱, 손톱, 옆구리, 사타구니 주변, 살이 겹쳐지는 곳 등 신체 대부분의 부위에서 발병한다.

손과 발을 청결히 하고 건조시켜야 하며 특히 발가락 사이의 습기를 방지하기 위해 통풍이 잘되는 신발이나 양말을 신는다.

### 좋은 음식

석류, 후추, 오배자

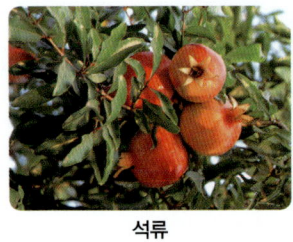
석류

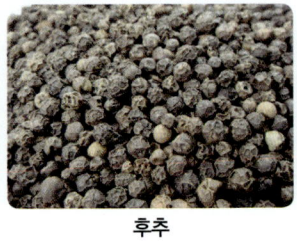
후추

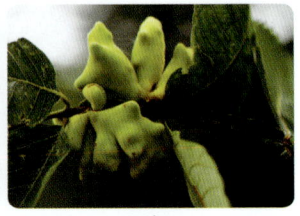
오배자

### 치료 방법

- 약모밀 전초 즙액으로 환부를 마사지하거나 짓찧어 붙이고 즙액이 흐르지 않게 비닐로 싸서 잠을 자고 아침에 씻는다.

- 식초 1.8L에 정로환 1/2병을 녹여 1일 1시간씩 10일간 환부를 담근다.

- 성숙한 대마 잎을 짓찧어 환부에 붙이고 즙액이 흐르지 않게 비닐 등으로 싸서 잠을 자고 아침에 씻는다.

- 쑥으로 쌀알 크기만 하게 만들어 환부에 쑥뜸을 뜨면 곰팡이는 없애고 피부 재생을 촉진시킨다.

- 자주쓴풀이나 번초를 진하게 달인 즙을 환부에 바르거나 찜질을 한다.

- 환부를 깨끗이 씻고 물기를 말린 후에 화장품용 바셀린을 바르고, 으깬 마늘을 발라준다.

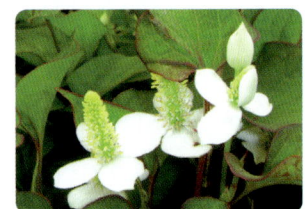
약모밀

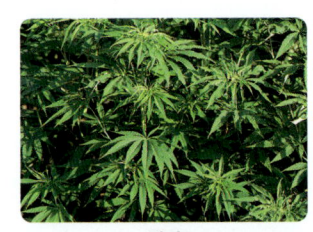
대마

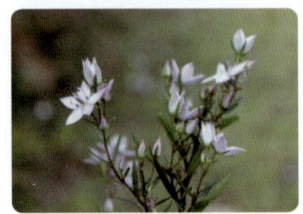
자주쓴풀

- 잘 익은 수세미오이의 말린 가루를 가열할 때 나오는 돼지기름으로 반죽하여 환부에 바르면 낫는다.

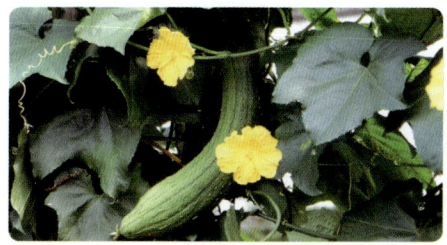
수세미오이

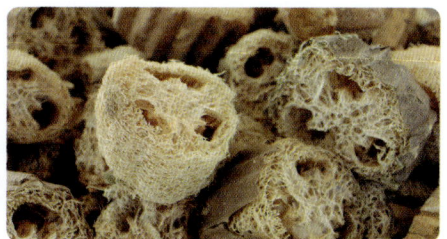
수세미오이 열매 섬유질(사과락)

- 으깬 마늘을 무좀 부위에 오랫동안 교체해 가면서 붙이면 피부를 벗겨내고 새 살을 돋게 하는 효과가 있다.

- 짓찧거나 익을 때까지 구운 쇠뜨기를 환부에 붙이면 무좀과 습진, 치질, 종기 치료에 효과가 있다.

- 습기가 많은 무좀에는 살균 작용이 있는 말린 차나무 잎 가루를 바르고 붕대로 감아 습기를 제거하면 효과가 있다.

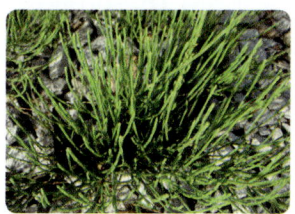
쇠뜨기

- 짓찧은 배초향 지상부(곽향)를 환부에 붙이고 붕대를 감아주면 무좀과 습진 치료에 효과가 있다.

- 현미나 곡물로 만든 식초를 무좀 부위에 바르거나 더운물에 식초를 희석하여 15~30분간 담근 후에 잘 씻고 마른 수건으로 닦는다.

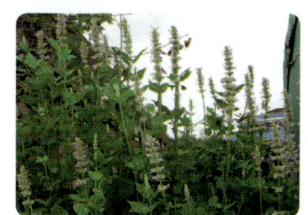
배초향

- 불에 태운 감씨의 껍질 가루를 참기름으로 반죽하여 1주일쯤 바르면 낫는다.

- 푸른 은행잎을 말려서 달인 즙으로 찜질을 하면 효과가 좋다.

## 19 해수 · 천식 · 기관지 천식

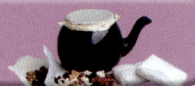

**질병의 증상**

　급성·만성 기관지염은 감기로 인한 인두염이나 기관지염이 폐까지 확장되거나 세균 감염, 먼지나 티끌 같은 이물질의 흡입, 알레르기원 등으로 인해 체내에 점액이 축적되어 나타나는 염증이다. 감기와 같은 증상이 나타나고 가래와 기침이 심하면 가슴에 통증이 오며 숨이 가빠지기도 한다. 이 증세가 오래되어 기침이 심해지고, 가래는 나오지 않으나 몸의 마디마디가 아프며 땀이 저절로 나오기도 한다. 또한 기침 소리가 개 짖는 소리처럼 나고 목에서 기관지까지 통증을 느낀다. 최근 몇 년 동안 1년에 3개월 이상 열이 나고 기침과 가래가 계속되면서 가래 색깔이 노랗게 변하였다면 만성 기관지염일 가능성이 높다. 만약 더 심해지면 온몸에서 열이 나고 나른해지며 호흡 곤란 증세까지 나타나 폐렴으로 발전할 수 있다.

　천식은 여러 가지 원인으로 과민 반응이 생겨서 기관지가 좁아져 숨쉬기가 힘들어지는 병이다. 기관지 점막이 부어오르고 근육이 경련을 일으켜 발생하는 호흡 곤란으로, 유전이나 알레르기, 과로, 스트레스, 대기 오염 등이 발병의 원인이다. 천식 환자의 절반가량이 10세 이전에 발생하며, 나머지의 3분의 1은 40세 이전에 발생한다. 환경 인자에 영향을 많이 받는 병이라서 환경 오염이나 식생활, 주거 환경의 변화가 심할 경우 더 많아진다. 증상으로는 호흡 곤란과 천명음(喘鳴音: 쌕쌕거리거나 가르랑거리는 거친 숨소리)이 있고, 특히 밤에 기침이 심하며 얼굴이 붓고 가래가 나오며 가슴이 답답하다. 발작이 일어나지 않는 평상시에는 아무런 증상이 없으나 발작이 일어나면 매우 고통스럽다. 평소에 가벼운 운동을 규칙적으로 하고 따뜻한 물을 자주 마시는 것이 좋다.

**좋은 음식**

　우유, 사과, 감귤, 감, 채소

### 금기 음식

술, 찬 음식, 후추, 겨자, 고추, 커피, 기름기 많은 고기, 고등어, 갈치

### 치료 방법

- 봄, 여름 사이에 채취한 배암차즈기 전초를 달여서 물처럼 마시면 천식과 해수를 감쪽같이 다스린다. 배암차즈기는 꿀풀과에 속하며, 한방에서는 여지초라 한다. 천명청, 소괄혈, 풍한초, 수반이, 야박하라는 이명과 문둥배추, 곰보배추라는 속명도 있다.

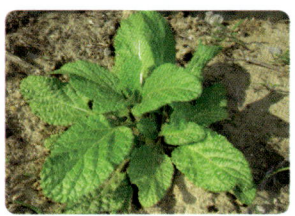
배암차즈기

- 보온통에 생해삼, 콩나물, 대추, 벌꿀을 차례대로 넣어 삭힌 액을 먹으면 심한 기침이나 해수, 천식을 치료하거나 억제한다.

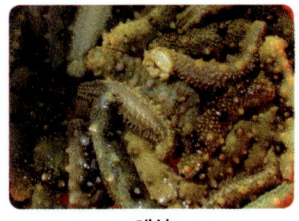
해삼

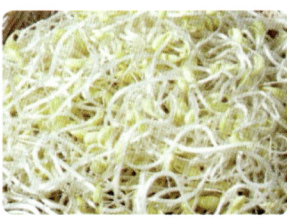
콩나물

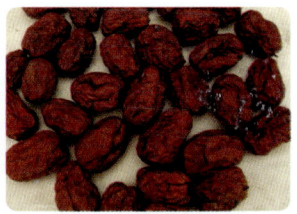
대추

- 껍질을 벗긴 살구씨 600g과 복숭아씨 600g을 노랗게 덖어 가루를 내서 꿀에 갠 다음 보릿가루와 혼합하여 녹두알 크기의 환을 만들어 1회 20환씩 하루 3회 생강차와 함께 1~2주 정도 먹는다.

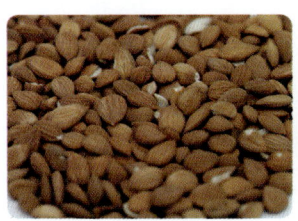
살구씨(행인)

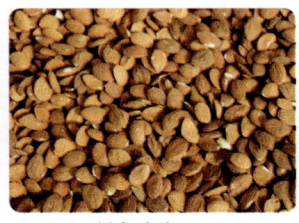
복숭아씨(도인)

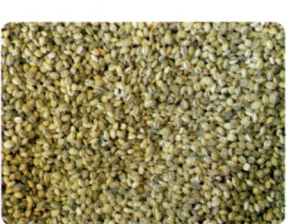
보리쌀

- 복숭아씨 100g과 살구씨 100g을 생으로 껍질을 벗긴 후 찧어서 멥쌀과 섞어 죽을 끓여 수시로 먹으면 천식과 가슴이 답답할 때에 효과가 있다.

- 따뜻한 물에 하룻밤 재워서 껍질 벗긴 살구씨 1.8~2kg을 말린 후 노랗게 덖어서 가루를 낸다. 그것에 꿀 500g을 넣고 쪄서 하루에 3번 1큰술씩 먹으면 해수, 천식, 담혈, 백일해, 기침을 다스린다.

- 노랗게 덖은 무씨 가루에 꿀을 섞어 녹두알 크기의 환을 만들고 1회에 30~50알씩 하루 3~5회 입으로 녹여 먹으면 해수, 천식, 소화 불량에 효과가 있다.

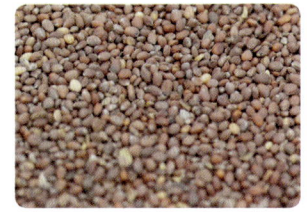

무씨(내복자)

- 뿌리를 제거한 질경이와 쑥을 1:1로 섞어서 달인 물로 가글하면 기침, 가래, 천식을 다스린다.

- 동백기름(동백나무 씨에서 짠 기름)과 꿀 각 1큰술에 달걀노른자 1개를 잘 섞어 아침저녁 공복에 장기 복용한다.

- 그늘에서 말린 감국 잎이나 줄기를 취향에 맞게 끓여서 차 대신 마신다.

- 포도당, 과당 등의 당질과 토리텔리펜 성분을 함유하고 있는 감꼭지 말린 것이 한방에서는 약재로 널리 이용된다. 가정에서는 민간요법으로 차를 끓여 마시는데, 감꼭지 말린 것을 물에 살짝 헹궈 물기를 제거하고, 빨리 식지 않는 사기주전자에 넣는다. 그리고 뜨거운 물을 부어 맛과 향을 우려낸 다음, 3~4분 정도 지난 후 감꼭지는 건져내고 식기 전에 마신다. 기호에 따라 꿀을 타서 마시기도 한다. 물 600mL에 마른 감꼭지 약 30g(10개)을 달여 마시면(5잔 기준) 천식은 물론 만성 기관지염, 딸꾹질에도 좋다.

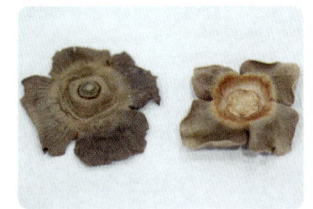

감꼭지

- 마 생즙과 사탕수수즙을 밥공기로 반 공기씩 혼합하여 끓여 마시면 효과가 있으며, 사탕수수가 없을 때는 소금으로 간을 맞추어 마신다.

- 늙은호박 윗부분을 약간 잘라 깨끗이 속을 파내고 보리나 수수엿을 채운 후, 찬 곳에 오랫동안 두었다가 동지 때 솥에 물을 붓지 않고 쪄서 수시로 조금씩 먹는다.

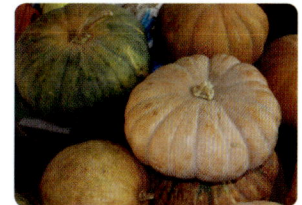

늙은호박

- 무를 얇게 썰어 수수엿이나 옥수수엿에 절여 두었다가 끓는 물을 부어서 1컵(150~200mL)씩 마신다.

- 말린 참외 꼭지 달인 즙을 복용하면 구토하면서 낫는다.

- 껍질을 벗기고 덖은 살구씨와 복숭아씨를 각각 10g씩 가루 내어 밀가루와 물로 반죽하여 환으로 만들고, 1회에 2g씩 10일간 생강차를 끓여서 같이 복용하면 해수, 천식에 효과가 있다.

- 심한 기침에는 말린 도라지 뿌리 20g을 물 300mL에 넣고 반으로 줄 때까지 서서히 달여서 하루 3회 정도 복용하면 효과가 있다.

- 물 700mL에 말린 보리수나무 뿌리나 잎 30g을 넣고 반으로 줄 때까지 약한 불에서 서서히 달여 아침저녁 식간에 2주 정도 복용하면 기관지 천식에 효과가 있다.

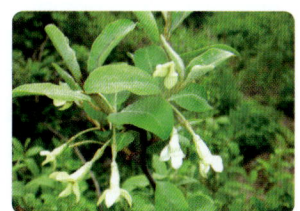

보리수나무

- 매일 살구씨 150g가량을 물 700mL에 달여서 먹으면 기관지염이나 결핵에 효과적이다.

- 은행 15알 정도를 구워 먹거나 덖어서 물 200mL에 넣고 150mL 정도로 달여 설탕이나 꿀을 타 먹으면 기관지 천식에 효과가 있다.

- 물 300mL에 말린 꽃다지 씨(정력자) 5g이나 말린 전초 20g 정도를 넣고 달이거나 가루를 만들어 아침저녁 식간이나 식전에 1개월 정도 복용하면 기관지 천식에 효과가 있다.

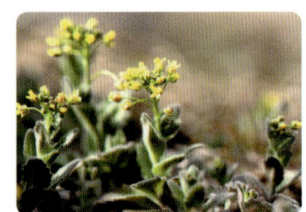
꽃다지

- 물 200mL에 비파나무 잎 10장을 넣고 반으로 줄 때까지 약한 불로 서서히 달인 물을 자주 마시면 기관지 천식에 효과가 있다.

- 물 300mL에 말린 떡쑥 잎 10g을 넣고 약한 불에서 서서히 달인 물을 아침저녁 식후에 3개월 정도 마시면 기관지 천식과 기침, 감기에 효과가 좋다.

- 쥐방울덩굴 열매(마두령) 50g을 물 500mL에 넣고 강한 불로 달여서 하루 2~3회씩 복용하면 심한 기침과 피가 섞인 가래를 삭이는 데 효과가 있다.

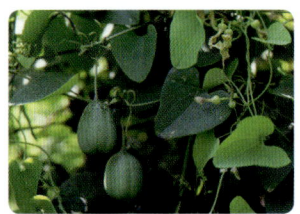
쥐방울덩굴 열매(마두령)

- 물 500mL에 다래나무 가지나 뿌리 10g을 넣고 약한 불로 달여서 하루에 6~7회, 1~2주 정도 복용하기도 한다.

## 20 땀띠

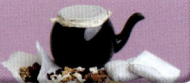

**질병의 증상**

　한진(汗疹), 한진성 습진이라고도 한다. 땀의 배설 장애로 인하여 생기는 피진(皮疹)을 말하며, 몸에서 열이 날 때와 고온 다습할 때에 생기기 쉽고 유아나 비만인 사람에게 쉽게 발생한다. 임상적으로는 몸통과 팔다리의 구부리는 안쪽에 자주 발생하는데, 가려움증을 수반하지 않는 작은 물집 또는 가려움증을 동반하는 붉은 발진이 나타난다.

### 좋은 음식

오이, 달걀, 수세미오이, 미나리, 복숭아

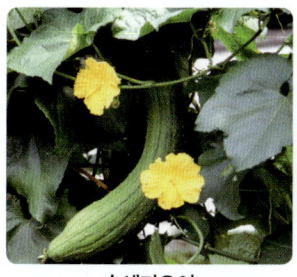
수세미오이

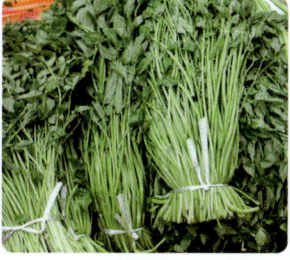
미나리

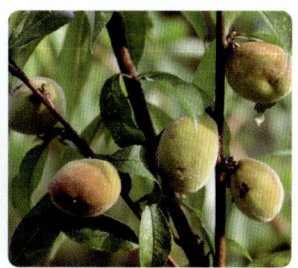
복숭아

### 치료 방법

- 땀띠 및 햇볕에 그을려 따갑고 가려운 데에 오이로 마사지하거나 오이즙을 하루 5~6회 발라준다.

- 길게 자란 오이나 수세미오이의 덩굴줄기를 절단하고 뿌리 쪽의 절단부를 병에 넣은 후 서너 시간이 지나면 수액이 고이는데, 이것을 환부에 발라준다.

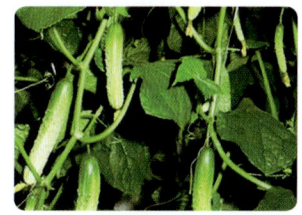
오이

- 물 500mL에 비파나무 잎(비파엽) 10장을 넣고 300mL 정도 되도록 달인 물을 땀띠 부위에 바르면 효과가 있다.

- 복숭아나무 잎 달인 물로 찜질을 하거나 이것을 10배 희석하여 목욕을 한다.

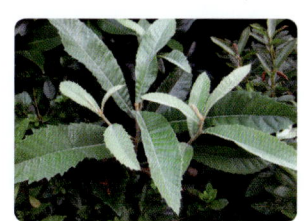
비파나무 잎(비파엽)

- 물에 충분히 불린 차조를 맷돌에 곱게 갈아서 옹기나 사기, 유리그릇에 보관해 두었다가 앙금이 가라앉은 상층부의 맑은 물을 환부에 발라주면 깨끗이 낫는다.

- 미나리 생즙을 환부에 발라주면 매우 효과적이다.

- 땀띠에는 인동, 쑥, 삼백초를 넣고 우려낸 물에 목욕하면 효과가 있고, 각기병(비타민 B$_1$ 부족으로 인해 다리가 붓고 맥박이 빨라지는 병)에도 인동주를 마시면 효과가 있다.

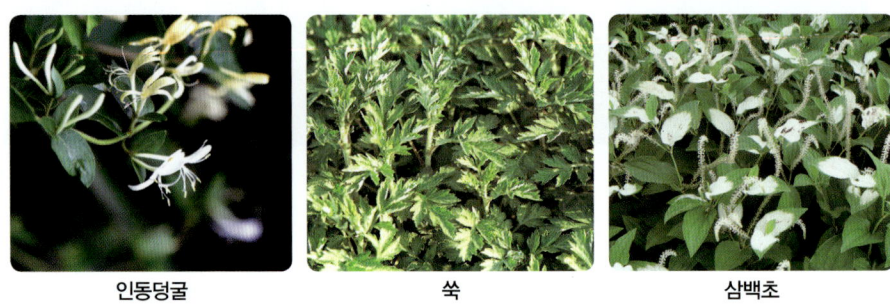

인동덩굴 　　　　쑥 　　　　삼백초

## 21 무사마귀

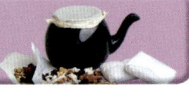

### 질병의 증상

나이에 상관없이 주로 손발이나 입 주위, 코에 생기는 일반 사마귀와 달리, 무사마귀는 바이러스의 감염, 피부 노화 등의 원인으로 나타난다. 청년성 사마귀와 노인성 사마귀가 있는데, 크기와 색이 여러 가지이며 전염된다.

사마귀가 생기면 자주 긁거나 만지면 안 되고 그 부위를 깨끗하게 해야 한다. 발바닥이나 발가락에 생긴 사마귀는 신발에 의해 지속적으로 압박을 받으므로, 겉으로 튀어나오는 것이 아니라 피부 속으로 파고들어서 걸을 때마다 아프게 된다. 그래서 발바닥에 사마귀가 생기면 십중팔구 티눈이라고 오해하게 된다. 그러나 사마귀는 티눈과 달리 다른 부위로 번지거나 다른 사람에게 전염되는 경향이 있다. 사마귀는 보통 면역이 약한 어린이들에게 생기기 쉬우며 번지기도 쉽다. 대개의 경우, 2~3년 지나면 면역이 형성되어 저절로 소실되지만 신체 다른 부위로 옮기기도 하고 다른 사람에게 전염될 수도 있으므로 반드시 치료해야 하며, 특히 아프거나 증세가 있으면 즉시 치료하는 것이 낫다.

### 좋은 음식

율무, 가지, 토란, 씀바귀

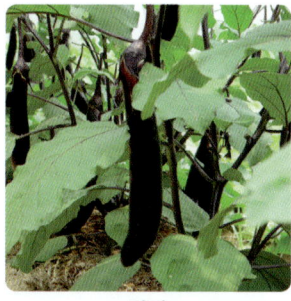
가지

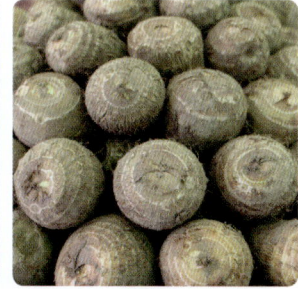
토란

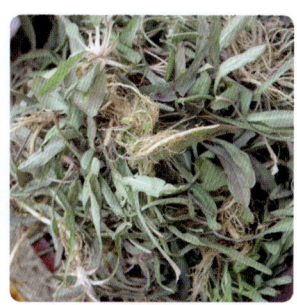
씀바귀

### 치료 방법

- 껍질을 벗긴 율무 씨 30g을 물 500mL에 넣고 반으로 줄 때까지 약한 불로 달여서 2~3주간 매 식전에 복용하면 설사, 이습(수분의 이동으로 발생하는 피부 건조증), 각기병을 치료할 수 있고, 특히 무사마귀가 난 곳에 발라주면 잘 낫는다.

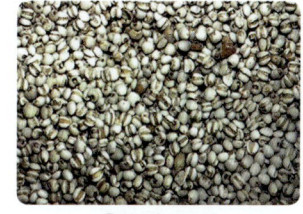
율무 씨(의이인)

- 민들레 잎과 줄기를 자를 때 나오는 흰 즙액을 손 등의 사마귀에 발라준다.

- 무사마귀에 상처를 낸 후 건전지의 유황 성분이 함유된 하얀 심을 가루 내어 발라준다. 단, 유황의 독성을 완전히 제거한 후 사용해야 부작용이 생기지 않는다.

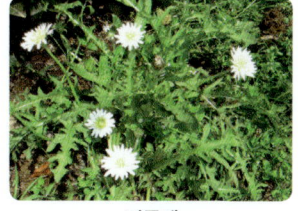
민들레

## 22 피로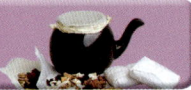

**질병의 증상**

　육체적·정신적 노동이 신체에 지나친 부담을 주었을 때 일어나는 것으로, 밤낮의 생활 리듬과 관련을 유지하면서 회복되기도 하고 축적되기도 하는 것이 피로이다. 피로는 생리적 현상이므로 휴양이나 수면에 의해 회복될 수 있다. 심한 피로라도 1~2일이면 회복되지만 그 이상이 걸릴 수도 있다.

**좋은 음식**

　산초, 장어, 전복, 비파, 인삼

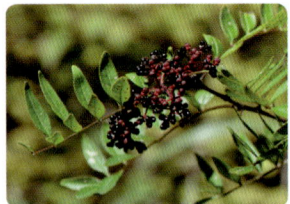
산초나무 열매(산초)

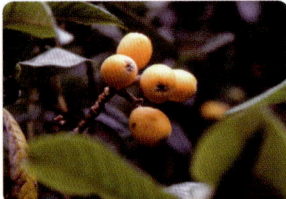
비파나무 열매(비파)

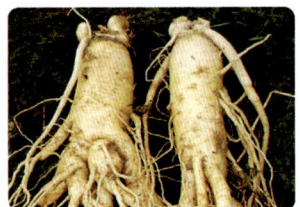
인삼

**치료 방법**

● 검은콩을 식초에 절여서 15일간 저장하였다가 20~30일간 복용한다.

● 개다래나무 줄기와 잎을 넣고 따뜻하게 우린 물로 목욕을 하면 몸이 가벼워지고 피로도 풀린다.

● 인삼 뿌리 10g을 물 300mL에 넣고 반으로 줄 때까지 약한 불로 달여서 아침저녁 식후에 1개월 정도 복용하면 피로 회복과 자양 강장, 원기 회복, 이뇨, 강심, 건망증, 면역 증강, 항암 등에 효과가 있다.

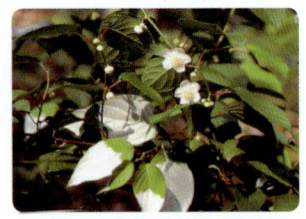
개다래나무

- 오갈피나무 뿌리나 열매를 30도의 소주에 1:10 비율로 담근 오가피주를 매일 아침저녁 소주잔으로 1잔씩 마시면 피로 회복과 강장 효과가 있다.

- 비파 열매로 비파주를 담가 마시면 피로 회복과 강장에 효과가 있다.

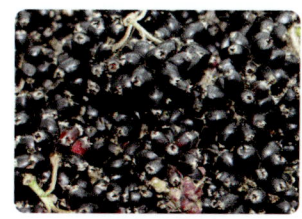

오갈피나무 열매

## 23 상처 지혈법

### 질병의 증상

인체에는 상처 부위의 출혈을 멈추게 하는 생리적 능력이 갖추어져 있는데, 혈관이 찢어지거나 터지면 혈관 수축이 일어나 출혈의 기운을 약간 억제하는 효과가 있다.

### 좋은 음식

짚신나물, 냉이, 엉겅퀴, 부추, 국화, 무, 호두, 마늘, 찹쌀, 연근, 질경이

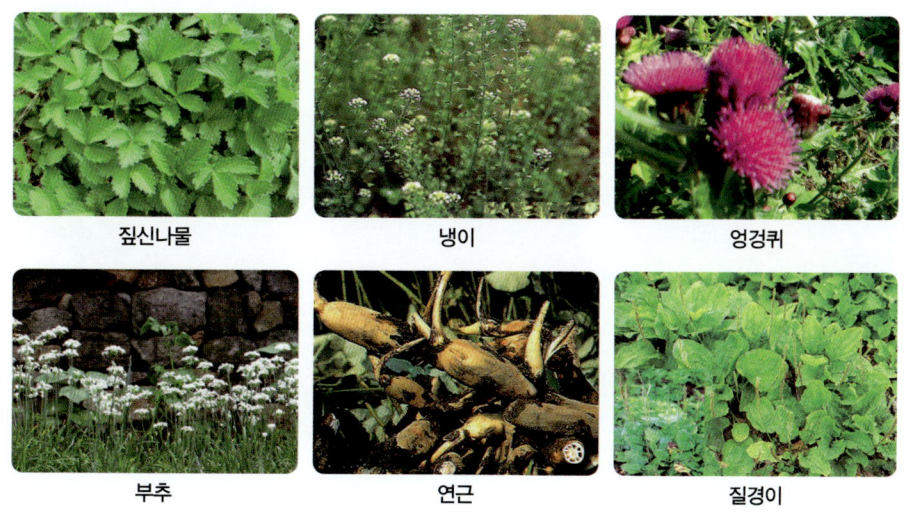

**치료 방법**

- 달걀의 난백(달걀흰자와 껍질 사이의 얇고 흰 막)을 2~3겹 바른다.

- 대나무 속의 흰색 내피(대청)를 2~3겹 바른다.

- 짚신나물 전초(용아초)를 짓찧어 상처 부위에 발라준다.

- 코피가 멎지 않을 때는 청주를 약간 넣은 무즙을 1컵씩 자주 마신다.

- 말린 냉이 전초(제채) 20g을 물 500mL에 넣고 300mL 정도 될 때까지 약한 불로 달여서 매일 2~3회씩 복용하면 지혈, 수종, 당뇨병, 이뇨, 월경 과다 등에 효과가 있다.

- 말린 엉겅퀴 10g을 물 300mL에 넣고 반으로 줄 때까지 약한 불로 달인 물이나 말린 뿌리 가루를 매 식후 2주간 복용하면 혈변이나 혈뇨의 지혈과 고혈압, 장염, 신장염, 신경통에 효과가 있다.

- 할미꽃 뿌리와 잎 20g을 물 700mL에 넣고(꽃은 10g을 500mL 물로 달임) 반으로 줄 때까지 약한 불로 달여서 아침저녁 식후 2주간 복용하면, 지혈과 지사, 해열, 소염, 월경 불순, 신경통에 효과가 있다.

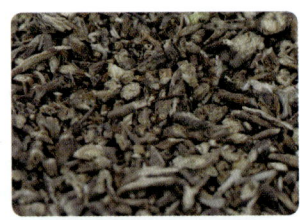

할미꽃 뿌리 약재(백두옹)

## 24 당뇨병

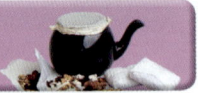

**질병의 증상**

우리가 섭취한 음식물은 소화액의 작용에 의하여 포도당으로 분해되는데, 이것은 몸의 생장에 필요한 에너지원으로 사용된다. 포도당을 혈액에서 세포로 이

동시키기 위해서는 인슐린이 필요한데, 이는 췌장에서 자동적으로 생산·분비된다. 췌장에 문제가 생겨서 인슐린을 거의 생산하지 못하거나 세포가 인슐린에 반응하지 않아 포도당이 세포로 들어가지 못하고 혈액에 지나치게 많이 남아서 소변으로 배출되는 것이 당뇨병이다. 즉 당뇨병은 탄수화물의 물질대사 장애로 인하여 혈당 수치가 높아지고 이로 인하여 소변으로 포도당이 다량 배설되는 상태로, 인슐린의 생산, 분비 또는 이용의 이상으로 발생하는 질병이다.

당뇨병의 증상으로는 다뇨(빈뇨), 구갈, 다식, 체중 감소, 전신 권태, 음부 소양감, 요당(당뇨) 등이 대표적이고 그 밖에 눈이 침침해지거나 손발 저림, 통증, 장딴지의 경련, 구취, 잇몸 출혈, 성욕 감퇴, 월경 이상 등의 증세도 나타난다. 이러한 증세들이 다 나타난다고 할 수는 없으나 처음부터 뚜렷한 형태로 나타나는 일도 드물기 때문에 당뇨병을 알아차리기는 힘들다. 당뇨병을 방치하면 생명에 관계되는 합병증을 일으키므로 의심스러울 때 빨리 의사의 진찰을 받아야 한다.

### 좋은 음식

과일, 채소, 육류, 생선, 달걀, 우유, 조개류, 율무, 솔잎, 호박, 무화과, 긴병꽃풀, 팥, 다시마, 붕어, 황련, 마, 무 등 단백질·비타민·미네랄이 풍부한 식품

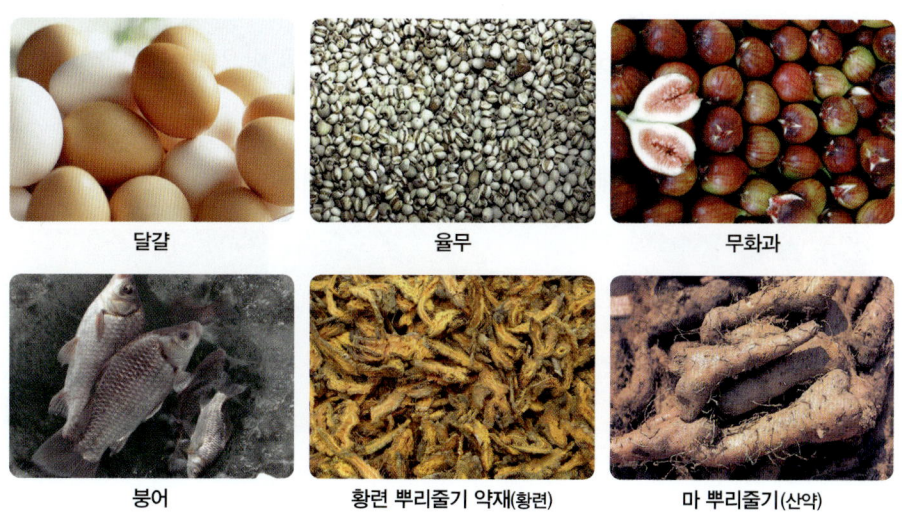

달걀 / 율무 / 무화과

붕어 / 황련 뿌리줄기 약재(황련) / 마 뿌리줄기(산약)

### 금기 음식

주스, 사이다, 콜라, 커피, 과일우유, 후춧가루, 고춧가루, 홍차, 카레, 절인 음식, 매실, 소금, 주류 등 산성 식품과 자극성 식품류

### 치료 방법

- 폭음, 폭식을 삼가고 매일 적당한 운동을 하여 체중 조절을 해야 한다.

- 매일 아침저녁 30분 정도 규칙적인 운동을 하고 생각나면 하는 파격적인 운동은 삼가야 한다.

- 에너지를 적당히 섭취하여야 하며(필수 에너지) 섬유질이 많은 보리, 율무밥 등이 좋다.

- 단백질(60~70g/성인 1일), 당질(150~250g/성인 1일), 식물성 지방을 소량씩 섭취한다.

- 비타민과 미네랄을 충분히 섭취한다.

- 율무와 현미를 혼합하여 죽을 끓여 먹는다.

- 그늘에서 말린 무화과 5~10개를 물 500mL에 넣고 반으로 줄 때까지 달여서 마신다.

- 팥, 다시마, 호박을 함께 삶아 먹기 좋게 간을 하여 국물과 함께 먹는다.

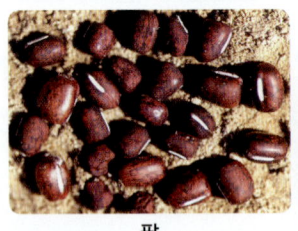
팥

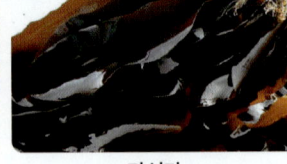
다시마

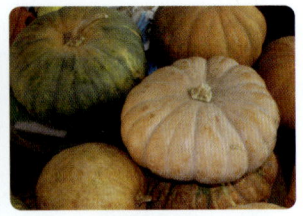
늙은호박

- 긴병꽃풀 잎 50g을 물 500mL에 넣고 300mL로 줄 때까지 달여서 하루 3회에 나누어 2주간 마신다.

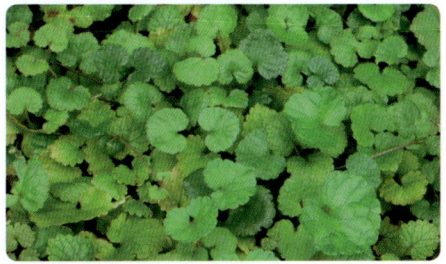
긴병꽃풀

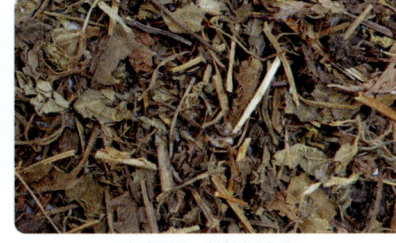
긴병꽃풀 지상부 약재(연전초)

- 돼지 위 속에 황련을 채워 넣고 솥에 푹 쪄서 으깬 다음 미음과 함께 조금씩 먹는다.

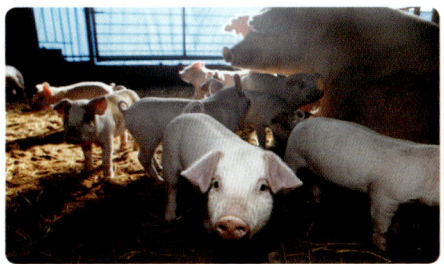
돼지

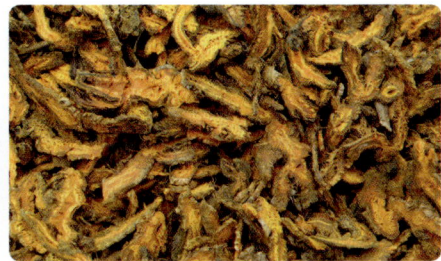
황련 뿌리줄기 약재(황련)

- 그늘에서 말린 푸른 은행잎 10g을 물 400mL에 넣고 반으로 줄 때까지 중불로 달여 하루에 2~3회 매 식전에 소주잔으로 1잔(30mL)씩 1주일 이상 복용하면 고혈압, 당뇨병, 성인병, 관상 동맥 질환에 효과가 있다.

- 꿀풀의 꽃·잎·줄기를 20~30g씩 물 500mL에 넣고 반으로 줄 때까지 달여서 매 식후에 차도가 있을 때까지 마신다.

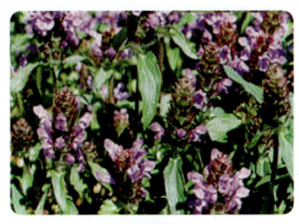
꿀풀

- 마를 쪄서 매 식사 전에 40~60g 정도 먹는다.

- 해당화 뿌리를 1회에 10g씩 물 500mL에 넣고 반으로 줄 때까지 달여서 1일 2회씩 아침저녁 식후에 마신다.

- 솔잎으로 즙을 짜서 매일 저녁 소주잔으로 1잔씩 복용한다.

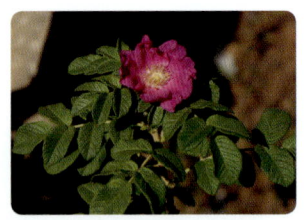

해당화

- 일엽초 잎 15g을 물 500mL에 넣고 반으로 줄 때까지 달여서 차도가 있을 때까지 매일 꾸준히 마신다.

- 설탕을 쓰지 않고 늙은호박을 찌거나 삶아서 3~4주 동안 매일 2~3회씩 먹는다.

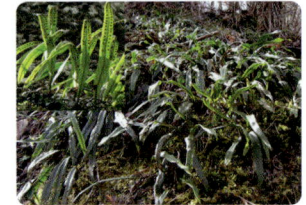

일엽초

- 두릅나무 껍질이나 뿌리 30g을 물 500mL에 넣고 반으로 줄 때까지 달여서 매일 3회씩 식후에 마신다.

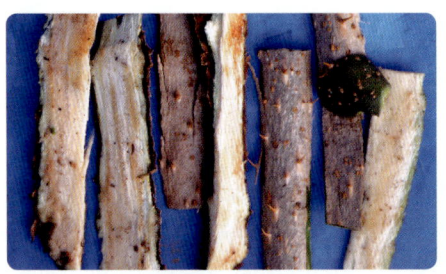

두릅나무 껍질

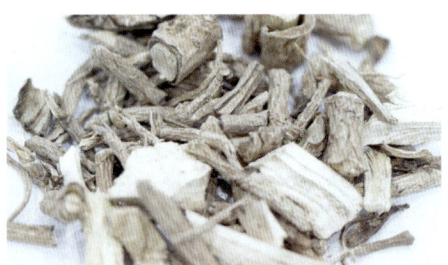

두릅나무 뿌리

- 칡뿌리 200g을 물 1L에 넣고 반으로 줄 때까지 달여서 하루 3회로 나누어 복용한다. 또는 칡뿌리로 즙을 내어 매회 150mL씩 하루에 2회 마신다.

- 소량의 무즙을 자주 마시는데, 우유나 꿀, 밥물(밥이 끓을 때 생기는 걸쭉한 물)과 같이 마시기도 하

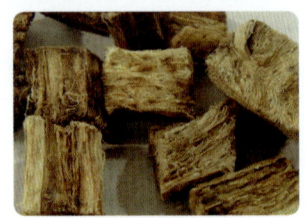

칡뿌리 약재(갈근)

며, 당뇨병으로 심하게 목이 마를 때에도 좋다.

- 어린 다래나무 새싹이나 덜 익은 씨앗 30g을 물 700mL에 넣고 400mL 정도로 줄 때까지 중불로 달여서 하루에 2~3회씩 계속 복용한다.

- 메꽃 전초(구구앙)로 생즙을 내어 하루에 2회씩 아침저녁 식후에 꾸준히 마신다.

- 큰 붕어 내장을 빼내고 차나무 잎을 채워 물에 적신 한지에 싸서 불에 굽는다. 먹기 좋게 간을 하고 효과가 있을 때까지 자주 먹는다.

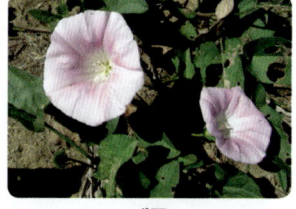
메꽃

- 자주달개비 전초 생것 또는 말린 것을 열탕으로 달여서 계속 복용하면 혈당을 조절한다.

- 잘 말린 볏짚을 뿌리째 불에 태워 그 재를 맑은 물로 우려내어 받은 물을 매일 아침저녁 소주잔으로 1잔씩 마시면 효과가 좋다.

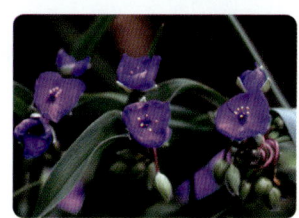
자주달개비

- 물 1.2L에 하눌타리 뿌리(괄루근) 100g을 넣고 약한 불로 서서히 달여서 매 식후 3회로 나누어 2~3주 정도 복용하거나, 뿌리를 덖어서 가루로 만들어 매회 3~4g씩 복용하면 효과가 좋다.

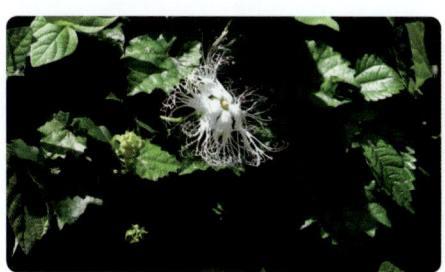
하눌타리

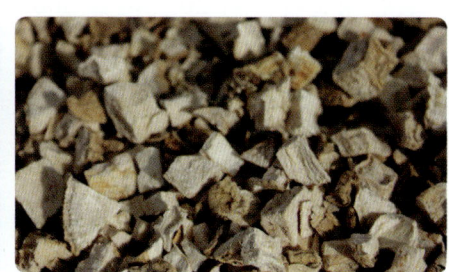
하눌타리 뿌리 약재(괄루근)

- 물 1.2L에 하눌타리 뿌리와 까치콩을 각각 20g씩 넣고 약한 불로 서서히 달여 매 식후 3회로 나누어 복용하면 혈당이 낮아지고 갈증이 해소된다.

- 잘게 자른 산딸기 뿌리와 가지 100g씩을 물 20L에 넣고 반으로 줄 때까지 달인 후 엿기름을 조금 넣고 물엿을 만들어 물 250mL에 2~3큰술씩 타서 매일 몇 차례씩 마신다.

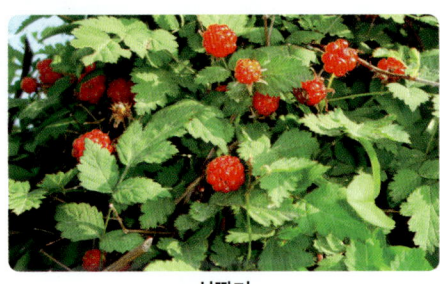

산딸기 　　　　　　　가지

- 가시오갈피 20g을 물 400mL에 넣고 반으로 줄 때까지 약한 불에 달여서 매 식후에 1개월 정도 복용하면 당뇨병과 고혈압, 류머티즘, 타박상, 신경 쇠약, 자양 강장 등에 효과가 있다.

- 양배추즙을 식전에 150mL씩 하루 3회 복용한다.

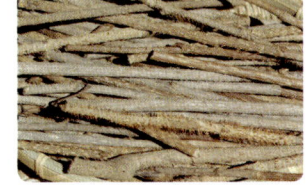

가시오갈피 뿌리 · 뿌리줄기(자오가)

- 말린 둥굴레 뿌리 20~30g을 500~600mL의 물에 넣고 반으로 줄 때까지 중불에 달여서 하루 3회 식간에 복용하면 당뇨병과 폐결핵, 허약 체질, 자양 강장 등에 효과가 있다.

- 암탉을 삶아서 탕으로 만들어 국물을 마시면 효과가 좋다. 흐물흐물한 수육도 간을 맞추어 먹는다.

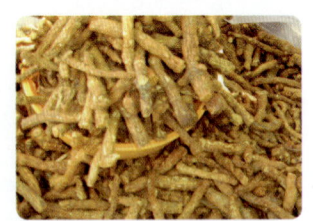

둥굴레 뿌리줄기 약재(옥죽)

- 말린 지황 뿌리 30g을 물 700mL에 넣고 반으로 줄 때까지 약한 불로 달여서

아침저녁 식간에 복용하면 당뇨병과 고혈압, 지혈, 강장, 변비, 월경 불순, 요통 등에 효과가 있다.

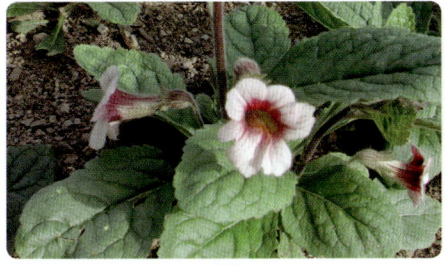
지황

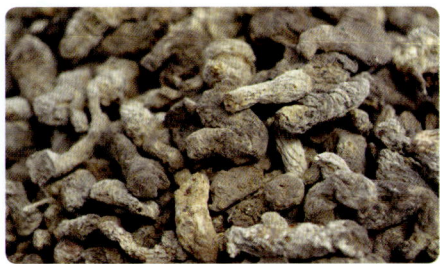
지황 뿌리 약재(지황)

- 수리취를 열탕으로 달인 물을 하루에 2~3회씩 혈당이 낮아져 정상 수치가 될 때까지 복용한다. 진하게 달여 마셔도 독성이 없다.

- 두릅나무 껍질 30g을 물 700mL에 넣고 열탕으로 달여서 아침저녁으로 계속 복용한다.

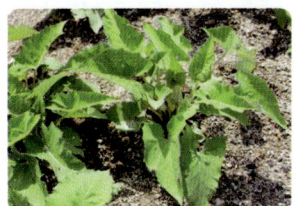
수리취

- 맥문동 뿌리의 팽대부 20g을 물 700mL에 넣고 반으로 줄 때까지 약한 불에 달여서 아침저녁 식후에 2~3주 정도 복용한다.

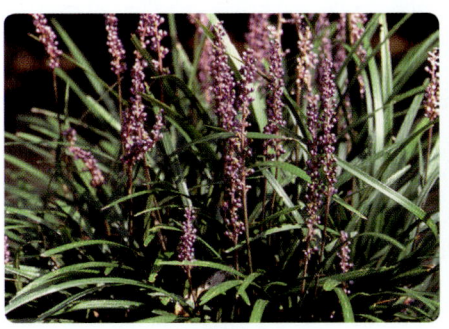
맥문동

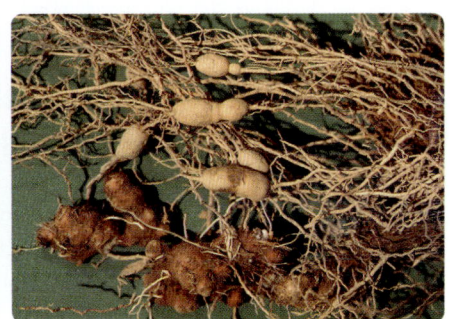
맥문동 뿌리의 팽대부(맥문동)

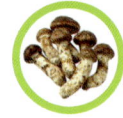

### 당뇨병에 좋은
# 건강주, 건강차

- ▶ 선인주: 30~35도 소주 1.8L에 송이버섯 5개, 다시마 20~30g을 넣고 1개월간 냉암소에 보관하였다가 마신다.
- ▶ 선복화주: 30도 소주 3.6L에 음지에서 말린 금불초 꽃 180~360g을 넣고 밀봉하여 1개월 정도 저장하였다가 찌꺼기는 걸러내고 아침저녁 식사 전에 소주잔으로 1잔씩 꾸준히 마신다.
- ▶ 삼산주

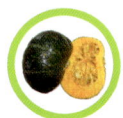

### 당뇨병에 주식으로 권하는
# 단호박 쉐이크

**재료:** 단호박(찐 것) 150g, 두유 150mL, 파슬리 5g, 소금 약간(입맛에 맞게)
- ▶ 믹서에 함께 갈아 먹으면 당뇨병, 신장병, 신경통, 류머티즘을 다스린다.

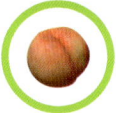

### 당뇨와 변비 합병증 환자에게
# 권장하는 음식

**재료:** 복숭아 1~2개, 벌꿀에 절인 마늘 3~4개, 파슬리 5g, 플레인 요구르트 90mL, 효소 음료 30mL
- ▶ 믹서에 함께 갈아 먹으면 당뇨병, 신장병, 신경통, 류머티즘을 다스린다.

### 당뇨와 고혈압 합병증 환자에게 좋은
# 호레스테린 혼합 음식

**재료:** 사과 1개, 토마토 1개, 평지 30g, 파슬리 10g, 호레스테린 소다 약간(간이 맞게)
- ▶ 평지는 유채의 다른 이름이며, 호레스테린은 먹기 좋게 간을 맞춘 소다의 일종이다.
- ▶ 사과, 토마토와 껍질을 벗긴 평지, 파슬리에 레몬즙을 섞은 후 호레스테린 소다를 간이 맞을 정도로 넣고 믹서에 갈아서 먹으면 성인병, 당뇨병, 고혈압, 변비도 함께 다스리는 효과가 있다. 여름에는 얼음을 1~2조각 넣으면 먹기가 좋다.
- ▶ 미역, 현미, 양파, 감잎차, 사과, 오렌지, 보리밥, 토란, 마 등 섬유질이 많은 음식을 섭취하도록 한다.

## 25 고혈압

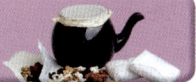

**질병의 증상**

고혈압이란 보통 수축기 혈압 160mmHg 이상, 이완기 혈압 95mmHg 이상인 경우를 말한다. 혈압이 높으면 두통, 어지럼증, 심계 항진(가슴 두근거림), 피로 등이 나타난다. 고혈압에 의해 동맥 경화가 진행되면 비출혈(코피), 혈뇨, 어지럼증, 시야 흐림 등이 나타나며 심부전에 의한 협심증, 호흡 곤란 등의 증상이 나타나기도 한다. 특히 당뇨병에 동반되는 고혈압을 조심해야 하는데, 당뇨병 환자가 혈압이 높으면 당뇨병의 미세 혈관 합병증과 대혈관 합병증을 촉발하거나 심화할 수 있기 때문에 고혈압을 치료하는 것이 매우 중요하다.

**좋은 음식**

고혈압에는 결명자, 솔잎, 감잎, 미나리, 마늘, 쑥, 차즈기 잎, 대추, 냉이, 명아주, 뽕잎 등으로 만든 차가 효과가 있고, 저혈압에는 생강을 많이 넣은 음식이나 생강차, 구기자 잎이나 알로에로 만든 차를 많이 마시면 효과가 있다.

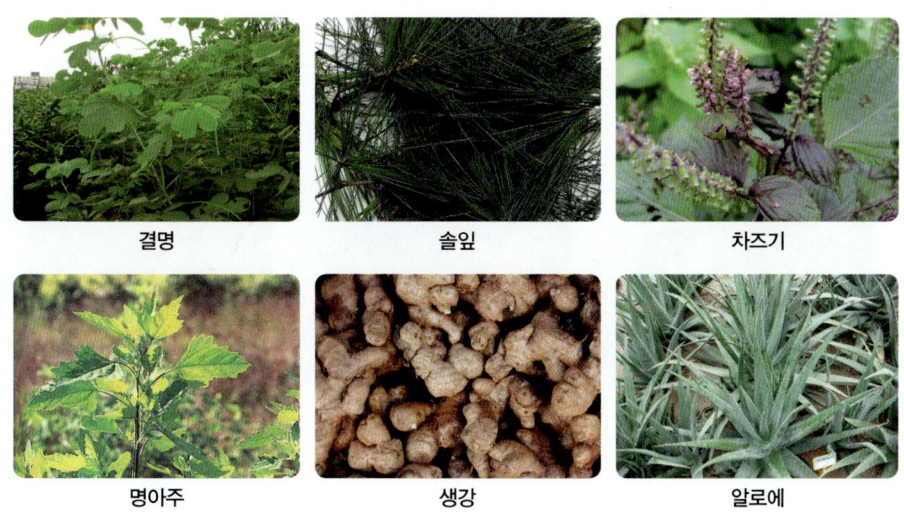

결명 솔잎 차즈기

명아주 생강 알로에

제5장 질환별 민간요법

**치료 방법**

- 양파, 미역, 다시마, 당근, 수박 등 색소가 풍부한 채소와 과일을 많이 섭취하면 혈압이 내려간다.

- 혈압이 높아지면서 열이 날 때는 미나리 생즙을 소주잔으로 1잔(30mL)씩 마시면 효과적이다. 또한 미나리 전초 20g을 물 700mL에 넣고 반으로 줄 때까지 달인 액을 하루 2~3회로 나누어 1주일 정도 마시면 고혈압뿐만 아니라 주독, 장염, 황달, 해열에도 효과가 있다. 생미나리를 찧어서 즙을 내어 하루 3~5회 150mL씩 마시면 위장열병, 위장병, 고혈압에 효과적이다.

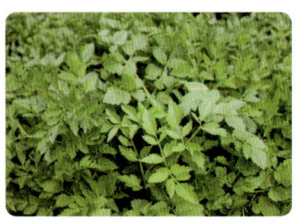
미나리

- 냉이 전초(제채)를 하루에 30g씩 물 700mL에 넣고 400mL 정도 될 때까지 달여서 물 마시듯 장기간 마시면 효과적이다.

- 그늘에서 말린 차즈기 잎(자소엽)을 달여서 차 대신 마신다.

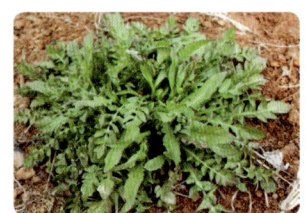
냉이

- 구기자 20g, 꾸지뽕나무 열매 60g, 두충 줄기껍질 30g을 물 1L에 넣고 반으로 줄 때까지 달여서 물을 마시고 싶을 때마다 꾸준히 마신다.

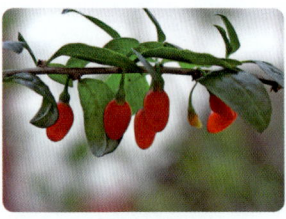
구기자나무

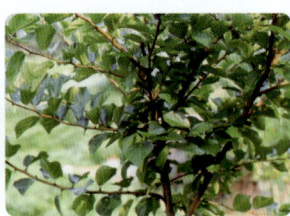
꾸지뽕나무

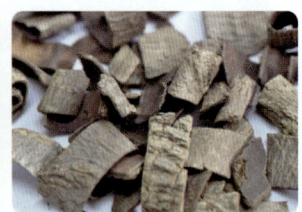
두충 줄기껍질 약재(두충)

- 떫은 감을 즙을 내어 무즙에 타서 마신다.

- 결명 씨(결명자)와 삼백초 전초를 각각 20g씩 물 700mL에 넣고 반으로 줄 때까지 달여서 차 대신 마신다.

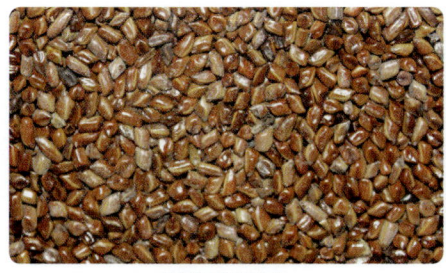
결명 씨(결명자)

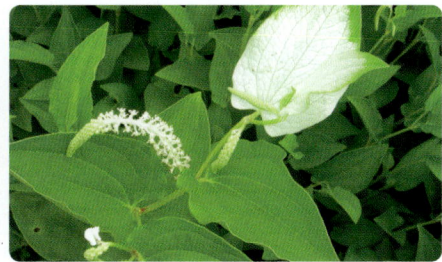
삼백초

- 홍차나 발효차 우리듯이 끓인 물(80~100℃) 150mL에 감잎이나 뽕잎 5~10g을 넣고 우린 물을 수시로 복용한다. 감잎이나 뽕잎의 하루 복용량은 30g 정도에서부터 조절한다.

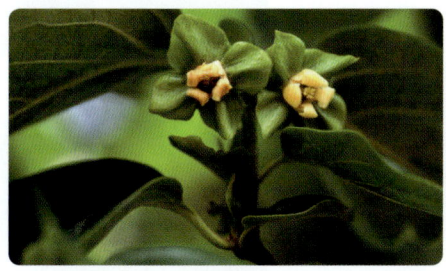
감나무

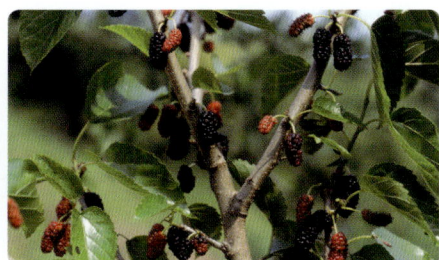
뽕나무

- 말린 천마 덩이줄기 15~20g을 끓인 물 700mL에 넣고 5분 정도 우려내어 매일 3회씩 식후에 마시면 고혈압과 뇌졸중, 불면증, 두통, 간경화에 효과가 있다.

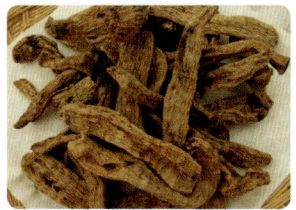
천마 덩이줄기 약재(천마)

- 말린 명아주 전초 30g 정도를 물 700mL에 넣고 달여서 하루 2회로 나누어 식간에 마신다.

- 5~7월에 채취한 버드나무 잎이나 가지 40g과 익모초 20g을 물 700mL에 넣고 달여서 하루 3회씩 식후 복용하면 진정 효과와 혈압을 낮추는 효과가 있다.

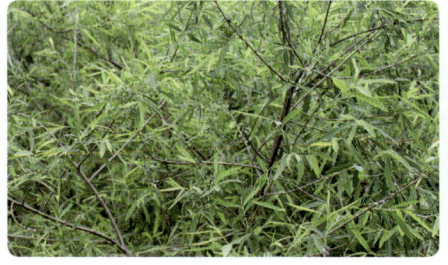

버드나무        익모초

- 하루에 겨우살이 가지와 잎 100g을 물 1L에 넣고 끓여서 차 대신 마시거나, 술로 담가 1년간 두었다가 매 식전에 소주잔으로 1잔(30mL) 정도 마시면 고혈압, 동맥 경화, 신경통, 부인병에 효과가 있다.

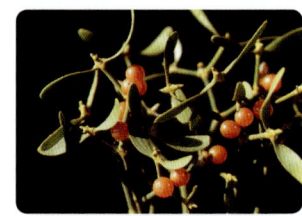

겨우살이

- 말린 메꽃 전초(구구앙) 15~20g을 물 300mL에 넣고 반으로 줄 때까지 약한 불로 달여서 매 식후 장기 복용하면 고혈압과 당뇨병, 방광염에 효과가 있다.

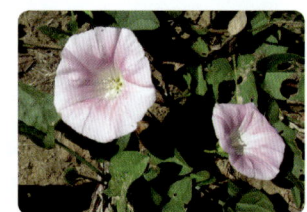

메꽃

- 당근즙, 흰꽃 칡뿌리즙(흰꽃 칡뿌리의 효과가 월등히 높음)을 매일 아침저녁 150mL씩 복용하면 고혈압에 탁월한 효과가 있다.

- 말린 오디 가루를 10g씩 하루 3회 복용하거나 35도 이상의 술로 오디주를 담가 20일 정도 두었다가 취침 전에 1잔씩 마시면 고혈압, 두통, 황달, 해열, 변비에 효과가 있다.

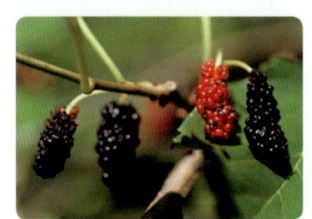

오디(뽕나무 열매)

- 말린 꿀풀 꽃대 20g을 물 300mL에 넣고 반으로 줄 때까지 약한 불로 달여서 마시거나 가루를 내어 복용한다.

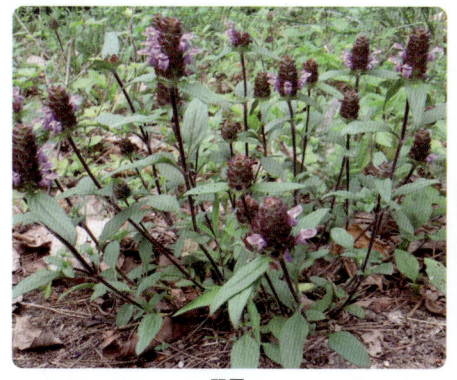

꿀풀      꿀풀 꽃대 약재(하고초)

- 가을에 캐서 잘 썰어 그늘에서 말린 칡뿌리 200g에 물 1L를 붓고 반으로 줄 때까지 달여서 수시로 조금씩 마시면 고혈압은 물론 심장에도 좋다.

- 하루에 메밀묵 200g 정도를 1개월 정도 먹으면 고혈압, 당뇨병, 만성 설사, 지혈, 이뇨 작용에 효과가 좋다.

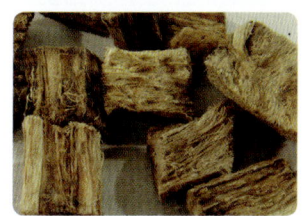

칡뿌리 약재(갈근)

- 삼지구엽초 전초 100g을 물 500mL에 넣고 달여서 하루 2~3회로 나누어 마시면 혈압 강하뿐만 아니라 혈당 강하, 발기 부전, 류머티즘, 건망증, 신경 쇠약, 이뇨 작용에 효과가 있다.

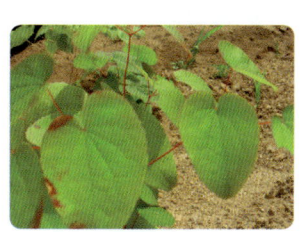

삼지구엽초

- 그늘에서 말린 푸른 은행잎 15~20g을 400mL의 물에 넣고 중불로 달여 하루에 2~3회씩 5일 정도 복용하면 고혈압, 대하증, 생리통에 효과가 있다.

- 말린 약모밀 지상부(어성초) 20~30g을 물 800mL에 넣고 반으로 줄 때까지 중불로 달여서 매 식후 장기 복용하면 고혈압과 대하증 치료에 좋다.

- 가지를 많이 먹으면 모세 혈관 파열로 인한 출혈을 막을 수 있다.

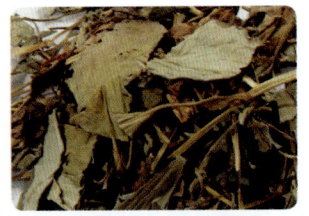
약모밀 지상부 약재(어성초)

- 곰솔이나 적송 등 재래종 소나무의 깨끗한 솔잎 50잎 정도와 소주잔 2잔(60mL) 정도의 물로 녹즙을 만들어 매일 3회씩 식전에 마신다.

## 26 뱀이나 곤충, 벌레 물린 곳

### 질병의 증상

뱀이나 곤충, 벌레 등은 사람에게 이로움을 주는 것도 있겠지만 해를 끼치는 것이 많다. 살무사 등 독사에게 한번 물리면 생명을 잃을 수도 있고, 모기, 파리, 이, 빈대, 쥐벼룩, 독나방 등에 물리면 가려움, 중독, 알레르기, 전염병 등 여러 가지 증상이 나타난다.

### 치료 방법

- 뱀이나 벌레에 물렸을 때는 병원으로 가는 게 최선이지만 야외에서 물렸을 경우 응급 처치는 필요하다.

- 뱀이나 벌레 물린 곳에 나팔꽃 잎을 짓찧어 발라준다.

- 뱀이나 벌레 물린 곳에 파의 푸른 부분을 씹어서 바른다.

- 뱀이나 벌레 물린 곳에 담배 가루나 니코틴을 바른다.

- 독성이 있는 벌레에 물렸을 때는 자두씨를 껍질째 으깨어 상처 부위에 바른다.

- 봉선화 꽃을 비벼서 짠 즙을 상처에 바르면 해독이 된다.
- 뱀이나 지네에 물렸을 때 마늘즙을 내어 마시고, 마늘 찌꺼기는 상처 부위에 바른다.

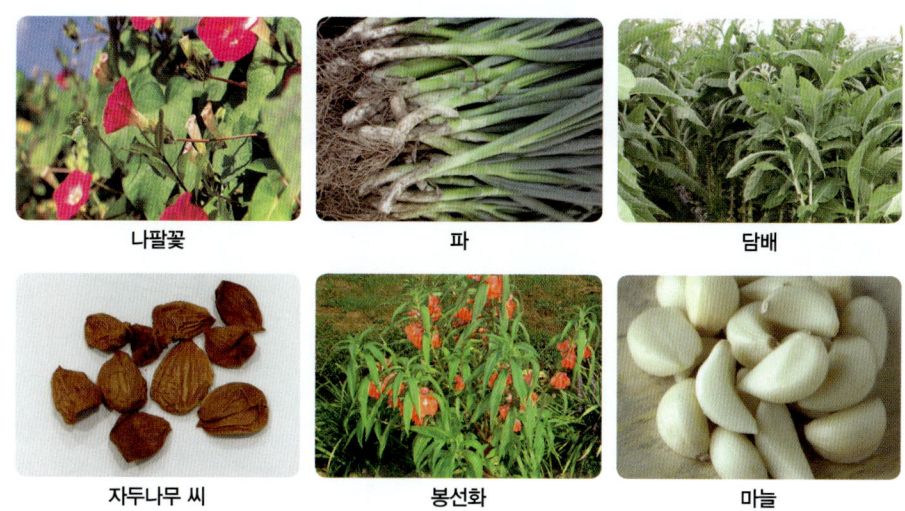

나팔꽃 / 파 / 담배
자두나무 씨 / 봉선화 / 마늘

## 27 신경성 정신 불안증 · 불감증

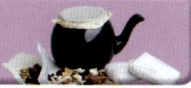

**질병의 증상**

　신경성 정신 불안증은 불안을 주된 증상으로 하는 노이로제의 일종이다. 자기도 모르게 침착성을 잃고 맥박이 몹시 빨라지며 발광이나 죽음에 대한 불안을 느끼기도 한다. 손이 떨리고 흉부의 압박감과 호흡 곤란, 현기증 등이 일어나기도 한다. 또한 심장과 호흡기에 관한 증상이 많이 나타나 심장 신경증이 생기고 공포증도 일어난다.

　신경성 정신적 불감증은 일반적으로 성욕이나 성 흥분은 있으나, 여성은 오르가즘에 이르지 못하는 성 불감 상태이다.

### 좋은 음식

매실, 은행, 녹차, 만병초

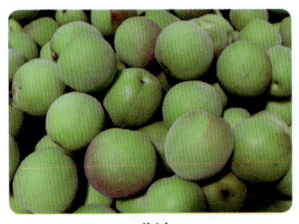
매실

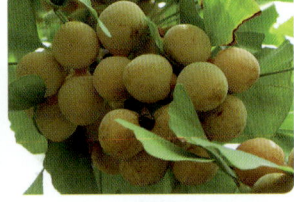
은행

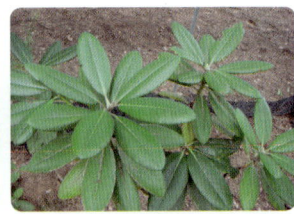
만병초

### 치료 방법

- 결혼 적령기에 이른 사람이 성적 불감증이 있는 경우, 매일 구기자나무 뿌리껍질 20g 정도를 물 200mL에 넣고 반으로 줄 때까지 달여서 장기 복용한다.

- 신경성 정신 불안증에는 우거짓국이나 우거지무침을 장기간 복용한다.

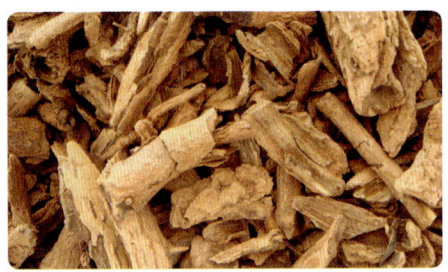
구기자나무 뿌리껍질(지골피)

## 28 치통

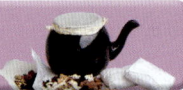

### 질병의 증상

치아와 그 주위 조직의 통증 및 눈·코·귀 등 인접 기관의 질환에 의해 치아에 생기는 동통을 두루 일컫는다. 상아질의 지각 과민, 치수 출혈 등의 치수 통증과 근첨성 치주 조직염, 번영성 치주 조직염에 의한 치주 조직의 통증, 구강 영역의 종창에 의한 통증도 포함한다.

**좋은 음식**

소금, 파, 무, 매실, 마, 검은콩, 박하, 질경이, 별꽃, 국화, 삼지구엽초

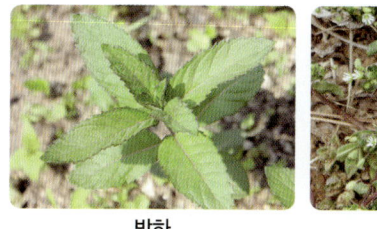
박하

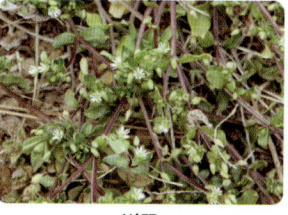
별꽃

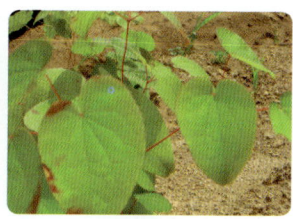
삼지구엽초

**치료 방법**

- 소금을 밥으로 반죽하여 한지에 펴서 아픈 볼에 붙인다.

- 석류 껍질을 진하게 달여서 그 물로 양치를 하면 잇몸과 치조 부위에 탄력이 생겨 치아가 흔들리는 것을 안정시키고 아픈 것을 낫게 한다.

- 쑥잎을 달인 물로 양치하거나, 비벼서 아픈 부위에 붙여두면 통증이 사라진다.

석류

- 물 700mL에 석고 20g과 승마 20g을 넣고 반으로 줄 때까지 달여 하루 2~3회 마시면 충치통을 완화시키며 잇몸이 붓고 열이 나는 증상에 효과가 좋다.

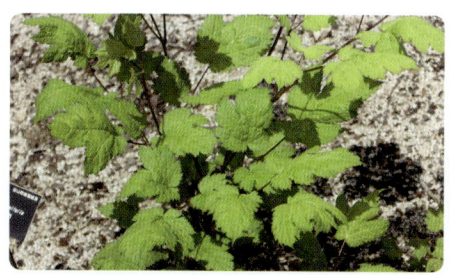
승마

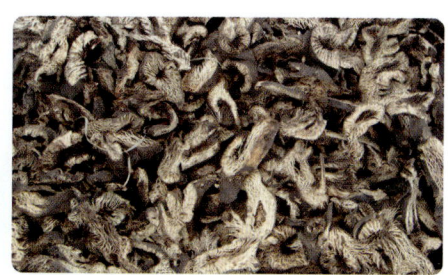
승마 뿌리줄기 약재(승마)

- 오매(덜 익은 매실을 짚불 연기에 그슬려 말린 것) 빻은 가루를 아픈 곳에 바르고 양치하거나, 생매실을 찧어서 아픈 볼에 찜질을 해도 좋다.

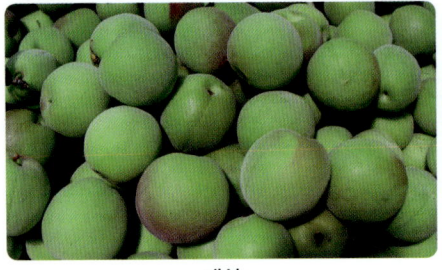
매실

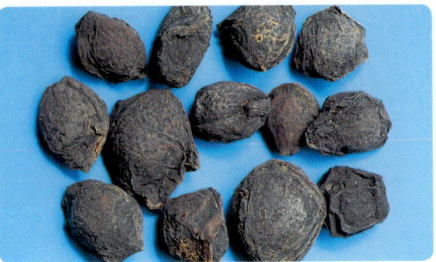
오매

- 질경이 생잎에 소금을 넣고 짓찧어 아픈 치아로 물고 있으면 통증이 가라앉는다. 질경이에는 아우쿠빈(aucubin), 플란타기닌(plantaginin), 우르솔산(ursolic atid), 헨트리아콘탄(hentriacontane), 플라보노이드 등이 들어 있어 미주 신경을 흥분시키며, 아우쿠빈 성분은 항통각성 효능이 있다.

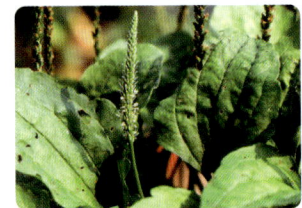
질경이

- 질경이 잎과 줄기 속의 실 같은 섬유질을 뽑아서 아픈 쪽 귓속에 막듯이 넣어두면 통증이 멎는다.

- 물 700mL에 족도리풀 뿌리(세신), 구릿대 뿌리(백지), 황벽나무 줄기껍질(황백)을 각각 20g씩 넣고 달인 물을 입안에 머금고 있다가 뱉는다(먹으면 안 됨). 충치, 풍치통에 진통 효과가 좋다.

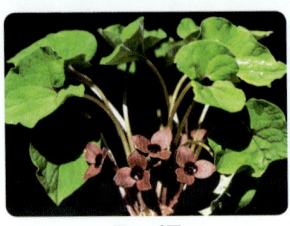
족도리풀

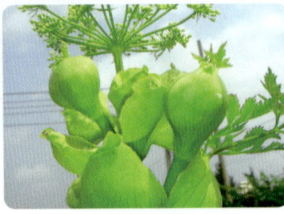
구릿대

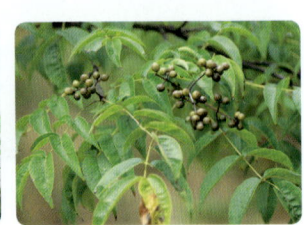
황벽나무

- 치통으로 볼이 부었을 때는 복숭아나무 속껍질, 버드나무 속껍질, 뽕나무 속껍질을 각각 30g씩 500mL의 물에 넣고 달여서 그 물로 양치하거나 부은 볼에 바른다.

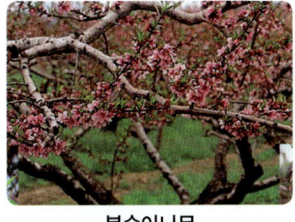
복숭아나무

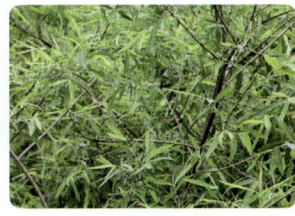
버드나무

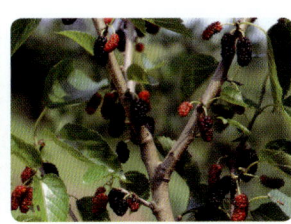
뽕나무

- 마른 삼지구엽초 30g을 물 300mL에 넣고 반으로 줄 때까지 달여서 입에 머금으면 풍치나 들떠서 흔들리는 치통에 효과가 있다.

- 국화 생잎에 소금을 넣고 짓찧어 아픈 치아와 그 주위에 바르면 통증이 가라앉는다.

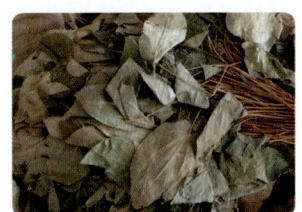
삼지구엽초 지상부 약재(음양곽)

- 마를 강판에 갈아 고춧가루와 섞어서 한지에 펴 아픈 볼에 붙인다.

- 별꽃 생잎을 짓찧어 물고 있으면 통증이 가라앉는다.

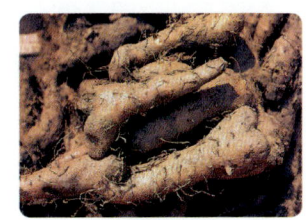
마 뿌리줄기(산약)

- 박하 생잎을 손으로 잘 비벼서 아픈 치아로 물고 있으면 통증이 가라앉는다.

- 검은콩 삶은 물을 입에 머금고 있으면 통증이 가라앉는다.

- 쪽파 뿌리 흰 부분을 생것으로 물고 있으면 통증이 가라앉는다.

- 무를 강판에 갈아서 잇몸과 볼 사이에 넣는다.

# 29 충치 및 치수염

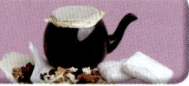

## 질병의 증상

충치 초기에는 치아 표면의 에나멜질이 침식되었을 뿐이다. 치아가 까맣게 변색되었더라도 에나멜질에는 신경이 통하지 않으므로 이 단계에서는 그다지 아프지 않다. 에나멜질 아래인 상아질까지 침식되면 점차 통증을 수반하고 찬물, 뜨거운 물, 신맛이 나는 것을 먹으면 이가 시리게 된다. 더욱 진행되어 상아질 깊숙이 침식되면 이가 더욱더 아프게 되고 치수염(齒髓炎, pulpitis)이 생기기도 한다. 그러므로 초기 단계에서 발견하여 치과의에게 치료를 받는 것이 중요하다. 아직 통증이 없는 때라면 충치 부분을 갈아내고 살균하여 충진하는 간단한 방법만으로 치료할 수 있으나, 너무 심해지면 치수까지 제거해야 한다.

## 좋은 음식

가지장아찌, 가지 꼭지, 솔잎, 석류 잎, 명아주 잎, 벌집, 소금, 곤약

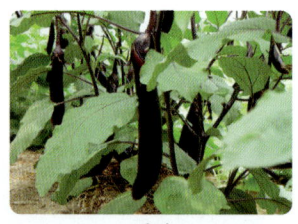
가지

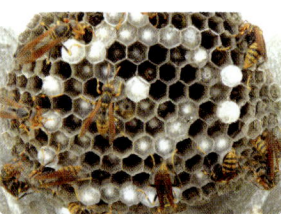
벌집

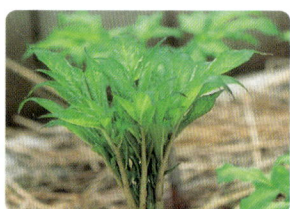
구약나물

## 치료 방법

● 묵은 가지장아찌를 지그시 물고 있는다.

● 검게 태운 가지 꼭지로 가루를 내어 아픈 치아의 구멍 속에 넣으면 통증이 가라앉는다.

● 검게 태운 솔잎가루를 아픈 치아에 바르면 효과가 있다.

- 석류나무 잎을 달인 물로 양치하면 통증이 가라앉는다.

- 따뜻한 곤약을 아픈 볼에 대면 통증이 가라앉는다.

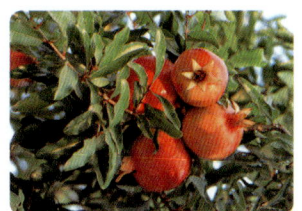
석류나무

- 명반 가루를 충치에 발라주면 통증이 가라앉는다.

- 할미꽃 뿌리(백두옹)를 뜨거운 기름에 튀겨서 충치에 머금으면 통증 치료 효과가 있다.

- 소금에 식초를 부어 녹인 것을 아픈 치아로 머금고 있으면 잇몸이 조여들고 피가 나면서, 치수염 통증도 가라앉는다.

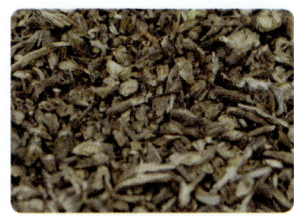
할미꽃 뿌리 약재(백두옹)

- 풍치로 치아가 쓰리거나 잇몸이 아플 때에는 청솔방울과 초피나무 열매껍질(산초)을 함께 달여서 복용하면 치료 효과가 높다.

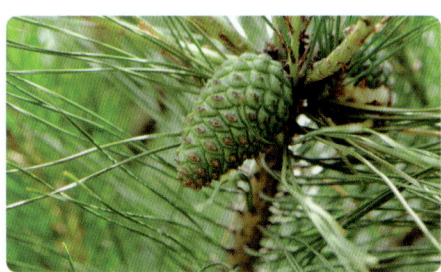
솔방울

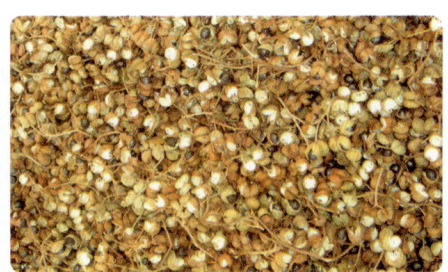
초피나무 잘 익은 열매껍질(산초)

- 마른 명아주 잎 달인 물을 입에 머금고 있으면 통증이 가라앉는다.

- 땅벌이나 양봉·토봉의 벌집을 우린 물로 자주 양치하면 치료 효과가 있다.

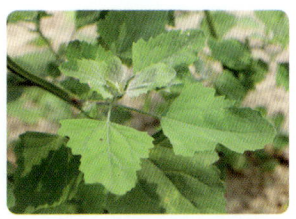
명아주

- 자두나무 뿌리껍질 달인 물로 양치하면 충치와 풍치를 멎게 하나, 먹으면 안 된다.

- 불에 뜨겁게 구운 마늘 한쪽을 아픈 치아로 물고 있으면 풍치, 충치에 효과가 있다.

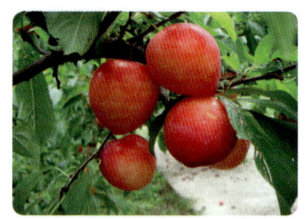
자두나무

## 30 식중독

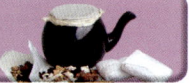

### 질병의 증상

체내에 들어가 해를 끼치는 물질이나 유독성 물질이 섞인 식품을 섭취한 경우에 생리적 이상이 일어나는 중독 상태이다. 세균성 식중독, 자연독 식중독, 화학성 식중독으로 구분되며, 콜레라 등의 경구 전염병과 기생충 등 아메바성 이질 등은 포함되지 않는다.

위장 장애가 주된 증상이지만 세균성의 경우 구역, 구토, 복통, 설사 등이 나타나고, 감염형은 발열을 수반하지 않으나 설사가 심하고 혈액 또는 점액이 섞여 나온다. 중증의 경우 경련이나 의식 장애도 일어난다. 독소형 중에서 보툴리누스균 중독은 의식 장애, 호흡 곤란, 연하 장애, 구음 장애 따위의 신경 장애 증상이 나타나며 치명률이 높은 식중독 중의 하나이다.

### 좋은 음식

칡즙, 가지, 파, 마늘, 양파

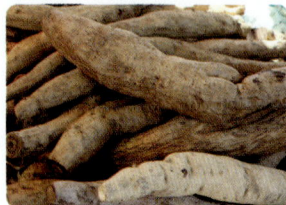
칡뿌리

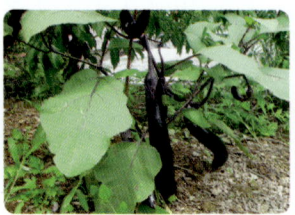
가지

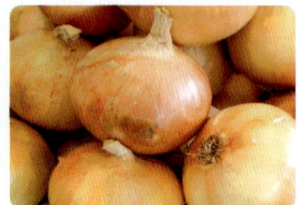
양파

**치료 방법**

- 강판이나 믹서에 간 천마 생즙을 1회에 몇 티스푼씩 2~3일간 먹으면 식중독과 농약 중독이 해독된다.

- 어류 식중독일 때는 가지즙을 매일 아침저녁 소주잔으로 1잔(30mL)씩 마신다.

- 복어 식중독일 때는 배롱나무(목백일홍) 뿌리 달인 물을 아침저녁 식후에 소주잔으로 1잔씩 마신다.

- 알코올 중독에는 생칡뿌리로 즙을 내어 1회에 150mL씩 15일 동안 하루 3회 매 식전에 마신다. 숙취에도 확실한 효과가 있다.

- 부추즙을 내어 소주잔으로 1잔씩 마신다.

- 게를 먹고 식중독이 걸렸을 때는 껍질 벗긴 마늘을 10알 정도 삶아 마시거나, 쌀 200g과 마늘 5알로 죽을 끓여 먹으면 해독이 된다.

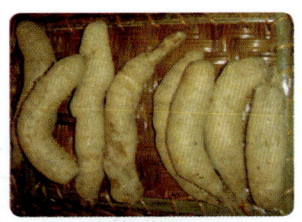
천마 덩이줄기

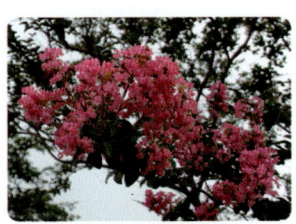
배롱나무

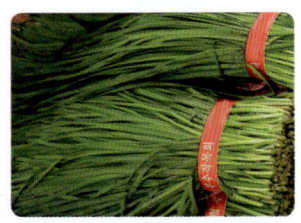
부추

## 31 구취 입냄새

**질병의 증상**

충치, 축농증, 위염 또는 위장의 이상으로 오는 것과 선천적인 요인으로 인한 것이 있다.

### 좋은 음식

차나무 잎, 남천 싹, 석류, 솔잎, 구기자나무 뿌리껍질, 이질풀, 천궁, 당귀

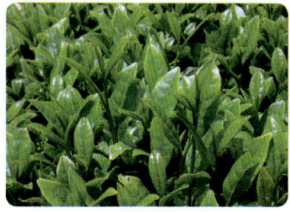
차나무 잎

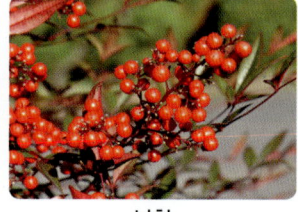
남천

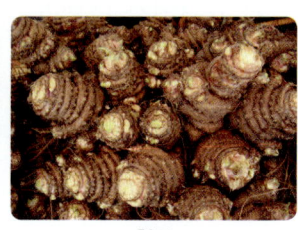
천궁

### 치료 방법

- 바위취 전초(호이초)를 구워서 가루로 만든 후 참기름을 넣어 반죽한 것을 바르면 입술이 헐었을 때 치료 효과가 있다.

- 생식이 가능한 풀잎을 씹으면 엽록소의 탈취 작용으로 구취 제거 효과가 있다.

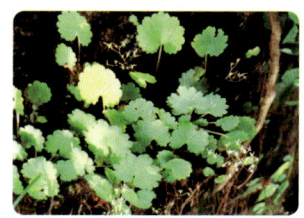
바위취

- 석류 씨(번식 용도가 아닌 식용이 가능한 것), 당귀 잎, 녹차, 두충차, 감잎차, 죽엽차 등을 먹으면 입 냄새가 없어진다.

- 위장병으로 구취가 날 때는 잘게 썬 천궁을 입안에 머금었다가 버리기를 반복하면 효과가 있다.

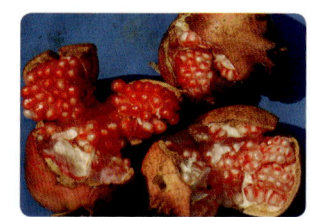
석류 열매

- 구기자나무 뿌리껍질 달인 물로 입안을 자주 헹군다.

- 대나무 껍질 태운 가루로 양치하면 치석과 구취 제거에 효과가 있다.

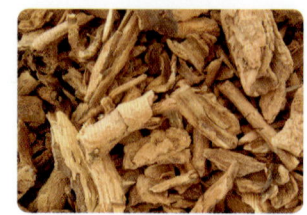
구기자나무 뿌리껍질 약재(지골피)

- 찻잎이나 녹차 환을 자주 씹어 먹는다.

- 물 600mL에 이질풀 전초(현초) 10g 정도를 넣고 반으로 줄 때까지 달인 물로 양치하면 입안이 헐었을 때 치료 효과가 있다.

- 곰솔 잎을 씹고 있으면 냄새가 억제된다.

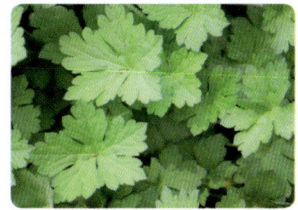

이질풀

## 32 소화 불량

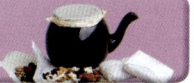

### 질병의 증상

음식 섭취 후 일어나는 소화 장애 증세를 통틀어 이른다. 한 가지 증상만을 일컫는 것이 아니고 속쓰림, 트림, 구역질, 상복부 불쾌감, 위장의 팽만감, 고창(鼓脹) 등의 소화기 증세와 아울러 복통까지 동반되어 일어나는 제반 증상을 포함한다. 소화 불량은 좋지 않은 음식물을 섭취했거나 좋은 음식이라도 몸에 맞지 않아 체내에서 자연스럽게 용해되지 않을 때 일어난다. 스트레스와 긴장도 원인이 된다. 소화 불량일 때는 동반되는 증상, 음식과의 관계, 음식 섭취 후 증상이 나타난 시간, 지속 시간, 스트레스와의 관계 등을 면밀히 살펴야 한다.

### 좋은 음식

박하, 배초향, 창출, 요구르트, 식초

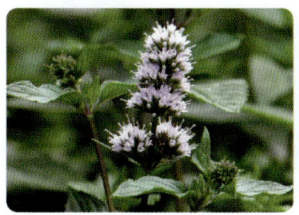
박하

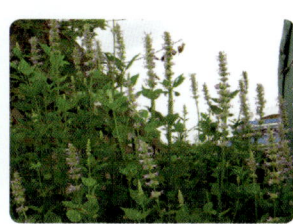
배초향

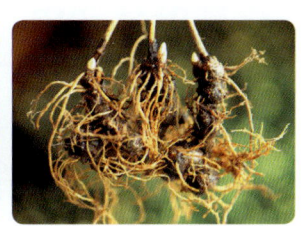
모창출 뿌리줄기(창출)

**치료 방법**

- 밤에는 단백질, 칼슘, 비타민 $B_1$과 C가 많이 함유되어 있으므로 비위를 강화시켜주어 소화 불량, 구역질, 설사 치료에 효과가 있다.

- 감기에도 좋은 생강은 열을 내는 식품으로, 속이 차서 소화 불량에 자주 걸리는 사람이 생강차를 자주 마시면 예방 및 치료에 효과적이다.

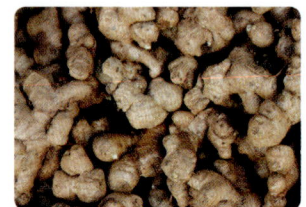
생강

- 말린 배초향 20g을 물 300mL에 넣고 반으로 줄 때까지 약한 불로 달여서 매 식후마다 1회씩 2주간 복용하면 소화 불량, 지사, 진통, 두통, 복통 치료에 효과가 있다.

- 밥맛이 없고 소화가 안 되고 기운이 없을 때는 잘게 썬 지치 600g에 토종꿀을 넣고 40시간 정도 약한 불에 끓여서 작은 잔으로 1잔씩 수시로 마시거나, 증류주를 6개월 정도 숙성시킨 다음 소주잔으로 1잔(30mL)씩 하루 2회 2~3주 정도 마시면 효과가 있다.

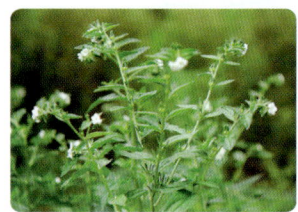
지치

- 식체나 비만, 소화 불량으로 답답할 때는 노랗게 덖은 무씨를 매 식후 1티스푼씩 넣고 끓인 물을 마신다.

## 33 만성 위염

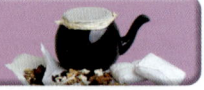

**질병의 증상**

위나 위 점막에 만성적으로 염증을 일으키는 병으로, 속이 쓰리거나 거북하며 답답하다.

## 좋은 음식

생강, 파, 무, 질경이, 자주쓴풀, 연근, 양배추

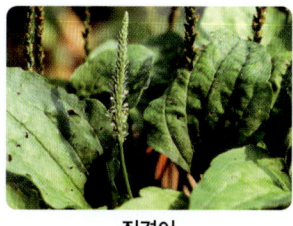
질경이

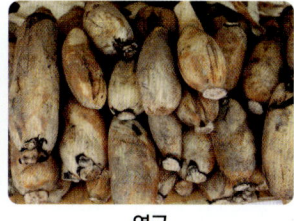
연근

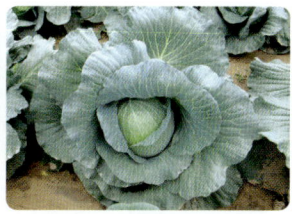
양배추

## 치료 방법

- 꽃이 필 무렵 채취하여 그늘에서 말린 민들레 전초(포공영) 20g을 물 300mL에 넣고 반으로 줄 때까지 서서히 달여서 하루에 3회로 나누어 식간에 마신다.

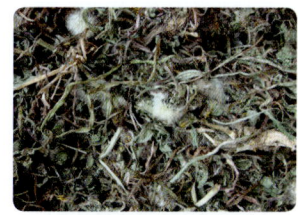
민들레 전초 약재(포공영)

- 질그릇 냄비에 노릇하게 덖은 생강을 약탕기나 주전자에 달인 후 약간 식혀서 흑설탕을 넣고 1~2주간 차 대신 자주 마시면 효과가 있다.

- 용담 뿌리를 하루에 20g 정도씩 차로 끓여서 2주 정도 마시면 소화기에 좋다.

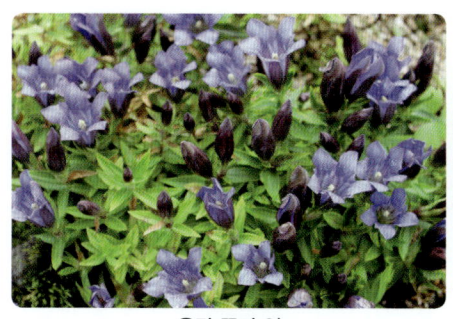
용담 꽃과 잎

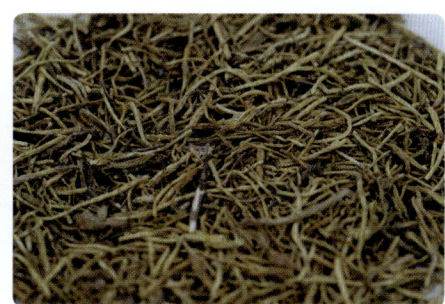
용담 뿌리 약재(용담)

- 그늘에서 말린 호장근 10g 정도를 물 500mL에 넣고 반으로 줄 때까지 달여서 차 대신 자주 마시면 효과적이다.

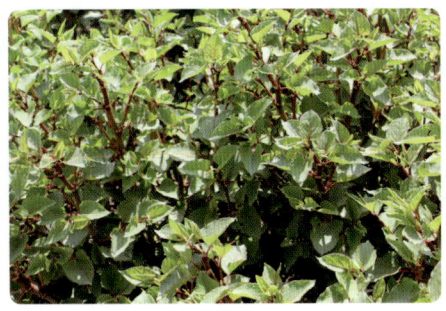

호장근

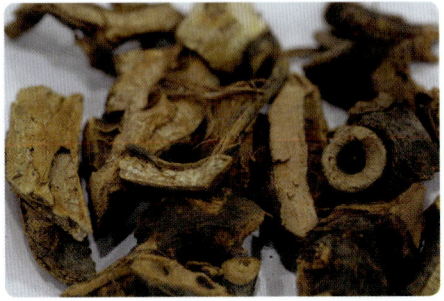

호장근 뿌리 약재(호장근)

- 자주쓴풀 전초(당약) 10~15본을 끓는 물 200mL에 담갔다가 4~5분 우려내어 1주일 정도 마신다.

- 그늘에서 말린 질경이 30~40g을 물 600mL에 넣고 200mL 정도로 줄 때까지 달여서 1일 3회 식후에 복용하면 효과적이다.

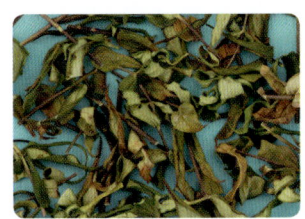

자주쓴풀 전초 약재(당약)

- 매 식사 때마다 쪽파를 3cm 정도로 잘라서 생으로 된장에 찍어 먹는다.

- 매 식사 때마다 디아스타아제(diastase)가 많이 들어 있어 소화를 돕는 무 생채를 먹는다.

## 34 급성 위염

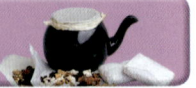

### 질병의 증상

위 언저리가 불쾌하게 아프며 구토와 통증이 있고, 두통과 오한을 동반하기도 한다.

### 좋은 음식

무, 이질풀, 자주쓴풀, 민들레 뿌리, 묵은 멥쌀, 모과, 오매(덜 익은 매실을 짚불 연기에 그슬려 말린 것)

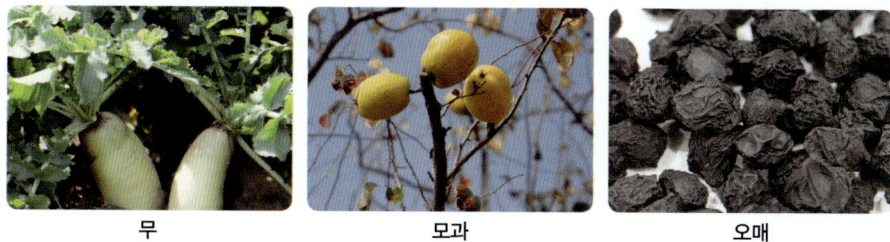

무    모과    오매

### 치료 방법

- 강판에 간 무즙을 60mL 정도씩 아침저녁으로 복용한다.

- 그늘에서 말린 이질풀 10g을 물 350mL에 넣고 반으로 줄 때까지 달여서 차 대신 수시로 마신다.

- 꽃이 피기 전에 캐어서 말려 잘게 썬 민들레 뿌리 20g을 물 300mL에 넣고 반으로 줄 때까지 달여서 여러 번 나누어 마신다.

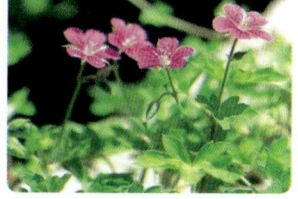

이질풀

- 패랭이꽃 전초 15g을 물 400mL에 넣고 반으로 줄 때까지 달여서 마시면 급·만성 장염, 위염, 십이지장염과 생리 불순, 자궁염에도 효과가 있다.

- 오매 10g을 물 200mL에 달여 마시면 효과가 있다.

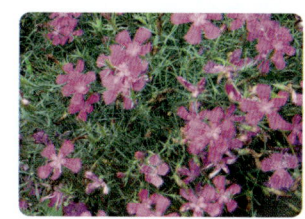

패랭이꽃

- 그늘에서 말린 자주쓴풀 전초(당약) 30g을 물 300mL에 넣고 1/3 정도로 줄 때까지 진하게 달여서 한 번에 마신다.

- 멥쌀가루 400mL를 물 2컵에 풀어서 죽력 200mL와 혼합하여 마신다.

- 묵은 멥쌀 태운 재를 꿀에 타서 마시면 효과가 높다.

## 35 위산 과다증

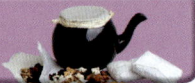

### 질병의 증상

위산이 과다하게 분비되어 가슴이 타는 듯이 쓰리고 아프며, 시큼한 물과 트림이 나온다.

### 좋은 음식

다시마, 다닥냉이, 사과, 귤, 레몬, 무, 결명자, 이질풀

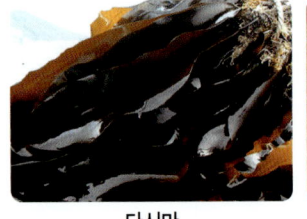

다시마

귤

레몬

### 치료 방법

- 소금이나 간장을 넣고 무즙을 끓인 다음 녹차에 부어 2~3컵씩 마신다.

- 마른 다시마를 씹고 있으면 가슴 쓰림이 가라앉는다.

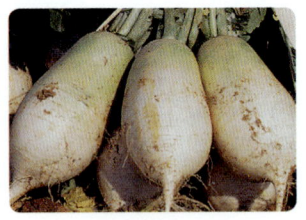

무

- 깨와 소금이 위산 과다를 중화시켜 위액 분비를 억제한다. 따라서 검은깨소금을 뿌린 김밥이나 주먹밥, 현미밥 등을 먹으면 효과가 좋다.

- 사과, 귤, 레몬, 오렌지 등 신맛이 있는 과일즙을 자주 마시면 위산 분비가 억제된다.

- 결명 씨와 이질풀을 각각 20g씩 물 800mL에 넣고 600mL 정도로 줄 때까지 달여서 차 대신 자주 마시면 효과가 있다.

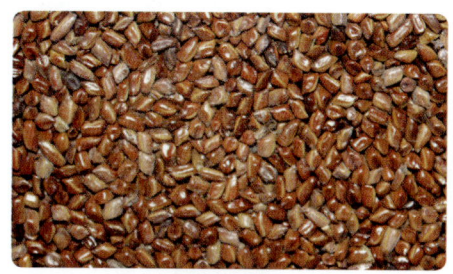
결명 씨(결명자)

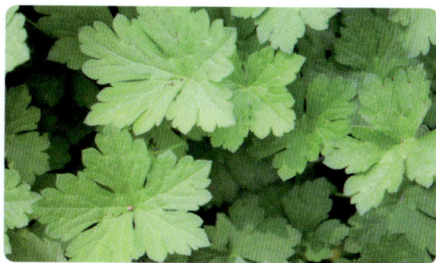
이질풀

## 36 위경련

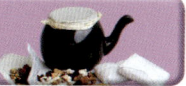

### 질병의 증상

배의 윗부분이 발작적으로 몹시 아프면서 경련을 일으키는 병으로, 가슴앓이라고도 한다. 여성에게서 흔히 일어나는 질환이다.

### 좋은 음식

달걀 껍질, 치자, 마늘, 식초, 모과, 복숭아

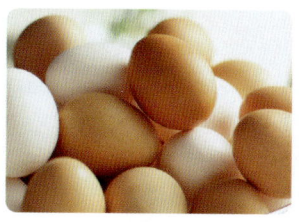
달걀

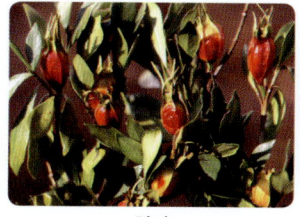
치자

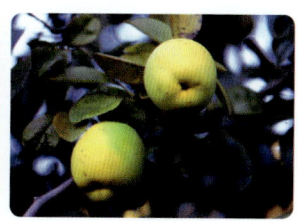
모과

**치료 방법**

- 불에 구운 달걀 껍질을 가루로 만들어 1티스푼씩 복용하면 효과가 있다.

- 마늘즙을 소주잔으로 1잔(50mL) 정도 마시고 마늘 껍질을 발바닥에 자주 문질러준다.

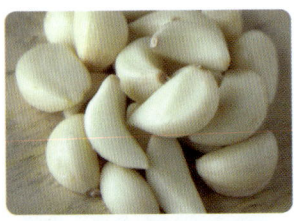
마늘

- 치자 우린 물을 마시면 효과가 있다.

- 모과나무 잎이나 가지를 달여서 마신다.

- 복숭아나무 잎이나 껍질 20g을 물 3L에 넣고 2L 정도로 줄 때까지 달여서 수시로 마신다.

- 위경련으로 가슴이 아프거나 자궁이 아플 때는 껍질 벗긴 복숭아씨 20g을 찧어서 쌀과 혼합하여 죽을 끓여 먹는다.

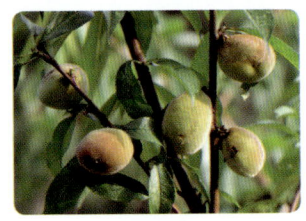
복숭아

- 소금을 약간 가미한 식초를 소주잔으로 1잔 정도 달여서 마시면 효과가 높다.

- 발작이 일어나면 곧바로 소금물을 마셔 위 속 내용물을 토해내고, 하루쯤 단식을 한 후에 묽은 죽을 먹는다.

- 그늘에서 말려 잘게 썬 방동사니 한 줌을 물 600mL에 넣고 달여서 1~2개월간 장기 복용하면 위경련이 일어나지 않는다.

## 37 복통

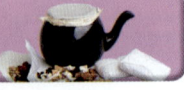

**질병의 증상**

배를 차게 하거나 변비, 설사, 식중독, 충수염 등의 원인으로 복부에 일어나는 통증을 말한다.

### 좋은 음식

사과, 매실, 레몬, 엿기름, 쑥, 파, 수세미오이

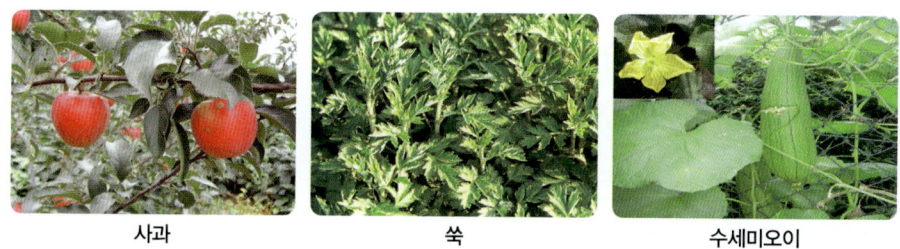

사과                    쑥                    수세미오이

### 치료 방법

- 작약 뿌리 10~20g과 감초 10g을 물 400mL에 넣고 반으로 줄 때까지 달여서 마시면 좋다.

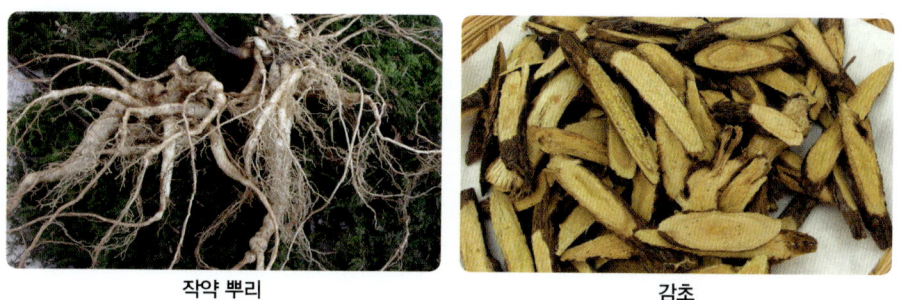

작약 뿌리                                        감초

- 말린 작약 뿌리 10~15g을 물 300mL에 넣고 반으로 줄 때까지 약한 불에 달여서 아침저녁 식후에 2주 정도 마시거나, 가루를 내어 복용하면 복통, 위통, 두통, 월경 불순, 허약 체질, 조혈, 해열 등에 효과가 있다.

- 사과를 하루에 1/2개 정도씩 갈아서 먹는다.

- 매실이나 레몬, 쌀죽(흰죽), 생쑥즙 등을 먹는다.

- 3cm 정도로 썰어서 데친 파를 헝겊에 싸서 아픈 배에 찜질을 한다.

- 수세미오이의 재 10~15g을 술과 함께 먹는다.

- 엿기름을 달여서 마신다.

## 38 구토 · 구역질

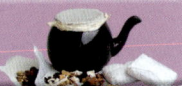

### 질병의 증상

구토는 위 속의 음식물을 입 밖으로 급격히 내어놓는 현상이며, 다수의 평활근 및 횡문근의 공동 운동에 의하여 일어난다. 구토에는 일정한 전구 현상(질병의 잠복기나 뇌출혈, 전간 등의 증상이 일어나기 직전에 나타나는 증세)이 수반하는 것이 보통이며, 이것을 구역질이라고 한다. 심한 경우에는 얼굴이 창백해지고 식은땀과 군침이 나며, 구강 및 비인후 기관 등의 분비가 항진하여 고통스럽다. 충수염(맹장염), 식중독, 위염 외에도 심리적 불쾌감에서 비롯한 일종의 거부 반응으로 구토 증세가 나타난다.

### 좋은 음식

귤, 사과, 소다, 매화, 매실, 부추, 쑥, 녹두, 팥, 뱀장어

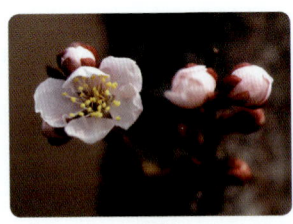
매화

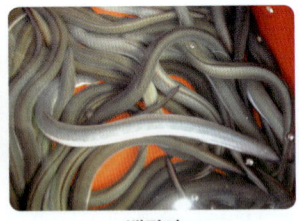
팥

뱀장어

### 치료 방법

- 귤 1~2개나 사과즙 100mL 정도를 천천히 마신다.

- 그늘에서 말린 매화 가루 5~10g을 복용하면 심한 구토증도 즉시 멎는다.
- 팥으로 즙을 내어 200mL 정도 마시면 즉시 효과가 있다.
- 꿀과 백겨자 가루로 녹두 크기의 환을 만들어 공복에 20환 정도씩 먹는다.
- 위염이나 식중독에 의한 구토 증세에는 매실 진액 100~200mL를 마시면 효과가 있다.
- 생강즙을 약간 넣은 부추즙을 1공기씩 마시면 효과가 있다.

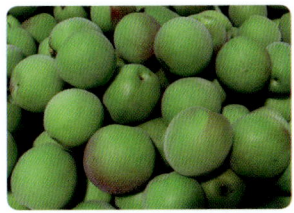
매실

- 밥에 찐 곶감을 매일 1개씩 먹으면 효과가 있다.
- 생칡뿌리즙을 1잔(150mL)씩 마시거나, 칡뿌리 200g을 물 900mL에 넣고 1/3정도 될 때까지 달여서 하루 3회씩 식사 전에 마시면 효과가 있다.
- 녹두 가루를 달걀흰자와 반죽하여 발바닥에 바르면 효과가 있다.

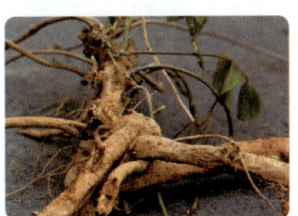
칡뿌리

- 포도나무 뿌리나 덩굴, 잎으로 즙을 내어 소주잔으로 1잔(30mL)씩 마시면 좋다.
- 좁쌀 가루로 새알 크기의 환을 만들어 식초에 담갔다가 7환씩 먹으면 구토뿐만 아니라 곽란에도 효과가 있다.

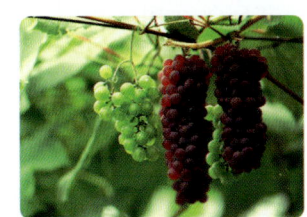
포도나무

- 꼭지가 붙은 곶감 3개를 술과 함께 먹는다.
- 쑥즙에 생강즙을 약간 넣어 100~200mL씩 마시면 치료가 된다.
- 뱀장어를 구워 먹는다.

제5장 질환별 민간요법 • 313

## 39 토혈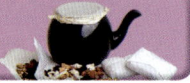

### 질병의 증상
위에서의 출혈을 말하며, 위액과 함께 다량의 검붉은 피를 토하게 된다.

### 좋은 음식
다시마, 연근, 검은콩, 마늘, 무화과, 부추, 사과, 자두꽃, 무, 달걀, 우엉, 구기자, 복숭아, 도라지

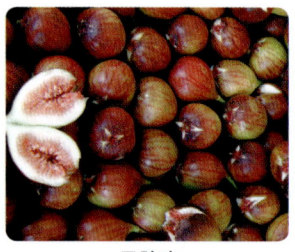
무화과

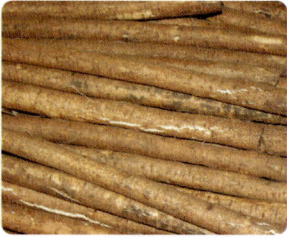
우엉 뿌리

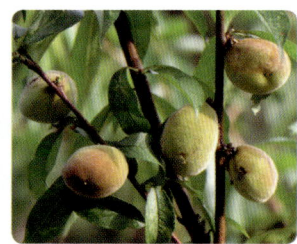
복숭아

### 치료 방법
- 도라지 뿌리를 덖어서 말린 다음 가루를 내어 1일 3회, 매회 5~10g씩 찹쌀 뜨물과 함께 복용한다.
- 다시마를 달여서 150mL씩 마신다.
- 연근즙을 1큰술씩 마신다.
- 살구씨 40개를 쇳물로 달여서 하루 3회씩 마신다.
- 검은콩을 진하게 달여서 100mL씩 마신다.
- 무화과를 수시로 먹는다.

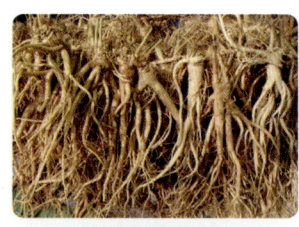
도라지 뿌리(길경)

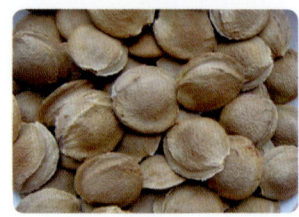
살구씨

- 구기자 줄기와 열매를 함께 진하게 달여서 마신다.

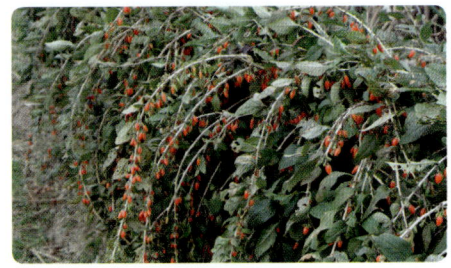
구기자나무

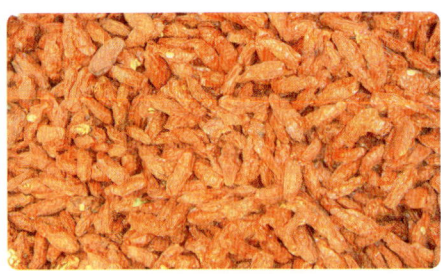
구기자나무 열매(구기자)

- 달걀흰자 3개를 생지황즙에 타서 먹는다.

- 갑오징어뼈 5g을 곱게 갈아서 미음을 만들어 먹는다.

- 우엉즙을 소주잔으로 1잔(30mL)씩 마신다.

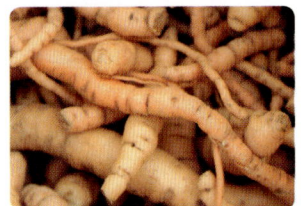
지황 생뿌리(생지황)

- 자두나무 꽃으로 즙을 내어 소주잔으로 1잔씩 마시면 효과적이다.

- 소금을 넣고 익힌 부추를 먹는다.

- 생무를 꿀에 찍어 먹으면 효과적이다.

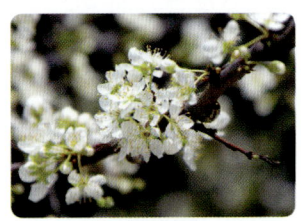
자두나무 꽃

- 음주 후 토혈에는 소금을 약간 넣은 무즙을 100~200mL씩 먹는다.

- 물 700mL에 머위 뿌리줄기(봉두채) 30g을 넣고 반으로 줄 때까지 중불에서 서서히 달여 아침저녁 식후에 4~5회씩 복용하면 토혈과 각혈에 효과가 있다.

- 태운 감꽃 가루를 백비탕으로 복용한다.

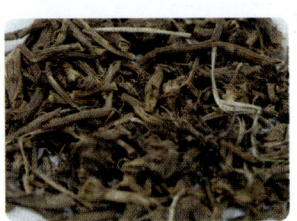
머위 뿌리줄기 약재(봉두채)

- 구운 마늘이나 생마늘 또는 달인 마늘을 1회에 10알 정도 먹으면 효과가 좋다.

- 덜 익은 감으로 즙을 내어 입을 헹구거나 묽게 하여 마신다.

- 사과즙을 1큰술씩 떠먹는다.

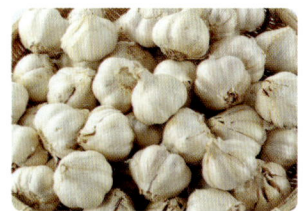
마늘

## 40 위궤양

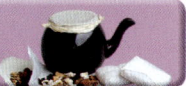

### 질병의 증상

위액 중에 포함된 염산과 펩신의 소화 작용에 의하여 위나 십이지장 등의 점막에 조직 결손이 생기는 질환으로, 자각 증상이 있는 것과 없는 것이 있다. 자각 증상으로 통증이 있는 경우, 식사 직후나 공복 시 또는 야간에 통증이 나타난다. 통증 외에도 가슴앓이, 트림이나 구역, 구토, 중압감, 팽만감, 출혈이나 천공 등이 나타난다.

### 좋은 음식

율무, 연근, 감자, 민들레, 요구르트

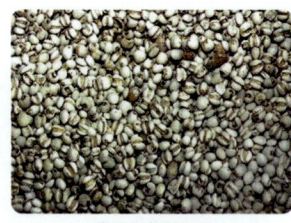
율무 씨(의이인)

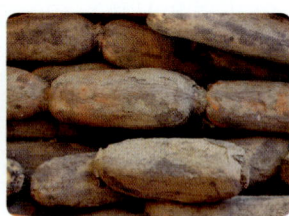
연근

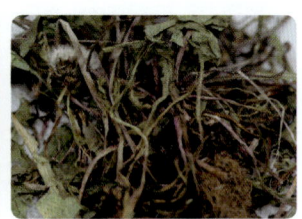
민들레 전초 약재(포공영)

### 치료 방법

- 위궤양은 음식을 잘못 먹었거나 추운 날씨 또는 정서적으로 자극을 받았을 때 잘 일어나는 질환이다. 이때 덖은 율무를 하루에 30g씩 끓여 마시거나, 덖은 율무로 가루를 내어 물에 타서 마시면 된다. 특히 율무는 칼로리가 높아 소화성 질환으로 식욕이 감퇴된 사람에게 영양식으로 아주 좋다.

- 초기에는 연근을 잘 씻어 껍질째 간 다음 달걀흰자, 조미료와 녹말가루를 넣고 잘 반죽해서 경단을 빚어 기름에 튀겨 먹으면 된다. 이 외에도 연근을 강판에 갈아 생즙을 내어 마셔도 좋고 연근 조림도 좋다.

- 강화쑥처럼 해풍을 맞고 자란 쑥 700g을 물 2L에 넣고 반으로 줄 때까지 달여서 1개월 정도 물 대신 마시면 위궤양, 위염을 깨끗이 치료할 수 있다.

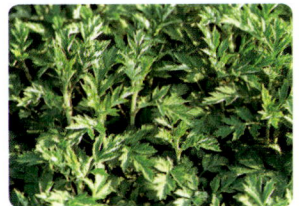

쑥

- 민들레 어린순이나 잎, 줄기를 생즙이나 무침, 조림으로 먹거나 달인 물을 장기 복용하면 위궤양과 식중독, 변비 치료에 도움을 주며, 건위제, 강장제, 항균제 등의 효과가 있다.

- 감초와 오적골(오징어 뼈)을 같은 비율로 배합해서 가루로 만들어 1회에 5g씩 하루에 3~4회 공복에 따뜻한 물과 함께 복용하면 쓰린 위벽을 보호해준다.

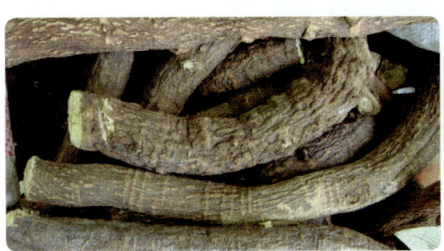

감초

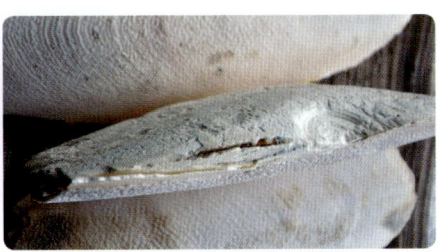

오적골(오징어 뼈)

- 껍질을 벗기고 눈을 도려낸 생감자를 강판에 갈아서 그릇에 받아두면 바닥에 침전물이 생긴다. 그 침전물을 환으로 만들어 하루에 1환 정도 복용한다.

# 41 변비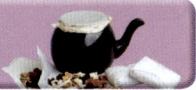

### 질병의 증상

변이 순조롭게 나오지 않는 증세로서, 식사성 변비, 기능성 변비(경련성 변비, 이완성 변비), 기질성 변비 등이 있다. 병적인 변비가 아닐 경우, 즉 수분이나 섬유질이 부족하여 생기는 식사성 변비는 식사나 운동, 생활 습관을 바꿔 개선시킬 수 있다. 그러나 스트레스로 인한 장 경련(과민 대장 증후군)이나 고령자에게서 많이 볼 수 있는 장 기능 또는 운동 부족으로 인한 이완성 변비, 그리고 장 협착증 및 폴립, 직장·결장암으로 인한 기질성 변비도 있을 수 있으므로, 만병의 근원인 변비를 간단히 생각하면 안 된다. 현대 의학에서는 변비가 약간 있는 것은 병의 범주에 넣지 않고 있으며, 치료법으로는 관장과 하제를 사용한다. 병적인 원인이 없는 이른바 기능성 변비나 스트레스가 원인이 되어 생긴 변비로 의심이 되는 경우에는 한방약이 아주 효과적이다.

### 좋은 음식

결명자, 당근, 사과, 잣, 매실, 꿀, 레몬, 다시마

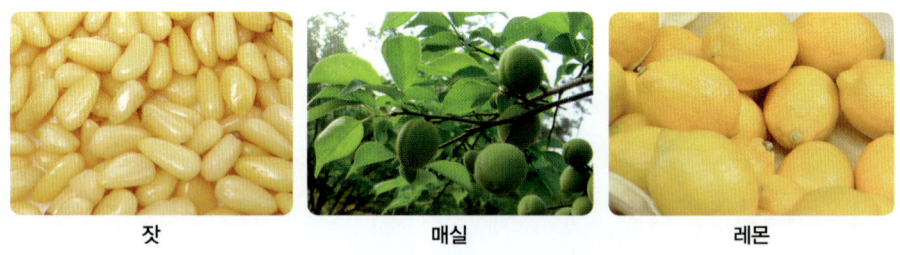

잣  매실  레몬

### 치료 방법

- 아침마다 공복에 냉수를 1컵(200mL)씩 마시고 하루에 물을 1~2L 섭취하며 육식과 미식 대신 섬유질이 많은 음식을 먹는다(현미밥, 보리밥, 미역, 다시다, 사

과, 오렌지, 토란, 마 등). 긴장된 생활과 공포감, 초조감을 없애고 안정된 생활과 적당한 운동을 하도록 한다.

- 공복에 꿀을 1티스푼씩 먹는다.

- 매일 아침 일어나자마자 레몬 1개나 매실 1개를 먹는다.

- 냉수에 담가두었던 다시마를 물과 함께 수시로 먹는다.

- 껍질 벗긴 마늘 5알을 볶은 참깨 200g과 함께 찧어서 저녁식사 때 한 번에 먹는다.

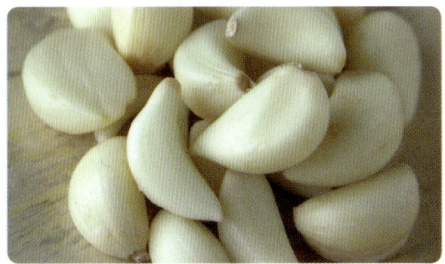

마늘

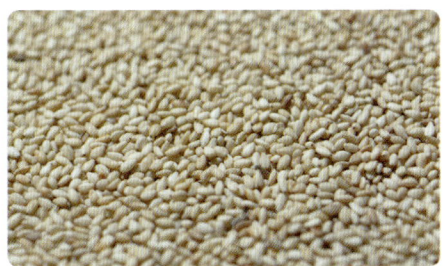

볶은 참깨

- 금채석곡 줄기(석곡) 600g을 하루 20g씩 삶아서 그 물을 마시면 악성 변비에 효과가 있다.

- 매일 아침 무화과 달인 물을 마시면 배변이 잘 된다.

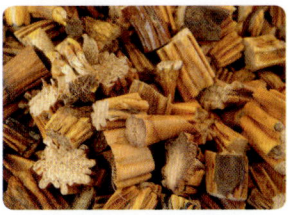

금채석곡 줄기 약재(석곡)

- 매일 아침 공복에 당근과 사과를 갈아서 반 공기씩 1개월간 마시면 만성 변비까지도 치료된다.

- 매일 취침 전에 소금물을 1컵(150mL)씩 마신다.

- 따뜻한 물에 현미 미숫가루를 2티스푼씩 타서 소금을 가미하여 마신다.

- 배춧잎으로 즙을 내어 매 식사 때마다 1컵(150mL)씩 마신다.

- 결명 씨(결명자) 40g을 물 700mL에 넣고 진하게 우러날 때까지 달여서 하루 3회 나누어 마시면 다음 날 아침에 배변이 잘된다.

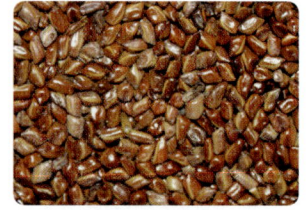
결명 씨(결명자)

- 짓찧은 잣알과 대마 씨 20g을 꿀과 섞어 환을 만들어서 10회로 나누어 복용한다.

- 이질풀 10g 정도를 물 1.0~1.2L에 넣고 2/3로 줄 때까지 달여서 차 대신 마신다.

- 사과 속을 긁어내고 꿀이나 설탕을 가득 채운 뒤 뚜껑을 덮고 찜통에 30~40분간 쪄서 냉장고에 두고 수시로 1티스푼씩 끓여 물과 함께 복용한다.

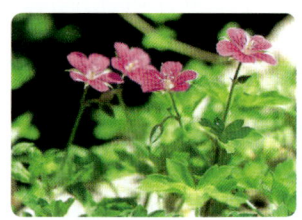
이질풀

- 그 밖에 섬유질이 많아 장 운동을 촉진하는 현미밥을 주식으로 한다.

## 42 설사

### 질병의 증상

　설사는 원인에 따라 생리적 설사(과식, 과음, 추운 데서 잠을 잔 경우), 알레르기성 설사(우유, 달걀 등 특정 식품을 섭취한 경우), 신경성 설사(과민 대장 증후군), 감염성 설사(세균·바이러스 감염, 식중독 등), 장의 기질적 장애 등이 있다.
　증상으로는 무력감, 피로, 트림, 구역질, 구토, 손발이 찬 증세, 식욕 부진, 배가 무시근함, 배에서 소리가 남, 배변 양이 적고 잔류감이 있음, 복통, 변비와 설사의 반복 그리고 소변 양이 줄어드는 현상 등이 나타난다.

## 좋은 음식

감꽃, 달걀, 연근, 부추, 매실, 쑥, 파 뿌리, 이질풀, 마, 곶감, 밤꽃

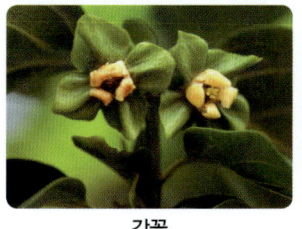
감꽃

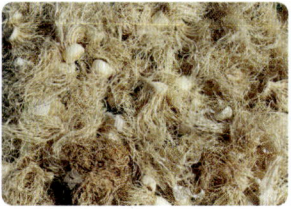
파 뿌리

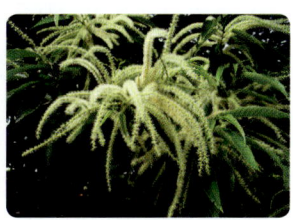
밤꽃

## 치료 방법

- 태운 감꽃에 밥풀을 섞어 녹두 크기로 환을 만들고 하루 3회 20환씩 복용한다.

- 그늘에서 말린 오이풀 새싹 10g을 물 200mL에 넣고 달여 마시면 효과가 있다.

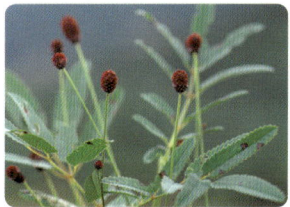
오이풀

- 멥쌀과 찹쌀을 같은 비율로 덖어서 2스푼가량을 물 700mL에 넣고 20분간 달여서 하루 5~6회 복용하면 설사도 멎고 몸에도 좋다.

- 인동덩굴 덩굴줄기 20g, 감나무 뿌리 70g, 사철쑥 20g, 물 500mL 비율로 달여서 90mL씩 하루 1~2회 복용한다.

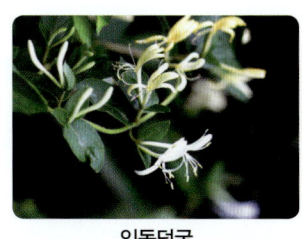
인동덩굴

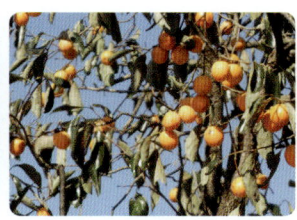
감나무

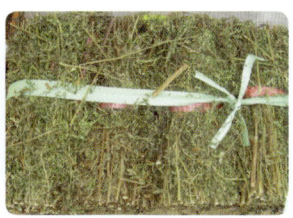
사철쑥 지상부 약재(인진호)

- 하지 이전에 캔 마를 쪄서 매 식사 때마다 1뿌리씩 먹는다.

- 물 400~500mL에 다래나무 가지 10~15g을 넣고 반으로 줄 때까지 약한 불에 달여서 하루에 2~3회씩 1주일 정도 복용한다. 1회에 열매 30g 정도를 생식하면 설사에 효과가 있다.

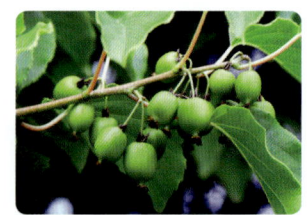
다래나무

- 파 흰 부분 3뿌리를 달여서 마시거나, 현미와 함께 죽을 끓여 마시면 효과가 있다.

- 매일 은행 15~20알을 구워서 1주일 정도 먹으면 장염과 설사에 효과적이다.

- 매실 진액을 물에 타서 1컵(150mL)씩 마신다.

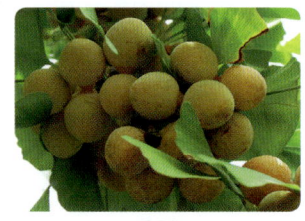
은행

- 홍차를 1일 2회 마신다.

- 포도나무 뿌리, 덩굴, 잎으로 즙을 내어 소주잔으로 1잔(30mL)씩 마신다.

- 그늘에서 말린 이질풀 30g 정도를 물 300mL에 넣고 반으로 줄 때까지 달여서 마시면 만성적인 설사도 멎게 한다.

- 구토와 설사가 심할 때는 미나리 삶은 물을 수시로 마신다.

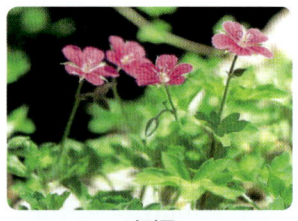
이질풀

- 마 뿌리줄기 30g을 물 800mL에 넣고 반으로 줄 때까지 달여서 아침저녁으로 나누어 복용한다. 뿌리줄기 생것을 우유와 함께 갈아서 마시면 설사와 당뇨병, 야뇨증, 자양 강장, 강정, 해수, 식욕 부진 등에 효과가 있다.

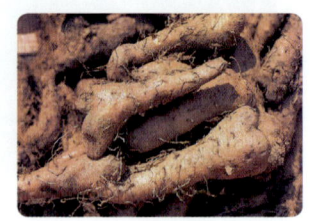
마 뿌리줄기

- 생쑥즙을 매일 아침 200mL씩 마시면 효과적이다.

- 마디풀 10g을 물 400mL에 넣고 반으로 줄 때까지 달여서 1주일 정도 마시면 심한 설사도 멎는다.

- 카타르(catarrh)성 설사에는 정어리 3~5마리 정도를 튀겨 먹으면 효과가 좋다.

- 심한 이질과 설사에는 마늘 2쪽을 쪄서 2등분 한 뒤 거즈로 싸서 두 발바닥 가운데 붙인다.

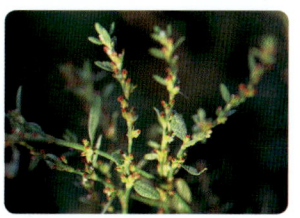

마디풀

## 43 월경 불순 · 폐경기

### 질병의 증상

일정한 간격을 두고 주기적으로 반복하는 자궁 내막으로부터의 출혈로, 간뇌–뇌하수체–난소계의 지배를 받는다. 월경은 여성의 성숙기 동안 특정한 질환이나 임신, 산욕·수유기를 제외하고는 매월 주기적으로 반복하여 나타나는데, 그렇지 않은 경우를 월경 불순이라고 한다. 성숙기의 여성은 28~30일 주기의 월경을 치르게 되나, 45~50세에 이르면 월경이 불규칙적으로 나타나다가 정지한다. 이것을 폐경 또는 월경 폐지라고 한다.

### 좋은 음식

당귀, 삼지구엽초, 쉽싸리

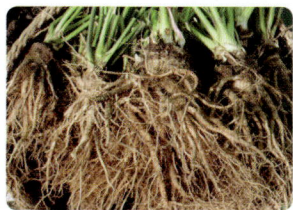

참당귀 뿌리(당귀)

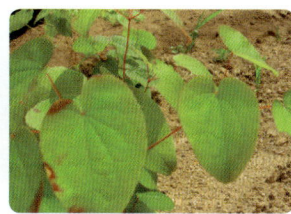

삼지구엽초

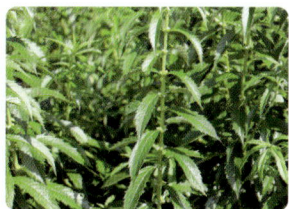

쉽싸리

### 치료 방법

- 봉선화 씨(급성자) 5g을 물 200mL에 넣고 반으로 줄 때까지 약한 불에 달여서 복용한다.

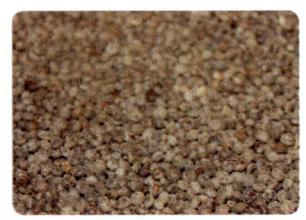
봉선화 씨(급성자)

- 할미꽃 뿌리와 잎 20g을 물 700mL에 넣고(꽃은 5g을 500mL 물로 달임) 반으로 줄 때까지 약한 불에 달여서 아침저녁 식후에 2주간 복용하면 월경 불순과 지혈, 지사, 해열, 소염, 신경통에 효과가 있다.

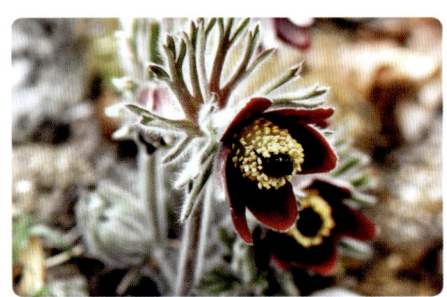
할미꽃

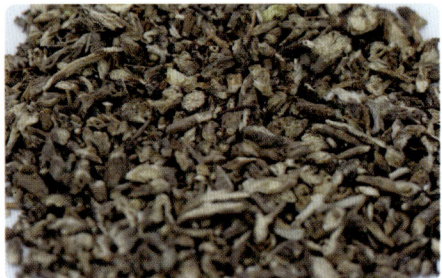
할미꽃 뿌리 약재(백두옹)

- 매일 말린 냉이 전초(제채) 20~30g을 물 500mL에 넣고 약한 불로 달여서 하루에 2~3회씩 복용하면 월경 과다, 수종, 당뇨병, 부종 등을 치료한다.

## 44 담석증

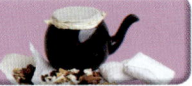

### 질병의 증상

쓸개(담낭)는 간에서 생성된 담즙을 저장하고 농축시켰다가 음식물이 십이지장에 도달할 때 담즙을 분비하여 음식물의 소화를 돕는 역할을 한다. 담관은 담즙을 간 또는 담낭에서 십이지장으로 보내는 관이다. 담석증은 이러한 담낭과 담관에 담즙의 성분들이 돌처럼 굳어진 결정이 생기는 병이다. 동물성 지방질 음식물을 먹었을 때 담즙의 분비량이 늘어나는데, 담관을 통하여 밀려 나오던 돌이 걸려서 오른쪽 윗가슴부터 등에 이르기까지 심한 통증을 느낀다. 보통 나이가 많을수록 걸릴 확률이 높으며 남성보다 여성에게 더 많다.

### 좋은 음식

무, 참외, 매실, 대추, 무화과, 호두, 수박

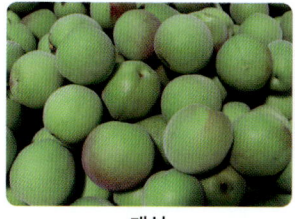
매실

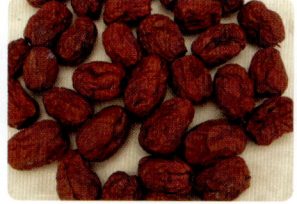
대추

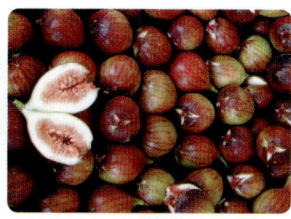
무화과

### 치료 방법

- 호두 가루 500g을 현미죽 500g과 혼합하여 하루에 3~4회 나누어 먹으면 효과를 볼 수 있다.

- 잘 익은 대추를 밥에 쪄서 말렸다가 하루에 20~30개씩 물 600mL에 넣고 반으로 줄 때까지 달여서 마신다.

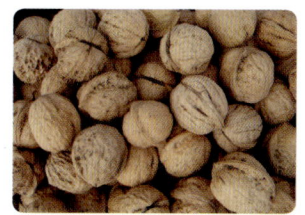
호두

- 갓의 잘 익은 씨(개자)를 물과 혼합하여 통증 부위에 붙여두면 통증이 없어진다.

- 가루 낸 잉어 이빨 9개를 3등분하여 1일 3회 술에 타서 마시면 통증이 없어진다.

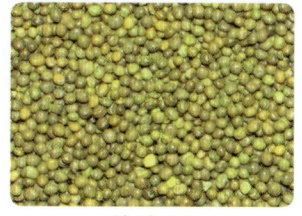
갓 씨(개자)

- 무생채와 참외를 간식이나 디저트로 매일 먹는다.

- 무화과나 수박 등 수분이 많은 과일을 많이 먹는 것도 좋다.

- 민물가재를 날것으로 믹서에 갈아서 소주잔으로 1잔(30mL) 정도씩 먹으면 효과가 있으나, 디스토마 예방에 유의하여야 한다.

- 생강즙을 넣은 마른 매실 3개를 녹차 500mL 정도와 마시면 통증이 가라앉는다.

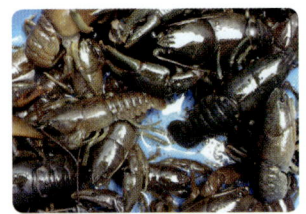

민물가재

## 45 이질

### 질병의 증상

이질균 및 이질 아메바의 감염으로 인하여 발생하는 장의 염증 상태로, 적리(赤痢)라고도 한다. 전자를 세균성 이질이라 하고 후자를 아메바성 이질이라고 한다. 세균성 이질의 잠복기는 수일이며 오한과 발열에 이어서 설사와 복통을 앓게 되고 설사에 농과 혈액이 섞여 나온다.

### 좋은 음식

홍차, 사과, 당근

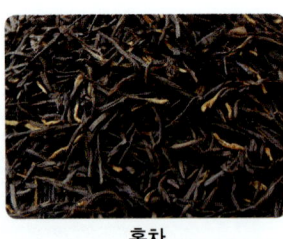
홍차

사과

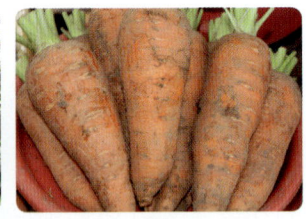
당근

### 치료 방법

- 반쯤 익은 사과 15개를 물 3.6L에 넣고 반으로 줄 때까지 달여서 그 물을 자주 마시면 이질이 멎는다.

- 파 흰 부분 10개에 쌀 350g 정도 넣어 죽을 끓여 매일 3회씩 2일간 밥 대신 먹는다.
- 노랗게 덖은 당근 씨 10~15g을 생강차에 타서 매일 식사 전에 꾸준히 마시면 만성 이질과 대장염이 멎는다.

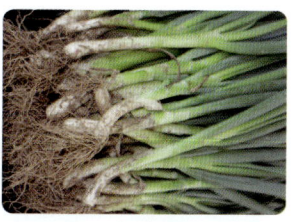

파

## 46 부인병

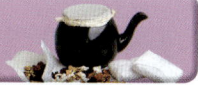

### 질병의 증상

　부인병은 여성에만 있는 병으로, 좁은 뜻으로는 여성 생식기에 일어나는 질환의 총칭이다. 여성은 임신과 출산 및 수유를 하므로, 여성의 체내 기관은 이들 목적에 부합한 구조와 기능을 가지고 있다. 난소나 자궁의 주기적 변화도 임신에 대한 준비 체제이며, 월경은 임신이 이루어지지 않았을 경우에 떨어져 나온 자궁 내막의 배출이다.

　여성은 초경으로 성숙기에 들어서고 그 후 약 30년간 주기적으로 월경이 나타나며, 폐경으로 갱년기를 맞이하는 생리적 연대가 구획되어 있는 것이 특징이다. 또한 월경이 있는 연대에 난소와 자궁의 생리적인 주기성 변화가 이루어진다. 여성의 신체는 이처럼 독특한 구조와 기능을 담당하고 있어 이와 관련된 이상을 일으키기 쉽다. 따라서 여성의 질환에는 이들 기관의 이상이나 조직의 변화와 관련된 것이 많으며, 생식기의 염증이나 종양도 남성에 비하면 훨씬 많다. 각 연령대에 따라 생기기 쉬운 질환에 각각 그 특징이 나타난다. 일반적으로 내과에서 다루는 질환이기는 하나, 호르몬이나 자율 신경 실조로 인한 여성 특유의 증세도 부인병이라 한다. 이 외에도 불임증, 비만증, 피부 질환 등도 대표적인 부인병으로 볼 수 있다.

## 좋은 음식

파, 마늘, 당귀, 홍화, 익모초, 연근

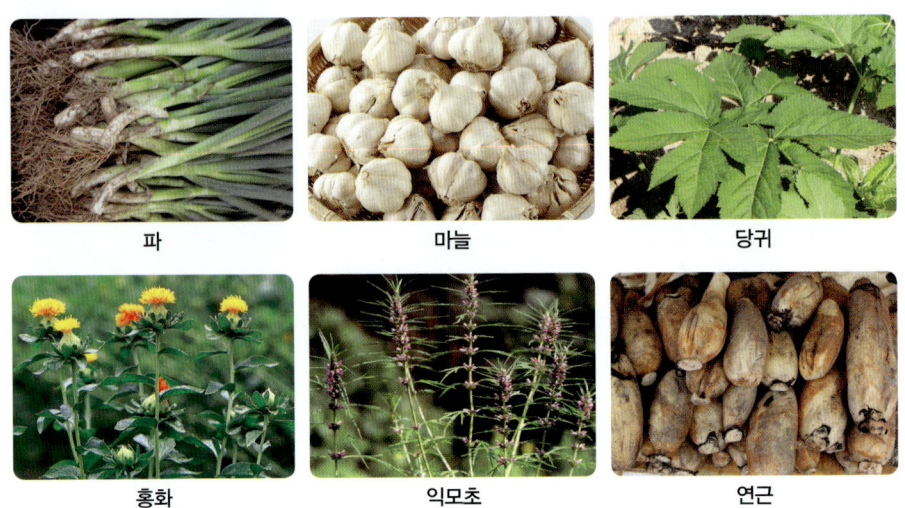

파　　　마늘　　　당귀
홍화　　익모초　　연근

## 치료 방법

- **임산부의 하혈이 멎지 않을 때** : 나무에서 떨어지지 않고 겨울을 지낸 복숭아 씨를 까맣게 태워 부드러운 가루를 내어 매일 식전에 5g씩 따뜻한 물과 함께 먹는다.

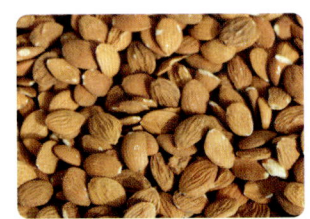

복숭아 씨

- **냉기 때문에 다리에 쥐가 날 때** : 마늘을 썰어서 환부를 마사지하고, 마늘 한 쪽을 냉수와 같이 씹어 먹는다.

- **여성의 음부가 붓고 가렵고 아플 때** : 마늘을 삶은 따뜻한 물에 음부를 자주 씻는다.

- **유방이 딴딴하고 아플 때** : 파 흰 부분 10뿌리씩 즙을 내어 여러 번 먹는다.

# 47 탈모증

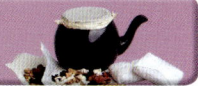

## 질병의 증상

생리적으로 모발이 빠져 정상적으로 존재해야 할 부위에 모발이 없는 상태로, 독발증(禿髮症)이라고도 한다. 탈모증은 주로 머리털이 빠지는 증상을 이른다.

## 좋은 음식

뽕잎, 구기자나무 잎, 감국 잎, 옥수수기름, 양파

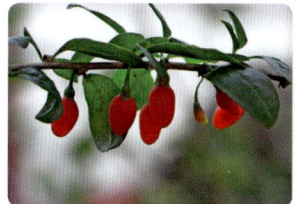
구기자나무

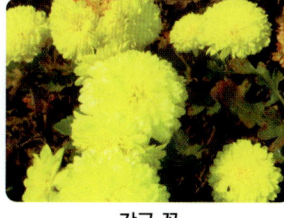
감국 꽃

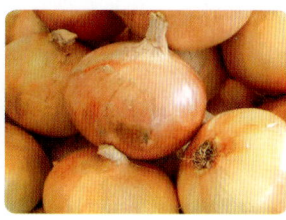
양파

## 치료 방법

- 탈모 후 머리카락이 나지 않을 때는 부추 뿌리를 불에 구워 말린 후 가루를 내어 참기름을 넣고 반죽한 것을 머리에 바른다.

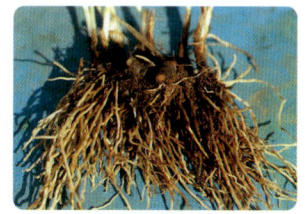
부추 뿌리

- 잘 씻은 양파를 믹서로 갈아 거즈로 짠 다음 그 물을 머리에 스며들도록 탈모 부위에 바르고 머리를 감으면 탈모증 예방과 치료는 물론 비듬도 없앤다.

- 참외 잎을 짓찧어 생즙을 내어 머리에 바르면 머리카락이 빠지지 않고 다시 난다.

- 구기자나무 생잎을 끓인 물로 머리를 감으면 머리카락이 빠지지 않는다.

- 감국 잎 달인 물로 머리를 자주 감고 모근에 문지르면 탈모를 억제한다.
- 껍질을 벗겨 잘게 썬 뽕나무 뿌리 30g에 물을 100mL쯤 붓고 반으로 줄 때까지 약한 불로 서서히 달인 즙을 환부에 바른다.

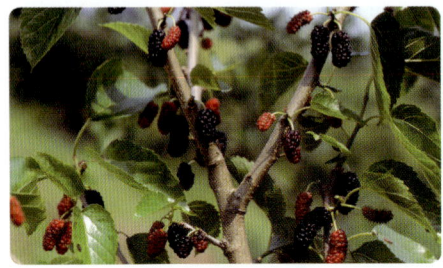
뽕나무

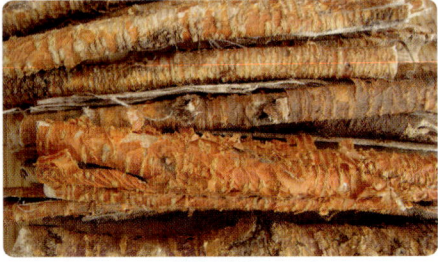
뽕나무 뿌리

- 잘 씻은 쇠뜨기 줄기를 믹서로 갈아 물에 섞어서 만든 액으로 머리를 감으면 탈모증 예방과 치료에 효과적이며 윤기도 흐르게 한다.
- 탈모에 배추씨기름을 꾸준히 바르면 머리카락이 빠지지 않고 다시 난다.

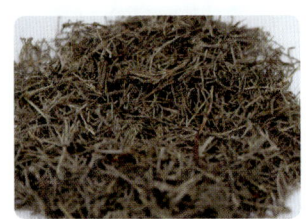
쇠뜨기 전초 약재

## 48 타박상

### 질병의 증상

둔중한 물체의 힘에 의하여 몸에 충격이 가해져서 입는 상처를 말하며, 좌상(挫傷)이라고도 한다. 흔히 입는 타박상은 피하 조직에 국한되지만, 충격의 크기에 따라 심부 조직에 파급되어 소혈관 파열로 인한 미만성 출혈이나 조직의 손상으로 인한 장액 누출이 일어나기도 한다. 대혈관이 파열되면 조직 사이에 혈종이 생성되기도 한다.

### 좋은 음식

머위, 동의나물, 씀바귀

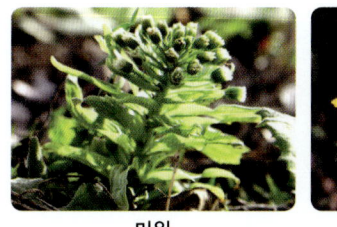
머위

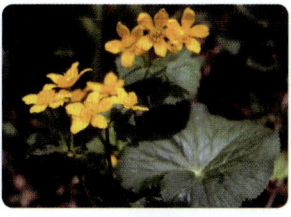
동의나물

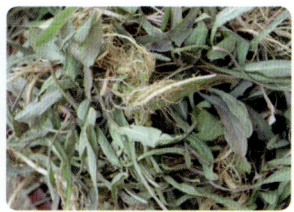
씀바귀

### 치료 방법

- 물 700mL에 머위 뿌리줄기(봉두채) 30g을 넣고 중불에서 서서히 달여 아침저녁 식후에 복용하면 효과가 있다.

- 물 800mL에 말린 동의나물 전초(여제초) 30g을 넣고 300mL로 줄 때까지 중불에서 서서히 달인 후 아침저녁 식후에 1주일 정도 복용하면 효과가 있고, 생즙을 내어 환부에 발라도 좋다.

- 물 300mL에 말린 씀바귀 뿌리 10g을 넣고 반으로 줄 때까지 약한 불로 달여서 식후에 복용하면 효과가 있다.

- 타박상 요통에는 강판에 간 둥굴레 생뿌리를 환부에 바르거나, 건조시킨 뿌리를 가루 내어 밀가루와 식초로 반죽하여 환부에 바르거나 뿌려준다.

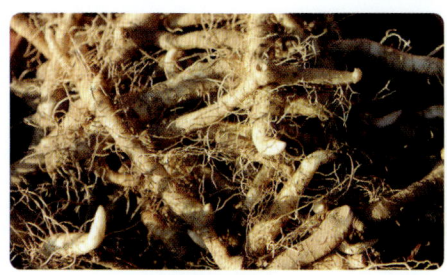
둥굴레 생뿌리

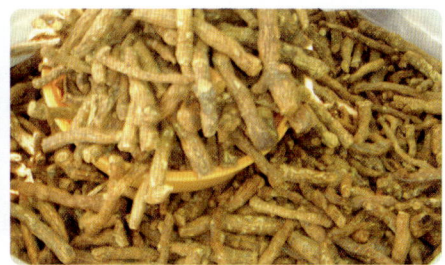
둥굴레 뿌리 약재(옥죽)

- 피나물 생뿌리를 짓찧어서 환부에 바르거나 뿌리째 갈아 만든 가루를 기름에 잘 섞어 바르면 타박상과 종기, 습진에 효과가 있다.

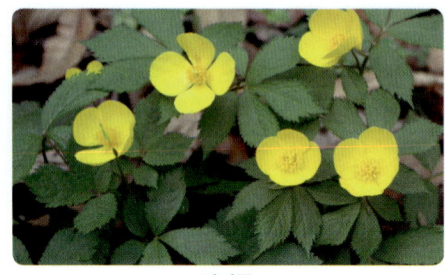
피나물

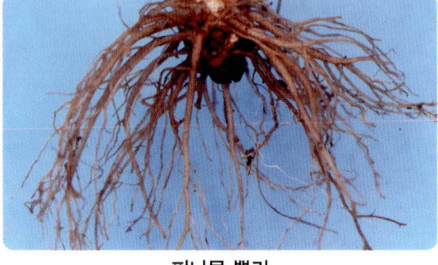
피나물 뿌리

- 호장근 뿌리 10g을 가루 내어 200mL의 물이나 술에 타서 하루 3회로 나누어 마시거나, 하루 100g씩 물에 달여서 3회로 나누어 식전에 먹으면 타박상에 효과가 있다.

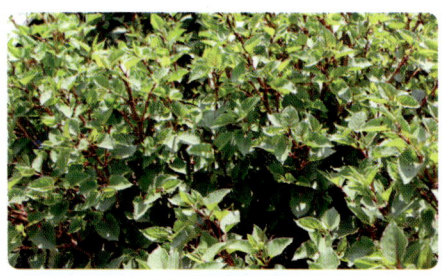
호장근

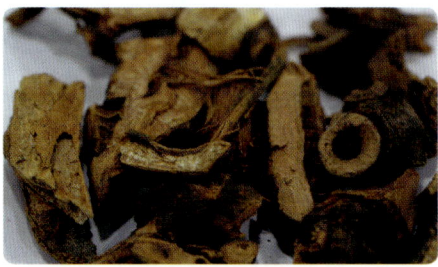
호장근 뿌리 약재(호장근)

- 물 300mL에 말린 무릇 비늘줄기 10g을 넣고 반으로 줄 때까지 약한 불로 달여서 식후에 2~3주 복용하거나 생비늘줄기를 찧어서 환부에 붙이면 좋다.

- 참외 잎을 말려 가루로 만들어 따뜻하게 데운 술에 20g씩 타서 하루 3회 식사 때 마신다.

- 잘게 썰어 짓찧은 봉선화 뿌리를 타박상 부위에 마르지 않게 자주 갈아 바르면 효과가 있다.

# 49 혈뇨

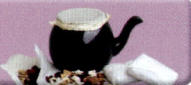

### 질병의 증상

적혈구가 소변에 섞여 나오는 경우를 혈뇨라고 한다. 그 양에 따라 현미경적 혈뇨와 육안적 혈뇨로 구분하며 원인이 명백한 증후성 혈뇨와 원인 불명인 본태성 혈뇨로 분류한다.

### 좋은 음식

띠 뿌리, 질경이 씨, 당귀, 미나리

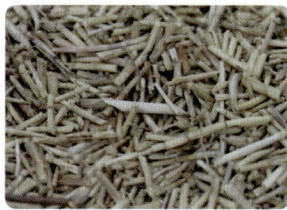
띠 뿌리 약재(모근)

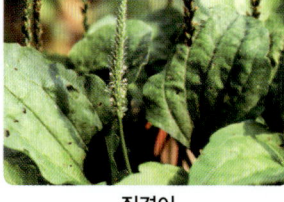
질경이

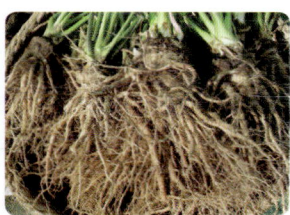
참당귀 뿌리(당귀)

### 치료 방법

- 파 흰 부분 10개와 울금 덩이뿌리 20g을 물 3.6L에 넣고 반으로 줄 때까지 달여서 매일 3회 식전에 마신다.

- 소변에 피가 섞여 나올 때 미나리 짓찧은 즙을 식사 때마다 200mL씩 마신다.

- 불에 구운 곶감 5개를 가루로 만들어 밥물로 쓰면 효과가 있다.

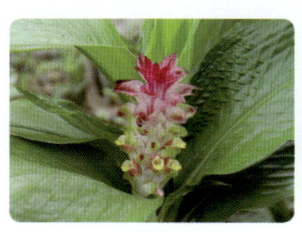
울금

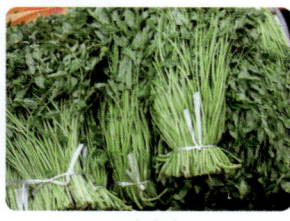
미나리

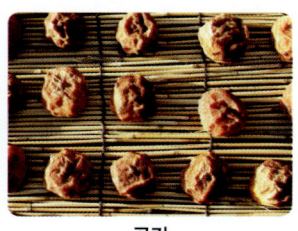
곶감

# 50 통풍

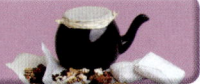

### 질병의 증상
단백질의 일종인 푸린(purine)의 물질대사 장애로 혈액 중에 요산이 증가하여 발병하는 대사성 질환이다. 육류와 술을 좋아하는 비만의 중년 남성이 잘 걸리며, 관절 통증과 발열, 오한을 일으키기도 한다.

### 좋은 음식
수련, 개다래나무

### 치료 방법
- 개다래나무 열매(목천료) 20g을 물 500mL에 넣고 2/3 정도로 줄 때까지 달여서 1일 3~4회로 나누어 마신다.

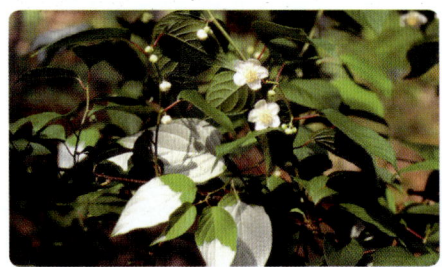

개다래나무

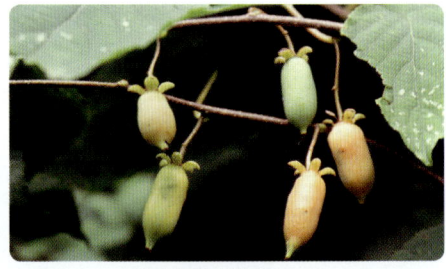

개다래나무 열매(목천료)

- 수련 뿌리 20g을 물 400mL에 넣고 반으로 줄 때까지 달여서 마시면 통풍과 발작 때 일어나는 통증도 멎게 한다.

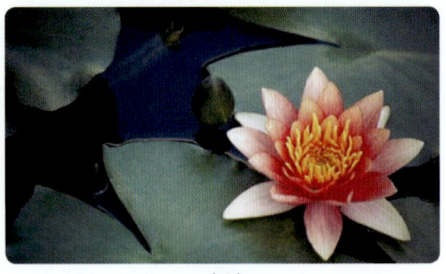

수련

## 51 미친개에게 물렸을 때

### 질병의 증상

미친개는 광견병 바이러스의 매개체로서, 광견병은 거의 모든 포유동물을 침범하는 중추 신경 계통의 바이러스 감염증이다. 광견병에 걸리면 연하근 경련을 일으켜 물만 보아도 무서워하기 때문에 공수병(恐水病)이라고도 한다. 물린 부위의 상처와 더불어 동통, 발열, 두통, 감각 과민증 등이 나타나고 발작성 경련, 혼미 상태, 심하면 사망에까지 이른다.

### 좋은 음식

참기름, 피마자유, 무, 꿀, 토란, 살구씨 기름, 산수유, 겨자, 복숭아나무 속껍질

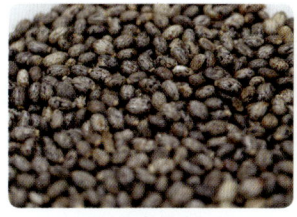
아주까리씨(피마자)

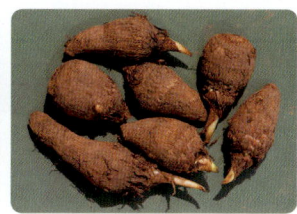
토란

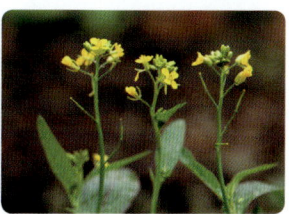
겨자

### 치료 방법

- 복숭아나무 속껍질을 짓찧어서 환부에 바르거나 30~40g을 물 500mL에 넣고 반으로 줄 때까지 달여서 마신다.

- 살구씨를 입으로 씹어서 상처에 바른다.

- 물린 개의 털을 태워서 산초 기름과 섞어 환부에 붙이기도 한다.

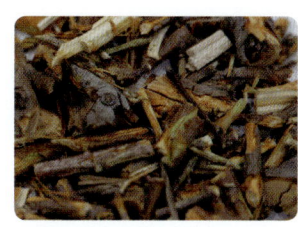
복숭아나무 속껍질 약재(도경백피)

## 52  더위를 먹었을 때

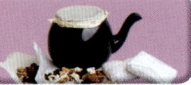

### 질병의 증상

더운 날씨가 지속하여 온열 중추가 잘 조절되지 않아 몸이 나른해지고 쉽게 지치는 증세이다. 저항력이 약해져 입맛이 떨어지고 속이 답답해지며 위장 장애, 설사, 체중 감소, 호흡 곤란 등을 일으킨다.

### 좋은 음식

자두, 고삼, 가지, 오이, 오미자, 녹두, 연근, 검은깨, 죽염, 냉수

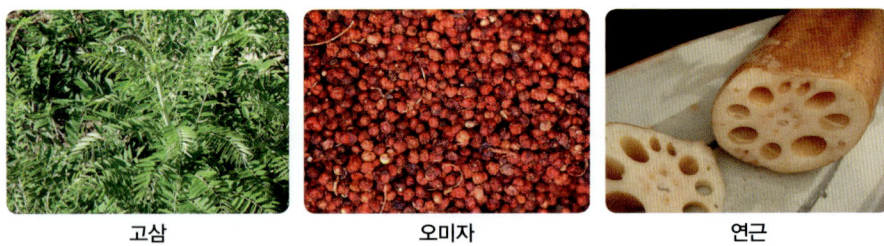

고삼　　　　　오미자　　　　　연근

### 치료 방법

- 자두나무 뿌리 속껍질(이근피)을 삶아서 온몸에 바르거나 하루에 3컵씩 마신다. 또 자두나무 뿌리 속껍질을 물에 달여 마시면 더위로 속이 답답하고 입, 코가 마를 때 좋다.

- 더위로 갑자기 졸도했을 때에는 생강즙 반 컵을 넣은 무즙 한 그릇을 마신다.

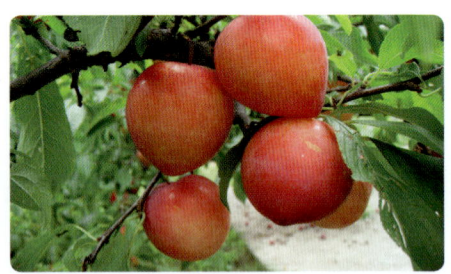

자두나무

## 53 귓속 질환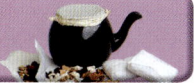

### 질병의 증상

중이염으로 인한 통증과 고름, 포도상 구균이나 화농성 세균 감염, 충격에 의한 고막 파열 등이 있다. 청신경의 이상으로 이명이나 어지럼증, 통증이 일어나기도 하며, 귀 안에 이물질이나 벌레가 들어가 질환이 발생하기도 한다.

### 좋은 음식

참기름, 토란, 피마자유, 무, 꿀, 살구씨 기름, 호두 기름, 산수유, 겨자, 부추즙

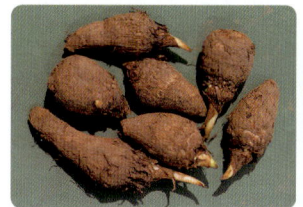
토란

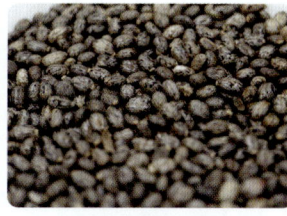
아주까리씨(피마자)

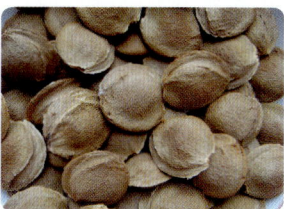
살구씨

### 치료 방법

- 귓속에 벌레가 들어갔거나 염증이 생겼을 때 부추즙을 한 방울씩 넣어 준다.

- 귓속에 벌레가 들어갔을 때 살구씨 기름을 넣는다.

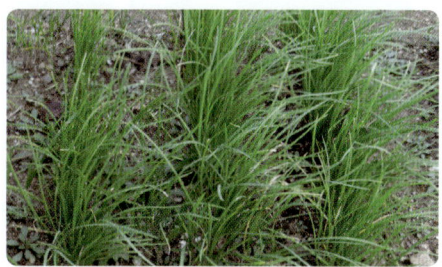
부추

- 귓속에 염증이 났을 때에는 껍질이 있는 살구씨를 까맣게 태워 호두 기름을 섞어서 고약처럼 만들어 탈지면에 싸서 귓속을 하루 3회 막아준다.

# 02 소아과 질환

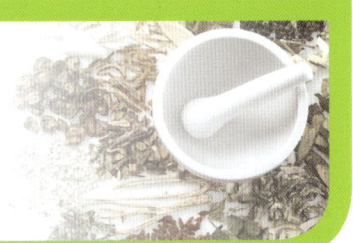

## 01 볼거리

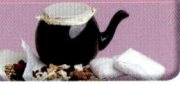

### 질병의 증상

잠복기가 1~21일이다. 염증처럼 벌겋게 부어오르거나 열을 동반하지는 않지만 한쪽 또는 양쪽 볼이 부풀어 오르며, 누울 때와 먹을 때 심한 통증을 느낀다.

### 좋은 음식

무, 생강, 토란

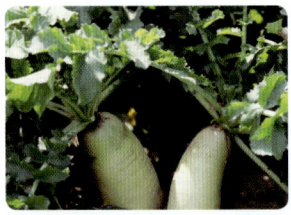
무

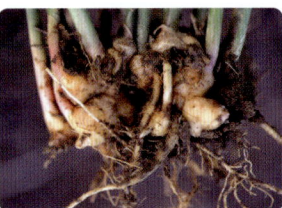
생강

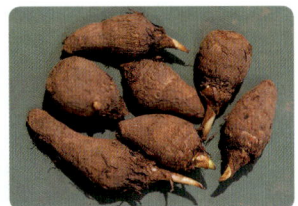
토란

### 치료 방법

● 무를 강판에 갈아 헝겊으로 싸서 냉찜질을 하면 통증이 가라앉는다.

● 우약(생강과 토란을 강판에 갈아서 밀가루와 같은 비율로 섞어 만든 약)을 만들어 환부에 붙이면 2~3일 만에 가라앉는다.

## 02 야뇨증

### 질병의 증상
심리적 저항으로 신경 실조를 일으켜 신경 제어에 이상이 생겨서 밤에 자다가 자기도 모르게 소변이 나오는 증상이다.

### 좋은 음식
부추, 은행, 달걀, 팥, 팥잎, 감꼭지, 연꽃잎

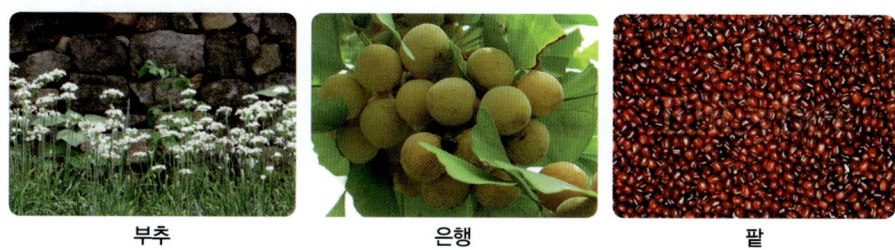

부추　　　　　　　은행　　　　　　　팥

### 치료 방법
- 햇볕에 잘 말린 산딸기 및 복분자 가루 600g을 흑설탕 600g과 섞어 약한 불에서 고약처럼 만들어 한 번에 1티스푼씩 1일 3회 먹인다.

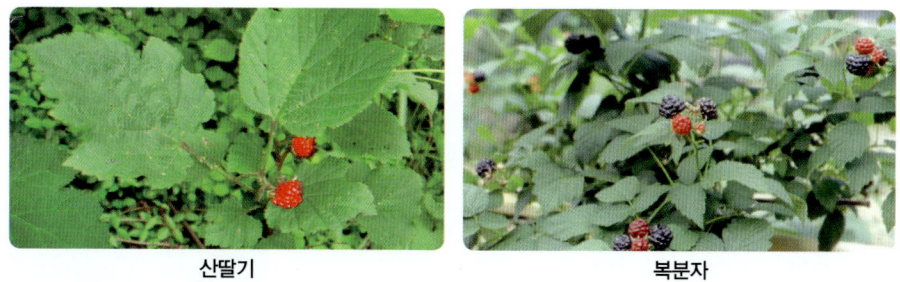

산딸기　　　　　　　복분자

- 매일 아침 식전과 잠자기 전에 소금물과 부추 씨 20알을 3~5일간 먹인다.

- 팥고물을 쓴 인절미를 잠자기 1시간 전에 먹이면 효과가 있다.

- 감꼭지 10개를 물 300mL에 넣고 100mL 정도로 줄 때까지 달여 마시면 치료 효과가 있다.
- 생팥잎으로 즙을 내어 매일 아침 1컵(150mL)씩 마시면 치료 효과가 있다.
- 은행알을 10개씩 구워서 매일 먹는다.
- 물 700mL에 음건(陰乾)한 연꽃잎 5매와 감초를 약간 넣고 반으로 줄 때까지 달인 물을 하루 3회씩 마신다.
- 부추와 달걀을 혼합한 음식을 상시 먹이면 치료 효과가 있다.

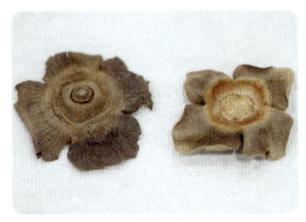

감꼭지

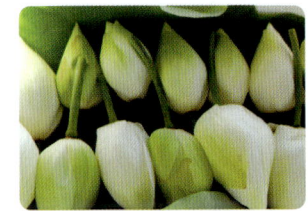

연꽃 꽃봉오리(연화)

## 03 백일해

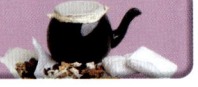

### 질병의 증상

빈혈, 결막 충혈, 기침 등 감기와 같은 증상이 1~2주간 계속되면서 경련을 동반한 기침을 하고, 얼굴이 빨개지는 증상이 나타난다.

### 좋은 음식

배, 무, 호박씨, 질경이, 감초, 호두, 뽕나무 뿌리

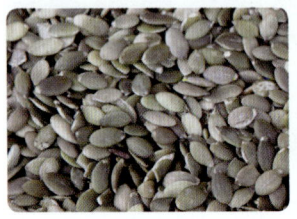

호박씨

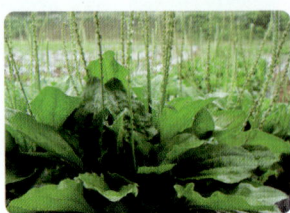

질경이

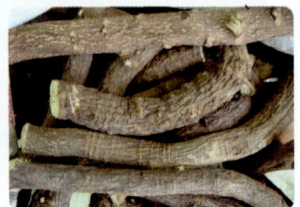

감초

### 치료 방법

- 뽕나무 뿌리껍질(상백피) 30g을 물 700mL에 넣고 반으로 줄 때까지 달여서 마시면 백일해, 감기, 기침이 함께 낫는다.

- 무와 배를 1:1로 섞어서 녹즙기에 갈아 1컵(200mL)씩 마신다.

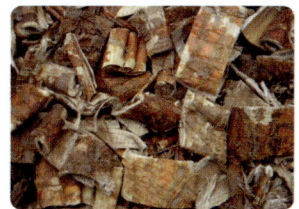

뽕나무 뿌리껍질 약재(상백피)

- 잘 태운 호박씨나 늙은호박 꼭지를 가루 내어 1티스푼씩 흑설탕과 함께 물에 타서 마신다.

- 잘 익은 큰 배 속에 호두 알맹이 15개를 넣고 배의 겉부분에 밀가루 반죽을 바른 다음, 물에 적신 한지로 싸서 모닥불에 푹 익혀 호두알은 버리고 배즙을 내어 마신다.

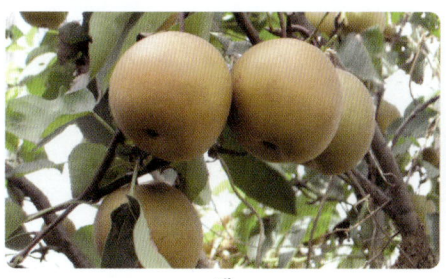
배

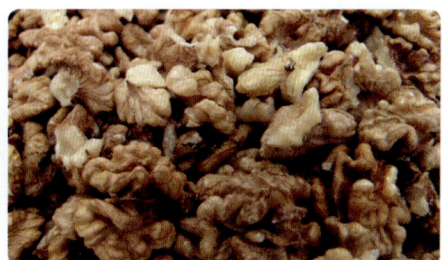
호두 종인

## 04 소아 천식

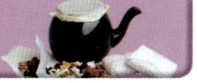

### 질병의 증상

쌕쌕거리면서 기침을 하고 열을 동반하거나 열을 동반하지 않을 수도 있으며, 기관지 천식과 유사하게 호흡 곤란을 일으킨다.

## 좋은 음식

무씨(내복자), 질경이, 도라지 뿌리(길경), 벌집, 두더지

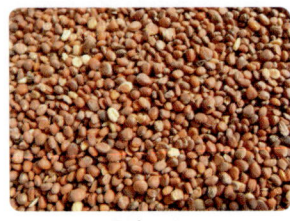
무씨(내복자)

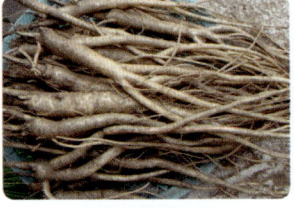
도라지 뿌리(길경)

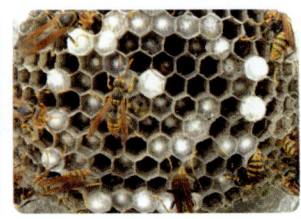
벌집

## 치료 방법

- 물 300mL에 질경이 전초(차전초) 5본과 설탕을 약간 넣고 반으로 줄 때까지 달여서 차 대신 마신다(1일분).

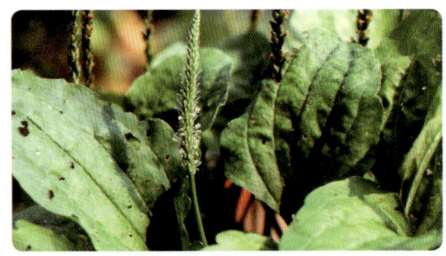
질경이

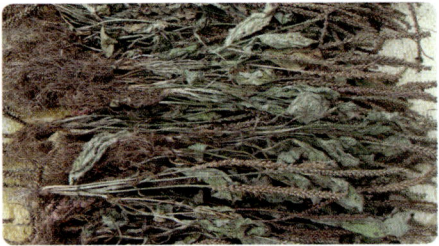
질경이 전초 약재(차전초)

- 무씨 20g을 물 300mL에 넣고 반으로 줄 때까지 달여서 3회에 나누어 식사 30분 전에 마신다.

- 검게 태운 두더지를 가루로 만들어 먹기 좋은 방법으로 1티스푼씩 1일 1회 복용하며, 2~3마리 정도 먹이면 효과가 매우 높다.

- 도라지 달인 물 1티스푼씩을 하루에 3~4회 먹인다. 도라지 진액, 도라시 캔디 등도 좋다.

- 말벌집 100g 정도를 불에 태워 가루로 만들어 1회에 7g씩 미음과 함께 먹인다.

## 05 어린이 경련 경풍

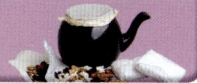

### 질병의 증상
　발열을 동반한 열성 경련, 전신성 경련, 고열(39~40℃)이 주원인이며, 5~6세가 되면 신경 계통의 자동 조절로 없어진다.

### 좋은 음식
　바위취, 꿩고기, 상추, 질경이 씨(차전자)

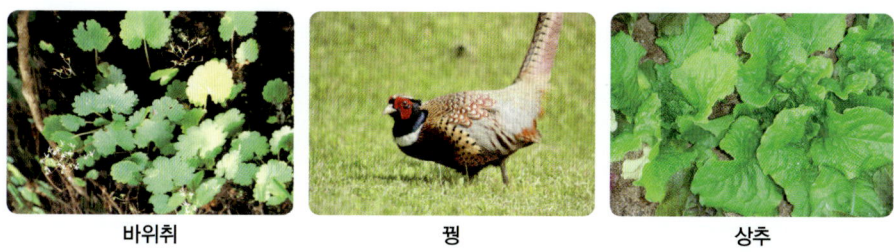

바위취　　　　　꿩　　　　　상추

### 치료 방법
● 질경이 씨(차전자)를 달인 즙에 주사(朱砂)를 약간 타서 먹이면 급성도 잘 낫는다.

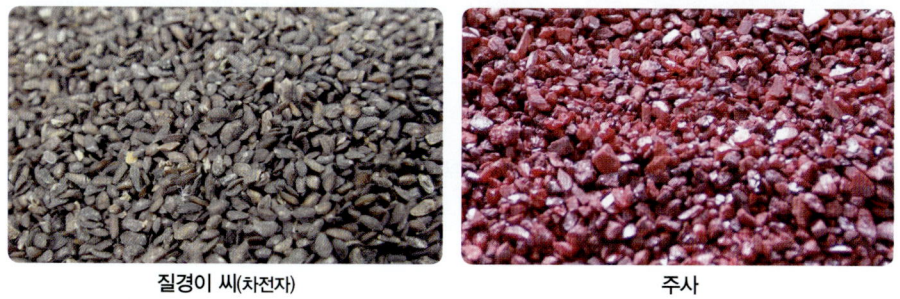

질경이 씨(차전자)　　　　　주사

● 불에 태운 상추 줄기를 가루로 만들어 꿀이나 우유에 타서 먹인다.

● 구운 꿩고기에 설탕을 가미하여 부드럽게 으깨어 먹인다.

- 바위취 생잎 10매 정도에 소금을 조금 넣고 즙을 내어 경련 중인 어린이의 입 안에 흘려 넣어주면 효과가 있다.

## 06 홍역 마진

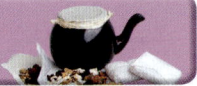

### 질병의 증상

오돌토돌한 피부 발진과 발열을 동반한 바이러스성 전염병으로 10~21일 정도의 잠복기를 가진다. 결막염, 눈 충혈, 눈물, 콧물, 고열, 보채기, 재채기, 기침 등을 동반한다(전구기, 발진기, 회복기를 거침).

### 좋은 음식

무, 감귤, 찹쌀, 우엉, 부추 뿌리, 호두

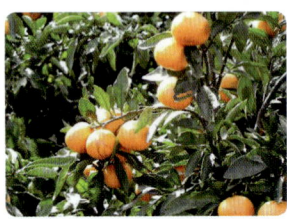
감귤

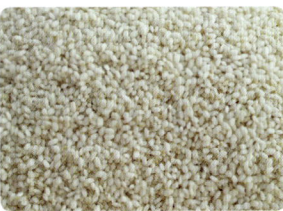
찹쌀

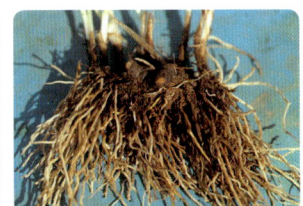
부추 뿌리

### 치료 방법

- 무즙 1스푼과 생강즙 한 방울을 온수에 타서 간장과 설탕을 약간 넣고 먹이면 발진이 잘 나고 가볍게 마친다.

- 찹쌀로 죽을 끓여 먹인다.

- 감귤 15개 정도를 물 200mL에 넣고 반으로 줄 때까지 약한 불에 달인 후 설탕을 가미하여 먹이면 발진이 잘 나고 가볍게 마친다.

- 부추 생뿌리 15g을 물 300mL에 넣고 달여 먹인다.

- 현미에 무와 우엉 뿌리를 썰어 넣은 죽을 끓여 먹이면 빨리 낫는다.

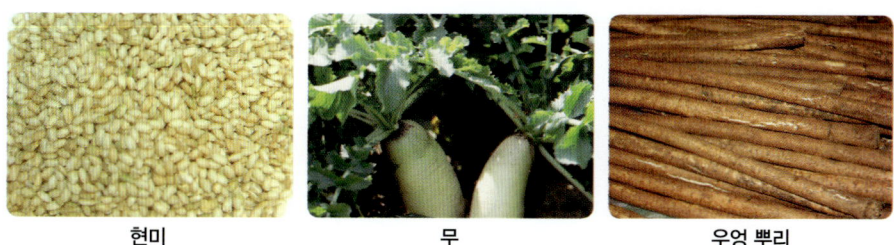

현미　　　　　무　　　　　우엉 뿌리

- 호두 알맹이 5개와 더덕 뿌리(양유근) 10g을 함께 덖어 물 200mL에 넣고 반으로 줄 때까지 달여 먹인다.

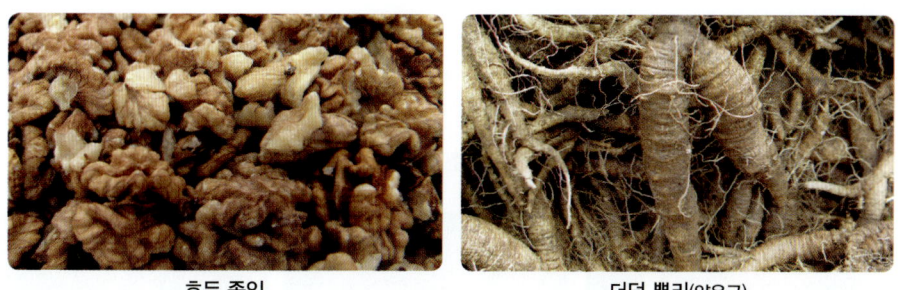

호두 종인　　　　　더덕 뿌리(양유근)

# 03 안과 질환

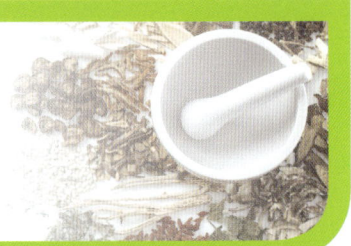

## 01 백내장

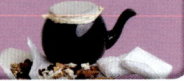

### 질병의 증상
수정체나 각막의 단백질이 혼탁해져 시력 저하가 일어난다. 선천적인 것, 노인성인 것, 눈에 상처를 입었을 때, 그 밖에 눈병·백내장·당뇨병 등과 합병증으로 일어나는 경우가 있다.

### 좋은 음식
남천 씨, 익모초, 머위, 꿀풀, 벌집, 소간, 돼지 간, 당근, 사과

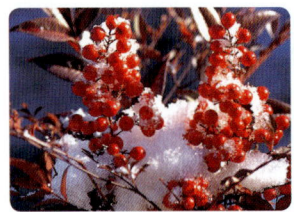
남천

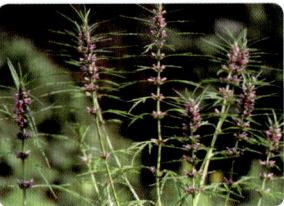
익모초

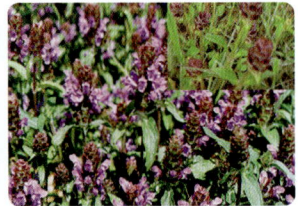
꿀풀

### 금기 음식
맵거나 짜고 자극성이 있는 음식, 커피

### 치료 방법
● 하루에 말린 남천 씨 20g가량을 물에 달여 차 대신 매일 마신다.

- 머위 뿌리줄기를 검게 태워 가루로 만들어 매일 1티스푼씩 물과 함께 복용한다.

- 짓찧은 꿀풀 전초 30g을 물 500mL에 넣고 2/3가량 되게 달여서 1일 3회로 나누어 마신다.

- 벌집을 반으로 나누어 반은 생으로, 반은 볶아서 가루를 내어 같은 비율로 혼합하여 1회에 3~5g씩, 하루에 2~3회 복용한다.

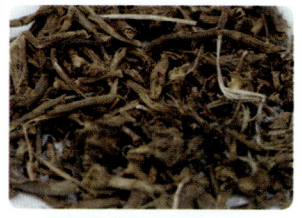

머위 뿌리줄기 약재(봉두채)

## 02 결막염

### 질병의 증상
눈꺼풀 뒤와 안구를 싸고 있는 결막에 염증이 생겨 흰자위가 빨갛게 충혈되고 눈곱이 끼며 눈이 피로해지기 쉬운 병으로, 세균이나 바이러스 감염에 의한 유행성 결막염과 안질로 구분한다.

### 좋은 음식
자주쓴풀, 질경이, 구기자, 냉이, 치자, 감국

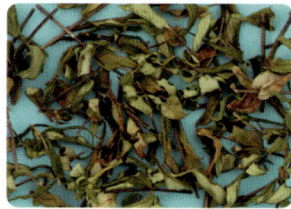

자주쓴풀 전초 약재(당약)

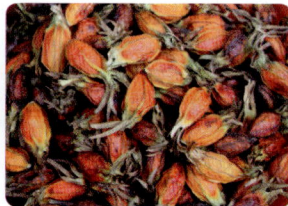

치자나무 열매 약재(치자)

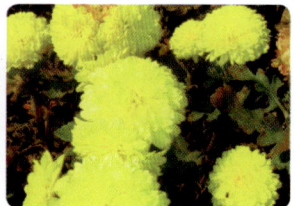

감국

### 치료 방법
- 자주쓴풀에 식염을 약간 넣어 진하게 달인 후 약간 따뜻할 때 눈꺼풀 뒤를 씻어낸다.

- 그늘에서 말린 질경이 잎과 줄기에 백설탕을 조금 넣고 연하게 달여 그 물로 눈을 씻어준다.

- 자주쓴풀 달인 물로 눈을 씻어내고 찜질을 하면 효과가 있다.

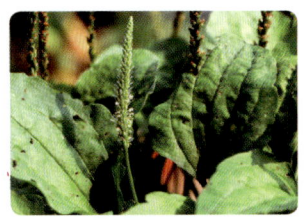
질경이

- 눈곱이 자주 낄 때에는 짓찧은 구기자즙을 눈에 한 방울씩 하루 3~4회 떨어뜨린다.

- 말린 치자 열매와 잎을 달여서 눈을 씻고 찜질을 한다.

- 햇볕에 잘 말린 산딸기 또는 복분자 가루를 토종꿀과 섞어 눈에 한 방울씩 넣는다. 또 산딸기잎으로 즙을 내어 점안을 하면 눈이 밝아지고 눈병도 낫는다.

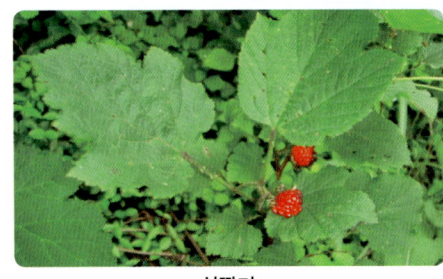
산딸기

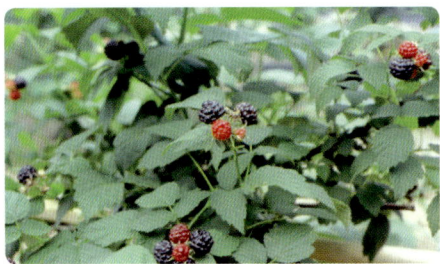
복분자

## 03 야맹증

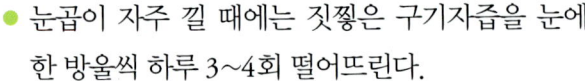

### 질병의 증상

망막 시세포의 일종인 간상체의 기능적·기질적 장애 때문에 광각이 감쇠하거나 암순응 속도가 지연되어 어두운 곳에서 시력이 저하되는 상태를 말하며 속칭 밤소경이라고 한다. 유전성으로 진행성인 것과 정지성인 것 그리고 비유전성 야맹증의 세 가지로 구분한다.

## 좋은 음식

호박, 당근, 간 등 비타민 A가 많이 함유된 음식

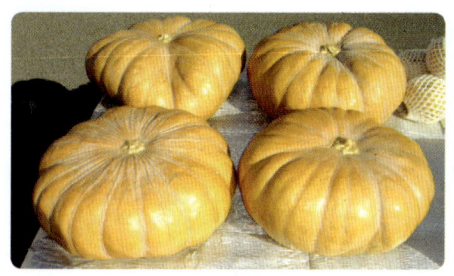
늙은호박

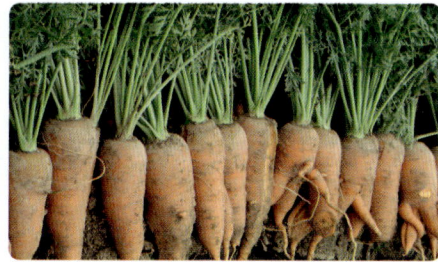
당근

## 치료 방법

- 익모초 씨(충위자)를 질경이택사 덩이줄기(택사), 황련 뿌리줄기(황련), 구기자, 탱자, 맨드라미 씨(청상자)와 함께 가루를 내어 꿀과 반죽하여 오동나무 씨앗 크기로 환을 만들어 하루 10환 정도씩 복용하면 눈이 밝아진다.

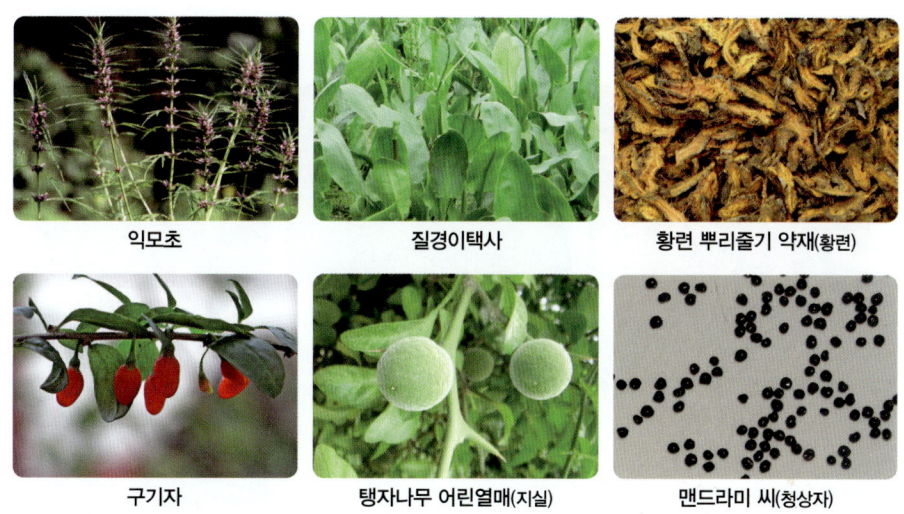

익모초  질경이택사  황련 뿌리줄기 약재(황련)

구기자  탱자나무 어린열매(지실)  맨드라미 씨(청상자)

# 04 증상에 따른 민간요법

- **부종** : 칡뿌리 300g을 물 3L에 넣고 1/3 정도로 줄 때까지 달여서 3~5일간 1일 3회 매 식사 후에 마시면 효과가 있다.

- **불면증** : 생칡뿌리즙 1컵(150mL)을 잠자기 전에 마시면 효과가 있다.

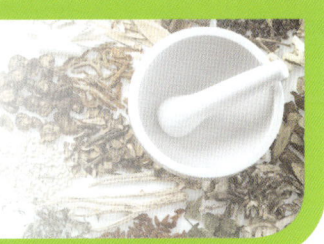
칡뿌리(갈근)

- **입술이 마르고 갈라질 때** : 복숭아씨를 짓찧어 돼지기름에 잘 섞어 바른다.

- **식은땀이 자주 날 때** : 나무에서 떨어지지 않고 겨울을 지낸 복숭아씨 2개와 말린 매실 3개, 파 뿌리 10개를 물 500mL에 넣고 달여서 매일 3회 마신다.

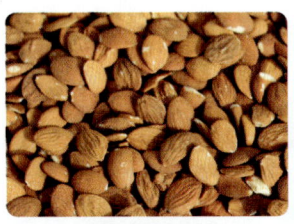
복숭아씨(도인)

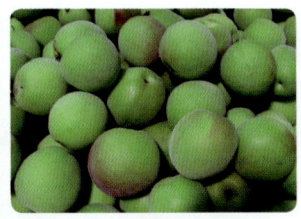
매실

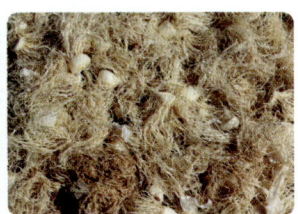
파 뿌리

- **코에 종기가 났을 때** : 살구씨를 가루 내어 모유에 잘 섞어서 바른다.

- **회충, 요충 구충할 때** : 동쪽으로 향한 사과나무 뿌리를 노랗게 덖어서 가루를 내어 성인 기준 5g씩 술에 타서 식전에 먹는다.

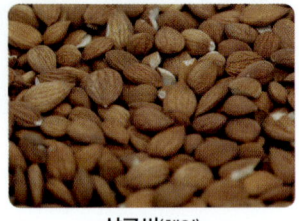
살구씨(행인)

- **어린이의 배꼽이 헐거나 아플 때** : 살구씨 껍질을 으깨어 발라준다.

- **비듬과 황수창** : 복숭아나무 꽃봉오리와 붉은 오디(뽕나무 열매)를 그늘에 말려 같은 양을 돼지기름에 잘 섞어서 머리에 바르거나 술과 함께 하루 5~7g씩 먹으면 더욱 좋다.

- **목이 부어서 아프고 음식을 삼키기 어려울 때** : 생부추를 짓찧어 약간 볶아서 목 부위에 자주 교체하면서 발라준다.

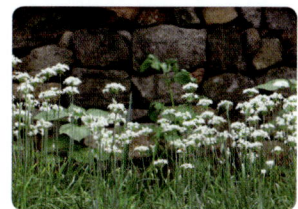
부추

- **위산 과다증 및 딸꾹질** : 생무를 썰어서 꿀과 함께 끓여 수시로 마신다.

- **발에 땀이 나고 냄새가 날 때** : 소금을 넣고 끓인 뭇국으로 자주 씻어준다.

- **가슴이 답답하고 아플 때** : 부추 씨 500g과 쌀가루 500g을 반죽하여 찜통에 쪄서 떡을 만들어 매일 3회 주식으로 1개월 동안 먹는다.

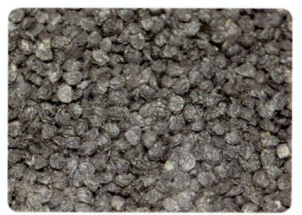
부추 씨 약재(구자)

- **피로나 멀미로 쓰러질 때** : 껍질 벗긴 마늘 3~5쪽을 짓찧어 냉수와 함께 먹는다.

- **폐결핵** : 마늘, 살구씨, 감초를 각각 15g씩 물 600mL에 넣고 달여서 하루 3회씩 지속적으로 복용한다.

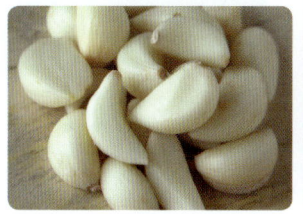
마늘

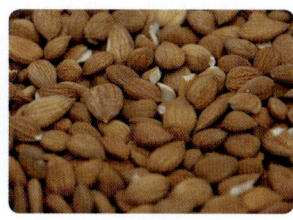
살구씨(행인)

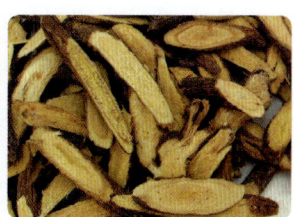
감초

- **대장 출혈** : 무 껍질과 연꽃잎을 같은 비율로 불에 태워서 숯이 되면 가루를 내어 5g씩 끓인 물과 함께 하루 3~5회 먹는다.

- **림프샘이 부었을 때** : 사과를 짓찧어 식초에 타서 림프샘 부위에 바른다.

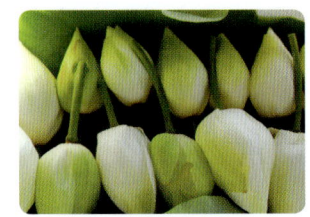
연꽃 꽃봉오리(연화)

- **술이 깨지 않을 때** : 배추씨를 짓찧어 냉수와 함께 마시거나 배춧잎즙을 1컵(150mL)씩 마신다.

- **위장 쇠약, 식욕 부진** : 당근을 잿불에 구어서 식전에 1/2 뿌리씩 오랫동안 먹으면 위와 폐(허파)가 강해진다.

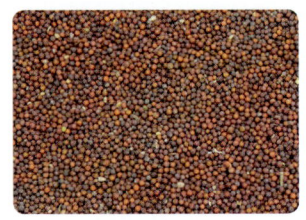
배추씨(백채자)

- **술 마신 뒤 열이 날 때** : 미나리즙 반 컵과 당근즙 반 컵을 섞어서 마신다.

- **헛배가 부를 때** : 청주 1컵(150mL)에 설탕 3~5티스푼을 넣고 끓여서 1~2회 먹거나 파 뿌리 10개를 삶아서 자주 마시면 가스가 배출된다.

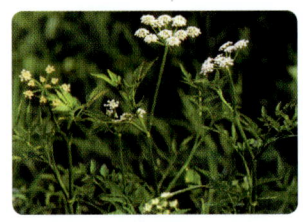
미나리

- **숙취** : 그늘에서 말린 칡꽃 5g을 물 300mL에 넣고 달여서 1일 2회로 나누어 마신다.

- **피부에 가시가 박혔을 때** : 가시가 깊게 박혔다면 고약을 발라주고, 얕으면 얼음으로 신경을 마비시켜서 바늘 등으로 뽑아낸다.

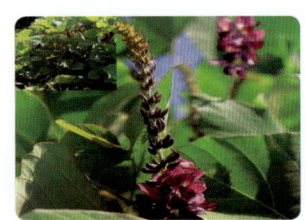
칡꽃

- **심장 쇠약, 심장병, 불면증** : 매일 식사 때마다 당근 한 뿌리씩을 오랫동안 먹으면 효과가 있다.

- **남근통** : 4년근 이상 된 더덕을 많이 먹으면 남근통(중년 남성의 고환 밑이 따갑고 늘 축축한 증세) 치료에 효과가 있다.

- **장수 비결** : 매일 샤워하고 씻을 때 문질러서 씻지 않는다.

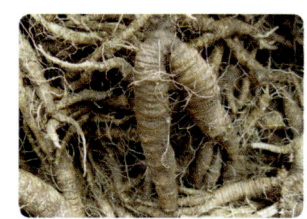
더덕 뿌리(양유근)

- **근육통** : 명자나무 열매 6~10g을 물 300~400mL에 넣고 약한 불로 서서히 달여서 3~4일 동안 아침저녁으로 마시면 효과가 있다.

- **편도선염 통증** : 파 수염뿌리 7개에 백반 3g을 넣고 갈아서 끓인 물과 함께 마신다.

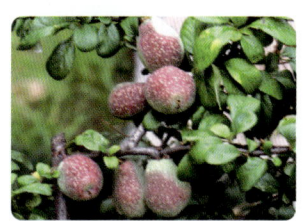
명자나무 열매

- **화상** : 검게 태운 감꼭지를 가루로 만들어 산초 기름과 잘 섞어서 환부에 붙인다.

- **흉터나 멍든 곳** : 따뜻하게 데운 달걀로 흉터나 멍든 곳을 수차례 마사지하면 빠른 시간에 흔적을 없앤다.

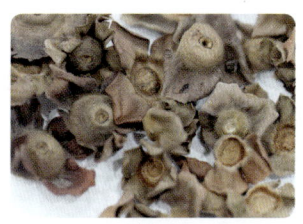
감꼭지

- **생리통** : 물 1.5L에 하눌타리 뿌리(괄루근) 60g을 넣고 약한 불로 서서히 달인 물을 하루 3회로 나누어 매 식후에 2~3주 정도 복용하거나, 가루로 만들어 매회 5g씩 복용하면 효과가 있다.

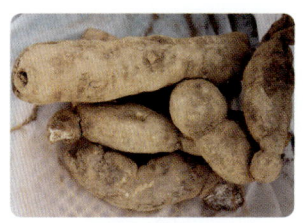
하눌타리 뿌리(괄루근)

- **식욕 감퇴** : 궤양의 통증으로 입맛이 없을 경우에는 위장의 점막을 보호해주는 계내금(닭 모래주머니 속 노란 막)이 좋다. 곱게 가루를 내어 1회에 10g씩 하루 3~4회 공복에 복용한다.

- **숙변** : 앵도 씨 100g을 요구르트와 함께 믹서로 갈아서 1회만 마셔도 숙변에 효과가 있다(계속 마시면 오히려 해로우니 수주일 후에 다시 먹는다).

- **소변 불통** : 파 흰 부분 2kg을 짓찧어 볶아서 2개의 주머니에 넣고 아랫배에 번갈아 붙인다.

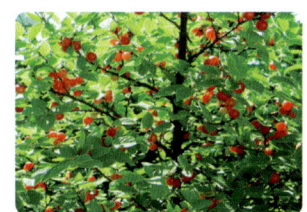

앵도나무

- **목에 생선 가시가 걸렸을 때** : 패랭이꽃 씨나 봉선화 씨를 달여서 마시면 딱딱한 것을 무르게 만드는 작용이 있어 가시가 부드러워져 내려간다.

- **속이 쓰리고 배가 자주 아플 때** : 칡뿌리를 끓여서 뜨거운 차로 마신다.

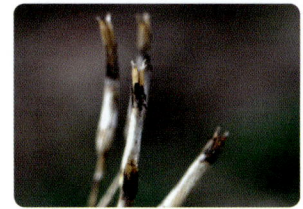

패랭이꽃 씨

- **티눈이 생겼을 때** : 물 300~400mL에 말린 은행잎 10~12g을 넣고 약한 불로 달여서 하루에 5회 이상 복용하거나 은행 10~12알을 하루에 2회씩 1주일 정도 먹는다.

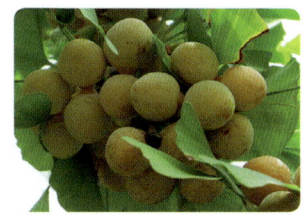

은행

# 제6장

## 건강을 지켜주는 보양식 및 생약 식품

# 01 한방죽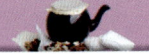

## 곶감 약죽

- **재료** : 씨를 뺀 곶감 3~4개, 흰쌀 100g
- **효능** : 비장(지라)을 보하고 굳은 폐를 부드럽게 해주며 설사와 출혈을 멎게 한다.
- **적응증** : 피를 토하는 데, 마른기침이 나면서 피 섞인 가래를 뱉는 데, 만성 대장염으로 혈변이 나오는 데, 여러 가지 출혈 등에 쓴다. 임산부 기침에도 쓸 수 있다.
- **용법** : 곶감을 말려서 가루를 내어 흰쌀과 함께 죽을 끓여서 아침식사나 간식으로 먹는다.

> **주의사항** ● ● ●
> - 곶감죽을 먹는 기간에는 게를 먹지 않는다.
> - 배에 냉기가 있는 노인에게는 쓰지 않는다.

## 질경이 씨(차전자) 약죽

- **재료** : 질경이 씨 15~20g, 흰쌀 150g
- **효능** : 소변이 잘 나가게 하고 열을 내리며 기침을 멎게 한다.
- **적응증** : 노인들의 소변이 잘 나오지 않고 요도가 아픈 데, 대변이 묽거나 설사하는 데, 눈에 피가 맺힌 데, 만성 기관지염, 고혈압, 노인성 부종 등에 쓴다.
- **용법** : 질경이 씨 달인 물에 죽을 끓여 하루 2회에 나누어 아침저녁으로 식기 전에 먹는다.

### 호박죽

- **재료** : 늙은호박 1/4개, 팥 1/2컵, 불린 쌀 1컵, 찹쌀가루 1컵(150mL), 소금, 흑설탕 약간
- **효능** : 비타민 C와 카로틴이 풍부하여 위장 기능을 강화한다.
- **용법** : 속과 껍질을 제거하고 잘게 썬 호박과 불린 쌀을 물에 넣고 푹 삶아 주걱으로 으깨거나 곱게 간다. 그것을 다시 솥에 넣고, 삶은 팥과 찹쌀가루를 넣고 주걱으로 저어가며 약한 불로 끓인 후에 소금과 흑설탕으로 간을 맞춘다.

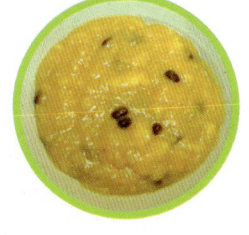

### 호박 꿀단지

- **재료** : 늙은호박 1개(400~500g), 꿀 200g, 대추 200g
- **효능** : 산모의 부기를 가라앉히고 영양을 보충해주어 산후 조리에 좋은 식품이며, 당뇨병, 비만증, 중풍 예방 등에도 효과가 있다.
- **용법** : 꼭지를 자르고 속을 도려낸 호박 속에 씨를 뺀 대추와 꿀을 넣고, 호박 꼭지를 다시 막아 찜통에 넣어 약한 불로 무르도록 찐다. 그 다음 체에 걸러 냉장고에 두고 먹을 때마다 데워서 마신다.

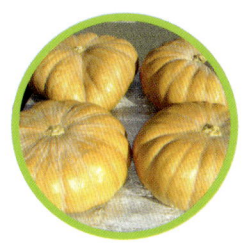

### 율무죽

- **재료** : 율무쌀 1컵
- **효능** : 각기병, 당뇨병, 항암, 설사, 관절염에 효과가 있으나, 변비 환자나 몸이 찬 사람은 피하는 게 좋으며, 임산부에게는 금물이다.
- **용법** : 깨끗이 잘 씻어 프라이팬에 볶아서 믹서로 곱게 간다. 이것을 물에 잘 풀어서 중불로 죽을 끓여 식사 대용으로 먹으면 각기병 환자나 자주 붓는 사람에게 효과적이다.

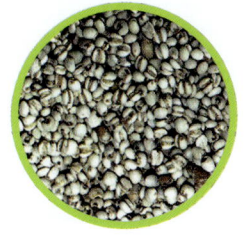

## 02 어린이 보양제

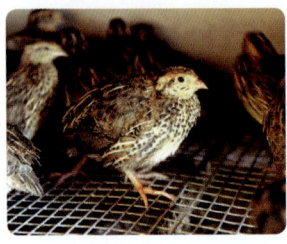

### 메추리죽

닭고기보다 단백질과 비타민 B군이 많은 메추리의 털과 내장을 제거하고 깨끗이 씻어 잘게 썰어서 물 600mL를 붓고 반으로 졸인다. 그 다음 메추리 뼈를 골라내고 쌀 100g을 넣어 다시 끓여서 참기름이나 소금을 가미하여 먹이면 머리가 총명해진다.

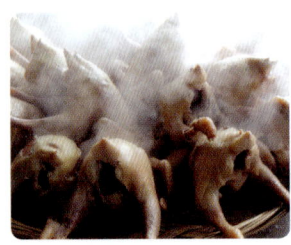

### 영계백숙

칼로리가 높고 콜레스테롤이 낮은 영계(병아리와 큰 닭의 중간 크기인 약병아리)의 털과 내장을 제거하고 깨끗이 씻은 다음, 배 속에 껍질 벗긴 마늘 20g, 인삼 20g, 찹쌀을 적당히 넣고 아래를 묶은 후 물 3L와 소주 1잔(30mL)을 붓고 반으로 줄 때까지 끓인다. 그 다음 찌꺼기는 짜서 버리고 9등분하여 하루에 세 끼씩 3일간 먹이면 뇌와 신체 부위마다 산소를 원활히 공급하여 두뇌를 맑게 하고 질병 퇴치에 도움을 준다.

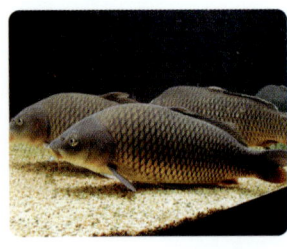

### 잉어즙

지방과 칼슘 및 비타민 $B_1$이 풍부한 잉어 1마리(1.2~1.8kg)를 내장과 비늘을 제거하고 깨끗이 씻은 다음 얇게 썬 생강 10쪽과 물 2.5~3L를 붓고 뭉근한 불로 3시간쯤 달인다. 흐물흐물하게 되면 찌꺼기를 짜서 버리고 매 식전이나 식후에 1컵(150mL)씩 마시게 하면 유아의 성장 발육에 좋다.

## 03 머리에 활력을 주는 식품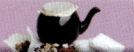

- 단백질, 지질, 칼슘, 철, 비타민 등이 많은 좁쌀로 빵을 만들거나 죽을 끓여 먹으면 뇌를 건강하게 하는 효과가 있다.
- 칼로리나 단백질, 비타민 $B_1$ 등이 많은 수수로 밥을 짓거나 과자를 만들어 매일 조금씩 먹으면 건강에 좋다.

## 04 중년기에 활력을 주는 보양제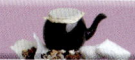

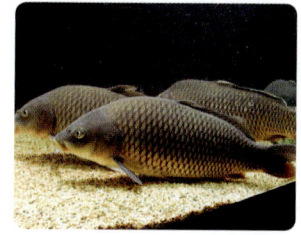

### 잉어죽

소화·흡수가 잘되며 단백질을 구성하는 아미노산인 아르기닌과 히스티딘, 라이신 등이 풍부하여 정력 증강에도 효과가 있다. 또 잉어에 들어 있는 지방은 불포화 지방산이 주성분이기 때문에 동맥 경화와 고혈압인 사람에게도 좋은 영양 공급원이 될 수 있다. 비늘과 내장을 깨끗이 제거한 잉어 1마리(2kg)를 찹쌀 200g, 얇게 썬 생강 5쪽, 귤껍질 2개와 함께 물에 넣고 죽을 끓여 먹는다. 이것을 매일 세 차례 식사 때마다 양껏 먹어야 하며, 다 먹고 나면 몇 차례 다시 해 먹는다. 중년기에 나타나기 쉬운 신체 허약, 식욕 부진, 수족 냉증, 숨이 가쁜 데에 효과가 있다.

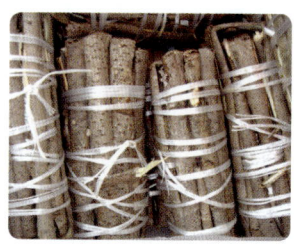

### 옻닭죽

신경통, 류머티즘성 관절염, 위장병, 피부 노화 방지, 양기 부족 등에 효과가 좋으나 심하게 옻을 타는 사람은 반응 검사 후에 먹는다. 철분과 미네랄이 풍부하게 함유되어 있는 약수를 사용하는 것이 좋다. 치통과 신경통, 위장병에 특효가 있으며, 여성은 육종용을 빼고 가시연꽃 열매(검실) 5g을 가하면 부인병 예방과 피부의 노화를 방지하는 데 효과를 볼 수 있다.

옻나무 껍질은 체질에 따라 부작용을 유발할 수가 있으므로 유의해야 한다. 간과 비장의 기능이 좋지 않는 사람은 먹지 않는 것이 좋다.

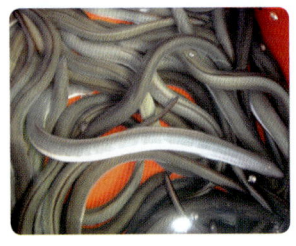

### 장어탕

장어는 아무것도 먹지 않고 산골짜기에서부터 먼 바다까지 헤엄쳐 간다고 하는데, 그 정력은 가히 신비에 가깝다고 할 수 있다. 아마도 이런 이유에서 정력제로 더 손꼽히는 듯하다.

80g 정도의 장어 1마리에는 쇠고기 200배에 달하는 비타민 A가 들어 있고, 5~6년 자란 장어에는 쇠고기보다 1,000배나 많은 비타민 A가 들어 있다. 이 장어 큰 것(성어) 7마리를 흑색 메기 7마리와 함께 고아서 먹으면 피로도 없어지고 정력이 왕성해진다. 이때에 양념은 각자의 기호에 맞춰도 좋다.

머리 꼭대기부터 꼬리까지 7개의 점이 찍혀 있는 칠성장어는 '선어'라는 약명을 갖고 있다. 춘천 소양강, 양구, 낙동강, 영도 등지의 인공 어장에서 기르기 때문에 신선한 것을 구할 수 있다.

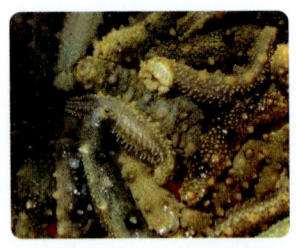

### 해삼

해삼은 예로부터 정력 강장에 좋을 뿐만 아니라 식욕을 돋우고 물질대사를 왕성하게 하는 것으로 전해지고 있다. 한방에서는 신장을 튼튼히 하고, 기운과 남성의 양기를 왕성하게 하며 성 능력을 북돋우는 것으로 전한다. 단백질이 풍부하고 소화도 잘되며, 칼로리가 적어 비만과 혈압을 낮추는 식품으로도 추천된다.

매일 아침저녁 식전마다 물에 불린 큰 해삼 1~2마리를 아주 잘게 썰어 큰 그릇에 담고 여기에 메추리알 1~2개를 깨서 넣고 참기름을 약간 부어 갠 다음, 끓인 물에 풀어 따끈할 때 장기간 복용하면 효과가 있다. 하체가 허약한 사람과 성교 불능증, 고혈압까지 겹친 사람에게 좋은 보양제 겸 치료제이다.

### 흑염소

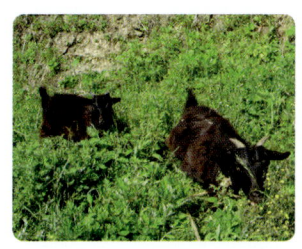

염소는 단백질과 칼슘 함량이 많고 지방이 적어(다른 고기의 절반 정도) 주로 여성과 어린이의 보양에 많이 이용되어 왔으며, 특히 비타민 E가 많아 세포의 노화를 방지하고 불임을 치료하는 효능도 있다. 염소의 간에는 다른 동물의 간보다 비타민 A가 월등히 많아 중년기의 시력 저하에 매우 좋다. 나이 많은 염소보다 생후 1년 전후의 어린 흑염소가 효능이 더 높다.

흑염소 1마리의 털을 벗기고 내장을 그대로 둔 채, 물 1~2말을 부어 흐물흐물하게 고아 뼈를 제거하고 다시 달여 반 정도 되면 헝겊에 담아 짠다. 그 다음 볶은 백작약 800g과 생강 600g을 넣어 볶고, 기름을 뺀 천궁 120g, 당감초 약 20g 등을 헝겊 주머니에 담아 염소탕에 넣고 물 20L를 더 부어 뭉근한 불로 고아서 절반이 되면 약은 꺼내 버린다. 이 국물만 잘 보관하면서 하루 3회 식간마다 따뜻하게 데워 1그릇씩 복용하면 신체 허약, 정신 위축, 소화 불량 등에 효과가 있다.

### 보신탕·즙

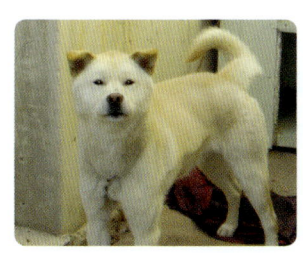

개고기의 단백질은 여느 육류보다 소화성이 좋고 지방과 콜레스테롤 함량이 낮아 비만과 동맥 경화를 걱정할 필요가 없다.

누런 개(황구) 1마리를 적당히 토막 내어 머리 부분과 내장을 작은 항아리에 앉히고, 밤 2kg, 대추 900g, 들깨 450g, 생강 1,800g에 감초 400g, 율무 800g, 구기자 400g, 진피 400g을 갈아 넣은 후 물 1L에 꿀 1kg

을 넣고 뚜껑을 덮는다. 항아리를 물 40L 정도 담긴 큰 솥 위에 얹고 밀가루 반죽으로 틈새를 막는다. 그 위에 헝겊을 덮어 김이 새지 않도록 밀봉하여 24시간 중탕해서 그 즙액을 짠다. 잘 고아지면 6L가량 나오게 된다. 처음보다 나중에 짜낸 것이 단백질 함유량이 더 많으므로 끝까지 짜서 즙액을 내도록 한다. 처음에는 1회에 반 컵씩 1일 3회 공복에 복용하다가 차츰 양을 늘려서 1회에 1컵씩 1일 3회 복용한다.

### 오골계탕

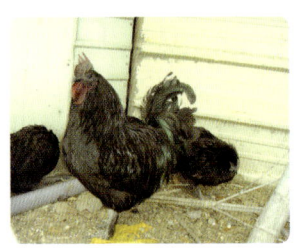

오골계 1마리의 털과 내장을 깨끗이 제거하고 배 속에 겉껍질과 속껍질을 벗긴 은행알 약 20g, 껍질과 내심을 제거한 연밥 20g, 찹쌀 20g 및 후추 3.75g을 가루 내어 넣는다. 그 다음 복부를 실로 잘 꿰맨 뒤 물 6L 정도를 붓고 뭉근한 불에 아주 흐물흐물하게 삶아 절반 정도 되면 찌꺼기와 약은 짜서 버리고 달여진 물을 6~10등분 한다.

이것을 매일 3회 식전마다 1등분씩 따끈하게 데워서 꾸준히 복용하면 남성의 조루증에도 효과가 있다.

### 자라탕

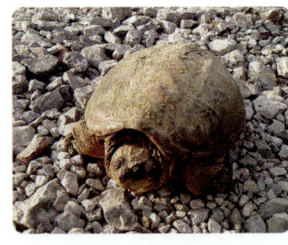

아미노산과 비타민 $B_1$, $B_2$가 풍부하며, 양질의 단백질을 함유하고 있어 남성의 정력 증강과 허약 체질이나 직장인의 보신제로 많이 쓰이며, 피는 정력제로 쓰기도 하나 많이 먹으면 변비에 걸릴 수 있다.

1.2~1.8kg의 자라 1마리를 깨끗이 씻고 썰어서 끓는 물에 1~2분 정도 데쳐 노린내를 뺀 다음 물기를 제거한다. 그 다음 돌솥에 담고 황기 120g, 구기자 120g과 물 8L를 붓고 달여 반 정도 되면 짜서 보관하며 하루 3회 1컵씩 마신다.

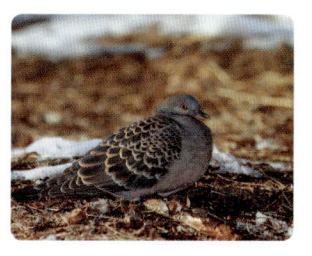

### 비둘기탕

산비둘기와 집비둘기가 있는데, 약성은 거의 같다. 꾸준히 복용하면 기력을 도우며, 간이 좋아지고 눈이 맑아진다.

털과 내장을 제거하고 깨끗이 씻어 잘게 썰어서 돌솥에 담고, 육종용 12g, 파극천(꼭두서니과 다년생 덩굴성 초본 식물. 근경은 비후한 육질이며 중국 남쪽에서만 자라고, 우리나라는 전량 수입함) 20g을 넣고 물 4~5L를 부어 반 정도로 달여서 찌꺼기를 버리고 매일 아침저녁 식전에 1그릇씩 따끈히 데워서 마신다.

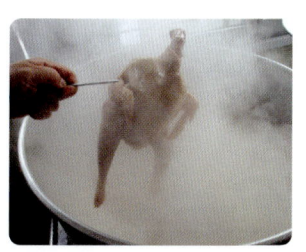

### 닭고기와 마늘탕

닭고기는 메티오닌을 비롯한 필수 아미노산이 쇠고기보다 많고 열량이 100g당 126kcal인 산성 식품이다.

털과 내장을 제거하고 깨끗이 씻어 배 속에 껍질 벗긴 마늘을 가득 넣고 꿰맨 뒤, 물 3L와 소주 1잔(30mL)을 붓고 절반이 될 때까지 삶아 찌꺼기를 버리고 6등분하여 매 식전이나 식후에 1등분씩 따끈하게 데워서 마시면 기혈(원기와 혈액) 허약자와 소화를 못 시키는 사람에게 효과가 있다.

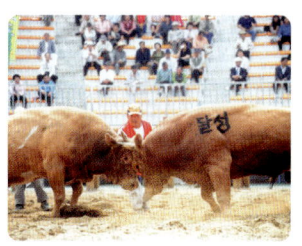

### 쇠골[牛髓 : 소의 골]탕

머리가 무겁고 눈이 침침할 때, 신경 쇠약, 수면 부족 또는 식욕이 떨어지고 기혈이 쇠약할 때 효과가 있다.

쇠골 1개와 황기 12g, 술 1/2컵(15mL)에 물 4L를 붓고 절반으로 달인 후 찌꺼기를 버리고 매일 3회 식간에 따뜻하게 데워서 소주잔으로 1잔(30mL)씩 마시면 스트레스 해소 효과까지도 있다.

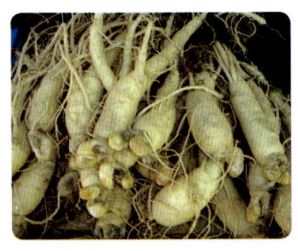

### 삼영계탕

    털과 내장을 제거한 후 깨끗이 씻고 손질한 토종 영계 1마리에 찹쌀 약간과 인삼 뿌리 10g, 생강, 마늘, 파 등을 적당히 넣고 흐물흐물할 때까지 달여서 몇 번 먹으면 피로 회복과 정신적 안정을 도와준다.

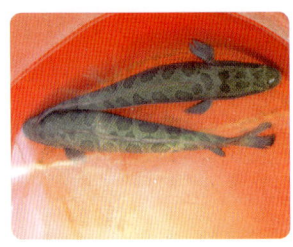

### 가물치탕

    가물치는 단백질과 칼슘 함량이 많고 소화성이 높아 성장기 어린이와 임산부, 노년기의 보신에 효과가 있다. 가물치를 잘 씻은 다음 배 속에 후춧가루 1.5g과 마늘 3쪽을 넣어 봉합하고 팥 800g과 주먹만 한 무 1개를 넣고 푹 삶은 다음 파 등을 넣어 공복에 마시도록 한다.

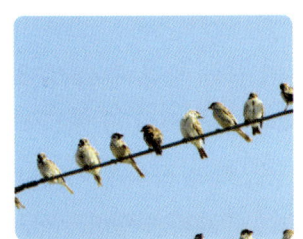

### 참새고기죽

    털과 내장을 제거하고 잘 씻은 참새 5마리를 잘게 썰어서 소금, 간장, 파 등을 적당량 넣고 기름에 볶은 후, 소주 2잔(100mL)을 더 넣고 잠시 끓이다가 물 2L쯤과 쪽파 흰 부분 3뿌리, 좁쌀 200g을 넣고 죽을 끓여서 매일 1~2회로 나누어 먹으면 허약 체질과 노인들의 식욕 촉진제로 효과가 있다.

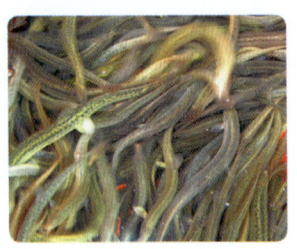

### 추어탕

    우수한 단백질과 칼슘, 비타민 A, 비타민 $B_2$, 비타민 D 등이 풍부하여 노약자와 칼슘 대사가 부족한 사람, 신경 조직과 정신 상태가 좋지 않은 사람에게 좋은 강심·강장 식품이다.

살아 있는 미꾸라지에 소금을 뿌려 해감하고 깨끗하게 씻은 다음 푹 고아서 믹서로 간다. 여기에 파와 고사리, 배추나 우거지, 호박잎 등의 채소를 넣고 잘 끓여서 후추, 마늘, 고춧가루, 초피 가루 등의 양념으로 간을 맞추어 먹는다.

## 05 갱년기에 좋은 식품

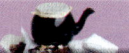

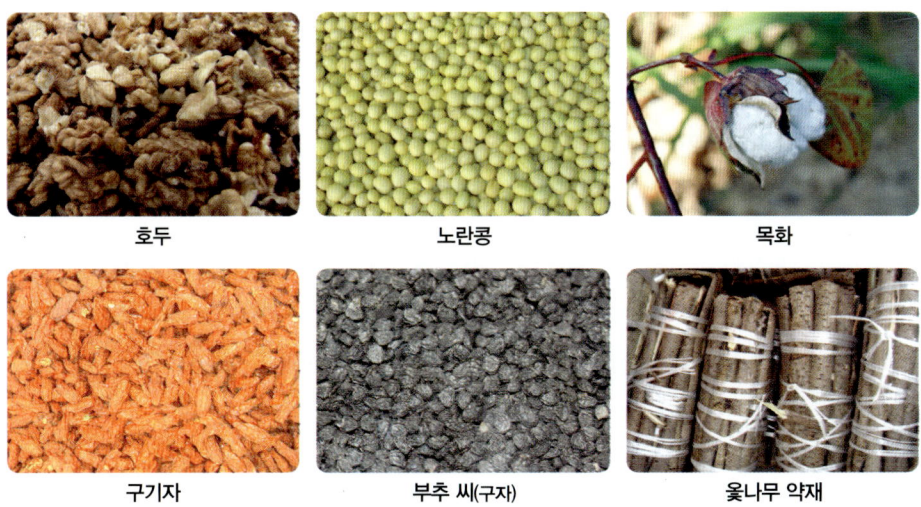

호두 / 노란콩 / 목화
구기자 / 부추 씨(구자) / 옻나무 약재

- 껍질을 벗긴 호두 알맹이 160g에 파고지, 두충 줄기껍질 말린 것을 40g씩 넣고 가루 내어 콩나물 콩 크기의 환을 만들어서 공복에 50환 정도 복용하면 갱년기 여성에게 놀라운 효과가 있다.

- 가루 낸 노란콩 2kg(1.5되)과 돼지기름(소량의 경우 구울 때 나오는 기름을 사용하는 것이 좋음)으로 콩나물 콩 크기의 환을 만들어 1일 3회 50알 정도씩 복용하면 갱년기에 효과가 있으나 비만인 사람은 삼간다.

- 잘 덖어 껍질을 벗긴 목화씨 600g을 호두 알맹이 160g과 혼합하여 가루 낸 후

밀풀을 섞어 환을 만들어서 매 식후 30분경 150g씩 복용하면 갱년기에 좋다.

- 숯으로 정화한 호두 기름을 물로 희석하여 매 식전에 2~3스푼씩 복용하면 갱년기 여성에게 효과가 있다.

- 루틴과 비타민, 아미노산이 풍부하여 간장 기능 강화와 고혈압 예방에 좋은 구기자를 고아서 환으로 만들거나 술을 담가 먹으면 여성 갱년기 극복에 효과가 있다.

- 술에 한나절쯤 절여 말린 검은깨 가루에 꿀을 넣고 환으로 만들어 먹으면 여성 갱년기에 효과가 있다.

- 부추 씨를 약간 볶아서 가루 내어 먹거나, 꿀과 혼합하여 환을 만들어 먹으면 갱년기 여성에게 효과가 있다.

- 신경통, 관절염, 류머티즘, 위장병, 피부병, 부인병 예방과 노화 방지, 양기 부족에 좋은 옻닭죽은 인체에 활력을 주며, 갱년기 극복에도 효과가 있다. 그러나 체질에 따라 부작용이 있으므로 옻을 타는 사람과 간, 신장 기능이 좋지 않은 사람은 삼간다.

## 06 노년기 건강을 돕는 식품

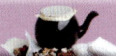

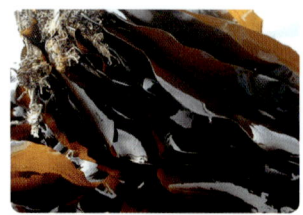
다시마(곤포)

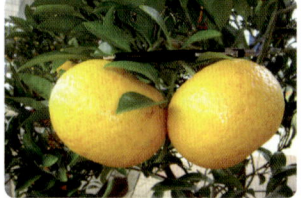
감귤

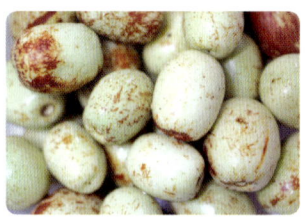
대추

- 김, 미역, 다시마 등의 해조류는 요오드, 철분, 칼슘, 비타민 A, 비타민 B, 알긴산 등이 풍부해 노년기 건강식품으로 좋다.

- 우유나 우유죽은 단백질, 지방, 당질, 비타민이 풍부하여 노년기 건강식품으로 좋다.

- 부피가 작고 고단백질 식품인 참깨는 소화 불량, 비타민 결핍 등으로 허약해진 노년기에 좋은 식품이다.

- 귤은 비타민 C가 많은 알칼리성 식품으로, 추위 적응력 상승과 동맥 경화 및 고혈압 예방은 물론, 물질대사를 도와 노년기 건강식품으로 손꼽힌다.

- 대추는 비타민 C가 많아 부신 피질 호르몬 원료로 쓰이며, 열을 내리고 변비를 없애준다. 또한 기침을 멎게 하며 정력 증강과 완화제, 강장제로도 쓰인다.

- 버섯은 비타민 $B_2$와 D 및 구아닌이 풍부해 콜레스테롤 억제, 고혈압, 심장병, 동맥 경화 예방 효과가 있어 노년기 건강식품으로 좋다.

## 07 대머리 예방에 좋은 식품

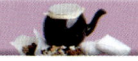

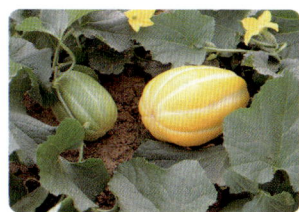
참외

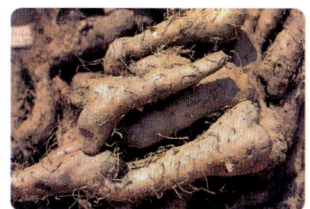
마 뿌리

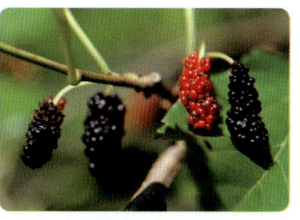
오디

- 참외잎 즙을 바르면 머리카락이 빠지지 않고 새로 돋아나기도 한다.

- 불에 구워 말려서 가루 낸 부추 뿌리를 참기름으로 반죽하여 머리카락이 빠진 부위에 바른다.

- 배추씨기름을 항시 바르면 머리카락이 빠지지 않는다.

- 머리카락이 빠지고 나지 않는 데 생양파를 자주 바르면 곧 머리카락이 난다.

- 마나 산마 기름을 머리에 바르면 머리카락이 빠지지 않으며 빠진 머리카락이 다시 돋아난다.

- 갓 피려는 복숭아꽃과 붉은 오디를 그늘에서 말려 1:1 비율로 돼지기름에 섞어서 바르면 비듬도 없애주고 머리카락 빠지는 것을 막아준다.

- 잠자기 전에 머리를 감고 콩기름을 솜에 묻혀 3~5회 바르면 비듬도 없애주고 탈모도 예방한다.

- 약모밀 지상부와 차즈기 잎, 찻잎을 2:1:1 비율로 넣고 30도 소주를 재료가 잠길 정도로 부어 그늘에 100일 이상 두었다가 정제한 액을 머리에 발라주면 머리카락이 다시 돋아나고 비듬도 없앤다. 오래 둘수록 좋다.

## 08 회춘을 위한 건강식품과 생약

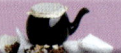

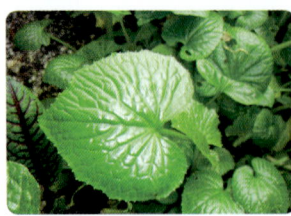
고추냉이

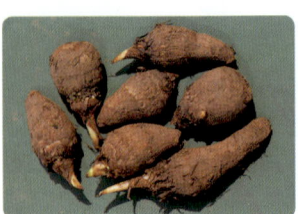
토란

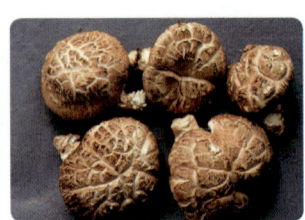
표고버섯

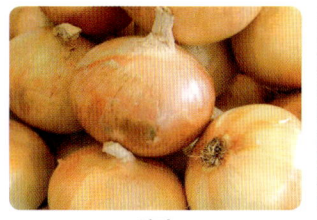 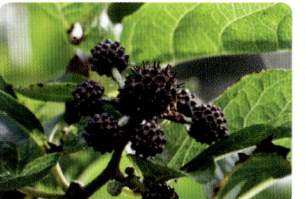 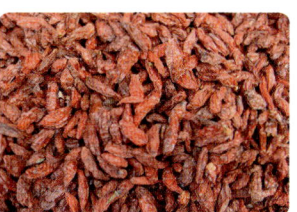

양파         오갈피나무         구기자

- 지방이 적고 미네랄이 풍부한 미꾸라지에 우엉과 쪽파를 넣고 끓여 먹는다.
- 헤모글로빈과 단백질이 많은 피조개에 고추냉이와 미역을 넣고 무쳐 먹으면 체내 살균과 정력 증강에 효과적이다.
- 아스파라긴산이 풍부한 연근을 강판이나 믹서에 갈아서 꿀을 넣어 먹으면 정력 증진에 효과가 있다.
- 칼슘이 많은 아욱을 튀기거나 데쳐서 초간장 무침을 만들어 먹으면 호르몬 균형을 조절한다.
- 아르기닌이 풍부한 토란 80g과 무 80g, 달걀 1개를 함께 갈아서 먹으면 정력 증진 효과가 높다.
- 비타민 합성 작용을 하는 청국장을 넣고 당근, 오이, 피망을 삶아 먹는다.
- 비타민 $B_2$, D 및 구아닌이 풍부하며, 강정·강장의 효과가 있는 버섯을 고추, 냉이, 파, 구운 김 등과 함께 먹으면 콜레스테롤 억제 및 고혈압, 심장병, 동맥경화 예방에 효과적이다.
- 비타민 $B_1$이 풍부한 마늘을 오이, 양배추, 토마토 등과 함께 소금에 절여 먹거나 음식에 넣어 먹으면 각기병, 신경통, 피로 회복, 회춘, 정력 증강에 효과가 있다.

- 양파의 이황화 프로필알릴(allyl propyl disulphide)과 황화 알릴(allyl sulfide) 성분이 갑상샘을 자극하여 회춘을 빠르게 한다.

- 강장의 성약이라 불리는 인삼의 사포닌은 강장 효과가 뛰어나다.

- 오가피는 양위, 류머티즘, 요통, 퇴행성 관절 증후군, 수종, 각기, 타박상, 종창, 종양, 알레르기 등을 다스리는 효과가 있다.

- 구기자는 여행을 떠날 때 먹으면 안 된다는 말이 있을 정도로 회춘제로 많이 쓰인다.

- 자양 강장제로 쓰이는 두충은 정력제로도 효과가 있다.

- 대추는 비타민 C가 많아 부신 피질 호르몬 원료로 쓰이며, 열을 내리고 변비를 없애준다. 또한 기침을 멎게 하며 정력 증강제와 완화 강장제, 장수 비약으로도 쓰인다.

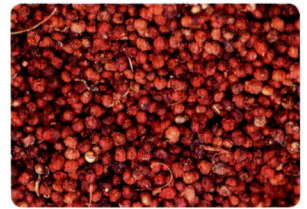
오미자

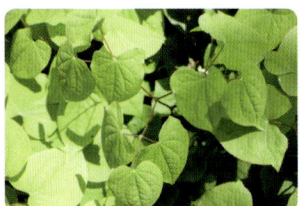
삼지구엽초

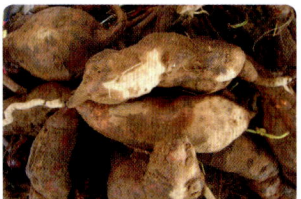
하수오 덩이뿌리

- 자양 강장제로 쓰이는 오미자를 달여 먹으면 폐결핵, 진해 거담, 내분비 호르몬 분비 촉진에 효과가 있다.

- 강장 효과가 있는 당귀는 부인병 예방 효과가 크다.

- 강장과 회춘 효과가 있는 황기를 1일 3~5g씩 달여 먹으면 좋다.

- 강장과 강근골 효과가 있는 삼지구엽초를 달여 마시면 피로 회복과 원기를 돕는다.

- 백발이 까맣게 된다는 하수오 덩이뿌리를 하루에 10~20g씩 달여 마시면 피로 회복과 강장 효과가 높다.

## 09 직장인을 위한 건강식품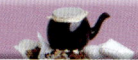

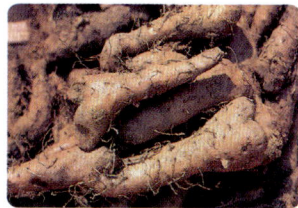
마 뿌리

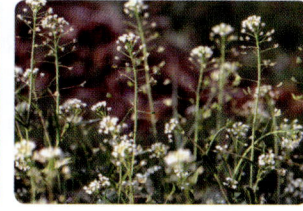
냉이

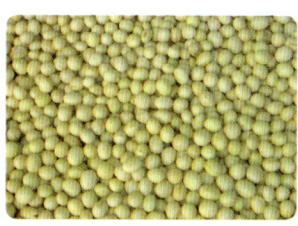
노란콩

- 마는 근육 성장을 돕고 귀와 눈을 밝게 하며, 허리 힘을 키워주고 장을 튼튼하게 하며 기력을 증진시켜주는 효능이 있어 직장인에게 매우 좋은 식품이다.

- 마늘은 비타민 결합과 강장 효과, 보온 효과가 있어 허약 체질이나 위장이 약한 직장인에게는 좋은 식품이다.

- 알칼리성 식물인 냉이에는 단백질과 회분, 칼슘, 철분, 비타민 B군이 특히 많아, 비타민을 보충하고 식욕을 돋운다.

- 단백질과 지방, 당질, 회분, 비타민 A가 많이 포함된 부추 요리는 영양가가 높으며, 독특한 향미로 소화 작용을 돕는다.

- 콩에는 단백질과 지방이 많아 밭에서 나는 고기라고 불린다. 라이신과 아르기닌, 글루타민산 등이 풍부하여 정력 강화와 정자 생성에 도움을 주므로, 커피나 탄산음료보다는 콩으로 만든 두유를 마시는 것이 더 좋다.

## 10 스트레스를 줄여주는 건강식품

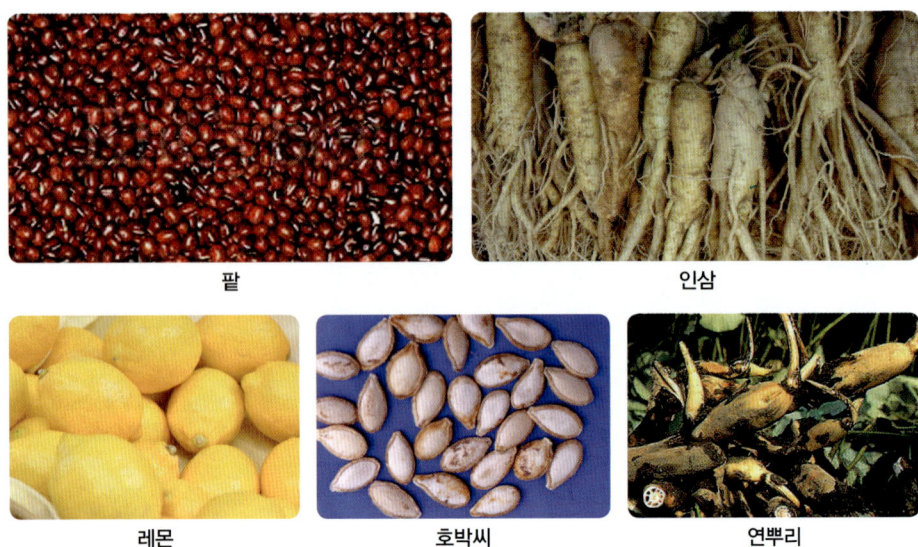

- 쌀밥으로 부족하기 쉬운 비타민 $B_1$이 풍부한 팥은 당질 대사가 잘되어 피로와 스트레스를 감소시켜준다.

- 인삼을 복용하면 물질대사 장애와 세포 증식 감소 등 스트레스 장애에 대한 저항력을 높여준다.

- 비타민 B, 비타민 C와 구연산이 충분한 레몬을 매일 먹으면 향기와 맛이 세포의 활력을 증가시키고 물질대사를 촉진시킨다.

- 호박씨의 높은 열량(550kcal/100g)과 많은 비타민 B군, 레시틴, 불포화 지방 등이 스트레스를 감소시킨다.

- 아스파라긴산, 아르기닌, 티록신, 레시틴, 펙신산 등이 많은 연뿌리나 연밥은 자양 강장, 피로 회복, 정신 안정을 돕고 스트레스를 감소시켜준다.

## 11 정력 증강 식품

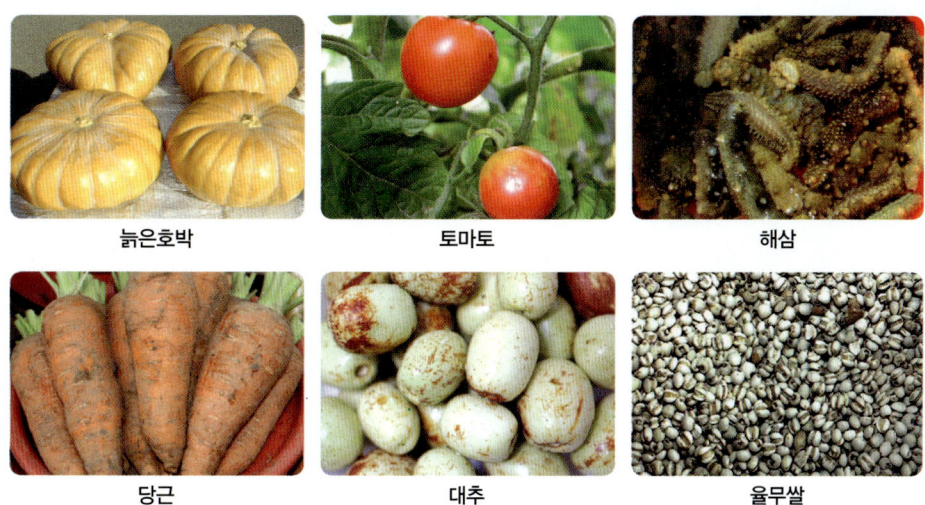

- 비타민 A가 풍부한 동물 간류, 치즈, 호박, 당근, 부추, 달걀과 비타민 C가 많은 귤, 토마토, 딸기, 참외, 양배추, 풋고추 또는 비타민 E가 많은 소맥, 배아 등을 많이 섭취하면 생식 기능 강화와 정력 증강에 효과가 좋다.

- 해삼과 같이 단백질이 풍부하고 소화가 잘되며, 식욕을 돋우고 물질대사를 돕는 해산물이 정력 향상에 효과가 좋다.

- 비타민 A가 많으며, 정자 생성에 도움을 주는 당근은 정력 증강은 물론 불임증 예방에도 효과도 있다.

- 비타민 C가 많아 부신 피질 호르몬 원료로 쓰이는 대추는 정력 증강 효과가 높으며 강장제로도 쓰인다.

- 율무쌀에는 자양 강장 효과가 있어 정력을 증진시키며 이뇨 작용 및 미용 효과도 있다.

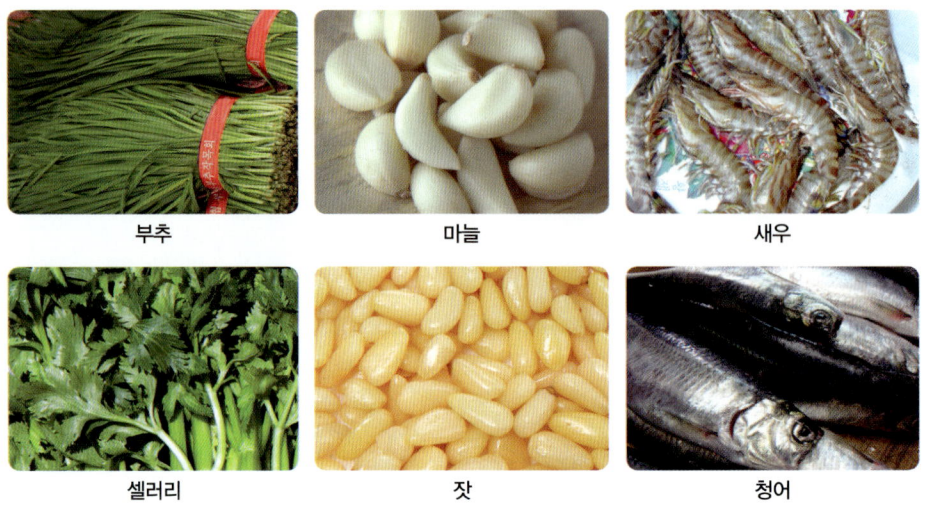

| 부추 | 마늘 | 새우 |
| 셀러리 | 잣 | 청어 |

- 단백질, 지방, 당질, 회분, 비타민 A가 많은 부추는 강장 효과가 있어 장을 튼튼하게 하고, 정력도 향상시킨다.

- 비타민 $B_1$이 풍부한 마늘은 각기 신경통, 피로 회복, 회춘, 정력 증강에 효과가 있다.

- 단백질, 칼슘, 무기질, 비타민이 풍부한 새우는 양기를 왕성하게 하고, 신장을 강화시키며 혈액 순환을 돕는 데 일등 식품이다.

- 독특한 향기가 나고 비타민 B군이 많은 셀러리는 당질 대사와 단백질 대사, 물질대사를 원활하게 하며, 정력을 증강시킨다.

- 비타민 B군과 철분, 인이 많으며, 특히 열량이 100g당 670kcal인 잣은 빈혈과 정력 향상에 효과가 좋다.

- 청어는 생선 중에서 알이 가장 맛이 있으며, 단백질이 풍부하여 보신은 물론 정력 식품으로 잘 알려져 있다.

제7장

병증을 다스리는
약술 담그기

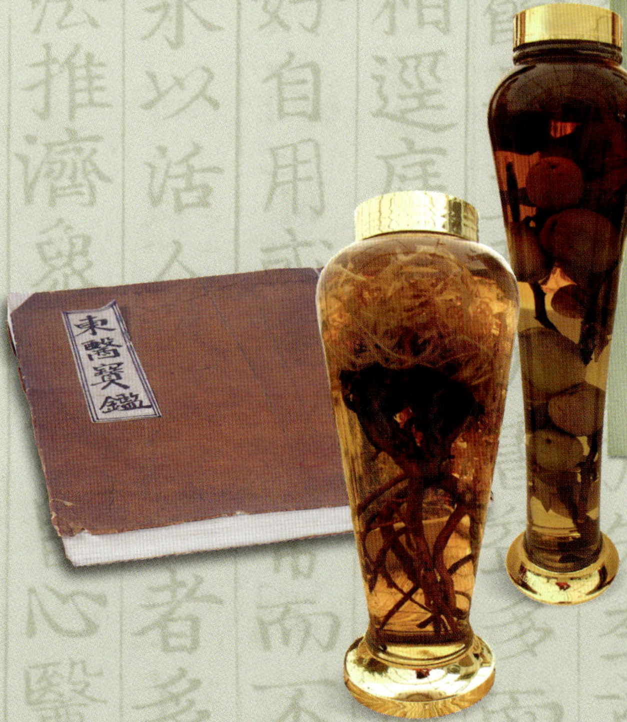

## 약술 담글 때 숙지 사항

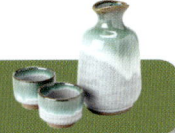

약재·과일을 생으로 먹거나 끓여 먹는 것보다 술을 담가 먹으면 함유된 성분이 3~4배 정도 추출된 것을 음용할 수 있다.

- 약술을 담그는 술 원액의 도수가 높을수록 약리 성분이 잘 추출된다.
- 개인의 기호와 체질에 따라 술 원액 도수를 조절하거나 약술의 양을 조절하여 담글 수 있으며, 약술에 꿀이나 설탕을 가미하여 음용할 수 있다.
- 술을 담근 후 밀봉하여 냉암소에 두었다가 90~120일 정도 지난 후 건더기를 건져내고 다시 서늘하고 그늘진 곳에 보관하여 120일 정도 숙성시킨 후 음용하는 것이 좋다.
- 약술을 담글 때 생것과 말린 것으로 구분해 담그는데, 생것으로 담글 때는 90~120일 정도 두고, 말린 것으로 담글 때에는 120~150일 정도 두었다가 약재 및 건더기를 건져내고 다시 90~120일 정도 숙성시킨 후 음용하는 것이 좋다.
- 생열매를 사용할 경우에는 열매에 수분이 많으므로 도수가 높은 원액을 선택하여야 변질되지 않는다.
- 약술을 담글 때 과핵(씨앗)이 딱딱한 과일, 예를 들어 매실, 살구, 호두, 자두, 은행 등은 90~100일 이상 술을 담가 두면 씨앗에서 유독 물질이 추출되므로

반드시 과일을 건져내고 숙성시킨 후 음용하는 것이 좋다. 딱딱한 씨앗을 제거하고 과육으로만 술을 담그면 유독 물질 추출의 염려 없이 안전하게 술을 담글 수 있다.

- 약술은 정량을 음용하는 게 중요하다. 적정량은 1회에 30~40mL(소주잔 1잔), 하루 1~4회 정도이며, 특히 다른 술과 혼합하여 음용하면 오히려 역효과가 날 수 있으므로 삼가야 한다.

- 술 3L에 약재 300g을 합하면 대략 담금주병 한 병의 양이 나온다. 작은 병에 담그면 넘칠 수 있으므로 약간 큰 병에 담그는 게 좋다. 약술을 담글 때 플라스틱이나 페트병을 사용하면 화학 반응을 일으켜 환경 호르몬이 추출될 수 있으므로 유리병 또는 사기그릇에 담그는 것이 좋다.

- 약술 원액의 도수는 높은 도수 기준이므로 낮은 도수 원액으로 담그려면 도수에 따라 담그는 기간을 연장하거나 단축하여 음용한다.

  ※ 과실주는 30도 이상의 술 원액으로 담가야 부패를 방지할 수 있다.

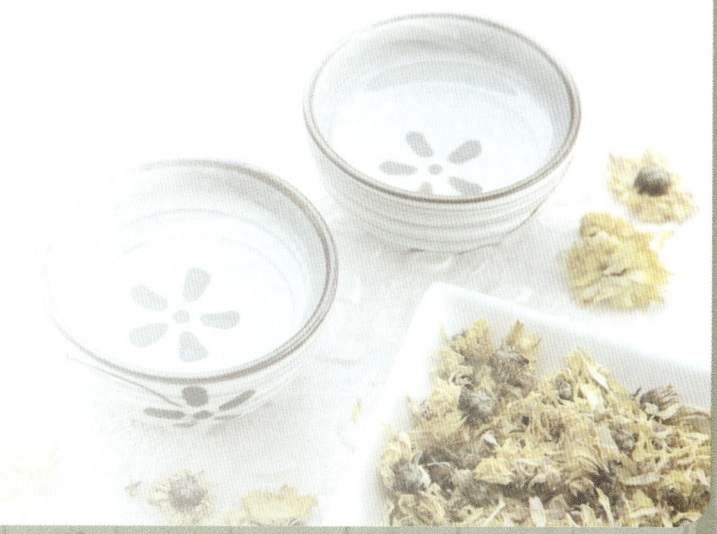

# 01 가시오갈피 酒

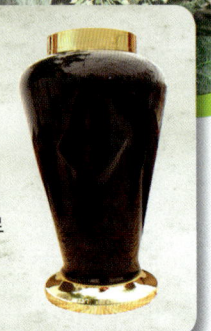

- **이 명** : 가시오갈피나무, 민가시오갈피, 왕가시오갈피, 왕가시오갈피나무, 자화봉(刺花捧), 자노아자(刺老鴉子), 자괴봉(刺拐捧), 자침(刺針)
- **성질과 맛** : 성질이 따뜻하며, 맛은 맵고 쓰다.
- **음 용 법** : 기호와 식성에 따라 꿀, 설탕을 가미하여 음용할 수 있다.
- **사용부위** : 약효가 있는 줄기껍질 또는 뿌리껍질을 주로 사용한다.
- **주의사항** : 본 약술을 음용하는 동안에 가려야 하는 음식은 없다. 치유되는 대로 음용을 중단하며, 장기간 과용하지 않는 것이 좋다.

## 약술 담그는 방법

❶ 뿌리껍질은 진액이 뿌리로 내려오는 가을 이후부터 이듬해 봄 새싹이 나기 전까지가 채취 적기이다. 줄기껍질은 진액이 올라가기 전 봄이나 초여름이 채취 적기이다. 재료별로 적합한 시기에 채취하여 생으로 사용하거나 껍질을 벗겨서 말려 사용한다.

❷ 생으로 사용할 경우에는 230~250g, 말린 것을 사용할 경우에는 150~200g을 소주 약 3.8~4L에 넣고 밀봉하여 햇볕이 들지 않는 서늘한 곳에 보관한다.

❸ 4~6개월 정도 침출한 다음 건더기를 걸러내고 2~3개월 더 숙성하면 향과 맛이 훨씬 더 부드러워져 마시기 편하다.

## 적용 병증

❶ **인후염** : 목이 붓고 통증이 있는 증상을 말한다. 1회 30mL를 1일 1~2회씩, 10~12일 정도 음용한다.

❷ **간염** : 간세포가 파괴되어 일어나는 증상을 말한다. 1회 30mL를 1일 1~2회씩, 20~30일 정도 음용한다.

❸ **혈담** : 가래에 피가 섞여 나오는 증상을 말한다. 심하면 가슴이 아프고 답답하며 무언가가 가슴 이리저리로 뭉쳐 다니는 것처럼 느껴진다. 1회 30mL를 1일 1~2회씩, 10~15일 정도 음용한다.

❹ **기타 질환** : 진통, 항염, 항암, 면역 증강, 강심, 고혈압, 각기병, 관절염, 근골위약, 동통, 신경통, 음위증에 효과가 있다.

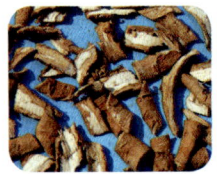
가시오갈피 뿌리껍질 약재

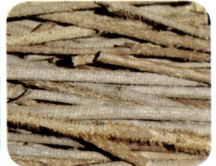
가시오갈피 줄기 약재

# 02 개다래나무酒

- **이 명** : 개다래, 묵다래나무, 말다래, 쥐다래나무, 개다래덩굴, 천료(天蓼), 등천료(藤天蓼), 천료목(天蓼木)
- **성질과 맛** : 성질이 따뜻하며, 맛은 맵고 쓰다(독이 조금 있음).
- **음 용 법** : 기호와 식성에 따라 꿀, 설탕을 가미하여 음용할 수 있다.
- **사용부위** : 약효는 열매에 있으므로 주로 가을에 채취하여 술을 담근다. 대개 생으로 사용하는데 말린 것도 사용할 수 있다.
- **주의사항** : 본 약술을 음용하는 동안에 가려야 하는 음식은 없다. 치유되는 대로 음용을 중단하며, 장기간 과용하지 않는 것이 좋다.

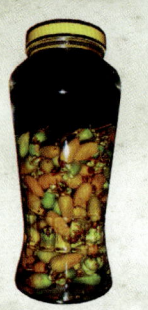

## 약술 담그는 방법

❶ 생열매를 사용할 경우에는 250~300g, 말린 열매를 사용할 경우에는 150~200g을 소주 3.8~4L에 넣고 밀봉하여 햇볕이 들지 않는 서늘한 곳에 보관한다.

❷ 4개월 정도 침출시킨 다음 건더기는 걸러내고 음용하며, 건더기를 걸러낸 후 2~3개월 더 숙성하여 음용하면 향과 맛이 훨씬 더 부드러워져 마시기 편하다.

## 적용 병증

❶ **산통(疝痛)** : 발작성 복통을 일으키는 증상을 말한다. 급성 위염, 신장 결석, 기생충 등의 원인으로 격심한 복통, 두통과 함께 고환이 붓고 아픈 증상이다. 1회 30mL를 1일 1~2회씩, 10~15일 정도 음용한다.

❷ **안면 마비** : 다발성 신경염, 뇌혈관 장애, 수막염, 바이러스 감염 또는 추위로 인해 일어나는 증상을 말한다. 1회 30mL를 1일 1~2회씩, 10~15일 정도 음용한다.

❸ **통기(通氣)** : 자율 신경계 교감 신경을 제대로 순환시키고자 하는 처방으로, 1회 30mL를 1일 1~2회씩, 10~15일 정도 음용한다.

❹ **기타 질환** : 진통, 소염, 강장, 복통, 요통, 통풍, 중풍, 추간판 탈출증, 풍습, 피로 회복에 효과가 있다.

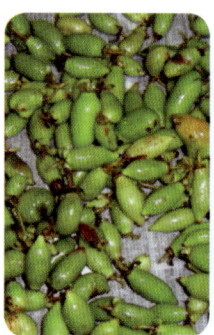

개다래나무 열매

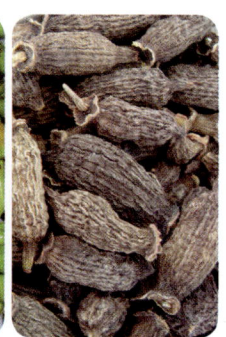

개다래나무 열매 약재

# 03 겨우살이 酒

- **이 명** : 겨우사리, 붉은열매겨우사리, 동청(冬靑), 기생초(寄生草)
- **성질과 맛** : 성질이 평하며, 맛은 달고 쓰다.
- **음 용 법** : 기호와 식성에 따라 꿀, 설탕을 가미하여 음용할 수 있다.
- **사용부위** : 약효는 전체에 있으며, 주로 줄기와 잎을 사용한다.
- **주의사항** : 본 약술을 음용하는 동안에는 오이풀이나 하수오(적하수오) 섭취를 금한다. 치유되는 대로 음용을 중단하며, 장기간 과용하지 않는 것이 좋다.

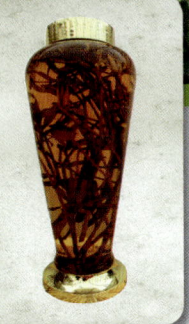

## 약술 담그는 방법

① 11월경부터 이듬해 3월 사이에 줄기와 잎을 채취한 다음 깨끗이 씻어 물기를 제거한 후 생으로 쓰거나 말려서 사용한다.

② 생으로 사용할 경우에는 270~300g, 말린 것을 사용할 경우에는 150~200g을 소주 3.8~4L에 넣고 밀봉하여 햇볕이 들지 않는 서늘한 곳에 보관한다.

③ 6~8개월 정도 침출한 다음 건더기를 걸러내고 음용하며, 건더기를 걸러낸 후 2~3개월 더 숙성하여 음용하면 향과 맛이 훨씬 더 부드러워져 마시기 편하다.

## 적용 병증

① **강장** : 소화 불량, 십이지장 궤양, 위궤양, 위염으로 소화 기관이 좋지 못한 경우에 위와 장을 보호하기 위한 처방이다. 1회 30mL를 1일 1~2회씩, 10~15일 정도 음용한다.

② **신경통** : 신경에 염증이 생겨 신경이 밀려 나면서 통증이 있는 증상을 말한다. 1회 30mL를 1일 1~2회씩, 20~30일 정도 음용한다.

③ **치통** : 치아의 법랑질이 세균에 의해 파괴되고 입안의 음식물이 분해되어 형성된 산의 영향으로 탈피하는 경우이다. 1회 30mL를 1일 1~2회씩, 4~6일 정도 음용한다.

④ **기타 질환** : 항균, 항바이러스, 항염, 항노화, 고혈압, 동맥 경화, 산후 요통, 항암에 효과가 있다.

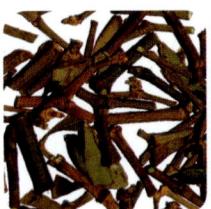
겨우살이 줄기·잎 약재

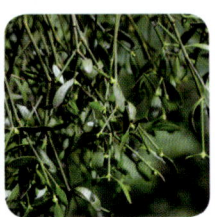
겨우살이

# 04 결명자酒

- **이 명** : 긴강남차, 결명차, 초결명
- **성질과 맛** : 성질이 약간 차며, 맛은 달고 짜고 쓰다.
- **음 용 법** : 기호와 식성에 따라 꿀, 설탕을 가미하여 음용할 수 있다.
- **사용부위** : 약효가 있는 열매를 주로 사용한다. 열매가 없을 경우 잎을 사용할 수도 있다.
- **주의사항** : 본 약술을 음용하는 동안에 가려야 하는 음식은 없다. 치유되는 대로 음용을 중단하며, 장기간 과용하지 않는 것이 좋다.

## 약술 담그는 방법

1. 구입하거나 채취한 열매를 깨끗이 씻어 말린 다음 사용한다.
2. 말린 열매 또는 잎 200~250g을 소주 3.8~4L에 넣고 밀봉하여 햇볕이 들지 않는 서늘한 곳에 보관한다.
3. 열매는 2~3개월, 잎은 1~2개월 정도 침출한 다음 건더기를 걸러내고 음용하며, 2~3개월 더 숙성하여 음용하면 향과 맛이 훨씬 더 부드러워져 마시기 편하다.

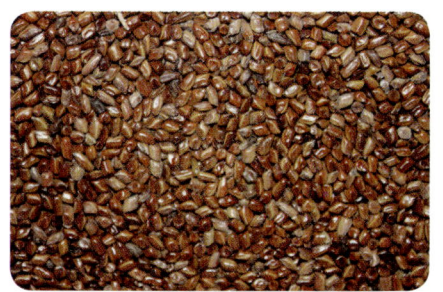

결명 씨(결명자)

## 적용 병증

1. **늑막염** : 흉곽막에 염증이 생겨 늑막에 삼출액이 고인 상태를 말한다. 헛기침, 식욕부진, 두통, 재채기, 딸꾹질과 늑골 부위에 통증이 온다. 1회 30mL를 1일 1~2회씩, 15~20일 정도 음용한다.
2. **담석증** : 담낭에 결석이 생겨 심한 통증이 오는 경우이며 구토, 오한, 변비와 경련, 허탈 증세가 생긴다. 1회 30mL를 1일 1~2회씩, 25~30일 정도 음용한다.
3. **눈망울이 아플 때** : 안질환으로 인하여 수정체나 흰자위의 눈망울에 통증이 오는 경우이다. 1회 30mL를 1일 1~2회씩, 15~20일 정도 음용한다.
4. **기타 질환** : 고혈압, 항균, 간염, 간경변, 변비, 위장병, 두통, 풍열, 명목, 야맹증, 정수고갈, 홍안에 효과가 있다.

# 05 구기자酒

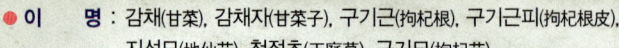

- **이 명** : 감채(甘菜), 감채자(甘菜子), 구기근(拘杞根), 구기근피(拘杞根皮), 지선묘(地仙苗), 천정초(天庭草), 구기묘(拘杞苗)
- **성질과 맛** : 성질이 차며(평하다고도 함), 맛은 달고 맵다.
- **음 용 법** : 기호와 식성에 따라 꿀, 설탕을 가미하여 음용할 수 있다.
- **사용부위** : 약효는 열매, 줄기, 뿌리에 있으므로 주로 열매, 줄기, 뿌리를 사용한다. 뿌리는 껍질(지골피, 地骨皮)을 사용한다.
- **주의사항** : 본 약술을 음용하는 동안에 가려야 하는 음식은 없다. 치유되는 대로 음용을 중단하며, 장기간 과용하지 않는 것이 좋다.

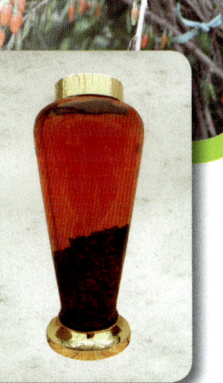

## 약술 담그는 방법

❶ 열매는 씻어 사용하고 줄기나 뿌리는 적당한 크기로 잘라 씻어서 사용한다.

❷ 열매, 줄기, 뿌리를 생으로 사용할 경우에는 250~300g, 말린 것을 사용할 경우에는 100~150g을 소주 3.8L에 넣고 밀봉하여 햇볕이 들지 않는 서늘한 곳에 보관한다.

❸ 3~6개월 정도 침출한 다음 건더기를 걸러내고 음용하며, 건더기를 걸러낸 후 2~3개월 더 숙성하여 음용하면 향과 맛이 훨씬 더 부드러워져 마시기 편하다.

## 적용 병증

❶ **당뇨** : 췌장에서 분비되는 인슐린 부족으로 오는 증상이다. 음나무 술과 함께 음용하면 효과적이다. 1회 30mL를 1일 1~2회씩, 30~40일 정도 음용한다.

❷ **보양** : 남성의 양기와 정신력과 원기를 돋우는 처방이다. 1회 30mL를 1일 1~2회씩, 30~40일 정도 음용한다.

❸ **빈혈** : 혈액 속에 적혈구나 헤모글로빈이 부족하여 어지럼증을 일으키는 증상이다. 1회 30mL를 1일 1~2회씩, 15~20일 정도 음용한다.

❹ **기타 질환** : 고지혈증, 소염, 자양 강장, 강정, 건위, 두통, 불면증, 신경 쇠약, 요실금, 조갈증, 건강 증진, 기억력, 치매에 효과가 있다.

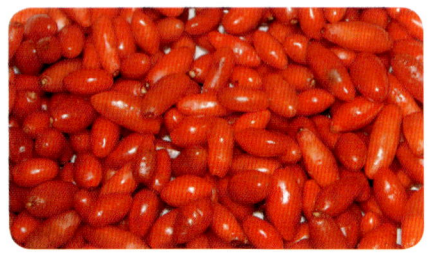

구기자

## 06 궁궁이 酒

- **이 명** : 천궁, 개강활, 제주사약채, 백봉천궁, 토천궁
- **성질과 맛** : 성질이 따뜻하고, 맛은 맵다.
- **음 용 법** : 기호와 식성에 따라 꿀, 설탕을 가미하여 음용할 수 있다.
- **사용부위** : 약효가 있는 뿌리줄기(천궁, 川芎)를 주로 사용한다.
- **주의사항** : 본 약술을 음용하는 동안에 가려야 하는 음식은 없다. 차나 약으로 쓸 때는 찬물에 하룻밤쯤 담가 물이 넘치게 하여 휘발성 정유 물질을 제거한 후에 사용해야 두통을 방지할 수 있다. 치유되는 대로 음용을 중단하며, 장기간 과용하지 않는 것이 좋다.

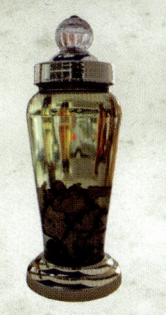

### 약술 담그는 방법

1. 구입하거나 채취한 뿌리줄기를 깨끗이 씻어 말린 다음 잘라서 사용한다.
2. 말린 뿌리줄기 100~150g을 소주 3.8~4L에 넣고 밀봉하여 햇볕이 들지 않는 서늘한 곳에 보관한다.
3. 3~4개월 정도 침출시킨 다음 건더기는 걸러내고 음용하며, 2~3개월 더 숙성하여 음용하면 향과 맛이 훨씬 더 부드러워져 마시기 편하다.

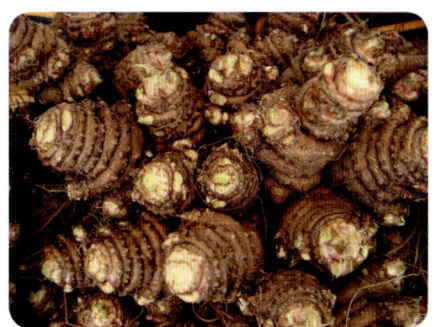

궁궁이 뿌리줄기

### 적용 병증

1. **조갈증(燥渴症)** : 여러 가지 원인으로 목이 말라 물을 자주 마시는 증상을 말한다. 1회 30mL를 1일 1~2회씩, 7~10일 정도 음용한다.
2. **풍한두통(風寒頭痛)** : 찬 데서 자거나 찬바람을 쐬면 일어나는 감기 증세로 맑은 콧물, 발열, 오한, 코막힘 등과 함께 머리가 몹시 아픈 증상을 말한다. 1회 30mL를 1일 1~2회씩, 7~10일 정도 음용한다.
3. **현기증** : 눈앞이 아찔하고 어지러운 증상을 말한다. 1회 30mL를 1일 1~2회씩, 10~15일 정도 음용한다.
4. **기타 질환** : 항암, 두통, 복통, 편두통, 혈전증, 활혈에 효과가 있다.

# 07 꾸지뽕나무酒

- **이　　명** : 구지뽕나무, 굿가시나무, 활뽕나무, 자수(柘樹)
- **성질과 맛** : 성질이 따뜻하며, 맛은 달다.
- **음 용 법** : 기호와 식성에 따라 꿀, 설탕을 가미하여 음용할 수 있다.
- **사용부위** : 약효는 주로 줄기껍질이나 가지(단오 전후의 초봄에 채취), 뿌리(늦가을에 채취)에 있으며 익은 열매도 사용할 수 있다.
- **주의사항** : 본 약술을 음용하는 동안에는 도라지, 복령, 지네, 철 섭취를 금한다. 치유되는 대로 음용을 중단하며, 장기간 과용하지 않는 것이 좋다.

## 약술 담그는 방법

1. 채취한 줄기껍질이나 가지, 뿌리는 깨끗이 씻어 말린 다음 썰어서 사용한다.
2. 말린 줄기껍질이나 가지, 뿌리를 사용할 경우에는 150~200g, 익은 열매를 사용할 경우에는 200~250g을 소주 3.8~4L에 넣고 밀봉하여 햇볕이 들지 않는 서늘한 곳에 보관한다.
3. 줄기껍질이나 가지, 뿌리는 6~8개월, 열매는 1~2개월 정도 침출한 다음 건더기를 걸러내고 음용하며, 건더기를 걸러낸 후 2~3개월 더 숙성하여 음용하면 향과 맛이 훨씬 더 부드러워져 마시기 편하다.

## 적용 병증

1. **생리통** : 생리 전후에 따르는, 주로 아랫배가 심하게 아픈 증상을 총칭하는 말이다. 1회 30mL를 1일 3~4회씩, 2~3일 정도 음용한다.
2. **명목(明目)** : 주로 노화로 눈이 침침하여 사물을 알아보기 힘든 경우에 눈을 밝게 하기 위한 처방이다. 1회 30mL를 1일 2~3회씩, 10~15일 정도 음용한다.
3. **익기(益氣)** : 기력을 보하기 위한 처방이다. 1회 30mL를 1일 2~3회씩, 15~20일 정도 음용한다.
4. **기타 질환** : 소염, 염좌, 항암, 혈관 강화, 강장, 관절통, 요통, 타박상, 해열, 활혈, 아토피 질환에 효과가 있다.

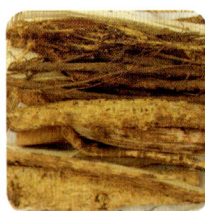
꾸지뽕나무 뿌리 약재

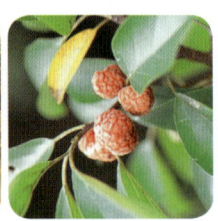
꾸지뽕나무 열매

## 08 대추酒

- **이 명** : 건조(乾棗), 미조(美棗), 양조(量棗), 홍조(紅棗)
- **성질과 맛** : 성질이 따뜻하며, 맛은 맵고 쓰다.
- **음용법** : 기호와 식성에 따라 꿀, 설탕을 가미하여 음용할 수 있다.
- **사용부위** : 약효가 있는 열매(대조, 大棗)를 주로 사용한다.
- **주의사항** : 본 약술을 음용하는 동안에는 대암풀, 뽕나무, 산수유 등의 섭취를 금한다. 치유되는 대로 음용을 중단하며, 장기간 과용하지 않는 것이 좋다.

### 약술 담그는 방법

1. 묵은 대추가 아닌 햇대추를 사용하는 것이 좋다.
2. 생대추를 사용할 경우에는 300~350g, 말린 대추를 사용할 경우에는 200~250g을 소주 3.8~4L에 넣고 밀봉하여 햇볕이 들지 않는 서늘한 곳에 보관한다.
3. 한 달 정도 침출한 후 열매를 건져내고 술만 숙성시켜 음용하거나 씨를 제거하고 술을 담근다. 장기간 두면 씨앗에서 독성이 침출된다.

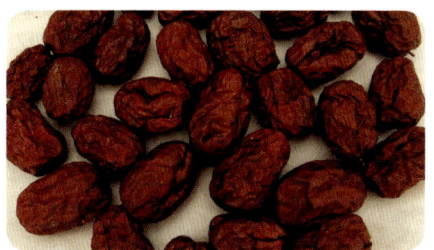

대추나무 열매 약재(대조)

### 적용 병증

1. **불면증** : 질병이나 감정적 흥분, 심신 피로 등으로 인해 잠이 오지 않는 증상을 말한다. 어떤 원인이든 기분 전환이 필요하다. 1회 30mL를 1일 1~2회씩, 12~15일 정도 음용한다.
2. **번갈(煩渴)** : 가슴이 답답하고 병적으로 갈증이 심한 증상을 말한다. 대추주에 생강을 조금 넣어 음용하면 더욱 효과적이다. 1회 30mL를 1일 1~2회씩, 20~25일 정도 음용한다.
3. **흉통(胸痛)** : 밤알 크기로 피가 뭉쳐 다니며 심장과 비장 사이에 통증이 나타나는 증상을 말한다. 1회 30mL를 1일 1~2회씩, 20~25일 정도 음용한다.
4. **기타 질환** : 완화, 수렴, 지혈, 뇌혈관 질환, 진정, 해독, 강장, 강심, 건망증, 견인통, 관절 냉기, 담석증, 사지 동통, 비만증, 신경 쇠약에 효과가 있다.

# 11 마가목酒

- **이 명** : 은빛마가목, 잡화추(雜花楸), 일본화추(日本花楸)
- **성질과 맛** : 성질이 평하며, 맛은 맵고 쓰며 시다. 다른 약술과 혼합하면 독특한 맛과 향이 난다.
- **음 용 법** : 기호와 식성에 따라 꿀, 설탕을 가미하여 음용할 수 있다.
- **사용부위** : 약효가 있는 줄기껍질(정공피, 丁公皮)을 주로 사용하며, 열매도 사용할 수 있다.
- **주의사항** : 본 약술을 음용하는 동안에 가려야 하는 음식은 없다. 치유되는 대로 음용을 중단하며, 장기간 과용하지 않는 것이 좋다.

## 약술 담그는 방법

1. 줄기껍질을 잘게 썰어서 생으로 쓰거나 말려 두고 사용하여도 무방하다. 열매로 술을 담글 경우에는 익은 열매를 말려서 사용하는 것이 좋다.
2. 줄기껍질이나 열매를 생으로 사용할 경우에는 230~250g, 말린 것을 사용할 경우에는 100~150g을 소주 3.8~4L에 넣고 밀봉하여 햇볕이 들지 않는 서늘한 곳에 보관한다.
3. 3~5개월 정도 침출한 다음 음용하며, 건더기를 걸러내고 2~3개월 숙성하여 음용하면 향과 맛이 훨씬 더 부드러워져 마시기 편하다.

## 적용 병증

1. **기관지염** : 기관지에 염증이 난 증상으로 대부분 감기가 그 원인이기에 특히 환절기에 유의해야 한다. 1회 30mL를 1일 1~2회씩, 12~15일 정도 음용한다.
2. **방광염** : 방광 점막에 염증이 생긴 증상으로 소변이 자주 마렵고 약간의 통증이 느껴진다. 1회 30mL를 1일 1~2회씩, 15~20일 정도 음용한다.
3. **진해(鎭咳)** : 독감이나 감기가 아니면서 기침을 계속하는 증상이다. 1회 30mL를 1일 1~2회씩 10~15일 정도, 심하면 15~20일 정도 음용한다.
4. **기타 질환** : 해독, 거풍, 강장, 보혈, 신기 허약, 양모, 조갈증, 폐결핵, 해수에 효과가 있다.

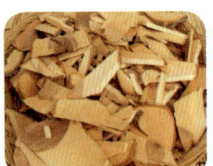

마가목 줄기껍질 약재

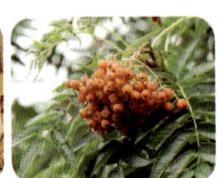

마가목 열매

# 08 대추酒

- **이 명** : 건조(乾棗), 미조(美棗), 양조(量棗), 홍조(紅棗)
- **성질과 맛** : 성질이 따뜻하며, 맛은 맵고 쓰다.
- **음용법** : 기호와 식성에 따라 꿀, 설탕을 가미하여 음용할 수 있다.
- **사용부위** : 약효가 있는 열매(대조, 大棗)를 주로 사용한다.
- **주의사항** : 본 약술을 음용하는 동안에는 대암풀, 뽕나무, 산수유 등의 섭취를 금한다. 치유되는 대로 음용을 중단하며, 장기간 과용하지 않는 것이 좋다.

## 약술 담그는 방법

1. 묵은 대추가 아닌 햇대추를 사용하는 것이 좋다.
2. 생대추를 사용할 경우에는 300~350g, 말린 대추를 사용할 경우에는 200~250g을 소주 3.8~4L에 넣고 밀봉하여 햇볕이 들지 않는 서늘한 곳에 보관한다.
3. 한 달 정도 침출한 후 열매를 건져내고 술만 숙성시켜 음용하거나 씨를 제거하고 술을 담근다. 장기간 두면 씨앗에서 독성이 침출된다.

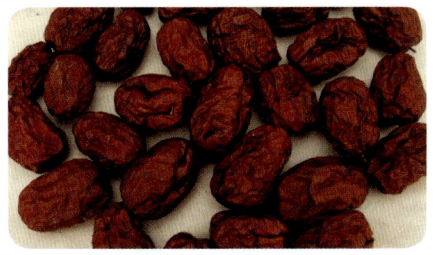

대추나무 열매 약재(대조)

## 적용 병증

1. **불면증** : 질병이나 감정적 흥분, 심신 피로 등으로 인해 잠이 오지 않는 증상을 말한다. 어떤 원인이든 기분 전환이 필요하다. 1회 30mL를 1일 1~2회씩, 12~15일 정도 음용한다.
2. **번갈(煩渴)** : 가슴이 답답하고 병적으로 갈증이 심한 증상을 말한다. 대추주에 생강을 조금 넣어 음용하면 더욱 효과적이다. 1회 30mL를 1일 1~2회씩, 20~25일 정도 음용한다.
3. **흉통(胸痛)** : 밤알 크기로 피가 뭉쳐 다니며 심장과 비장 사이에 통증이 나타나는 증상을 말한다. 1회 30mL를 1일 1~2회씩, 20~25일 정도 음용한다.
4. **기타 질환** : 완화, 수렴, 지혈, 뇌혈관 질환, 진정, 해독, 강장, 강심, 건망증, 견인통, 관절 냉기, 담석증, 사지 동통, 비만증, 신경쇠약에 효과가 있다.

# 09 두릅나무酒

- **이 명** : 참두릅, 드릅나무, 둥근잎두릅, 둥근잎두릅나무
- **성질과 맛** : 성질이 평하고, 맛은 맵다.
- **음 용 법** : 기호와 식성에 따라 꿀, 설탕을 가미하여 음용할 수 있다.
- **사용부위** : 약효는 줄기껍질이나 뿌리껍질에 있으므로 주로 줄기껍질과 뿌리껍질을 사용한다. 3~4월경 이른 봄에 채취한다.
- **주의사항** : 본 약술을 음용하는 동안에 특별히 가려야 하는 음식은 없다. 치유되는 대로 음용을 중단하며, 장기간 과용하지 않는 것이 좋다.

## 약술 담그는 방법

① 채취한 줄기껍질과 뿌리껍질은 썰어서 말려 사용하거나 생으로 사용한다. 가시는 제거하고 사용한다. 잘게 썰거나 쪼개서 사용하면 추출이 빨라진다.

② 생으로 사용할 때는 250~300g, 말린 것을 사용할 때는 100~150g을 소주 3.8~4L에 넣고 밀봉하여 햇볕이 들지 않는 서늘한 곳에 보관한다.

③ 3~5개월 정도 침출한 다음 건더기를 걸러내고 음용하며, 건더기를 걸러낸 후 2~3개월 더 숙성하여 음용하면 향과 맛이 훨씬 더 부드러워져 마시기 편하다.

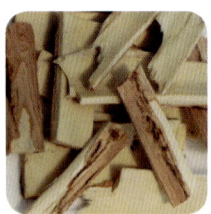
두릅나무 줄기껍질

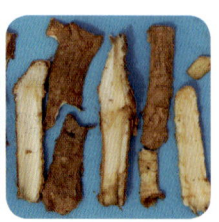
두릅나무 뿌리껍질

## 적용 병증

① **골절번통(骨折煩痛)** : 뼈가 쑤시고 아픈 증상이다. 1회 30mL를 1일 1~2회씩, 15일 정도 음용한다.

② **위경련** : 위장에 심한 통증이 오는 경우로 가슴앓이라고도 한다. 1회 30mL를 1일 1~2회씩, 10~11일 정도, 심하면 20일까지 음용한다.

③ **신기허약(腎氣虛弱)** : 늘 피로하고 일에 대한 의욕이 없으며 권태증이 나는 경우이다. 1회 30mL를 1일 1~2회씩, 15~20일 정도 음용한다.

④ **기타 질환** : 소염, 이뇨, 신장염, 간염, 강장, 건비위, 관절염, 신경 쇠약, 중풍에 효과가 있다.

# 10 두충酒

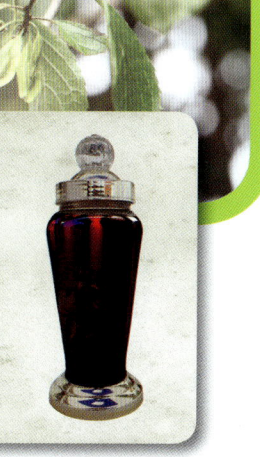

- **이    명** : 두중나무, 목면수(木綿樹), 석사선(石思仙)
- **성질과 맛** : 성질이 따뜻하며, 맛은 달고 약간 맵다.
- **음 용 법** : 기호와 식성에 따라 꿀, 설탕을 가미하여 음용할 수 있다.
- **사용부위** : 약효가 있는 15년 이상 된 줄기껍질을 주로 사용한다.
- **주의사항** : 본 약술을 음용하는 동안에 가려야 하는 음식은 없다. 단, 신기허약자는 음용을 금한다. 치유되는 대로 음용을 중단하며, 장기간 과용하지 않는 것이 좋다.

## 약술 담그는 방법

❶ 채취한 줄기껍질을 씻은 후 겉껍질을 제거하고 속껍질을 사용한다. 생으로 사용하거나 말려서 사용하는데, 껍질을 잘게 자른 다음 덖어서 사용한다.

❷ 생으로 사용할 경우에는 250~300g, 말린 것을 사용할 경우에는 150~200g을 소주 3.8~4L에 넣고 밀봉하여 햇볕이 들지 않는 서늘한 곳에 보관한다.

❸ 3~5개월 정도 침출한 다음 음용하며, 4개월 후에 건더기를 걸러낸 후 2~3개월 숙성시켜 음용하면 매운맛이 줄고 향과 맛이 훨씬 더 부드러워져 마시기 편하다.

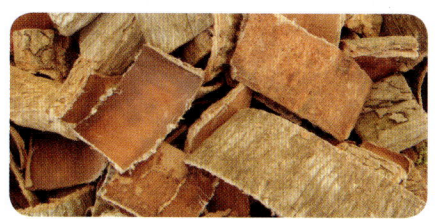

두충 줄기껍질 약재

## 적용 병증

❶ **비출혈(鼻出血)** : 주로 코에서 피가 나오는 증상을 말하며, 육혈(衄血)이라고도 한다. 1회 30mL를 1일 1~2회씩, 8~10일 정도 음용한다.

❷ **보신** : 몸의 기력이 약하고 허한 경우의 처방이다. 1회 30mL를 1일 1~2회씩, 20~30일 정도 음용한다.

❸ **근골위약(筋骨萎弱)** : 몸 안에 열이 생겨 담즙이 지나치게 많이 나와 입이 쓰고 힘줄이 당기는 증상이다. 1회 30mL를 1일 1~2회씩, 15~20일 정도 음용한다.

❹ **기타 질환** : 보신, 요통, 이뇨, 가려움증, 관절염, 근골통, 근육통, 보간, 복통, 소변 불통, 신경통에 효과가 있다.

# 11 마가목酒

- **이 명** : 은빛마가목, 잡화추(雜花楸), 일본화추(日本花楸)
- **성질과 맛** : 성질이 평하며, 맛은 맵고 쓰며 시다. 다른 약술과 혼합하면 독특한 맛과 향이 난다.
- **음 용 법** : 기호와 식성에 따라 꿀, 설탕을 가미하여 음용할 수 있다.
- **사용부위** : 약효가 있는 줄기껍질(정공피, 丁公皮)을 주로 사용하며, 열매도 사용할 수 있다.
- **주의사항** : 본 약술을 음용하는 동안에 가려야 하는 음식은 없다. 치유되는 대로 음용을 중단하며, 장기간 과용하지 않는 것이 좋다.

## 약술 담그는 방법

1. 줄기껍질을 잘게 썰어서 생으로 쓰거나 말려 두고 사용하여도 무방하다. 열매로 술을 담글 경우에는 익은 열매를 말려서 사용하는 것이 좋다.
2. 줄기껍질이나 열매를 생으로 사용할 경우에는 230~250g, 말린 것을 사용할 경우에는 100~150g을 소주 3.8~4L에 넣고 밀봉하여 햇볕이 들지 않는 서늘한 곳에 보관한다.
3. 3~5개월 정도 침출한 다음 음용하며, 건더기를 걸러내고 2~3개월 숙성하여 음용하면 향과 맛이 훨씬 더 부드러워져 마시기 편하다.

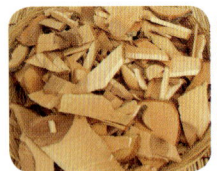
마가목 줄기껍질 약재    마가목 열매

## 적용 병증

1. **기관지염** : 기관지에 염증이 난 증상으로 대부분 감기가 그 원인이기에 특히 환절기에 유의해야 한다. 1회 30mL를 1일 1~2회씩, 12~15일 정도 음용한다.
2. **방광염** : 방광 점막에 염증이 생긴 증상으로 소변이 자주 마렵고 약간의 통증이 느껴진다. 1회 30mL를 1일 1~2회씩, 15~20일 정도 음용한다.
3. **진해(鎭咳)** : 독감이나 감기가 아니면서 기침을 계속하는 증상이다. 1회 30mL를 1일 1~2회씩 10~15일 정도, 심하면 15~20일 정도 음용한다.
4. **기타 질환** : 해독, 거풍, 강장, 보혈, 신기 허약, 양모, 조갈증, 폐결핵, 해수에 효과가 있다.

# 12 맥문동酒

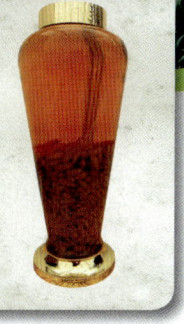

- **이  명** : 알꽃맥문동, 넓은잎맥문동, 맥동(麥冬), 문동(門冬)
- **성질과 맛** : 성질이 차며, 맛은 달고 약간 쓰다.
- **음 용 법** : 기호와 식성에 따라 꿀, 설탕을 가미하여 음용할 수 있다. 단, 1년 이상 보관할 경우에는 당류를 가미하지 않는다.
- **사용부위** : 약효가 있는 덩이뿌리(맥문동, 麥門冬)를 주로 사용한다.
- **주의사항** : 본 약술을 음용하는 동안에는 오이풀, 무, 마늘, 파 섭취를 금한다. 심을 제거하고 사용한다. 치유되는 대로 음용을 중단하며, 장기간 과용하지 않는 것이 좋다.

## 약술 담그는 방법

① 채취하거나 구입한 것을 깨끗이 씻어 말린 후 사용한다.

② 말린 덩이뿌리 150~200g을 소주 3.8~4L에 넣고 밀봉하여 햇볕이 들지 않는 서늘한 곳에 보관한다.

③ 6개월 정도 침출한 다음 건더기는 걸러내고 음용하며, 2~3개월 더 숙성하여 음용하면 향과 맛이 훨씬 더 부드러워져 마시기 편하다.

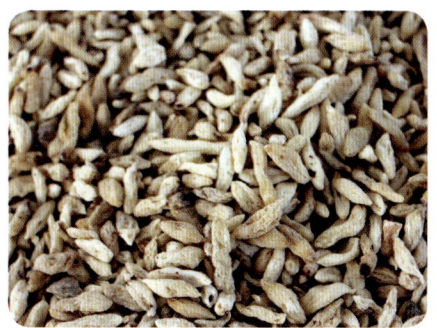

맥문동 덩이뿌리 약재

## 적용 병증

① **자궁 발육 부전** : 여성의 생식 기관인 자궁관이 자라며 제 기능을 수행하지 못하는 증상을 말한다. 1회 30mL를 1일 1~2회씩, 30~35일 정도 음용한다.

② **불면증** : 대뇌가 지나치게 흥분하거나 신경 쇠약, 심신 피로 등으로 잠을 이루지 못하는 증상을 말한다. 1회 30mL를 1일 2~3회씩, 10~15일 정도 음용한다.

③ **신경 과민** : 사소한 자극에도 예민한 반응을 보이는 신경 계통의 불안정한 상태를 말한다. 1회 30mL를 1일 1~3회씩, 15~25일 정도 음용한다.

④ **기타 질환** : 진정, 당뇨, 항균, 소갈, 토혈, 객혈, 번열, 항염, 중풍, 강심, 거담, 구갈증, 기관지염, 변비, 심장병, 음위증에 효과가 있다.

# 13 배암차즈기酒

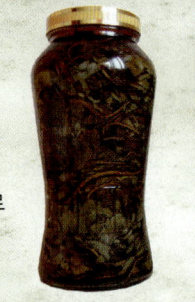

- **이 명** : 배암차즈키, 뱀차조기, 배암배추, 뱀배추, 곰보배추
- **성질과 맛** : 성질이 시원하고 맛은 맵다.
- **음 용 법** : 기호와 식성에 따라 꿀, 설탕을 가미하여 음용할 수 있다.
- **사용부위** : 약효가 있는 전초(여지초, 荔枝草)나 뿌리(여지초근, 荔枝草根)를 주로 사용한다. 방향성(芳香性)이 있다.
- **주의사항** : 본 약술을 음용하는 동안에 가려야 하는 음식은 없다. 치유되는 대로 음용을 중단하며, 장기간 과용하지 않는 것이 좋다.

## 약술 담그는 방법

① 전초나 뿌리를 채취하여 깨끗이 씻어 전초는 생으로, 뿌리는 말린 다음 적당한 크기로 잘라서 사용한다.

② 생전초를 사용할 경우에는 200~250g, 말린 뿌리를 사용할 경우에는 100~150g을 소주 3.8~4L에 넣고 밀봉하여 햇볕이 들지 않는 서늘한 곳에 보관한다.

③ 전초는 3개월, 뿌리는 6개월 정도 침출시킨 다음 건더기를 걸러내고 음용하며, 2~3개월 더 숙성하여 음용하면 향과 맛이 훨씬 더 부드러워져 마시기 편하다.

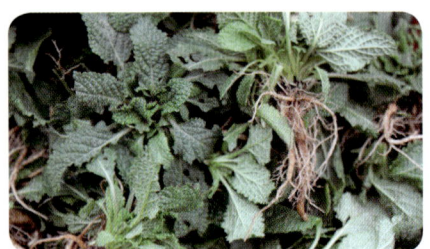

배암차즈기 전초(여지초)

## 적용 병증

① **기관지염** : 기관지에 염증을 일으키는 증상을 말하며 감기가 원인이 될 수도 있다. 1회 30mL를 1일 2~3회씩, 7~10일 정도 음용한다.

② **폐렴** : 폐렴균이 침입하여 폐에 생긴 염증을 말한다. 1회 30mL를 1일 2~3회씩, 10~15일 정도 음용한다.

③ **토혈** : 소화 기관의 질환에 의해 입으로 피를 토하는 증상을 말한다. 1회 30mL를 1일 2~3회씩, 5~7일 정도 음용한다.

④ **기타 질환** : 진해, 거담, 해독, 살충, 인후종통, 종기, 동맥 경화증, 항염, 항산화, 각혈, 건위, 고혈압, 자양 강장, 정력 증진, 폐기 보호, 흥분 작용에 효과가 있다.

# 14 보리수酒

- **이  명** : 볼네나무, 보리장나무, 보리화주나무, 보리똥나무, 산보리수나무
- **성질과 맛** : 성질이 시원하며, 맛은 달고 쓰고 시다.
- **음 용 법** : 기호와 식성에 따라 꿀, 설탕을 가미하여 음용할 수 있다.
- **사용부위** : 약효가 있는 익은 열매(호퇴자, 胡頹子)를 주로 사용한다.
- **주의사항** : 본 약술을 음용하는 동안에 가려야 하는 음식은 없다. 20일 이상 장기간 음용해도 무방하다. 생열매를 사용하므로 도수가 높은 술로 담가야 부패하지 않는다.

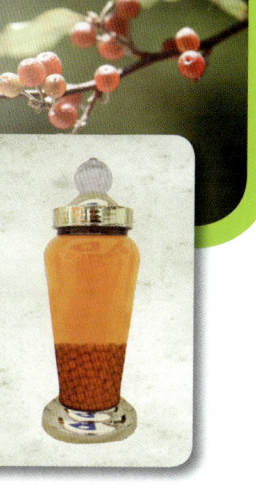

## 약술 담그는 방법

1. 익은 열매를 채취하여 깨끗이 씻어 물기를 제거한 다음 생으로 사용한다.
2. 생열매 250~300g을 소주 3.8~4L에 넣고 밀봉하여 햇볕이 들지 않는 서늘한 곳에 보관한다.
3. 5개월 정도 침출한 다음 건더기를 걸러내고 음용하며, 2~3개월 더 숙성하여 음용하면 향과 맛이 훨씬 더 부드러워져 마시기 편하다.

## 적용 병증

1. **대하증** : 여성의 분비물이 많아져 붉은색, 흰색, 무색 등의 대하가 질 밖으로 흐르는 증상을 말한다. 1회 30mL를 1일 2~3회씩, 7~10일 정도 음용한다.
2. **복통** : 장에 장애가 일어나서 통증이 오는 경우이다. 1회 30mL를 1일 3~4회씩, 8~10일 정도 음용한다.
3. **기타 질환** : 청열, 해수, 붕루, 이질, 설사, 이뇨, 자양 강장, 출혈 등에 효과가 있다.

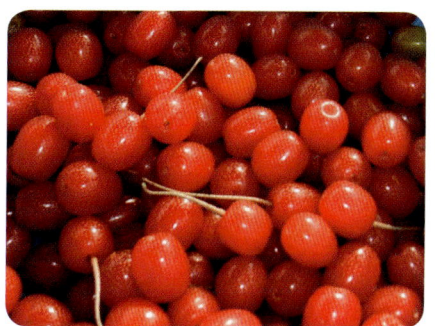

보리수

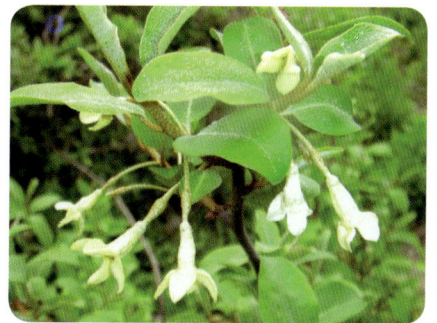

보리수나무 꽃과 잎

# 15. 산당화(명자)酒

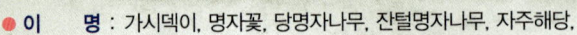

- **이　　　명** : 가시덱이, 명자꽃, 당명자나무, 잔털명자나무, 자주해당, 첩경해당(貼梗海棠), 백해당(白海棠), 명자나무
- **성질과 맛** : 성질이 따뜻하며, 맛은 시고 떫다.
- **음 용 법** : 기호와 식성에 따라 꿀, 설탕을 가미하여 음용할 수 있다.
- **사용부위** : 약효가 있는 열매를 주로 사용한다.
- **주의사항** : 본 약술을 음용하는 동안에 가려야 하는 음식은 없다. 치유되는 대로 음용을 중단하며, 장기간 과용하지 않는 것이 좋다.

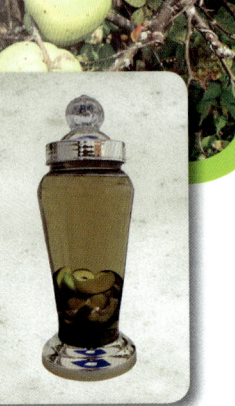

## 약술 담그는 방법

1. 가을(9~10월)에 익은 열매를 채취한다. 채취한 열매는 깨끗이 씻어 물기를 제거한 다음 작은 것은 반으로, 큰 것은 사등분으로 잘라서 사용한다.
2. 열매를 생으로 사용할 경우에는 250~300g, 말린 것을 사용할 경우에는 100~150g을 소주 3.8~4L에 넣고 밀봉하여 햇볕이 들지 않는 서늘한 곳에 보관한다.
3. 2~3개월 정도 침출한 다음 건더기를 걸러내고 음용하며, 2~3개월 더 숙성하여 음용하면 향과 맛이 훨씬 더 부드러워져 마시기 편하다.

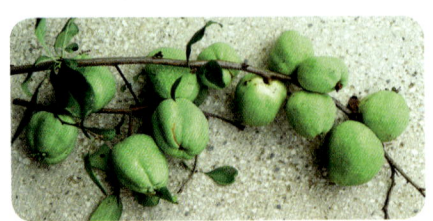

산당화 열매

## 적용 병증

1. **곽란(癨亂)** : 주로 여름철에 음식을 잘못 먹고 체해서 토하거나 설사를 하게 되는 급성 위장병이다. 1회 30mL를 1일 1~2회씩, 5~7일 정도 음용한다.
2. **장염** : 이급후중(裏急後重)이나 만성 장염을 통틀어 장염이라 한다. 주로 설사가 심한 경우이다. 1회 30mL를 1일 2~3회씩, 12~15일 정도 음용한다.
3. **장출혈** : 장에서 나는 출혈로 변의 색깔이 검다. 장암이나 십이지장 궤양도 같은 색의 변을 본다. 1회 30mL를 1일 1~2회씩, 15~20일 정도 음용한다.
4. **기타 질환** : 근육 경련, 보간, 건위, 위염, 복통, 설사, 피로 회복, 해수에 효과가 있다.

# 16 산사酒

- **이 명** : 아가위나무, 아그배나무, 찔구배나무, 질배나무, 동배, 애광나무, 양구자(羊仇子)
- **성질과 맛** : 성질이 약간 따뜻하며, 맛은 달고 시다.
- **음 용 법** : 기호와 식성에 따라 꿀, 설탕을 가미하여 음용할 수 있다.
- **사용부위** : 약효가 있는 익은 열매(산사, 山楂)를 주로 사용한다. 방향성이 있다.
- **주의사항** : 비위 허약자나 입안에 병이 있는 사람은 음용하지 않는다. 벚잎꽃사과를 산사 대용품으로 사용하지 않도록 주의한다.

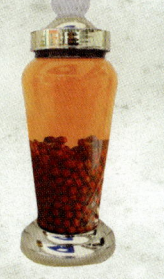

## 약술 담그는 방법

1. 9~10월에 익은 열매를 채취하여 깨끗이 씻어 물기를 제거한 다음 사용한다.
2. 익은 생열매 250~300g을 소주 3.8~4L에 넣고 밀봉하여 햇볕이 들지 않는 서늘한 곳에 보관한다.
3. 6개월 정도 침출한 다음 건더기를 걸러내고 음용하며, 2~3개월 더 숙성하여 음용하면 향과 맛이 훨씬 더 부드러워져 마시기 편하다.

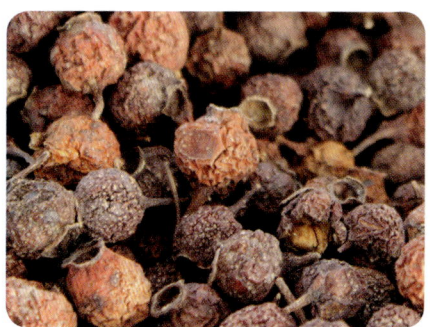

산사나무 열매 약재(산사)

## 적용 병증

1. **장출혈** : 장에서 나는 출혈로 변의 색깔이 검다. 장암이나 십이지장 궤양도 같은 색의 변을 본다. 1회 30mL를 1일 2~3회씩, 10~15일 정도 음용한다.
2. **위팽만(胃膨滿)** : 위가 점점 부풀어 오르는 증세를 말한다. 배 속은 비어 있는데 배는 팽팽하게 붓는다. 1회 30mL를 1일 2~3회씩, 10~15일 정도 음용한다.
3. **건위(健胃)** : 위가 약하여 소화가 잘 안 될 때 위를 튼튼하게 하는 처방이다. 1회 30mL를 1일 2~3회씩, 7~10일 정도 음용한다.
4. **기타 질환** : 항균, 건망증, 어혈, 요통, 복통, 설사, 소화 불량, 식욕 부진, 위염, 장염에 효과가 있다. 특히 고기 먹고 체하는 것을 방지하는 효능이 있어 고기 요리에 첨가하면 좋다.

# 17 산약酒

- **이　　명** : 산우(山芋), 서여
- **성질과 맛** : 성질이 평하고, 맛은 달다.
- **음 용 법** : 기호와 식성에 따라 꿀, 설탕을 가미하여 음용할 수 있다.
- **사용부위** : 약효가 있는 뿌리줄기(산약, 山藥)를 주로 사용한다.
- **주의사항** : 본 약술을 음용하는 동안에 가려야 하는 음식은 없다. 치유되는 대로 음용을 중단하며, 장기간 과용하지 않는 것이 좋다.

## 약술 담그는 방법

❶ 생마를 쓰는 것이 좋다. 깨끗이 씻어 그늘에서 물기를 제거한 다음 적당한 크기로 썰어서 사용한다.

❷ 생마는 300~350g, 말린 마는 100~200g을 소주 3.8~4L에 넣고 밀봉하여 햇볕이 들지 않는 서늘한 곳에 보관한다.

❸ 6개월 정도 침출한 다음 건더기를 걸러내고 음용한다. 건더기를 걸러낸 후 2~3개월 더 숙성하여 음용하면 향과 맛이 훨씬 더 부드러워져 마시기 편하다.

## 적용 병증

❶ **신기허약(腎氣虛弱)** : 기력이 약해져 항상 피로를 느끼며 신기의 원기가 부족한 증세이다. 1회 30mL를 1일 1~2회씩, 20~25일 정도 음용한다.

❷ **다뇨증** : 평소보다 더 많은 양의 소변이 배출되는 경우를 말한다. 1회 30mL를 1일 1~2회씩, 15~20일 정도 음용한다.

❸ **사지구련(四肢拘攣)** : 팔다리를 마음대로 움직이지 못하는 증상을 말한다. 1회 30mL를 1일 1~2회씩, 20~25일 정도 음용한다.

❹ **기타 질환** : 자양 강장, 보신, 익정, 식욕 부진, 소화성 궤양, 위산 과다 억제, 근골통, 기억력 감퇴, 유정증, 정력 증진, 폐기 보호에 효과가 있다.

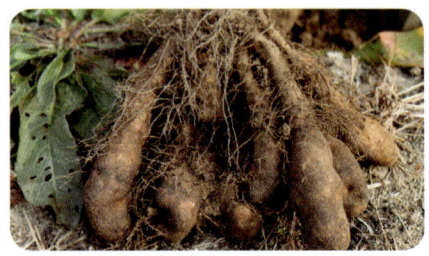

마 생뿌리

# 18 쇠무릎酒

- **이　　명** : 우경(牛莖), 우석(牛夕), 백배(百倍), 접골초(接骨草)
- **성질과 맛** : 성질이 평하며, 맛은 쓰고 시다.
- **음 용 법** : 인삼주와 비슷한 향이 난다. 기호와 식성에 따라 꿀, 설탕을 가미하여 음용할 수 있다.
- **사용부위** : 약효가 있는 뿌리(우슬, 牛膝)를 주로 사용한다.
- **주의사항** : 본 약술을 음용하는 동안에는 하눌타리와 깽깽이풀 섭취를 금한다. 치유되는 대로 음용을 중단하며, 장기간 과용하지 않는 것이 좋다.

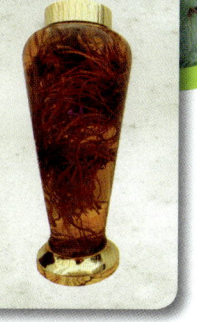

## 약술 담그는 방법

1. 가을에서 이듬해 이른 봄에 뿌리를 채취하여 씻은 다음 노두를 제거하고 사용한다.
2. 생뿌리를 사용할 경우에는 250~300g, 말린 뿌리를 사용할 경우에는 150~200g을 소주 3.8~4L에 넣고 밀봉하여 햇볕이 들지 않는 서늘한 곳에 보관한다.
3. 5~6개월 정도 침출시킨 다음 건더기는 걸러내고 음용하며, 2~3개월 더 숙성하여 음용하면 향과 맛이 훨씬 더 부드러워져 마시기 편하다.

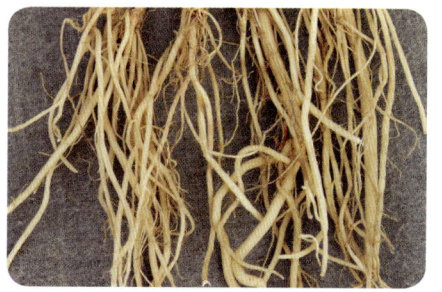

쇠무릎 뿌리(우슬)

## 적용 병증

1. **근골통(筋骨痛)** : 근육이나 뼈의 통증 때문에 몸의 움직임이 불편한 증상을 말한다. 1회 30mL를 1일 1~2회씩, 20~25일 정도 음용한다.
2. **골절번통(骨折煩痛)** : 과거의 타박상으로 인해 뼈마디가 아픈 증상을 말한다. 1회 30mL를 1일 1~2회씩, 15~20일 정도 음용한다.
3. **신경통** : 신경에 염증이 생겨 신경이 밀려나면서 통증이 오는 증상을 말한다. 1회 30mL를 1일 1~2회씩, 20~25일 정도 음용한다.
4. **기타 질환** : 신경통, 항염, 관절염, 근염, 마비 증세, 생리통, 어혈, 혈액 순환에 효과가 있다.

# 19 엉겅퀴酒

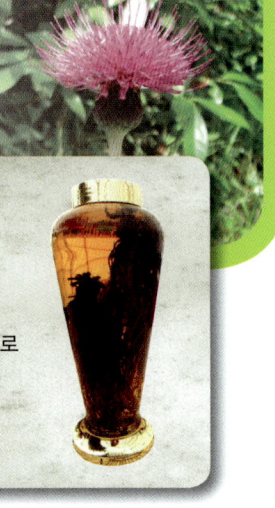

- **이 명** : 가시엉겅퀴, 가시나물, 항가새
- **성질과 맛** : 성질이 시원하며, 맛은 쓰고 달다.
- **음 용 법** : 다른 당류는 가미하지 않는다.
- **사용부위** : 약효가 있는 전초(대계, 大薊)를 모두 사용한다.
- **주의사항** : 본 약술을 음용하는 동안에 가려야 하는 음식은 없다. 치유되는 대로 음용을 중단하며, 장기간 과용하지 않는 것이 좋다.

## 약술 담그는 방법

① 잎·줄기는 개화기에, 뿌리는 가을에서 이듬해 이른 봄에 채취하여 씻은 다음 생으로 사용하거나 햇볕에 말려 적당한 크기로 잘라서 사용한다.

② 생뿌리를 사용할 경우에는 150~200g, 말린 뿌리를 사용할 경우에는 100~150g을 소주 3.8~4L에 넣고 밀봉하여 햇볕이 들지 않는 서늘한 곳에 보관한다.

③ 5~6개월 정도 침출한 다음 건더기를 걸러내고 음용하며, 2~3개월 더 숙성하여 음용하면 향과 맛이 훨씬 더 부드러워져 마시기 편하다.

## 적용 병증

① **보양** : 남성의 양기를 돋우는 것을 말한다. 1회 30mL를 1일 1~2회씩, 20~25일 정도 음용한다.

② **보혈** : 몸을 보하면서 기를 더해주기 위한 처방이다. 1회 30mL를 1일 1~2회씩, 15~20일 정도 음용한다.

③ **위염** : 위의 점막에 염증이 생기는 증상을 말한다. 위가 쓰리고 아프며 소화 기능에 장애가 온다. 1회 30mL를 1일 1~2회씩, 10~15일 정도 음용한다.

④ **기타 질환** : 골다공증, 고혈압, 항균, 어혈, 관절염, 대하증, 부종, 지혈, 신경통, 심근경색, 해열에 효과가 있다.

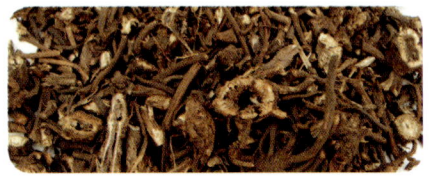

엉겅퀴 뿌리 약재

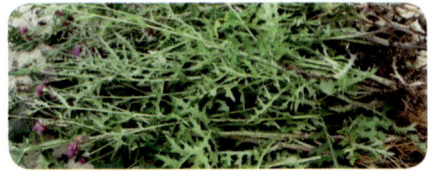

엉겅퀴 전초

# 20 오미자酒

- **이 명** : 개오미자, 오매자(五梅子)
- **성질과 맛** : 성질이 따뜻하며, 맛은 약간 시고 떫고 맵고 쓰고 달다. 향이 짙다.
- **음 용 법** : 기호와 식성에 따라 꿀, 설탕을 가미하여 음용할 수 있다.
- **사용부위** : 약효가 있는 열매(오미자, 五味子)를 주로 사용한다. 방향성이 있다.
- **주의사항** : 장기간 음용해도 이롭지만 폐가 약할 경우 철분 섭취를 금한다.

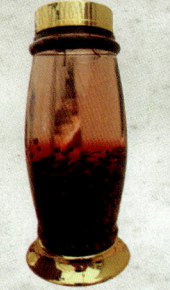

## 약술 담그는 방법

❶ 10~11월에 서리가 내릴 즈음 잘 익은 열매만을 채취하여 햇볕이나 화로에 말린다.

❷ 말린 오미자 150~200g을 소주 3.8~4L에 넣고 밀봉하여 햇볕이 들지 않는 서늘한 곳에 보관한다.

❸ 2~3개월 정도 침출한 다음 건더기를 걸러 내고 음용하며, 2~3개월 더 숙성하여 음용하면 향과 맛이 훨씬 더 부드러워져 마시기 편하다.

## 적용 병증

❶ **피로 회복** : 피로는 신체적 이상의 징후이다. 주로 환절기나 이른 봄에 온몸이 나른하면서 온몸이 아픈 경우의 처방이다. 1회 30mL를 1일 1~2회씩, 20~25일 정도 음용한다.

❷ **주독(酒毒)** : 술에 중독되어 얼굴이 검어지며 붉은 반점이 생기는 경우이다. 술로 인한 위장 장애나 빈혈 등을 예방한다. 1회 30mL를 1일 1~2회씩, 15~20일 정도 음용한다.

❸ **기타 질환** : 자양 강장, 고혈압, 간장병, 뇌 기능 장애, 동맥 경화, 심장 마비, 유정증, 폐기 보호에 효과가 있다.

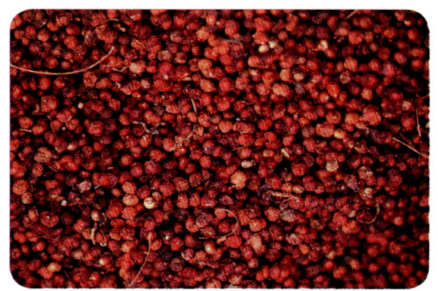

오미자나무 열매 약재(오미자)

# 21 유자酒

- **이 명** : 산유자나무, 향등(香橙), 금구(金球)
- **성질과 맛** : 성질이 시원하며, 맛은 달고 시다.
- **음 용 법** : 기호와 식성에 따라 꿀, 설탕을 가미하여 음용할 수 있다.
- **사용부위** : 약효는 덜 익은 열매껍질(청과피, 靑果皮)에 있으므로 주로 열매껍질을 사용한다. 방향성(芳香性)이 있다.
- **주의사항** : 본 약술을 음용하는 동안에 가려야 하는 음식은 없다. 치유되는 대로 음용을 중단하며, 장기간 과용하지 않는 것이 좋다.

## 약술 담그는 방법

1. 열매를 깨끗이 씻어 껍질을 벗겨 말린 다음 사용한다.
2. 말린 열매껍질 150~200g을 소주 3.8~4L에 넣고 밀봉하여 햇볕이 들지 않는 서늘한 곳에 보관한다.
3. 6개월 정도 침출한 다음 건더기를 걸러내고 음용하며, 건더기를 걸러낸 후 2~3개월 더 숙성하여 음용하면 향과 맛이 훨씬 더 부드러워져 마시기 편하다.

## 적용 병증

1. **구토** : 몸속의 이상으로 헛구역질을 하거나 먹은 음식을 토하는 경우로 격렬한 두통이 따른다. 1회 30mL를 1일 2~3회씩, 9~10일 정도 음용한다.
2. **혈액 순환** : 피의 순환을 돕기 위한 처방이다. 1회 30mL를 1일 2~3회씩, 20~30일 정도 음용한다.
3. **기타 질환** : 뇌혈관 질환, 소화, 요통, 거담, 곽란, 두통, 신경통, 닭고기 먹고 체했을 때, 조갈증, 해독에 효과가 있다.

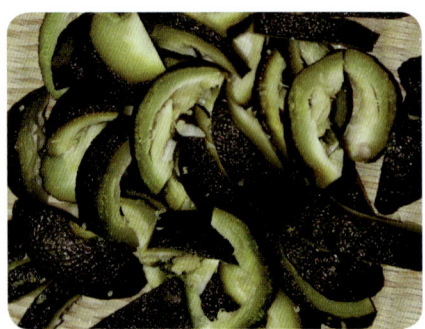

덜 익은 유자 열매껍질

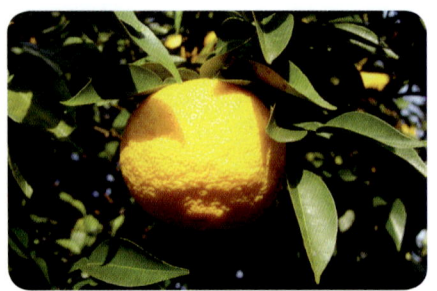

유자

# 22 으름덩굴酒

- **이  명** : 으름, 목통, 통초(通草), 연복자(燕覆子)
- **성질과 맛** : 성질이 평하며(약간 차다고도 함), 맛은 맵고 달다.
- **음 용 법** : 기호와 식성에 따라 꿀, 설탕을 가미하여 음용할 수 있다.
- **사용부위** : 약효가 있는 덩굴줄기(목통, 木通)나 익은 열매(예지자, 預知子)를 주로 사용한다.
- **주의사항** : 본 약술을 음용하는 동안에 가려야 하는 음식은 없다. 단, 임산부는 음용을 금한다. 치유되는 대로 음용을 중단하며, 장기간 과용하지 않는 것이 좋다.

## 약술 담그는 방법

① 채취한 덩굴줄기는 깨끗이 씻어 말리고, 열매는 생으로 사용한다.

② 말린 덩굴줄기를 사용할 경우에는 200~220g, 익은 생열매를 사용할 경우에는 250~270g을 소주 3.8~4L에 넣고 밀봉하여 햇볕이 들지 않는 서늘한 곳에 보관한다.

③ 덩굴줄기는 3~4개월, 익은 생열매는 3개월 정도 침출한 다음 건더기를 걸러내고 음용하거나, 2~3개월 더 숙성하여 음용하면 향과 맛이 훨씬 더 부드러워져 마시기 편하다.

## 적용 병증

① **당뇨** : 췌장에 이상이 생겨 혈액 또는 소변에 당분이 증가되는 증상이다. 1회 30mL를 1일 2~3회씩, 100~180일 정도 음용한다.

② **번열(煩熱)** : 몸에 열이 몹시 나고 가슴이 답답하며 수족이 병적으로 달아오르는 증상이다. 1회 30mL를 1일 3~4회씩, 3~4일 정도 음용한다.

③ **이명증** : 귓속에서 여러 가지 잡음을 느끼는 증세이다. 1회 30mL를 1일 2~3회씩, 15~20일 정도 음용한다.

④ **기타 질환** : 진통, 이뇨, 요통, 거풍, 항암, 관절염, 방광염, 부종, 신경통, 인후 통증, 통풍, 혈액 순환에 효과가 있다.

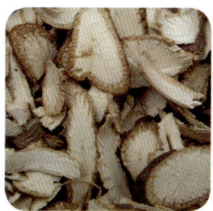
으름덩굴 줄기 약재

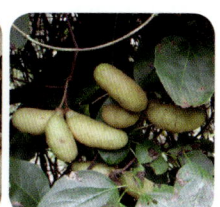
으름덩굴 열매

# 23 익모초酒

- **이 명** : 임모초, 개방아, 충울(充蔚), 익명(益明), 익모(益母)
- **성질과 맛** : 성질이 약간 차며, 맛은 맵고 쓰다.
- **음 용 법** : 기호와 식성에 따라 꿀, 설탕을 가미하여 음용할 수 있다.
- **사용부위** : 약효는 지상부 전초와 종자에 있으며, 주로 전초를 사용한다.
- **주의사항** : 약재를 취급하는 중에 구리나 쇠붙이(철)와의 접촉을 금한다. 본 약술을 음용하는 동안에는 고삼, 복령 섭취를 금하고 폐가 약하거나 폐에 열이 있다면 음용하지 않는다. 치유되는 대로 음용을 중단하며, 장기간 과용하지 않는 것이 좋다.

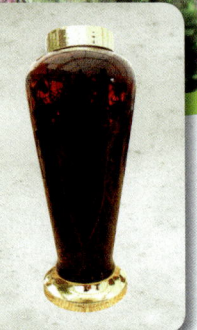

## 약술 담그는 방법

1. 개화기 전후로 줄기와 잎이 무성해질 때 전초를 채취하여 이물질을 제거하고 절단하여 그늘에서 말려 사용한다.
2. 말린 전초 150~200g을 소주 3.8~4L에 넣고 밀봉하여 햇볕이 들지 않는 서늘한 곳에 보관한다.
3. 6개월 정도 침출한 다음 건더기를 걸러내고 음용하며, 2~3개월 더 숙성하여 음용하면 향과 맛이 훨씬 더 부드러워져 마시기 편하다.

## 적용 병증

1. **방광허랭(膀胱虛冷)** : 방광이 튼튼하지 못하고 약하며 냉한 것을 말한다. 1회 30mL를 1일 2~3회씩, 20~25일 정도 음용한다.
2. **두훈(頭暈)** : 머리가 어지럽고 주위가 빙빙 도는 것처럼 느껴지는 증상을 말한다. 1회 30mL를 1일 2~3회씩, 10~15일 정도 음용한다.
3. **추위 탈 때** : 춥지 않은 날씨에 남들보다 몹시 떨리는 경우이다. 1회 30mL를 1일 2~3회씩, 10~15일 정도 음용한다.
4. **기타 질환** : 월경 불순, 어혈 복통, 산후 출혈, 고혈압, 갑상선염, 구토증, 대하증, 산후 복통, 생리통, 신장병(급성)에 효과가 있다.

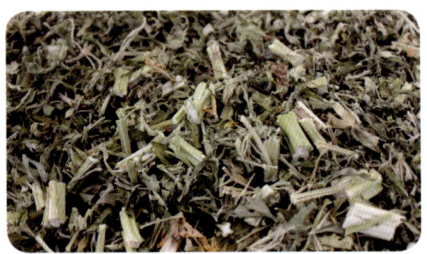

익모초 전초 약재

# 24 작약酒

- **이 명** : 함박꽃, 적작약, 함박초
- **성질과 맛** : 성질이 약간 차며, 맛은 쓰고 시다.
- **음용법** : 다른 당류는 가미하지 않는다.
- **사용부위** : 약효가 있는 뿌리(작약, 芍藥)를 주로 사용한다.
- **주의사항** : 본 약술을 음용하는 동안에는 여로 섭취와 철 접촉을 금한다. 치유되는 대로 음용을 중단하며, 장기간 과용하지 않는 것이 좋다.

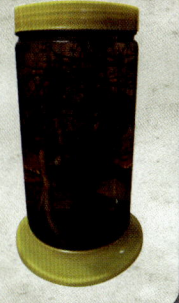

## 약술 담그는 방법

1. 가을에 뿌리를 채취하여 깨끗이 씻은 다음 잔뿌리와 이물질을 제거하고 햇볕에 말려 사용한다.
2. 말린 뿌리 150~200g을 소주 3.8~4L에 넣고 밀봉하여 햇볕이 들지 않는 서늘한 곳에 보관한다.
3. 6개월 정도 침출한 다음 건더기를 걸러내고 음용하며, 2~3개월 더 숙성하여 음용하면 향과 맛이 훨씬 더 부드러워져 마시기 편하다.

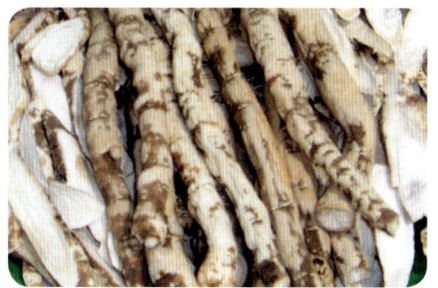

작약 뿌리 약재

## 적용 병증

1. **부인병** : 여성의 생식기에 생기는 질환 및 호르몬에 의한 신체의 이상을 통틀어 일컫는 말이다. 1회 30mL를 1일 2~3회씩, 10~15일 정도 음용한다.
2. **위복통(胃腹痛)** : 비궤양성 소화 장애로 위 식도 역류의 가능성이 크며 위에 통증이 오는 경우이다. 1회 30mL를 1일 2~3회씩, 7~10일 정도 음용한다.
3. **해열** : 질병이나 위장 장애로 인하여 열이 있는 것을 내리기 위한 처방이다. 1회 30mL를 1일 2~3회씩, 5~7일 정도 음용한다.
4. **기타 질환** : 월경 불순, 산후 어혈, 항균, 퇴행성 뇌질환, 간염, 대하증, 보혈, 복통, 진통, 이질, 흉복 동통에 효과가 있다.

# 25 주목酒

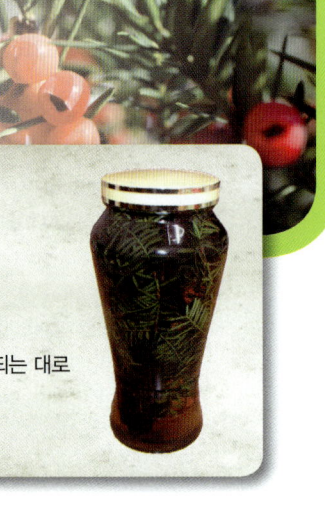

- **이 명** : 화솔나무, 적목, 경목, 노가리나무, 적백송(赤柏松), 동북홍두삼(東北紅豆衫)
- **성질과 맛** : 성질이 시원하며, 맛은 달고 쓰다.
- **음용법** : 다른 당류는 가미할 필요가 없다.
- **사용부위** : 약효가 있는 줄기와 잎(주목, 朱木)을 주로 사용한다.
- **주의사항** : 본 약술을 음용하는 동안에 가려야 하는 음식은 없다. 치유되는 대로 음용을 중단하며, 장기간 과용하지 않는 것이 좋다.

## 약술 담그는 방법

1. 채취한 가지와 잎을 생으로 사용하거나 그늘에 말려서 사용한다.
2. 가지와 잎을 생으로 사용할 경우에는 각각 200~250g, 말린 것을 사용할 경우에는 각각 150~200g씩을 소주 3.8~4L에 넣고 밀봉하여 햇볕이 들지 않는 서늘한 곳에 보관한다.
3. 4~6개월 정도 침출한 다음 건더기를 걸러내고 음용한다. 건더기를 걸러낸 후 2~3개월 더 숙성하여 음용하면 향과 맛이 훨씬 더 부드러워져 마시기 편하다.

## 적용 병증

1. **신장염** : 신장에 염증이 생겨 배뇨가 힘들고 구갈(口渴)이 따르는 질환이다. 얼굴이 검은색을 띠는 것은 신장병 때문에 생식 기능에 장애가 생겨 나타나는 증상이다. 1회 30mL를 1일 1~2회씩, 20~25일 정도 음용한다.
2. **소변 불통(小便不通)** : 소변을 보는 데 불편을 느끼는 증세이다. 1회 30mL를 1일 1~2회씩, 7~10일 정도 음용한다.
3. **암(癌)** : 생체 내에서 세포가 무한 증식하여 악성 종양을 일으키는 병이다. 1회 30mL를 1일 1~2회씩 20~25일, 심하면 1개월 이상 음용한다.
4. **기타 질환** : 자궁암, 난소암, 이뇨, 항염, 항산화, 당뇨병, 성인병, 위암, 조갈증, 통경에 효과가 있다.

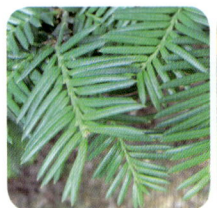

주목 잎     주목 열매

# 26 지치酒

- **이　　명** : 지초, 지추, 자초근(紫草根), 자단(紫丹), 자초용(紫草茸)
- **성질과 맛** : 성질이 차며, 맛은 달고 짜다.
- **음 용 법** : 다른 당류는 가미하지 않는다.
- **사용부위** : 약효가 있는 뿌리(자초, 紫草)나 싹을 주로 사용한다.
- **주의사항** : 본 약술을 음용하는 동안에 가려야 하는 음식은 없다. 치유되는 대로 음용을 중단하며, 장기간 과용하지 않는 것이 좋다.

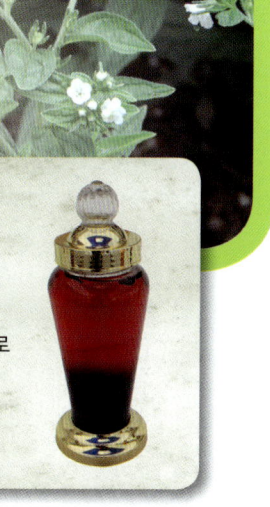

## 약술 담그는 방법

1. 뿌리나 싹을 구하여 뿌리는 깨끗이 씻어 말리고 생싹은 그대로 사용해도 무방하다.
2. 생싹을 사용할 경우에는 250~300g, 말린 뿌리를 사용할 경우에는 150~200g을 소주 3.8~4L에 넣고 밀봉하여 햇볕이 들지 않는 서늘한 곳에 보관한다.
3. 뿌리는 7개월 정도, 싹은 3개월 정도 침출한 다음 건더기를 걸러내고 음용하며, 2~3개월 더 숙성하여 음용하면 향과 맛이 훨씬 더 부드러워져 마시기 편하다.

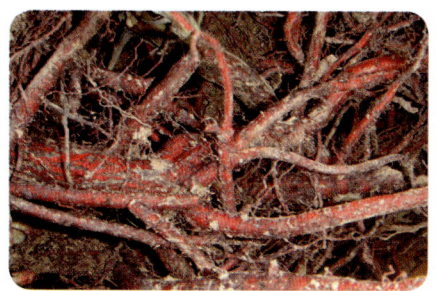

지치 뿌리(자근)

## 적용 병증

1. **두풍(頭風)** : 머리가 늘 아프거나 머리에 부스럼이 나는 증상을 말하며, 백설풍(白屑風)이라고도 한다. 1회 30mL를 1일 2~3회씩, 10~15일 정도 음용한다.
2. **정신 분열증** : 원래 조발성 치매라 불렸으며, 이성과 감정, 의지와의 조화를 잃고 인격의 황폐를 가져오는 증상이다. 1회 30mL를 1일 2~3회씩, 35~45일 정도 음용한다.
3. **요통** : 요부(腰部)의 연부 조직 병변에 의해 생기는 허리 통증이다. 1회 30mL를 1일 2~3회씩, 15~20일 정도 음용한다.
4. **기타 질환** : 항균, 항염, 항종양, 활혈(活血), 변비, 지방간, 단독(丹毒), 화상, 습진, 복통, 부종, 위 팽만증, 해독, 해열, 황달에 효과가 있다.

# 27 칡 酒

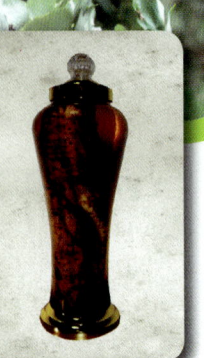

- **이　　명** : 칡, 칡덩불, 칡덩굴, 칡넝쿨, 갈등(葛藤), 갈마(葛麻), 갈자(葛子), 갈화(葛花)
- **성질과 맛** : 성질이 평하며, 맛은 달고 맵다.
- **음 용 법** : 기호와 식성에 따라 꿀, 설탕을 가미하여 음용할 수 있다.
- **사용부위** : 약효는 꽃, 열매, 뿌리(갈근, 葛根), 순 등에 있지만, 주로 뿌리를 사용한다. 약간의 방향성이 있다.
- **주의사항** : 본 약술을 음용하는 동안에 가려야 하는 음식은 없다. 단, 살구씨 섭취를 금한다. 장기간 음용하면 유익하며, 특히 여성에게서 좋은 효과를 볼 수 있다.

## 약술 담그는 방법

1. 뿌리는 생으로 쓰거나 햇볕에 말려서 사용한다.
2. 생뿌리를 사용할 경우에는 300~350g, 말린 뿌리를 사용할 경우에는 200~250g을 각각 소주 3.8~4L에 넣고 밀봉하여 햇볕이 들지 않는 서늘한 곳에 보관한다.
3. 3~4개월 정도 침출한 후 음용하며 건더기를 걸러내지 않아도 된다. 이 경우에는 음용 기간이 너무 길어지지 않도록 주의한다 (불순물이 생길 수 있음). 건더기를 걸러낸 후 2~3개월 더 숙성하여 음용하면 향과 맛이 훨씬 더 부드러워져 마시기 편하다.

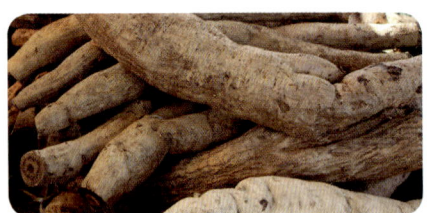

칡 생뿌리

## 적용 병증

1. **식중독** : 먹은 음식물로 인한 독성 및 세균 감염 때문에 배가 몹시 아프며 음식물을 토하거나 설사를 한다. 심하면 통증이 오면서 전신이 마비된다. 1회 30mL를 1일 2~3회 정도 음용한다.
2. **신경 쇠약** : 신경계가 피로에 의해 약해져 만사가 괴롭고 귀찮은 상태이다. 1회 30mL를 1일 1~2회씩, 20~25일 정도 음용한다.
3. **주독(酒毒)** : 술에 중독되어 얼굴이 검어지며 붉은 반점이 생긴다. 1회 30mL를 1일 1~2회씩, 20~25일 정도 음용한다.
4. **기타 질환** : 해독, 지갈, 고혈압, 협심증, 항암, 감기, 구토, 대변 불통, 두통, 불면증, 설사증, 암내, 주황변, 혈액 순환에도 효과가 있다.

# 28 해당화酒

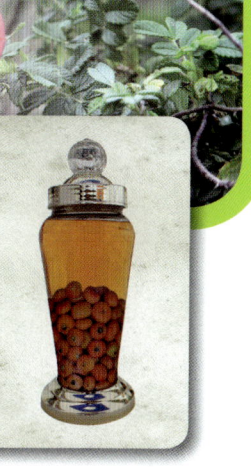

- **이 명** : 해당나무, 해당과(海棠果)
- **성질과 맛** : 성질이 따뜻하며, 맛은 달고 약간 쓰다.
- **음 용 법** : 기호와 식성에 따라 꿀, 설탕을 가미하여 음용할 수 있다.
- **사용부위** : 약효는 꽃(5~7월 채취), 열매(7월 말~8월 중순 채취), 뿌리(가을 채취, 연중 수시로 채취 가능)에 있으므로 주로 꽃, 열매, 뿌리를 사용한다.
- **주의사항** : 치유되는 대로 음용을 중단하며, 장기간 과용하지 않는 것이 좋다.

## 약술 담그는 방법

① 꽃은 신선한 것만을 사용하며 열매와 뿌리는 그늘에서 말린 후 사용하는 것이 좋다.

② 생화를 사용할 경우에는 250~300g, 말린 열매와 뿌리를 사용할 경우에는 200~250g을 각각 소주 3.8~4L에 넣고 밀봉하여 햇볕이 들지 않는 서늘한 곳에 보관한다.

③ 꽃은 1개월 정도, 열매는 1~2개월 정도, 뿌리는 3~4개월 정도 각각 침출한 다음 건더기를 걸러내고 음용하며, 2~3개월 더 숙성하여 음용하면 향과 맛이 훨씬 더 부드러워져 마시기 편하다.

## 적용 병증

① **보간(補肝)** : 자제하지 못하고 평소같이 음주를 계속한다면 효과는 기대할 수 없다. 금주하면서 다음 처방을 따른다면 좋은 효과를 볼 수 있다. 1회 30mL 정도를 1일 1~2회씩, 25~30일 정도 음용한다.

② **통경(痛經)** : 오줌소태나 월경 중에 심한 통증이 오는 증상을 말한다. 1회 30mL 정도를 1일 1~2회씩, 10~15일 정도 음용한다.

③ **혈폐(血閉)** : 폐경기가 아님에도 불구하고 생리가 그치는 증상을 말한다. 1회 30mL 정도를 1일 1~2회씩 15~20일, 심하면 25일 정도 음용한다.

④ **기타 질환** : 토혈, 객혈, 적백대하, 당뇨, 항산화, 항암, 견인통, 관절염, 설사, 어혈, 풍습, 협통에 효과가 있다.

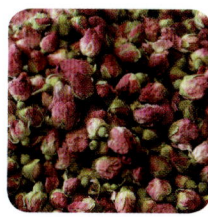

해당화 꽃봉오리 약재(매괴화)

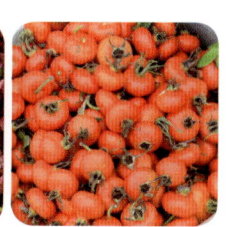

해당화 열매

# 29 황벽나무酒

- **이 명** : 황경피나무, 황병나무, 황병피나무
- **성질과 맛** : 성질이 차고, 맛은 쓰다.
- **음 용 법** : 기호와 식성에 따라 꿀, 설탕을 가미하여 음용할 수 있다.
- **사용부위** : 약효가 있는 10년 이상 묵은 줄기껍질(황백, 黃柏) 또는 뿌리껍질(황백근, 黃柏根)을 사용한다. 방향성이 있다.
- **주의사항** : 본 약술을 음용하는 동안에 가려야 하는 음식은 없으나 다른 약술과 혼용하지 않는 것이 좋다. 치유되는 대로 음용을 중단하며, 장기간 과용하지 않는 것이 좋다.

## 약술 담그는 방법

1. 채취하거나 구입한 줄기껍질, 뿌리껍질은 깨끗이 씻어 말린 다음 적당한 크기로 절단하여 사용한다.
2. 말린 줄기껍질이나 뿌리껍질 150~200g 정도를 각각 소주 3.8~4L에 넣고 밀봉하여 햇볕이 들지 않는 서늘한 곳에 보관한다.
3. 3~4개월 침출한 다음 건더기는 걸러내고 2~3개월 더 숙성시켜 음용하면 향과 맛이 훨씬 더 부드러워져 마시기 편하다.

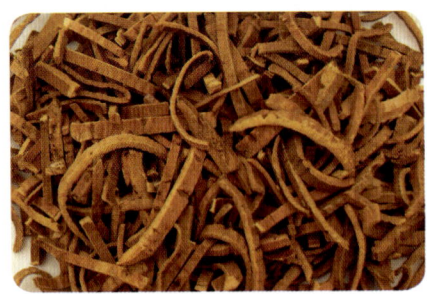

황벽나무 줄기껍질 약재(황백)

## 적용 병증

1. **장염** : 주로 설사나 곱이 섞인 대변을 본 뒤 항문이나 언저리가 아픈 증세가 나타난다. 1회 약 30mL를 1일 2~3회씩, 7~10일 정도 음용한다.
2. **건위(健胃)** : 평소 기력이 약하고 식욕이 없으며 손발이 차고 안색이 좋지 않은 데다 소화가 잘 안 되는 허약 체질을 개선하고자 하는 처방이다. 1회 약 30mL를 1일 2~3회씩, 6~10일 정도 음용한다.
3. **간염** : 간 조직에 염증이 생겨 간세포가 파괴되어 일으키는 카타르성 황달(黃疸)을 말한다. 1회 30mL 정도를 1일 2~3회씩, 20~25일 정도 음용한다.
4. **기타 질환** : 수렴, 지사, 고미건위, 위장병, 신경통, 항균, 항진균, 항염, 치조농루, 폐결핵, 전립선 비대, 구내염, 당뇨, 도한, 방광염에 효과가 있다.

제8장

건강을 지켜주는
약차 만들기

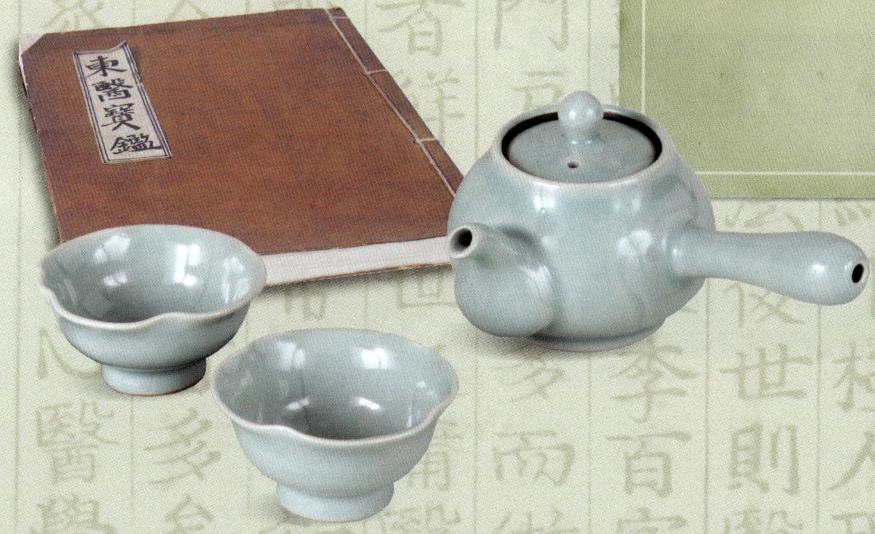

# 01 겨우살이 茶

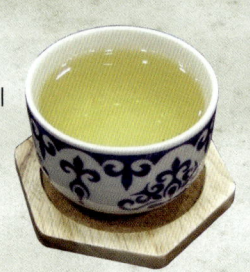

- **이     명** : 겨우사리, 북기생(北寄生), 동청(冬靑), 상기생(桑寄生), 유기생(柳寄生)
- **성질과 맛** : 성질이 평하고, 맛은 쓰며(《동의보감》에는 쓰고 달다고 함), 독이 없다.
- **사용부위** : 잎이 붙어 있는 줄기(곡기생, 槲寄生)를 건조하여 약용한다.

## 약차 만드는 방법

1. 겨울부터 다음 해 봄 사이에 채취하여 햇볕에 말리거나 시루에 쪄서 말린다. 이물질을 제거하고 가늘게 썰어서 사용한다.
2. 하루에 10~20g을 사용하는데, 보통 말린 약재 15~20g에 물 2L를 붓고 2시간 정도 끓여서 거른 뒤 꿀, 설탕을 가미하여 음용한다. 가루 또는 환으로 만들어 복용하기도 한다.

## 효능과 주치

풍습을 제거하고, 간과 신장을 보하며, 근골을 강하게 하고, 태아를 안정시키는 등의 효능이 있어 풍사나 습사로 인하여 기혈의 순행이 되지 않아 결리고 아픈 증상, 허리나 무릎이 시리고 아픈 증상, 태동불안(胎動不安) 등을 치료한다.

최근 겨우살이 생즙, 알코올 추출물, 가열 추출물이 각종 돌연변이 물질에 대하여 70% 이상의 억제 활성을 보이고, 특히 겨우살이 달인 물은 암세포의 성장을 77% 억제한다는 연구 결과가 보고되었다.

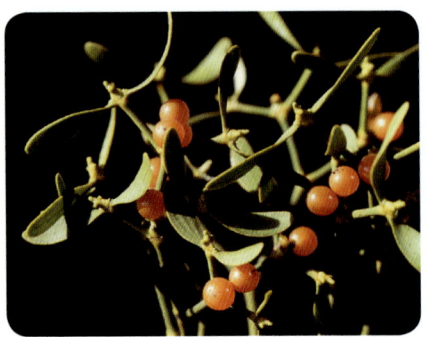

겨우살이 열매

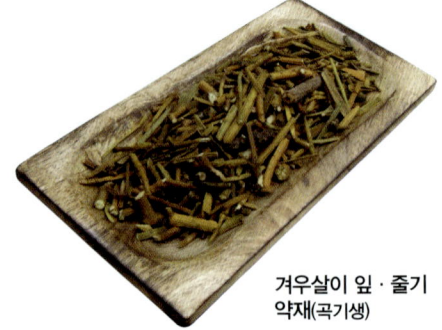

겨우살이 잎·줄기 약재(곡기생)

# 02 구기자 茶

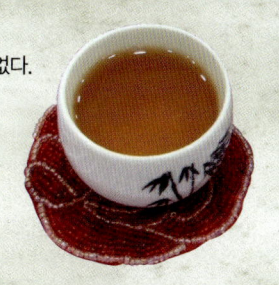

- **이 명** : 구기자(苟起子), 첨채자(甜菜子), 기(杞)
- **성질과 맛** : 성질이 차고(평하다고도 함), 맛은 달며(쓰다고도 함), 독이 없다.
- **사용부위** : 열매를 구기자, 뿌리를 지골피(地骨皮)라고 하며, 심을 빼내고 껍질 부위만 따로 사용한다. 잎은 구기엽, 싹은 구기순이라고 하며, 약용한다.
- **주의사항** : 맛이 달고 질이 윤(潤)하기 때문에 비가 허하고 습사가 쌓여 막힌 증상이나 장이 지나치게 윤활하여 설사 등이 나타나는 경우에는 모두 사용을 삼간다.

## 약차 만드는 방법

① 여름부터 가을에 걸쳐 잘 익은 열매를 채취하여 양건한다. 구기자는 온도만 떨어지지 않고 양분과 수분 관리를 잘해주면 겨울에도 계속 꽃이 피고 익는다. 따라서 열매가 익는 대로 채취하여 이물질을 제거하고 건조하여 이용한다. 가지와 꼭지를 떼어내고, 색깔이 선명한 것을 골라서 깨끗이 씻은 다음 청주나 막걸리에 하룻밤 담갔다가 사용하면 더욱 좋다.

② 말린 것으로 하루에 6~12g을 사용하는데, 물에 끓여서 복용하거나 가루로 만들어 복용한다. 프라이팬에 덖은 구기자 5~10g에 물 2L를 붓고 끓기 시작하면 약한 불로 줄여서 2시간 정도 더 끓여 음용한다. 당귀, 국화, 두충 등과 혼합하여 달여서 마시기도 한다.

## 효능과 주치

강장제(强壯劑)로서, 간과 신장을 보하는 최고의 약재다. 신장의 기운을 자양하고 폐를 윤활하게 하며, 간의 기운을 보하고 눈을 밝게 한다. 간과 신장 경락의 음기가 훼손된 것을 치료하며, 허리와 무릎 아픈 데, 머리가 어지러운 데, 현기증, 눈이 침침하고 눈물이 많은 데, 허로(虛勞)에 의한 해수, 소갈(消渴, 당뇨), 정액이 흘러 나가는 증상 등을 치료하는 데 유용하다. 특히 몸 안에서 에너지를 생성하는 데 필요한 간과 신장의 음기(陰氣)가 부족하여 오는 증상을 치료하는 데 매우 효과적이다. 지방간이나 고혈압에도 응용할 수 있으며, 정기를 보충하고 안색을 희게 하며 정신을 안정시키는 데 좋은 약재이다.

구기자 열매 약재

# 03 대추茶

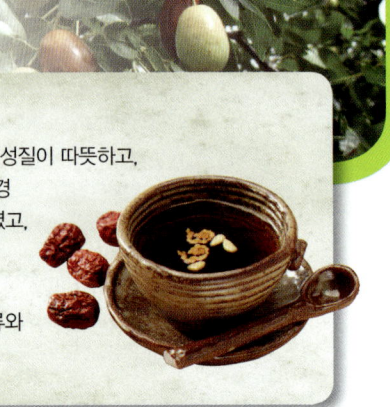

- **이 명** : 건조(乾棗), 미조(美棗), 양조(良棗)
- **성질과 맛** : 성질이 따뜻하고, 맛은 달다. 《천금방(千金方)》에는 '성질이 따뜻하고, 맛은 매우 달며, 독이 없다'고 하였으며, 《신농본초경(神農本草經)》에는 '성질이 평하고, 맛은 달다'고 하였고, 《맹선(孟詵)》에는 '성질이 따뜻하다'고 하였다.
- **사용부위** : 잘 익은 열매를 대조(大棗)라고 하며 약용한다.
- **주의사항** : 풋대추는 복통을 일으키므로 주의해야 하며, 어패류와 함께 먹으면 복통을 유발할 수도 있다.

## 약차 만드는 방법

① 가을에 잘 익은 열매를 채취하여 햇볕에 말린다.

② 씨를 발라낸 대추 10개에 생강 1쪽과 꿀 1큰술을 넣고 물을 1L 정도 부어 끓여서 음용한다. 꿀을 타서 마시기도 한다.

## 효능과 주치

비장을 보하고 위를 조화롭게 하며, 기를 더하고 혈을 기르고 진액을 생성하며, 영혈(營血)과 위기(衛氣)를 조화롭게 하고 정신을 안정시키며, 약재를 서로 조화롭게 한다. 또한 콜레스테롤 수치를 낮추고, 암세포 증식을 억제하는 것으로 알려져 있다.

비장이 허하여 몸이 약한 증상, 몸이 권태롭고 기운이 빠지는 증상, 식욕 부진, 기혈(氣血)의 부족, 가슴이 답답하고 잠을 잘 이루지 못하는 증상 등에 이용할 수 있다.

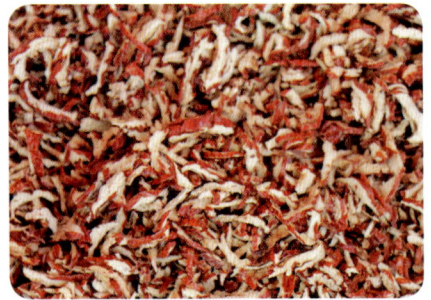

대추나무 열매 약재

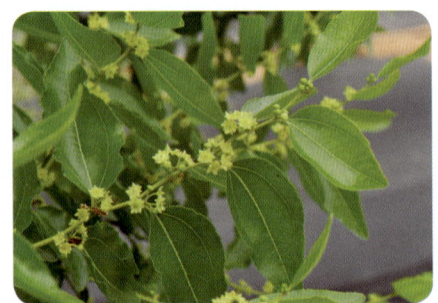

대추나무 꽃

# 04 더덕 茶

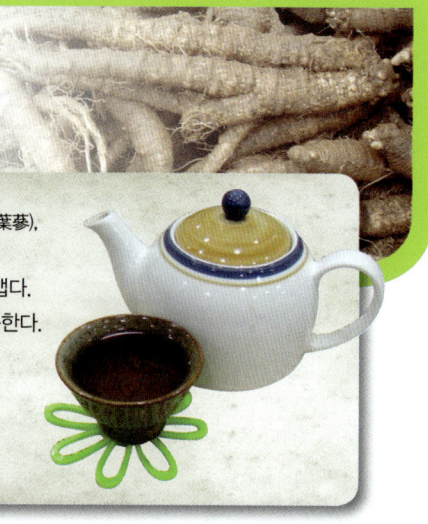

- **이　　명** : 노삼(奴蔘), 지황(地黃), 통유초(通乳草), 사엽삼(四葉蔘), 백하거(白河車), 토당삼(土黨蔘)
- **성질과 맛** : 성질이 평하며(약간 따뜻하다고도 함), 맛은 달고 맵다.
- **사용부위** : 뿌리를 양유근(羊乳根)이라 하며, 약용 또는 식용한다.
- **주의사항** : 여로(藜蘆)와 함께 사용하지 않는다.

## 약차 만드는 방법

❶ 가을철에 채취하여 품질별로 정선하고, 식용으로 사용할 것은 저온 저장을 하며, 약용할 것은 건조하여 저장한다.

❷ 말린 것으로 하루에 12~30g 정도를 사용하는데, 보통 뿌리 10~15g에 물 2L를 붓고 끓여서 음용한다. 가루로 만들어 복용하기도 한다.

## 효능과 주치

가래를 제거하고 고름을 배출하며, 몸을 튼튼하게 하고 젖이 잘 나오게 한다. 또한 독을 풀어주며, 종기를 가라앉히고, 진액을 만들어내는 등의 효능이 있다.

해수, 인후염, 폐농양, 유선염, 장에 생기는 종창, 악창과 부스럼, 유즙(乳汁) 부족 등에 이용한다.

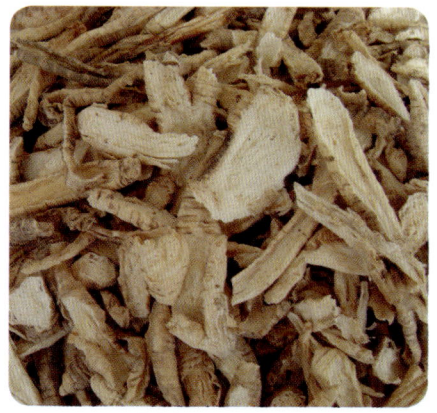

더덕 뿌리 약재(양유근)

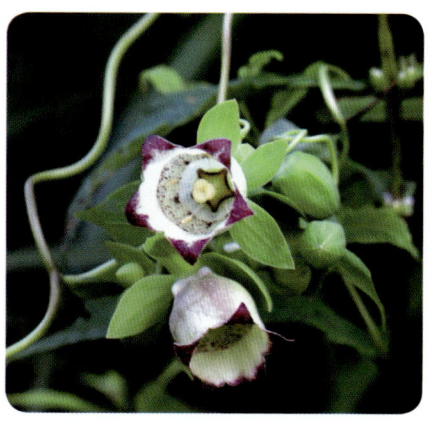

더덕 꽃

## 05 도라지茶

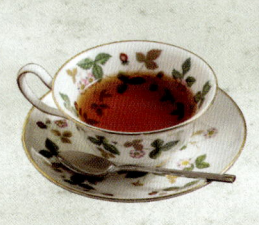

- **이 명** : 고경(苦梗), 고길경(苦桔梗)
- **성질과 맛** : 성질이 평하고, 맛은 맵고 쓰며, 독이 없다.
- **사용부위** : 뿌리를 길경(桔梗)이라 하는데, 껍질을 벗긴 후 나물로 무쳐 먹기도 하고, 튀김이나 구이용으로 사용하기도 하며, 말린 도라지를 물에 끓여서 차로 마시기도 한다.
- **주의사항** : 내복하는 경우 많은 양을 사용하면 오심구토를 일으킬 수 있으며, 쓴맛을 내는 사포닌 함량이 많아 차로 끓일 때 지나치게 많이 넣지 않도록 주의한다.

### 약차 만드는 방법

❶ 이른 봄(싹이 나기 전)과 늦가을(지상부가 고사한 다음)에 채취하여 이물질을 제거하고 잘게 잘라서 건조기에 말린 후 사용한다.

❷ 말린 것으로 하루에 4~12g을 사용하는데, 4~5g에 물 1~2L를 붓고 끓여서 체로 밭쳐 걸러내고 꿀이나 설탕을 가미하여 마신다. 끓일 때 감초 5g과 꿀을 약간 첨가하면 좋다.

### 효능과 주치

폐의 기운을 이롭게 하고, 인후부에 도움을 준다. 담과 농을 배출하므로, 해수와 담이 많은 데, 가슴이 답답하고 꽉 막힌 증상, 인후부의 통증, 폐에 옹저가 있거나 농을 토하는 증상 등을 치료하는 데 유용하다. 기관지염이나 가래가 많을 때 애용하는데, 가래를 묽게 하여 밖으로 배출하는 데 아주 요긴한 약재이다.
또 뿌리에는 식이 섬유가 많아 변비를 예방할 수 있다.

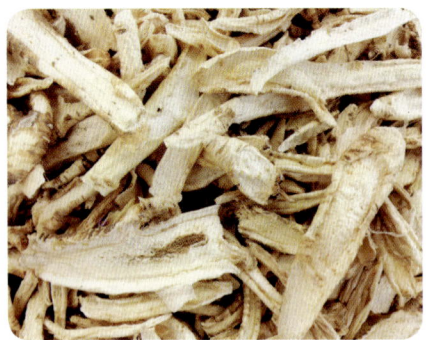

도라지 뿌리 약재(길경)

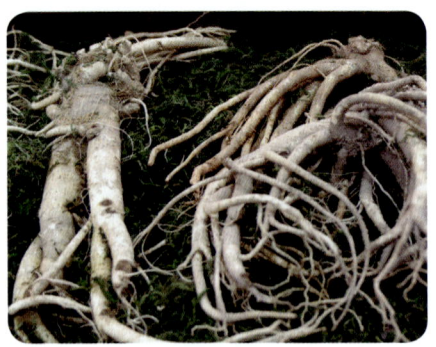

도라지 뿌리

# 06 두릅나무 茶

- 이　　명 : 자로아(刺老鴉)
- 성질과 맛 : 성질이 평하고, 맛은 맵다. 《민동본초(閩東本草)》에는 '성질이 따뜻하고, 맛은 약간 짜다'고 하였다.
- 사용부위 : 뿌리껍질이나 줄기껍질을 벗겨서 말린 것을 총목피(楤木皮), 송목백피(樬木白皮)라 하며, 약용한다. 민간에서는 보통 이른 봄에 가지 끝에 나오는 어린 순을 따서 끓는 물에 데쳐서 나물로 먹는다.

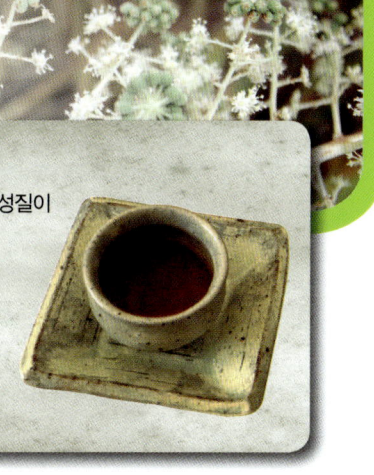

## 약차 만드는 방법

❶ 봄철에 채취하여 가시는 제거하고 햇볕에 말린다.

❷ 약용으로 할 때는 말린 것으로 하루 15~30g을 사용하는데, 보통 말린 줄기껍질 또는 뿌리껍질 5~10g에 물 2L를 붓고 2시간 정도 끓인 후 꿀이나 설탕을 가미하여 음용한다.

## 효능과 주치

풍을 제거하고 혈액 순환을 원활하게 해주며, 신정(腎精)을 튼튼하게 해주고 혈당을 낮추며 수렴하는 효능이 있다. 풍습성 관절염, 위경련, 위궤양, 간염, 당뇨병, 신경 쇠약, 신기 부족, 타박상 등에 이용할 수 있다. 또한 해열·거담 작용이 있으며, 당뇨병으로 인해 기력이 없고 머리가 아플 때도 좋다. 혈중 지질을 낮춰 고혈압 증상을 완화하고, 불안, 초초, 불면증 등의 증세를 없애며, 우울증으로 인한 두통, 어지럼증이나 스트레스 해소, 자율 신경 실조증에도 좋다. 또한 부종, 신장염, 관절염, 신경통에도 효과적이다.

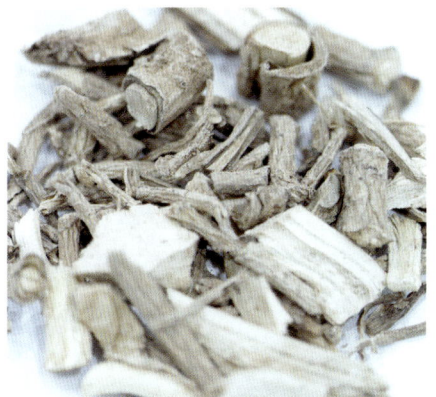

두릅나무 뿌리껍질 약재(총목피)

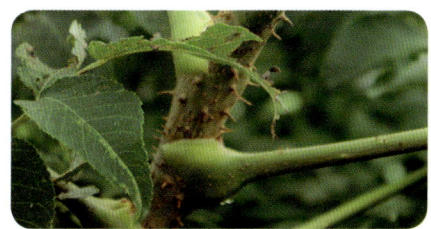

두릅나무 줄기

# 07 둥굴레 茶

- **이      명** : 위유(萎蕤), 여위(女萎), 황지(黃芝), 옥출(玉朮)
- **성질과 맛** : 성질이 평하고, 맛은 달다.
- **사용부위** : 뿌리줄기를 옥죽(玉竹) 또는 위유(萎蕤)라고 하며, 약용 또는 식용한다.
- **주의사항** : 달고 평하므로 습사(濕邪)가 쌓여서 기혈의 운행을 막는 담습(痰濕)이나 기가 울체된 경우에는 사용을 피하고, 비허(脾虛)로 인하여 진흙 같은 변을 누는 사람은 신중하게 사용한다.

## 약차 만드는 방법

❶ 가을에 잎과 줄기가 다 고사한 후부터 이른 봄에 싹이 나기 전까지 채취하며, 줄기와 수염뿌리를 제거한 후 수증기로 쪄서 말린다.

❷ 말린 것으로 하루에 12~18g을 사용하는데, 보통 뿌리줄기 10~15g에 물 2L를 붓고 끓기 시작하면 약한 불로 줄여서 2시간 정도 끓인 후 음용한다.

❸ 뿌리줄기는 차로 우려 마시거나 술을 담그기도 하며, 꽃은 말려 두었다가 차로 우려 마신다. 차로 마실 때는 뿌리줄기를 덖거나 튀겨서 사용하면 잘 우러나고 향도 좋다.

## 효능과 주치

몸 안의 진액과 양기를 길러주고, 폐를 윤활하게 해주며, 갈증을 멎게 하고 진액을 생성하는 등의 효능이 있다.
허약 체질을 개선하며 폐결핵, 마른기침, 가슴이 답답하고 갈증이 나는 번갈(煩渴), 당뇨병, 심장 쇠약, 협심통, 소변이 자주 마려운 증상 등을 치료하는 데 유용하다.

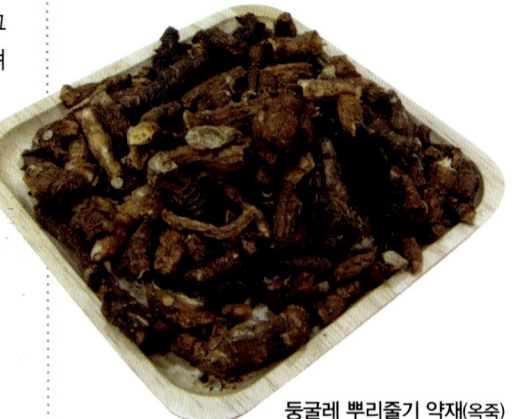

둥굴레 뿌리줄기 약재(옥죽)

## 08 매실茶

- **이 명** : 훈매(熏梅), 소연(巢煙)
- **성질과 맛** : 성질이 평하고, 맛은 시다.
- **사용부위** : 푸른색을 띠는 청매를 사용한다.
- **주의사항** : 덜 익은 것은 씨가 딱딱하게 굳지 않고 칼집을 넣어 보면 쉽게 잘리는데, 유독 물질인 아미그달린이 함유되어 있다. 또 매실을 많이 먹거나 오랫동안 복용하면 좋지 않다.

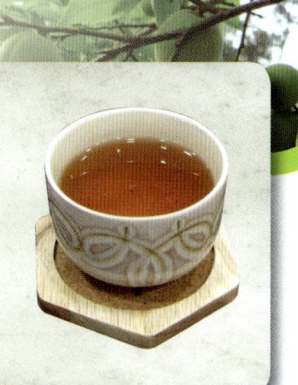

### 약차 만드는 방법

❶ 6월 중하순경 푸른색을 띤 청매를 따야 하며, 반드시 과육 속의 씨가 딱딱하게 여문 열매를 따서 사용해야 한다.

❷ 청매와 설탕을 1:1 비율로 한 켜씩 쌓아 두었다가, 진액이 충분히 우러나면 열매를 건져내고 그대로 숙성시킨 다음 끓는 물에 1~2스푼씩 타서 마신다. 그 밖에도 청매의 과육을 발라서 설탕을 넣고 졸여낸 매실청은 살균 작용이 뛰어나, 원인 모를 복통이 있을 때나 세균성 식중독이 의심스러울 때 따뜻한 물에 타서 복용하면 매우 효과가 좋은 가정상비약이다.

### 효능과 주치

폐의 기운을 수렴하여 기침을 멎게 하며, 회충을 진정시키고, 장의 수분을 흡수하여 설사를 멈추게 한다. 진액을 생성하며 부스럼을 치료하고 지혈하는 효능이 있다.

만성 해수, 인후부의 종통, 진액이 손상되고 입이 마르는 증상, 설사, 이질, 위장염 등에 응용할 수 있다. 《신농본초경(神農本草經)》에는 '기를 아래로 내리게 하고, 발열에 의한 가슴의 답답한 증상을 제거하며 마음을 가라앉힌다'고 하였고, 《명의별록(名醫別錄)》에는 '설사를 멎게 하고 타액을 자꾸 뱉어 내서 입안이 마르는 증상을 치료한다. 근맥을 잘 통하게 하고 저리는 증상을 제거한다'고 하였다.

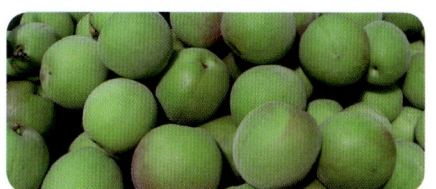

청매

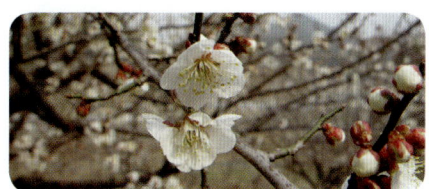

매실나무 꽃

# 09 모과茶

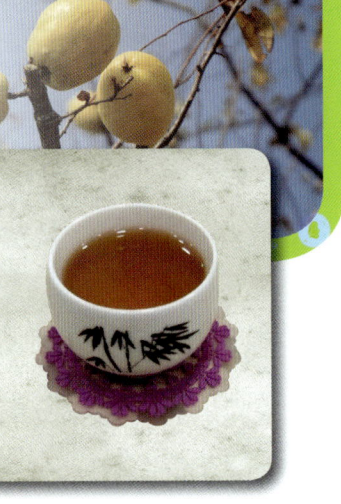

- **이       명** : 목저(木杵), 목계(木季), 만로(蠻櫨), 명로(楔櫨), 보개(保介), 해당(海棠)
- **성질과 맛** : 성질이 따뜻하고, 맛은 시고 떫으며, 독이 없다.
- **사용부위** : 잘 익은 열매를 목과(木瓜)라 하며, 약용 또는 식용한다.
- **주의사항** : 모과는 쇠와 납을 꺼린다. 따라서 쇠붙이에 대지 말고 구리칼로 껍질과 씨를 긁어 버리고 얇게 썰어서 햇볕에 말려 사용해야 한다. 치아와 뼈를 손상시킬 수 있으므로 많이 먹지 않도록 한다.

## 약차 만드는 방법

❶ 늦은 가을 서리가 내린 뒤에 채취하여 끓인 물에 5~10분 정도 담가 두었다가 꺼내어 햇볕에 말려서 외피가 주름이 지면 2~4조각으로 쪼개어 재차 햇볕에 말린다. 홍색이 되면 이것을 보관하여 두고 쓴다. 생것을 사용할 때는 얇게 썰어서 설탕과 1:1로 켜켜이 재어 두고 차로 이용한다.

❷ 썰어서 말려 둔 모과 3~5g에 물 2L를 붓고 2시간 정도 끓여서 마신다. 또는 생모과를 설탕에 재어 두었다가 모과편과 시럽을 적당량 물에 넣고 끓여서 따뜻하게 마신다.

## 효능과 주치

간을 편안하게 해주고, 위를 조화롭게 하며, 습사(濕邪)를 제거하여 근육을 풀어주는 효능이 있다. 습사로 인하여 결리고 아픈 증상, 각기병, 이질 등의 치료에 효과가 있다. 항이뇨 작용이나 해수에서 기가 위로 올라가는 해역증에도 좋다.

태양인의 하체 무력증에 좋고, 주독을 풀어주며, 퇴행성 관절염으로 관절이 변형을 일으키고 관절을 움직일 때마다 소리가 나거나 통증이 있을 때 좋다. 또한 구토나 설사를 멈추게 한다.

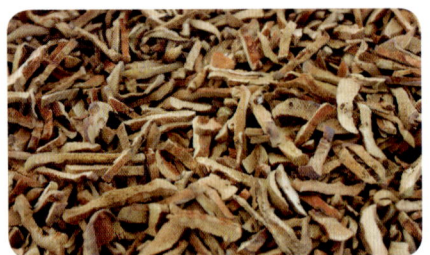

모과 열매 약재

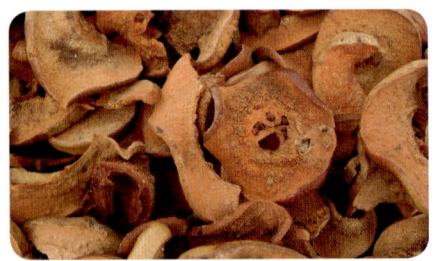

말린 모과 열매

# 10 민들레 茶

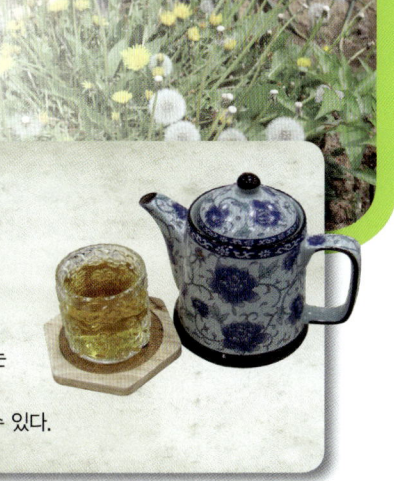

- 이 명 : 부공영(鳧公英), 포공초(蒲公草), 지정(地丁)
- 성질과 맛 : 성질이 차고, 맛은 쓰고 달며, 독이 없다.
- 사용부위 : 뿌리를 포함한 전초(포공영, 蒲公英)를 캐서 나물 또는 김치를 만들어 먹기도 하고, 건조 후 가루를 내어 국수 등으로 가공하여 식용하기도 한다.
- 주의사항 : 쓰고 찬 성미로 인하여 열을 내리고 습사를 다스리는 작용이 있으므로 실증이 아니거나 음달(陰疸)인 경우 신중하게 사용해야 하며, 덖어서 사용하면 완화할 수 있다.

## 약차 만드는 방법

1. 봄과 여름에 꽃이 피기 전이나 후에 채취하여 흙먼지나 이물질을 제거하고 가늘게 썰어서 말린 후 사용한다.
2. 말린 것으로 하루에 12~20g을 사용하는데, 보통 말린 약재 10~15g에 물 2L를 붓고 끓기 시작하면 불을 약하게 줄여 2시간 정도 끓여서 음용한다. 녹차처럼 가볍게 덖어서 우려 마시기도 하며, 티백이나 환으로 만들어 복용하기도 한다.

## 효능과 주치

열을 내리고 독을 풀어주며, 종기를 없애고 기가 뭉친 것을 흩어지게 하며, 소변을 잘 나가게 한다.
종기 또는 배가 그득하게 차오르는 증상, 유옹(乳癰), 연주창, 눈이 충혈되고 아픈 증상, 목구멍의 통증, 폐의 농양, 장의 농양, 습열황달(濕熱黃疸) 등을 치료하는 효과가 있다.

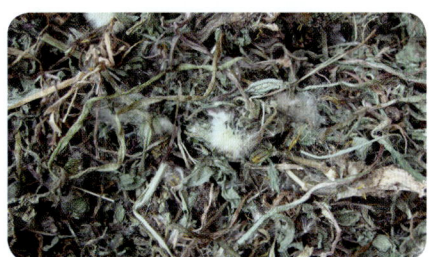

민들레 전초 약재(포공영)

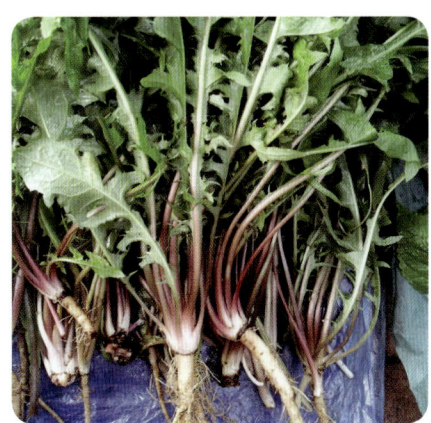

민들레 전초

# 11 바위솔 茶

- **이　　　명** : 지붕직이, 와송, 넓은잎지붕지기, 오송, 넓은잎바위솔(북)
- **성질과 맛** : 성질이 시원하며, 맛은 시고 쓰다《동의보감》에는 성질이 평하다고도 함).
- **사용부위** : 전초를 와송(瓦松)이라 하며, 약용한다. 전초를 즙을 내어 먹거나 끓는 물에 넣어 차로도 마시며, 말린 후 가루를 내서 먹기도 한다.
- **주의사항** : 청열(淸熱) 작용이 있으므로 비위(脾胃)의 기운이 허하고 찬 경우에는 사용을 금한다.

## 약차 만드는 방법

❶ 여름부터 가을 사이에 전초를 뽑아 뿌리와 이물질을 제거하고 햇볕에 말린다.

❷ 말린 것으로 하루에 15~30g을 사용하는데, 물 1L를 붓고 달여서 2~3회에 나누어 음용하거나 환을 만들어 먹기도 하고, 즙을 내어 복용하기도 한다. 짓찧어서 또는 숯을 만들어서 가루 내어 환부에 바른다.

## 효능과 주치

열을 식혀주고 종기를 가라앉히며, 출혈을 멎게 하고 습사를 다스리는 등의 효능이 있다. 간염, 습진, 치창(痔瘡), 말라리아, 피부나 근육에 국부적으로 생기는 종기, 코피, 적리(赤痢), 화상 등을 치료한다.

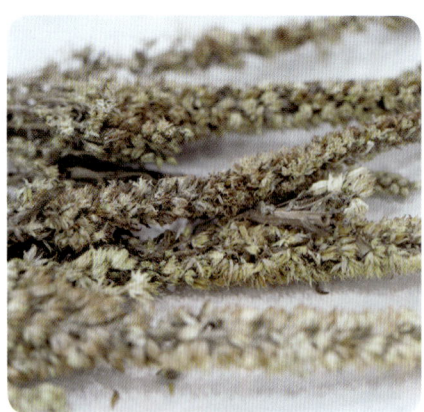

바위솔 전초 약재(와송)

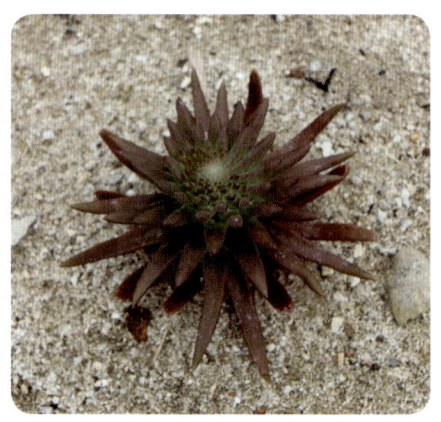

바위솔

# 12 복분자 茶

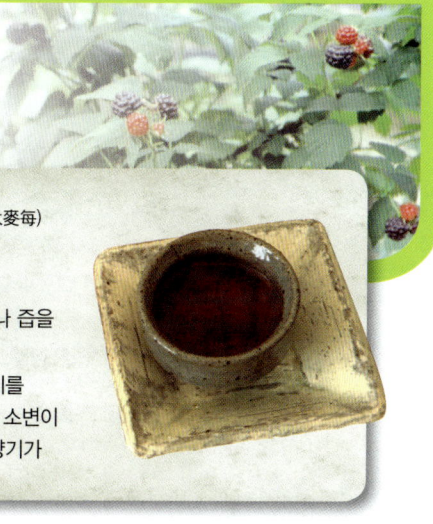

- **이 명** : 복분(覆盆), 결분(缺盆), 오천자(烏薦子), 대맥매(大麥每)
- **성질과 맛** : 성질이 평하며, 맛은 달고 시다.
- **사용부위** : 미성숙 열매(복분자, 覆盆子)는 한방에서 약재로 사용하며, 까맣게 잘 익은 열매는 술을 담그거나 즙을 내어 이용한다.
- **주의사항** : 시고 따뜻한 성미로 인하여 양기를 보하고 정기를 단단하게 하며 거두어들이는 작용이 있으므로, 소변이 단삽(短澁)한 증후나 음적 진액이 부족하면서 양기가 솟아오르는 증상에는 모두 사용을 피한다.

## 약차 만드는 방법

❶ 6월 하순에서 7월경 미성숙한 녹색 열매를 채취하여 햇볕에 말리거나 끓는 소금물에 1~2분 정도 넣었다가 꺼내어 햇볕에 말린다. 까맣게 잘 익은 열매를 채취하여 술을 담그거나 주스로 만들어 먹기도 한다.

❷ 건조한 약재로 하루에 6~12g을 사용하는데, 보통 복분자 5~10g에 물 2L를 붓고 2시간 정도 끓여서 음용한다. 가루 또는 환으로 만들어 복용하기도 한다.

## 효능과 주치

몸을 튼튼하게 하고 정력을 강화하며, 간의 기운을 보하고 소변을 잘 나가게 하며, 눈을 밝게 하는 등의 효능이 있어서 신체 허약, 양도가 위축되는 증상(조루 또는 발기 부전), 유정(遺精), 소변을 자주 보는 증상 등의 치료에 응용할 수 있다.

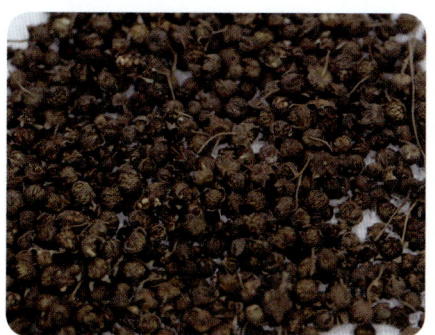

복분자딸기 열매 약재(복분자)

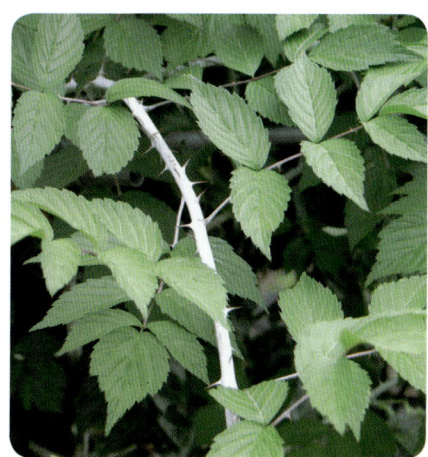

복분자딸기 가지(흰색을 띰)

# 13 산사茶

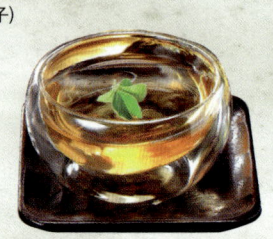

- ● 이　　　명 : 산로(山路), 산사(酸查), 구자(杋子), 서사(鼠查), 시사자(柿查子)
- ● 성질과 맛 : 성질이 약간 따뜻하고, 맛은 시고 달며, 독이 없다.
- ● 사용부위 : 잘 익은 열매를 산사(山查)라고 하며, 약용한다.
- ● 주의사항 : 비위가 허약한 환자는 복용에 신중을 기해야 한다. 일반적으로 생것을 많이 복용하면 변이 건조해지고 쉽게 배가 고프며 치아가 손상된다. 충치가 있는 사람은 특히 안 좋다. 인삼을 복용한 사람은 산사를 복용하면 안 된다.

## 약차 만드는 방법

❶ 가을에 잘 익은 열매를 채취하여 1.5~3mm 두께로 절단하여 햇볕에 말리거나 압착하여 말려 두고 사용한다.

❷ 말린 것으로 하루에 6~15g을 사용하는데, 물 2L에 5~10g을 넣고 끓여서 차로 마신다. 산사를 말려서 가루로 만든 다음 쑥을 달인 물 한 잔에 5g 정도를 타서 마시면 장출혈 증상에 매우 효과적이다.

## 효능과 주치

식체를 다스리고 위를 튼튼하게 한다. 어혈을 없애고 설사, 직장 궤양, 요통, 어린이의 식체를 다스리는 데도 좋다. 특히 육식(肉食)으로 인한 적체를 다스리는 데 매우 요긴하게 쓰인다. 육식을 한 후 편안한 속을 기대한다면 산사를 이용할 줄 알아야 한다. 특히 소음인 체질에게 좋다.

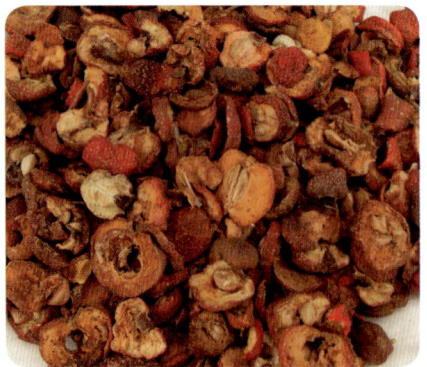

산사나무 열매 약재(산사)

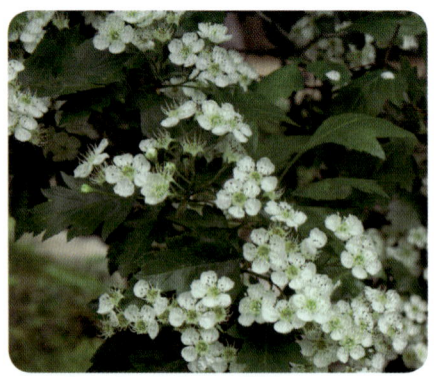

산사나무 꽃

## 14 산작약茶

- **이 명**: 백작(白芍), 작약(芍藥), 금작약(金芍藥)
- **성질과 맛**: 성질이 시원하며, 맛은 쓰고 시다.
- **사용부위**: 뿌리를 작약(芍藥)이라고 하며, 건조하여 약용한다.
- **주의사항**: 양혈(凉血)하고 음적 기운을 수렴하는 작용이 있으므로 허한복통(虛寒腹痛)이나 설사의 경우에는 신중하게 사용해야 하며, 여로와는 함께 사용하면 안 된다.

### 약차 만드는 방법

① 가을에 채취하여 뿌리의 겉껍질을 벗긴 후 말린다. 쪄서 말리기도 한다. 말린 것을 그대로 사용하는 것을 생용(生用)이라 하고, 술을 흡수시킨 후 볶아서 사용하는 것을 주초용(酒炒用)이라 한다.

② 말린 것으로 하루에 6~15g 정도를 사용하는데, 차로 사용할 때는 말린 작약 5~6g에 물 2L를 붓고 2시간 정도 끓여서 수시로 마신다.

### 효능과 주치

혈을 자양하며 간 기능을 보하고, 통증을 없애며 경련을 완화시키고, 땀을 멎게 하는 등의 효능이 있어서 신체 허약을 다스리고 음기를 수렴한다. 가슴과 복부, 옆구리의 동통을 치료하고, 설사와 복통을 낫게 하며, 자한과 도한을 치료한다. 그 밖에도 음허발열(陰虛發熱), 월경 부조(月經不調), 붕루(崩漏), 대하(帶下) 등을 치료한다.

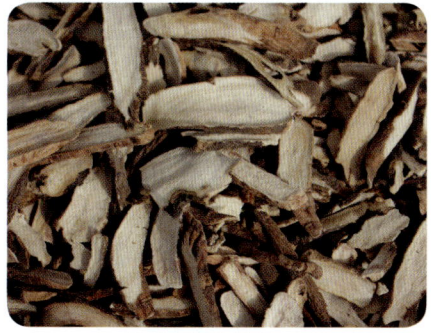

산작약 뿌리 약재(작약)

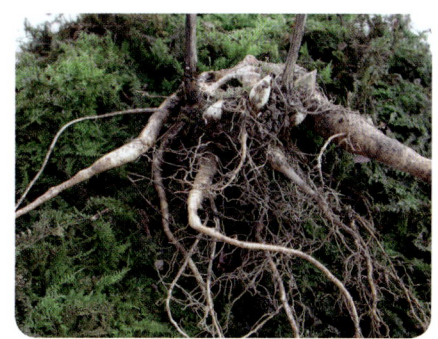

산작약 생뿌리

# 15 삼지구엽초茶

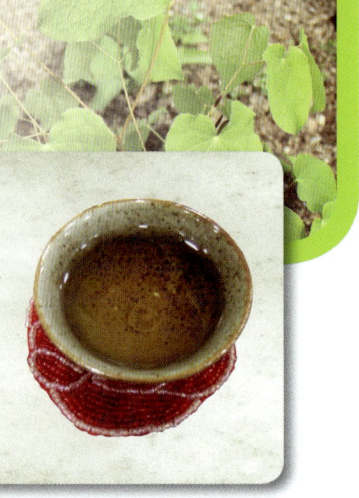

- **이 명** : 선령비(仙靈脾), 천냥금(千兩金)
- **성질과 맛** : 성질이 따뜻하고, 맛은 맵고 달며, 독이 없다.
- **사용부위** : 지상부를 건조한 것을 음양곽(淫羊藿)이라 하며, 약용한다.
- **주의사항** : 성미가 맵고 따뜻하면서 양기를 튼튼하게 하는 작용이 있으므로 음허(陰虛)로 스트레스가 쉽게 발동하는 경우에는 사용을 피한다.

## 약차 만드는 방법

① 여름과 가을에 줄기와 잎이 무성할 때 채취하여 햇볕에 또는 그늘에서 말린다. 그대로 사용하거나 특별한 가공을 하여 사용하는데, 가공을 하여 사용하면 약효를 높일 수 있다.

② 말린 것으로 하루에 4~12g 정도를 사용하는데, 풍습을 제거하는 데는 말린 약재를 그대로 사용하고, 신장의 양기를 보하고자 할 때, 몸을 따뜻하게 하여 한사(寒邪)를 흩어지게 하고자 할 때에는 양지유(羊脂油)로 가공하여 사용한다. 전통적으로 민간에서는 남성 불임, 빈혈 치료, 여성의 냉병 치료 등에도 널리 이용하였다. 보통 말린 약재 4~5g에 물 2L를 붓고 끓기 시작하면 불을 약하게 줄여서 2시간 정도 달여서 차로 마신다.

## 효능과 주치

신장을 보하며 양기를 튼튼하게 하고, 풍으로 인한 사기를 물리치며, 습으로 인한 나쁜 기운을 제거하는 등의 효능이 있다. 발기 부전, 소변임력(小便淋瀝), 반신불수, 허리와 무릎의 무력증, 풍사와 습사로 인하여 결리고 아픈 통증, 사지불인(四肢不仁), 갱년기 고혈압 등을 치료하는 데 이용한다.

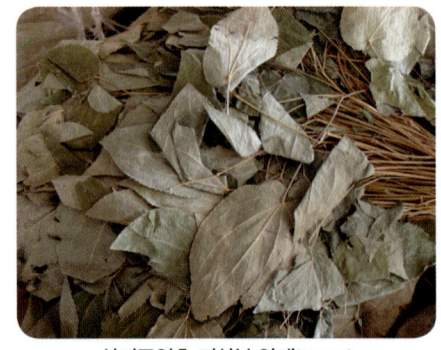

삼지구엽초 지상부 약재(음양곽)

# 16 생강茶

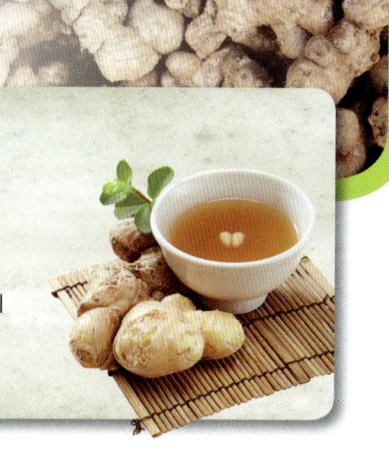

- **이　　명** : 새앙
- **성질과 맛** : 성질이 따뜻하고, 맛은 맵다.
- **사용부위** : 신선한 뿌리줄기의 껍질을 벗기고 말린 것을 건강(乾薑)이라 하며 약용한다.
- **주의사항** : 음허내열(陰虛內熱)한 사람은 복용을 금하며, 치질, 피부병, 결막염이 있는 사람은 많이 먹지 않는 것이 좋다.

## 약차 만드는 방법

① 8~9월에 채취하여 지상부와 수염뿌리를 제거하고 보관하여 두고 사용한다.

② 하루 3~12g을 사용하는데, 보통 차를 만들 때는 5~10g에 적당량의 물을 붓고 끓으면 첫물을 따라 버리고, 다시 물 2L를 붓고 2시간 정도 끓여서 마신다. 기호에 따라 꿀이나 설탕을 가미하여도 좋다.

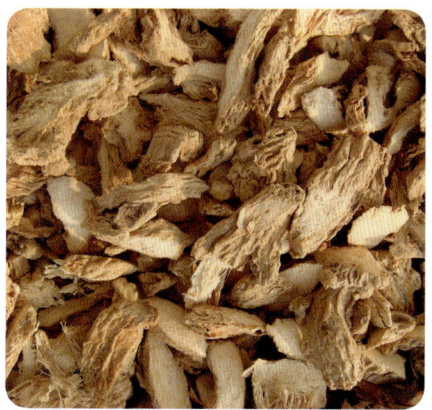

생강 뿌리줄기 약재(건강)

## 효능과 주치

위를 튼튼하게 하고, 땀을 내어 표피 아래 찬 기운인 표사(表邪)를 몰아내며, 구토를 멎게 하는 등의 효능이 있다. 폐를 따뜻하게 하여 기침을 멎게 하며, 몸을 따뜻하게 하여 땀이 나게 한다.

생강즙은 해독 작용을 하고, 나쁜 혈액을 없애고 위장을 편안하게 해주며, 찬 기운을 없애주고 가래를 삭이며, 식욕을 촉진하고 반하와 버섯의 독을 해독하는 효능이 있다.

위장 기능이 약하거나 배가 차서 식욕이 없고 오심 구토증이 있는 사람, 위장의 담음으로 인한 구토증이 있는 사람에게 좋다. 위장이 편안하지 않아 일어나는 구토증, 찬바람으로 기침을 하고 가래가 있는 증상, 찬바람으로 감기에 걸려서 몸이 춥고 열나며 코가 막히고 머리가 아픈 증상을 치료한다.

# 17 쇠비름茶

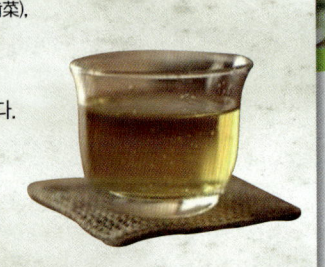

- **이　　명** : 마치현(馬齒莧), 마현(馬莧), 오행초(五行草), 마치채(馬齒菜), 오방초(五方草)
- **성질과 맛** : 성질이 차고, 맛은 시며, 독이 없다.
- **사용부위** : 전초를 건조한 것을 마치현(馬齒莧)이라 하며, 약용한다. 연한 부분은 나물로 사용하기도 한다.
- **주의사항** : 청열 작용을 하므로, 비장의 기운이 허하여 진흙처럼 무른 설사를 하는 증후 또는 임신부의 경우에는 신중하게 사용한다.

## 약차 만드는 방법

① 여름과 가을에 채취하여 씻은 다음 약간 찌거나 끓는 물에 담갔다가 햇볕에 말린다. 이물질을 제거하고 절단하여 사용한다. 잘 마르지 않으므로 절단하여 열풍식 건조기에 건조하는 것이 효과적이다.

② 말린 것으로 하루에 4~8g 정도를 사용하는데, 말린 약재 4~5g에 물 2L 정도 붓고 2시간 정도 끓여서 음용한다. 기호에 따라 꿀이나 설탕을 가미하여 마시기도 한다.

## 효능과 주치

열을 식히고 독을 풀어주며, 혈의 열을 식히고 출혈을 멈추게 하는 효능 등이 있어서 열독과 피가 섞인 설사를 치료한다.
악창과 부스럼, 습진, 단독(丹毒), 뱀이나 벌레에 물린 상처를 치료한다. 또 변혈(便血), 치출혈(痔出血), 붕루하혈(崩漏下血) 등을 낫게 한다. 눈을 밝게 하고, 청맹과니와 시력 감퇴 등을 다스리기도 한다.

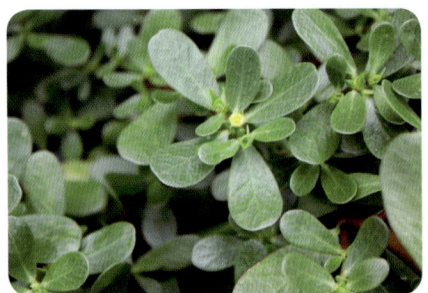

쇠비름 꽃과 잎

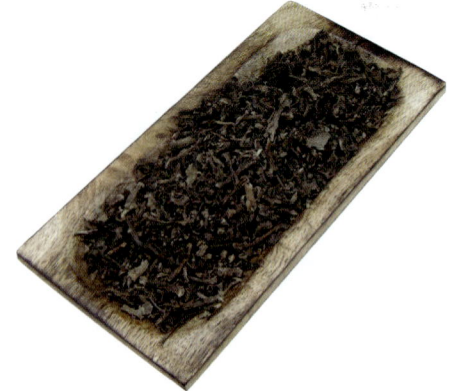

쇠비름 전초 약재(마치현)

# 18 쑥茶

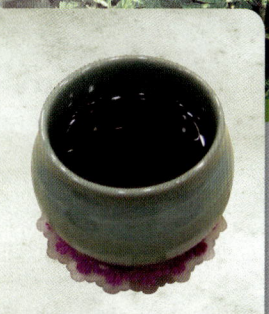

- **이   명** : 애호(艾蒿), 의초(醫草), 황초(黃草), 구초(灸草), 애봉(艾蓬), 향애(香艾), 가애(家艾)
- **성질과 맛** : 생쑥은 성질이 시원하고, 익힌 것은 따뜻하다. 맛은 맵다.
- **사용부위** : 잎을 애엽(艾葉)이라 하며, 약용 또는 식용한다.
- **주의사항** : 당귀와 지황을 함께 사용하는 것은 피한다.

## 약차 만드는 방법

❶ 꽃이 피기 전 잎이 무성한 봄에서 여름 사이에 채취하여, 햇볕이나 그늘에서 말린다. 강화도산이 유명하다.
남해에서는 섬애쑥이라는 이름으로 품종 등록하였으며, 쑥덖음차로 특허도 취득하였다.

❷ 말린 잎을 그대로 끓여서 사용하거나 식초를 뿌리고 볶아서 사용하기도 한다. 하루에 6~15g을 사용하는데, 차로 사용할 때는 연한 쑥을 이른 봄에 채취하여 물에 삶은 다음 말려 두었다 사용하거나, 녹차처럼 덖어서 밀봉해 두었다가 5~6g을 80~90℃의 물에 우려서 마신다.

## 효능과 주치

기와 혈을 이롭게 하고 경락을 따뜻하게 하며 출혈을 멎게 하며, 몸 안의 한사(寒邪)와 습사(濕邪)를 몰아내고 이담(利膽), 안태(安胎)시키는 효능이 있다. 심복부가 차고 통증이 있는 증후, 월경 불순, 붕루, 대하, 토혈, 코피, 변혈, 소화 불량, 식욕 부진, 만성 간염, 태동불안, 습진, 옴 등에 좋고, 더위를 먹어 열이 나는 경우, 몸 안의 음기가 허하여 열이 나는 경우, 뼈 속의 골수가 끓어오르는 것처럼 심한 통증을 느끼는 골증로열 등을 치료하는 데 유용하다.

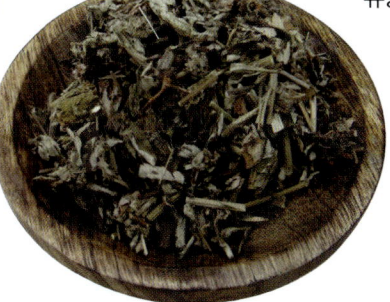

쑥 잎 약재(애엽)

# 19 연茶

- **이 명**: 우(藕), 우절(藕節), 우절파(藕節), 연실(蓮實), 연육(蓮肉), 택지(澤芝), 우실(藕實)
- **성질과 맛**: 종자(연자육)는 성질이 평하며 맛은 달고 떫다. 익은 종자에서 빼낸 녹색의 배아(연자심)는 맛이 달다. 뿌리줄기(연근)는 성질이 차고 맛은 달다. 잎(연엽)은 성질이 평하고 맛은 쓰다.
- **사용부위**: 잎(연엽, 蓮葉), 종자(연자육, 蓮子肉), 열매(연실, 蓮實), 뿌리줄기(연근, 蓮根)를 용도에 따라서 사용한다.
- **주의사항**: 열매(연자육, 연실)는 변비가 심한 사람은 과용하지 않는다.

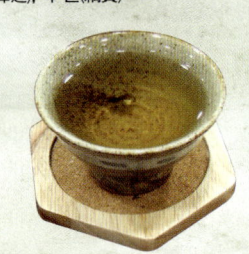

## 약차 만드는 방법

1. 열매와 종자는 늦가을에 채취하고, 뿌리줄기와 뿌리줄기 마디는 연중 채취하며, 잎은 여름에 채취하여 말린다.
2. 연자육은 하루 5~10g을 물 2L에 넣고 2시간 정도 끓여서 차로 마신다. 환 또는 가루로 만들어 복용하기도 한다. 연잎은 하루 5~10g에 물 2L를 붓고 끓여서 음용하거나, 가늘게 썰어서 덖은 잎을 80~90℃의 물에 우려서 마시기도 한다.
3. 꽃봉오리가 활짝 피기 전 저녁에 녹차를 거즈에 싸서 꽃잎을 벌리고 넣어 두었다가 아침에 꽃잎이 열릴 때 꺼내어 우려 마시면 연꽃의 향이 녹차에 배어 독특한 향을 즐길 수 있다. 연자심 5g을 찻잔에 넣고 끓는 물을 부어 5분 정도 우려서 하루 2~3회 음용하기도 하는데, 특히 심화를 다스려 갈증을 없애고, 고혈압과 유정에 효과가 있으며 다이어트에도 도움이 된다.

## 효능과 주치

부위에 따라 정리하면 다음과 같다.

① 연자육(蓮子肉, 종자): 허약한 심기를 길러주고 신장 경락의 기운을 더해주며, 수렴 작용과 비장 기능을 강화하여 오래된 이질이나 설사를 멈추게 한다. 숙면을 취하지 못하는 다몽(多夢), 임질, 대하를 치료하는 데도 이용한다.

② 연근(蓮根, 뿌리줄기): 열을 내리고 어혈을 제거하며 독성을 풀어주어 열병번갈(熱病煩渴), 주독(酒毒), 토혈, 열이 하초에 몰려 생기는 임질을 치료하는 데 이용한다.

③ 연엽(蓮葉, 잎): 수렴제 및 지혈제로 사용하거나 민간요법으로 야뇨증 치료에 이용한다.

④ 꽃봉오리: 혈액 순환을 돕고 풍사(風邪)와 습사(濕邪)를 제거하며 지혈의 효능이 있다.

⑤ 연방(蓮房, 열매가 들어 있는 송이): 뭉친 응어리를 풀어주고 습사를 제거하며 지혈 효능이 있다. 연꽃의 익은 종자에서 빼낸 녹색 배아[蓮子心]은 마음을 진정시키고 열을 내려주며 지혈, 신장 기능을 강화하여 유정을 멈추게 한다.

# 20 우엉 茶

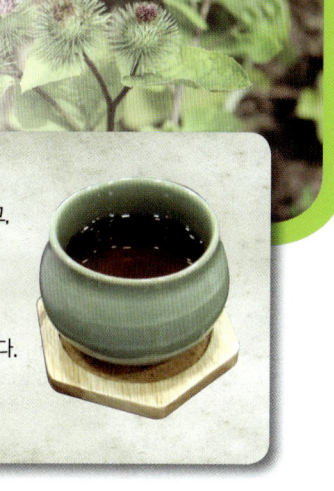

- **이 명** : 악실(惡實), 우채자(牛菜子), 서점자(鼠粘子), 대도자(大刀子)
- **성질과 맛** : 뿌리는 성질이 차고, 맛은 맵고 쓰다. 종자는 성질이 평하고, 맛은 맵다. 줄기와 잎은 맛이 달고 독이 없다.
- **사용부위** : 뿌리는 우방근(牛蒡根), 종자는 우방자(牛蒡子), 줄기와 잎은 우방경엽(牛蒡莖葉)이라 하며, 각각 식용 또는 약용한다.
- **주의사항** : 성질이 차서 비위가 약하고 찬 사람은 과용하지 않도록 한다. 또 바지락과 함께 사용하면 우엉의 섬유질이 철 흡수를 방해하여 좋지 않다.

## 약차 만드는 방법

❶ 종자는 성숙기인 8~9월에 채취하여 햇볕에 말린다. 뿌리는 늦가을에 지상부가 시든 뒤 채취하여 물에 씻어 말려서 사용한다.

❷ 종자는 말려서 그대로 사용하거나 덖어서 사용하며, 뿌리는 수세미로 문질러 물에 씻은 후 5mm 정도의 두께로 썰어 끓는 물에 삶아서 햇볕에 널어 말린 다음 프라이팬에 볶아서 밀봉하여 두고 사용하면 좋다.

## 효능과 주치

우방근은 풍열을 제거하고 종기를 풀어주는 효능이 있다. 우방자는 풍열을 소통시켜 흩어지게 하고 폐의 기를 통하게 하며 부기를 가라앉히고 해독하는 효능이 있다.
우엉과 도라지를 배합하면 편도선염이나 인후가 붓고 아플 때 좋고, 다시마를 배합하면 잇몸 염증을 풀어준다. 꿀을 배합하면 소변불리에 좋고, 율무를 배합하면 체내 노폐물을 배출한다. 양유근(더덕 뿌리), 연근 등을 배합하면 칼슘의 흡수를 돕는다.

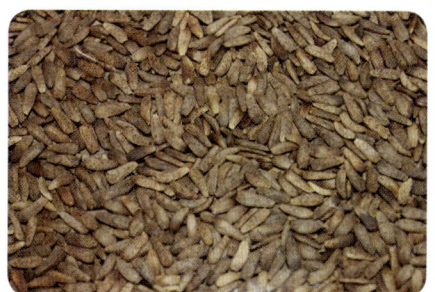

우엉 씨 약재(우방자)

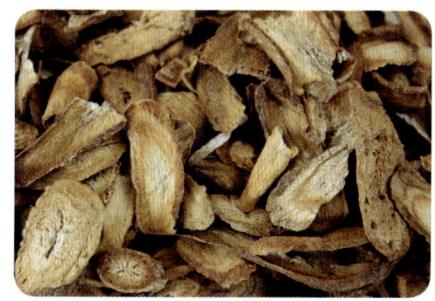

우엉 뿌리 약재(우방근)

# 21 자귀나무 茶

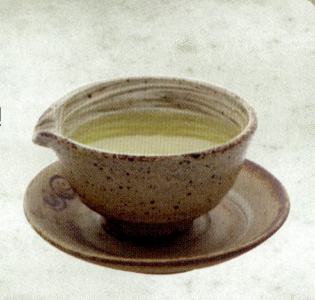

- **이 명** : 합환피(合歡皮), 야합화(夜合花)
- **성질과 맛** : 성질이 평하고, 맛은 달며, 독이 없다.
- **사용부위** : 줄기껍질을 벗겨 말린 것을 합환피(合歡皮), 꽃을 말린 것을 합환화(合歡花)라 하며, 약용한다.
- **주의사항** : 풍열로 인하여 식은땀을 흘리는 사람이나 외감(外感)으로 인하여 잠을 이루지 못하는 사람은 사용해서는 안 되고, 임산부는 사용에 신중해야 한다.

### 약차 만드는 방법

❶ 여름에서 가을에 줄기껍질을 벗겨 햇볕에 말린 것을 보관하여 두고 사용하며, 여름철 꽃이 피기 전에 채취하여 그늘에서 말린 것을 보관해 두고 사용한다.

❷ 말린 것으로 하루에 4~12g을 사용하는데, 말린 줄기껍질 5~10g에 물 2L를 붓고 끓기 시작하면 불을 약하게 줄여서 2시간 정도 달여서 음용한다.

### 효능과 주치

정신을 안정시키고 울체된 기를 풀어주며, 혈을 활성화시키고 종양을 제거하는 등의 효능이 있어서 심신 불안(心神不安)을 치료하며, 우울증으로 인한 불면증을 낫게 한다. 또 폐의 각종 악창이나 종양을 다스리고, 타박상을 치료하는 데 유용하다.

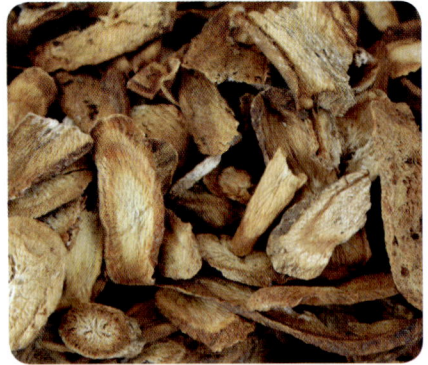

자귀나무 줄기껍질 약재(합환피)

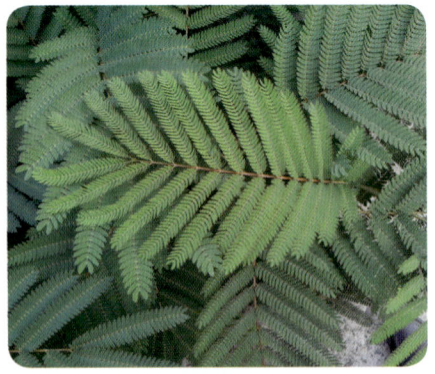

자귀나무 잎

## 22 질경이 茶

- **이 명** : 차전실(車前實), 하마의(蝦蟆衣)
- **성질과 맛** : 전초는 성질이 차고, 맛은 달며, 독이 없다. 종자는 성질이 차고, 맛은 달며, 독이 없다.
- **사용부위** : 전초를 차전(車前) 또는 차전초라 하고, 성숙한 종자를 건조한 것을 차전자(車前子)라 하며, 약용한다.
- **주의사항** : 성질이 차고 활설(滑泄)하므로 양기가 하함(下陷)하거나 신장 기능이 허하여 오는 유정(遺精) 및 습사로 인한 열증이 없는 경우에는 사용을 피한다.

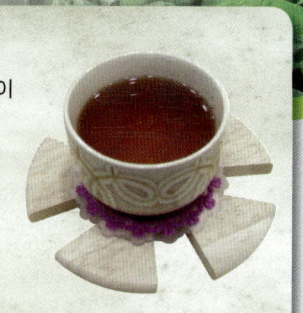

### 약차 만드는 방법

❶ 잎은 여름에 무성할 때 채취하여 물에 씻고 햇볕에 건조한 후 썰어서 사용한다. 종자는 가을에 성숙할 때 채취하여 말린 후 이물질을 제거하고 살짝 덖어서 이용하거나, 소금물에 침지한 후 볶아서 사용한다.

❷ 차전자 10~15g을 물 2L에 넣고 2시간 정도 끓여서 수회에 나누어 마신다. 민간요법으로 비만일 때 약한 불에 덖은 차전자와 율무를 1:3으로 섞어 하루 2~3회 한 숟가락씩 따뜻한 물에 복용한다. 현재 제약업계에서 변비 치료제로 주목받고 있다.

### 효능과 주치

① 차전 : 소변을 잘 나가게 하고 간의 독을 풀어주며, 열을 내리고 담을 제거하는 효능이 있어 소변불리, 수종, 혈뇨, 백탁, 간염, 황달, 감기, 후두염, 기관지염, 해수, 대하, 이질 등의 치료에 이용한다.

② 차전자 : 소변을 잘 나가게 하고 간의 기운을 더하며, 기침을 멈추게 하고 담을 제거하는 효능이 있어 소변불리, 복수, 소변이 자주 나오면서 아프고 탁한 증상, 방광염, 요도염, 해수, 간염, 설사, 고혈압, 변비 등의 치료에 이용한다.

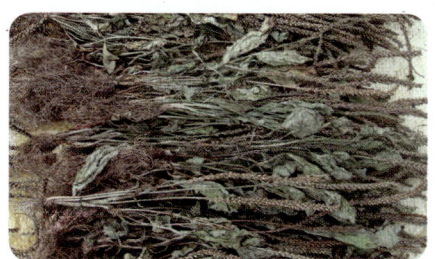

질경이 전초 약재(차전초)

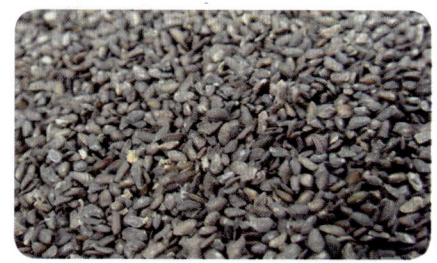

질경이 종자 약재(차전자)

# 23 참취 茶

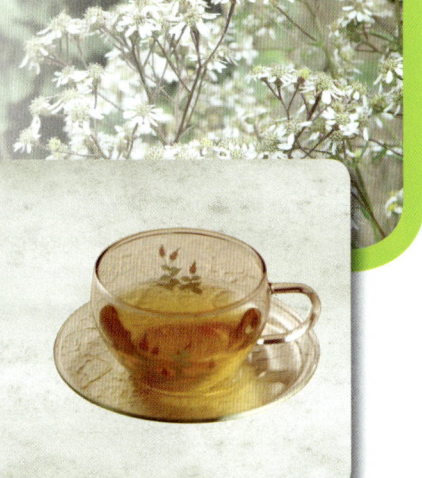

- **이 명** : 선백초(仙白草), 산백채(山白菜), 백운초(白云草), 산합로(山蛤蘆)
- **성질과 맛** : 성질이 따뜻하고, 맛은 맵다.
- **사용부위** : 뿌리와 잎을 동풍채근(東風菜根)이라 하며, 약재로 사용한다. 연한 잎은 따서 나물로 이용한다.
- **주의사항** : 물에 삶아서 쓴맛을 우려내고 말려 두었다가 사용한다.

## 약차 만드는 방법

❶ 가을에서 이듬해 봄 사이 싹이 트기 전에 채취하여 햇볕에 말린다.

❷ 말린 것으로 하루에 15~30g을 사용하는데, 말린 뿌리 10~15g에 물 2L를 붓고 2시간 정도 끓여서 3~4회로 나누어 음용한다. 가루로 만들어 복용하기도 하며, 외용할 때는 짓찧어 환부에 붙이기도 한다.

## 효능과 주치

통증을 멈추게 하고 혈액 순환이 잘되게 하며, 기의 순환을 돕고 독을 풀어주는 등의 효능이 있어서 근육과 뼈가 쑤시고 아픈 근골동통(筋骨疼痛), 두통, 요통(腰痛), 장염복통(腸炎腹痛), 타박상, 뱀에게 물린 상처 등의 치료에 응용할 수 있다.

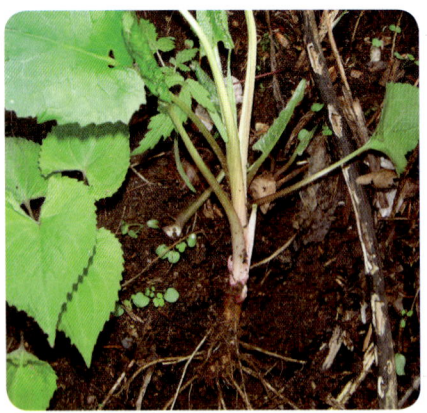

참취

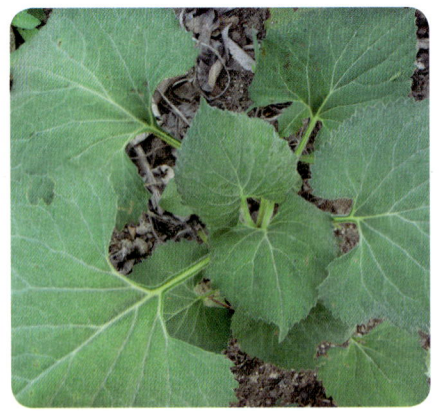

참취 지상부

# 24 천궁茶

- **이 명** : 천궁(川藭), 향과(香果), 호궁(湖芎), 경궁(京芎), 사피초(蛇避草)
- **성질과 맛** : 성질이 따뜻하고, 맛은 매우며, 독이 없다.
- **사용부위** : 뿌리줄기를 건조한 것을 천궁(川芎)이라 하며, 약용한다.
- **주의사항** : 두통이나 월경 과다에는 사용을 피하는 것이 좋고, 특히 휘발성 정유 물질이 많아서 두통을 유발할 수 있으므로 흐르는 물에 하룻밤 정도 담가서 정유 성분을 충분히 빼내고 사용해야 한다.

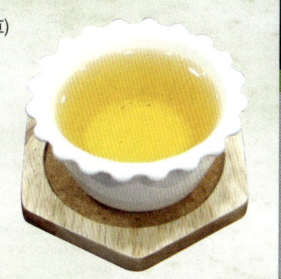

## 약차 만드는 방법

① 9~10월에 채취하여 잎과 줄기를 제거하고 햇볕에 말린다. 일반적으로 이물질을 제거하고 세정한 다음 물을 뿌려 부드러워지면 얇게 썰어 햇볕 또는 건조기에 말린다. 얇게 썬 천궁 100g을 황주 25g과 고루 섞어 약한 불로 갈황색이 되도록 덖어서 햇볕에 말려 사용한다.

② 말린 것을 하루에 4~12g 정도 사용하는데, 4~5g에 물 2L를 붓고 2시간 정도 끓여서 하루에 3~4회로 나누어 음용한다. 향이 강한 약재이므로 약선으로 사용할 때는 음식 주재료의 향이나 맛에 영향을 미치지 않도록 최소량으로 사용한다.

## 효능과 주치

천궁에 대한 기원은 몇 가지 이론이 있는데 실제 농가에서 보편적으로 재배하고 있는 것은 천궁이 대부분이며, 일부 농가에서는 궁궁이를 채취하여 재배하고 있다. 중국에서는 당천궁을 기원 식물로 하고 있다.

혈액 순환을 활성화시키고, 기의 순환을 도우며, 풍사를 제거한다. 또한 경련을 가라앉히며, 통증을 멈추게 하는 등의 효능이 있어서 월경부조(月經不調), 경폐통경(經閉通經), 복통(腹痛), 가슴이나 옆구리가 찌르는 듯 아픈 증상, 두통, 풍사나 습사로 인하여 결리고 아픈 증상 등을 치료하는 데 이용한다.

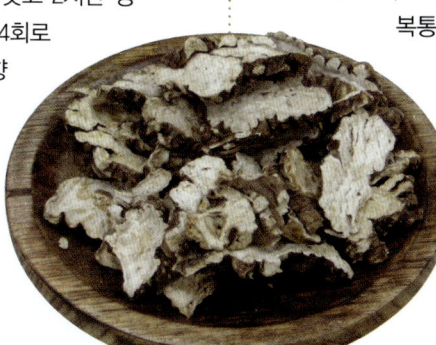

천궁 뿌리줄기 약재(천궁)

# 25 황기 茶

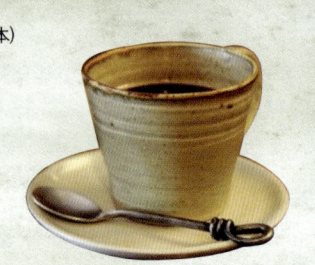

- **이　　　명** : 황기(黃耆), 면황(綿黃), 대분(戴粉), 촉태(蜀胎), 백본(百本)
- **성질과 맛** : 성질이 따뜻하고, 맛은 달며, 독이 없다.
- **사용부위** : 뿌리를 건조한 것을 황기(黃芪)라 하며, 약용한다.
- **주의사항** : 정기를 증진시키는 약재이므로 모든 실증(實證)과 양증(陽症) 또는 진액이 부족한 상태에서 양기가 심하게 항진된 경우에는 사용하면 안 된다.

## 약차 만드는 방법

❶ 봄과 가을에 채취하여 수염뿌리와 머리 부분을 제거하고 햇볕에 말린 다음, 이물질을 제거하고 얇게 썰어 보관한다.

❷ 약재로 사용할 때는 말린 것으로 하루에 4~12g 정도 사용하는데, 대제(大劑)에는 37.5~75g까지 사용할 수 있다. 차로 만들 때는 말린 황기에 꿀물을 흡수시켜 프라이팬에 볶은 다음 충분히 식혀서 보관해 두고, 4~5g을 물 2L에 넣고 2시간 정도 끓여서 수시로 음용한다.

## 효능과 주치

몸을 튼튼하게 하고, 기를 더하며, 땀을 멎게 하고, 소변을 잘 통하게 한다. 또한 새살이 돋게 하고, 종기를 제거하며, 몸 안의 독을 밖으로 내보내는 등의 효능이 있다.
기가 허해서 나는 식은땀, 잠잘 때 나는 식은땀 및 익위고표(益衛固表)에는 생용(生用, 말린 것을 그대로 사용)하고, 기를 보하고 양기를 끌어올릴 때에는 자용(炙用, 꿀물을 흡수시켜 볶아서 사용)한다. 여러 가지 원인으로 오는 빈혈과 어지럼증에도 효과가 있다.

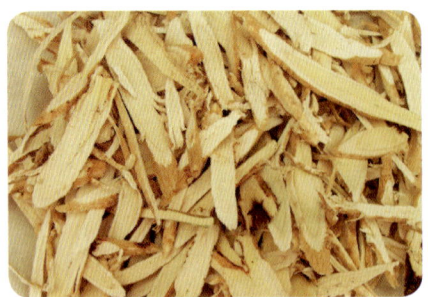

황기 뿌리 약재(황기)

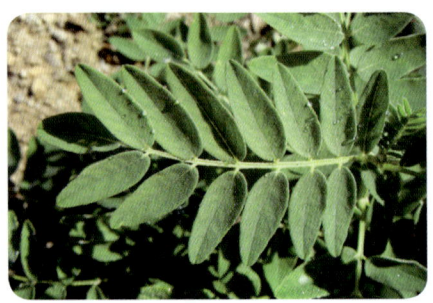

황기 잎

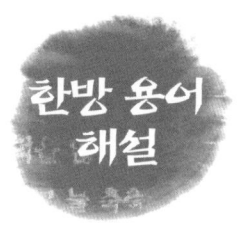

# 한방 용어 해설

## ㄱ

**가피(痂皮)**: 피부에 상처가 나거나 헐었을 때 그 부위에 고인 조직액이나 혈액 또는 고름 따위가 말라서 굳은 부스럼 딱지이다.

**각궁반장(角弓反張)**: 경련으로 인해 몸이 뒤로 젖혀지는 증상이다.

**각기병**: 비타민 B₁의 부족증으로, 팔다리의 신경과 근육이 약해지고 붓는 질환이다.

**간기(肝氣)**: 간의 기운을 말하는데, 눈과 통하므로 이것이 고르면 눈이 맑고 잘 보인다.

**간울**: 정신적으로 불안해서 신경증이나 히스테리가 생기는 상태이다.

**간풍**: 병의 진행 과정에서 온몸이 떨리고 어지러우며 경련이 일어나는 따위의 풍(風) 증상이다.

**간화(肝火)**: 간기(肝氣)가 심하게 왕성하여 생기는 열이다.

**감닉(疳䘌)**: 오감의 하나로, 단맛을 즐겨 다식하면 장위에 기생하는 모든 충이 발동하여 장과 부를 침식하는 병증이다.

**감리(疳痢)**: 감사(疳瀉)에 의해 나타나는 이질이다.

**감병(疳病)**: 수유나 음식 조절의 잘못으로 어린아이에게서 나타나는 질환이다.

**감열(疳熱)**: 어린아이에게서 많이 나타나며 감질을 수반하는 발열이다.

**감질(疳疾)**: 어린아이가 여러 가지 만성 질병으로 몸이 파리하고 쇠약해지는 것을 통틀어 일컫는다.

**감창(疳瘡)**: 감질로 생기는 부스럼이다.

**감충(疳蟲)**: 감병(疳病)의 원인이 되는 기생충을 일컫는다.

**감충(疳蟲)**: 영양 실조 상태에 요충증이 합병된 것으로, 감질이 오래되었는데도 낫지 않으면 반드시 배 속에 이 충이 있는 것이다.

**개창(疥瘡)**: 풍(風) · 습(濕) · 열(熱) 등의 사기가 피부에 엉기어 나타나는 접촉 전염성 피부병이다.

**객열(客熱)**: 열의 진퇴(進退)가 일정하지 않은 병증으로, 외부에서 들어온 열사(熱邪)를 말한다.

**객오(客忤)**: 어린아이가 갑자기 놀란 것이 원인이 되어 생기는 병증이다.

**견비통(肩臂痛)**: 어깨에서 팔까지 저리고 아픈 통증이다.

**결괴(結塊)**: 담핵(痰核)이 엉기어 덩어리가 된 것이다.

**경간(驚癎)**: 경(驚)은 몸에 열이 나고 얼굴이 붉어지며 잠을 잘 자지 못하지만 경련은 나지 않는 증상이다. 간(癎)은 경(驚)의 증상 외에 몸이 뻣뻣해지며 손발이 오그라들면서 경련이 발생하는 병증이다.

**경계(驚悸)**: 놀라서 가슴이 두근거리거나 잘 놀라고 두려워하는 것으로, 심계 항진이다.

**경광(驚狂)**: 경(驚)으로 인해 광증을 일으키는 병증이다.

**경락(經絡)** : 인체 내의 경맥과 낙맥을 아울러 이르는 말로, 전신의 기혈을 운행하고 각 부분을 조절하는 통로이다.

**경맥(經脈)** : 기혈이 운행하는 주요한 통로이다.

**경병(痙病)** : 목덜미가 뻣뻣해지면서 이를 악물고 사지가 오그라들며, 각궁반장(角弓反張)이 주 증상인 병증이다.

**경열(驚熱)** : 경풍(驚風)의 하나로 어린아이에게서 나타나는 전신 발열인데, 열이 그다지 높지 않은 병증이다.

**경풍(驚風)** : 경련이 일어나면서 의식을 잃는 병증으로, 5세 미만의 어린아이에게서 자주 나타난다.

**계간(雞癇)** : 오간(五癇)의 하나로 폐간을 일컫는다.

**계심통(悸心痛)** : 심장이 두근거리고 가슴이 답답하며 명치끝이 아픈 것을 말한다.

**고독(蠱毒)** : 기생충의 감염으로 발생하는 고창병(鼓脹病)이다.

**고주(蠱疰)** : 몸이 여위고 팔다리가 부으며, 기침을 하고 배가 불룩해지는 병증이다.

**고창병(蠱脹病)** : 기생충으로 인해 배가 불러 오면서 아픈 질환이다.

**곡신(穀神)** : 인체에 영양을 공급하는 음식물의 정기를 가리킨다.

**골증열(骨蒸熱)** : 음기(陰氣)와 혈기(血氣)가 부족하여 골수가 메말라 뼛속이 후끈후끈 달아오르고 쑤시는 증상이다.

**관격(關格)** : 소변이 통하지 못하는 관(關)과 구토가 멎지 않는 격(格)이 동시에 나타나는 병증이다.

**괴(塊)** : 복부에 병 때문에 나타난 결괴(結塊)로, 고정된 부위에 일정한 형태로 있으며 통증

부위가 이동하지 않는 병증이다.

**구갈(嘔渴)** : 욕지기와 갈증을 아울러 이른다.

**구규(九竅)** : 눈, 코, 귀 등 각각의 2규(竅)와 입, 요도(尿道), 항문(肛門) 등을 아울러 이른다.

**구급(拘急)** : 경련이 일어나 팔다리를 굽혔다 폈다 하지 못하는 증세이다.

**구역(嘔逆)** : 속이 메스꺼워 토할 것 같은 증상이다.

**구증구포[九蒸九曝]** : 약재를 만들 때 찌고 말리기를 아홉 번 반복하는 것이다.

**구창(灸瘡)** : 뜸 뜬 자리에 화상이 생겨서 피부가 허는 것이다.

**구충(驅蟲)** : 해충이나 기생충 따위를 없애는 것이다.

**군화(君火)** : 심화(心火)를 말하는 것으로, 심(心)은 화(火)에 속한 장기이고 상화(相火)에 상대되는 것이다.

**굳은살** : 헌데에 두드러지게 내민 군더더기 살이다.

**궐역(厥逆)** : 팔다리가 싸늘해지는 병증이다.

**귀주(鬼疰)** : 초기에는 특별한 통증이 없다가 갑자기 가슴이 뒤틀려 아프거나 답답하여 쓰러지는 증상이다.

**귀태(鬼胎)** : 평소 몸이 허약하여 기혈이 뭉쳐서 흩어지지 못하고, 이 때문에 충맥과 임맥이 막혀서 나타나는 병증이다.

**금창(金瘡)** : 쇠붙이 등에 의해 상한 창상이다.

**급경풍(急驚風)** : 어린아이에게서 나타나는 경풍의 하나로, 풍(風)에 의해 의식을 잃고 경련을 일으키는 병증이다.

**급황(急黃)** : 황달의 하나로, 중증형 황달병에 속한다. 습열의 사독이 몹시 성하여 진액에 침범함으로써 발생한다.

**기괴(氣塊)** : 가성 멍울로, 기가 정체되어 나타

난다.

**기륭(氣癃)** : 기림(氣淋)이라고도 하며, 비장과 신장이 허하고 방광에 열이 있어 나타나는 병증이다.

**기창(氣脹)** : 기가 정체되어 배가 더부룩하게 불러 오는 증상으로서, 보통 간이나 지라의 기능 장애로 일어난다.

## ㄴ

**나력(瘰癧)** : 림프절에 멍울이 생기는 병증이다. 주로 목, 귀 뒤, 겨드랑이에 생긴다.

**냉담(冷痰)** : 한담(寒痰)으로 담병(痰病)의 하나이다. 팔다리가 차고 마비되어 근육이 군데군데 쑤시고 아픈 증상이 나타난다.

**냉로(冷勞)** : 허한증에 속하는 허로병증이다. 기혈고갈, 음양불화, 정기산실 등으로 인해 나타나거나 표리가 함께 허하여 나타난다.

**냉리(冷痢)** : 한리(寒痢)라고도 하며, 찬 것이나 날것, 비위생적인 음식 등을 지나치게 많이 먹음으로써 한기가 막혀 비의 양기가 상해서 나타난다.

**냉비(冷痺)** : 찬 기운 때문에 손발의 감각이 없어지고 저린 증상이다.

**냉심통(冷心痛)** : 명치끝의 은은한 통증이 등에까지 뻗치며 손발이 차가워지는 병증이다.

**냉적(冷積)** : 배 속에 찬 기운이 뭉쳐 통증을 느끼는 냉병으로, 찬 기운에 의한 혈액 순환 장애로 나타난다.

**냉증(冷症)** : 혈액 순환의 기능 장애로 나타나는 병증이다.

**노권(勞倦)** : 피로하고 노곤해하는 증세이다.

**노극(勞極)** : 칠정으로 인해 오장이 상하는 병증이다.

**노손(勞損)** : 음허에 속하는 허로와 허손을 아울러 뜻한다.

**노열(勞熱)** : 허로 때문에 나타나는 골증발열을 뜻한다.

**노채(勞瘵)** : 말기 폐결핵이다.

**노학(勞瘧)** : 오래된 말라리아(학질)이다.

**노황(勞黃)** : 황달의 하나로, 사지에 힘이 없고 몸에서 열이 나며 구토와 한열왕래(寒熱往來) 등의 증상이 나타난다.

**누공(瘻孔)** : 병적으로 나타나는 작은 구멍을 뜻한다.

**누창(瘻瘡)** : 감루(疳瘻)라고도 하며, 피부에 잔 구멍이 생겨 고름이 나는 부스럼이다.

## ㄷ

**단독(丹毒)** : 화상처럼 피부가 벌게지면서 화끈거리고 열이 나는 병증이다.

**단종(丹腫)** : 단독(丹毒)으로 인한 종창이다.

**담벽(痰癖)** : 수음(水飮)이 오래 정체되면 담이 되어 옆구리로 흘러가 수시로 통증을 일으키는 병증이다.

**담수(痰水)** : 담음(痰飮)이라고도 한다.

**담습(痰濕)** : 담(痰)과 습(濕)이 함께 나타나는 증상이다.

**담연(痰涎)** : 가래와 침을 아울러 뜻한다.

**담열(痰熱)** : 담으로 인해 나타나는 열 또는 담열의 병증이다.

**담음(痰飮)** : 체내에 지나치게 많은 진액(津液)이 여러 가지 원인 때문에 몰려 있거나 일정한 부위에서 스며 나오거나 분비되어 나타나는 병증이다.

**담화(痰火)** : 담(痰)으로 인해 생기는 열이다.

**도한(盜汗)** : 심신이 쇠약해 수면 중에 저절로 나는 식은땀이다.

**독발**(禿髮) : 대머리를 뜻한다.

**독종**(毒腫) : 모든 독으로 인한 종기이다.

**독창**(禿瘡) : 머리가 헐면서 모발이 끊어지거나 빠져 없어지는 병증이다.

**독풍**(毒風) : 풍독 때문에 얼굴에 종기가 생기는 병증이다.

**두면풍**(頭面風) : 수풍 또는 면풍이라고도 한다.

**두창**(頭瘡) : 머리에 나는 부스럼을 통틀어 이르는 말이다.

**두풍**(頭風) : 두통이 오래도록 낫지 않고, 경우에 따라서는 나타났다 그쳤다 하며 오랫동안 낫지 않는 병증이다.

**두훈**(頭暈) : 현훈(眩暈)이라고도 한다.

**등창**[發背] : 등에 생기는 큰 부스럼이다.

## ㅁ

**만경풍** : 경풍의 하나로, 큰 병에 걸리거나 구토 또는 설사를 계속하여 몸이 약해져서 나타나기도 하고, 급경풍이 악화되어 나타나기도 한다.

**맥풍**(脈風) : 풍사가 혈맥에 침범하여 정체되어 있는 것이다.

**면풍**(面風) : 얼굴에 땀띠 같은 것이 돋고 벌겋게 붓는 피부병이다.

**몽설**(夢泄) : 몽정(夢精)이라고도 하며, 꿈을 꾸면서 사정을 하는 것이다.

**묘규**(苗竅) : 오장과 관련되어 외부로 통하는 곳이다. 코는 폐(肺), 눈은 간(肝), 입술은 비(脾), 혀는 심(心), 귀는 신(腎)과 통한다.

## ㅂ

**반묘**(斑猫) : 가뢰라고도 하며, 성질이 차고 독성이 있으며 나력(瘰癧)에 쓰인다.

**반묘독** : 반묘(가뢰)의 중독증이다.

**반위증**(反胃症) : 음식을 먹고 나서 일정한 시간이 경과한 후, 먹은 것을 도로 토해내는 병증이다.

**발배**(發背) : 등에 생기는 종기를 통틀어 일컫는 말이다.

**발저**(發疽) : 저(疽)의 하나로, 악성 종기를 일컫는다.

**발표**(發表) : 표(表)에 있는 사기를 배출시킴으로써 제거하는 것이다.

**방광기**(膀胱氣) : 방광의 기화 작용(氣化作用) 장애로 소변을 보지 못하는 것이다.

**백독창**(白禿瘡) : 독창(禿瘡)의 하나로, 풍습의 사기가 두피의 결에 침범해 몰려 있거나 접촉 또는 전염으로 발생하는 병증이다.

**백리**(白痢) : 이질의 하나로, 백색의 점액이나 농액이 섞인 대변을 보는 병증이다.

**백예**(白臀) : 눈의 검은자위가 뿌예지고 시력 장애가 생기는 안과 병증이다.

**백전풍**(白癜風) : 일반적으로 백반을 뜻한다.

**백탁**(白濁) : 소변이 뿌옇고 걸쭉해지는 것 또는 그런 병증이다.

**백합병**(百合病) : 심폐음허(心肺陰虛)의 병증이다. 칠정울결(七情鬱結)이나 상한병(傷寒病)을 앓은 후에 심폐음허로 인해 나타난다.

**번갈**(煩渴) : 가슴이 답답하고 입이 마르는 증상이다.

**번열**(煩熱) : 가슴이 답답하고 몸에 몹시 열이 나는 증상이다.

**번조증**(煩燥症) : 몸과 마음에 열이 나고 초조하며 불안한 증상이다.

**벽기(癖氣)** : 양 옆구리가 딴딴하고 통증이 수반되는 병증이다.

**보혈(補血)** : 약을 먹어 조혈 작용을 돕는 것을 뜻한다.

**복량(伏梁)** : 위에 생기는 비만 종괴(腫塊)인 일련의 질환으로, 기혈이 뭉쳐서 나타나는 병증이다.

**부종(浮腫)** : 몸이 붓는 증상이다. 심장병이나 신장병 또는 신체 중 어느 한 부분의 혈액 순환 장애로 생긴다.

**분돈(奔豚)** : 분돈적이라고도 한다.

**분돈적(奔豚積)** : 장(腸)의 경련 때문에 발작적으로 아랫배가 쥐어뜯는 듯이 아프다가 심하면 위로 치미는 병이다.

**붕루(崩漏)** : 월경기가 아닌 때에 갑자기 다량의 자궁 출혈이 멎지 않는 병증이다.

**비경(脾經)** : 족태음비경이라고도 하며, 비(脾)에 속하고 위(胃)에 이어지는 십이 경맥의 하나이다.

**비괴(痞塊)** : 딴딴한 멍울을 말한다.

**비달(脾疸)** : 비와 관련된 황달병이다.

**비설(脾泄)** : 지라의 기능 장애로 소화가 되지 않으면서 구토와 설사를 하는 병이다.

**비증(痺症)** : 뼈마디가 아프고 저리며 마비감이 있고, 악화되면 붓고 팔다리에 운동 장애가 일어나는 병이다.

**비허(脾虛)** : 지라의 기능이 허약하여 소화가 잘 되지 않고 식욕이 없어지며 몸이 야위는 병이다.

## ㅅ

**사기(邪氣)** : 인체에 병을 일으키는 여러 가지 외적 요인을 통틀어 일컫는 말이다.

**사림(沙淋)** : 임질의 하나로, 모래알 같은 것이 요도를 막아 소변 배출이 잘 안 되거나 발작적 통증이 나타나기도 한다.

**사약(使藥)** : 보좌 약으로, 주약의 독성을 줄이고 약미(藥味)를 좋게 하며, 여러 가지 약물의 작용을 조화시켜 부작용이 나타나지 않게 하는 약물이다.

**산가증(疝瘕症)** : 산증의 하나로, 허리 또는 아랫배가 아픈 증상이다.

**산기(疝氣)** : 체강의 내용물이 간극을 통해 겉으로 돌출되는 병증을 통틀어 일컫는다.

**산람장기(山嵐瘴氣)** : 산간에 있는 습열이 훈증할 때 나타나는 나쁜 기운이 인체에 해를 주는 일종의 사기로서 보통 전염성을 띤다.

**산증(疝症)** : 생식기와 고환이 붓고 아픈 병증이다. 아랫배가 당기며 통증이 있고 소변과 대변이 막히기도 한다.

**산후혈훈(産後血暈)** : 산후에 갑자기 어지럽고 정신이 혼미해지거나 심하면 까무러치는 증상이다.

**삼충(三蟲)** : 장충·적충·요충 등 세 가지 기생충을 일컫는다.

**삽장(澁腸)** : 몽정·요정(尿精)·유정 등을 치료하는 방법이다.

**상기(上氣)** : 인체의 상부에 있는 심폐의 기(氣)를 뜻하거나 기혈(氣血)이 머리 쪽으로 치밀어 오르는 증상을 일컫는다.

**상초(上焦)** : 삼초(三焦)의 하나로, 가로막 위쪽의 심(心)과 폐(肺)를 포함한 부위를 말한다.

**상한(傷寒)** : 각종 외감성 열병을 통틀어 일컫는 말이다.

**상화(相火)** : 간(肝), 담(膽), 신(腎) 등 삼초(三焦)의 화(火)를 통틀어 이른다.

**서루(鼠瘻)** : 나력루(瘰癧瘻)라고도 하며 감루(疳瘻)의 하나로, 목덜미나 겨드랑이 부위의 림프샘 결핵을 말한다.

**석림(石淋)** : 임질(淋疾)의 하나로, 신장 또는 방광 속에 돌 같은 것이 생기는 병인데, 소변 시 요도에 통증이 일어난다.

**소갈(消渴)** : 갈증으로 물을 많이 마시고 음식을 많이 먹지만, 몸이 여위고 당뇨가 있으며 소변 양이 증가하는 병증이다.

**소변삭(小便數)** : 소변빈삭(小便頻數)이라고도 하며, 소변을 조금씩 자주 누는 증상이다.

**소염해독(消炎解毒)** : 염증을 가라앉히고 독기를 제거하는 효능을 말한다.

**소장산기(小腸疝氣)** : 소장기(小腸氣)라고도 하며, 기체로 오는 산증이다.

**소종(消腫)** : 부은 종기나 상처를 치료하는 것 또는 그런 방법이다.

**수고(水蠱)** : 창만의 하나로, 수습(水濕)의 결취(結聚) 때문에 나타난다.

**수곡리(水穀痢)** : 비위의 기가 허약하거나 풍(風)·습(濕)·한(寒)·열(熱) 등 사기가 비위에 침범하여 나타나는 증상이다.

**수기(水氣)** : 수종(水腫)이라고도 하며, 몸속에 수분이 머물러 나타난다.

**수종(水腫)** : 신체의 조직 사이나 체강 또는 체내에 체액이 머물러 얼굴·가슴·배 또는 사지에 부종이 생기는 질환이다.

**수징(水癥)** : 수기(水氣)가 정체해 쌓이고 배 속에 딱딱한 덩어리가 생기는데, 양 옆구리 부위가 팽창하면서 전신이 붓는 병증이다.

**수창(水脹)** : 체내에 수분의 대사가 원활하지 못해 몸이 붓는 증상이다.

**수창(水瘡)** : 피부병의 일종으로, 진물이 생기는 작은 부스럼이다.

**수풍(首風)** : 물집이 터진 후에 허는 병증이다.

**습(濕)** : 병의 원인이 되는 습기 또는 체내 기혈(氣血)의 순환 장애로 수기(水氣)가 정체되는 증상이다.

**습닉(濕䘌)** : 습사로 피부가 파이는 피부병이다.

**습비(濕痺)** : 비증(痺症)의 하나로, 풍한습(風寒濕)의 사기가 관절이나 경락에 침범해서 생기는 병증이다.

**시주(尸疰)** : 노채충이 폐에 침입하여 생기는 전염성을 띤 만성 소모성 폐결핵류이다.

**시충(尸蟲)** : 노채충(勞瘵蟲)이라고도 하며, 노채병을 일으키는 결핵균이다.

**식심통(食心痛)** : 찬 음식이나 생것을 과음·과식하여 탈이 나서 가슴과 배가 꽉 차고 아픈 증상이다.

**식적(食積)** : 비위의 운반 기능이 원활하지 못해 먹은 것을 소화시키지 못하고 체하여 생기는 병증이다.

**식체(食滯)** : 식상(食傷)이라고도 한다. 과식하거나 덜 익은 음식 또는 비위생적인 음식을 먹거나 언짢은 상태에서 음식을 먹을 때 나타난다.

**신로(腎勞)** : 과로로 신(腎) 기능이 손상되어 일어나는 허로증이다.

**신적(腎積)** : 신기나 간기가 치밀어 나타나는데, 안색이 검어지고 아랫배에서부터 명치끝까지 통증이 치밀어 오르는 증상이다.

**신정(腎精)** : 남성의 정력이나 정액을 뜻하거나 신(腎)의 정기(精氣)를 뜻한다.

**심규(心竅)** : 심(心)의 묘규(苗竅)로 혀를 달리 이르는 말이다. 옛 의서에 따르면, 심에는 신(神)이 있고 그 신이 드나드는 심규라는 구멍이 있는데, 이것이 잘 통하면 정신이 또렷해지고 막히면 정신이 혼미해진다.

**심현**(心痃) : 명치끝이 그득하고 아픈 것이다.

**아감**(牙疳) : 초기에 잇몸이 벌겋게 붓고 헐며 아픈 병증이다.
**아침**(兒枕) : 아침통(兒枕痛)이라고도 한다.
**아침통**(兒枕痛) : 해산 후 어혈이 뭉쳐 아랫배가 아픈 증상이다.
**악종**(惡腫) : 악성 종양이다.
**악창**(惡瘡) : 악성 화농성 종기이다.
**악혈**(惡血) : 어혈(瘀血)의 하나로, 혈관 밖으로 나와 조직 사이에 몰려 있는 사혈(죽은피)을 말한다.
**어혈**(瘀血) : 타박상 등으로 살 속에 피가 맺혀 있는 것 또는 그 피를 말한다.
**역려**(疫癘) : 여역(癘疫)이라고도 하며, 강한 전염성 열병을 통틀어 일컫는다.
**역절통**(歷節痛) : 간장과 신장이 허한 데다 풍한습(風寒濕)의 사기(邪氣)가 경맥을 통해 관절에 정체되어 있는 것이 원인이 되어 나타나는 병증이다.
**열감**(熱疳) : 어린아이의 비위허약, 하기이유(夏期離乳), 음식의 부절제 등의 이유로 몸이 여위면서 복부창만, 수족심열(手足心熱)의 증상이 나타난다.
**열격**(噎膈) : 음식이 목구멍으로 잘 넘어가지 못하거나 위에까지 내려가지 못하고 이내 토하는 병증이다.
**열독**(熱毒) : 더위 때문에 생기는 발진이다.
**열독리**(熱毒痢) : 서습열독(暑濕熱毒)의 감수로 인해 나타나는 이질이다.
**열리**(熱痢) : 서리(暑痢)라고도 하며, 더위를 먹어 설사를 하는 병증이다.

**열비**(熱痺) : 열독이 골절로 돌아다니거나 체내에 열이 쌓여 있는 데다 풍한습의 사기가 침범해 나타나는 병증이다.
**열설**(熱泄) : 화설(火泄)이라고도 하며, 설사증의 하나이다. 더위를 먹어 생기는데 배가 아프고 붉은 설사를 하며, 설사한 후에도 뒤가 무지근한 증상이 있다.
**열증**(熱症) : 몸에서 열이 나거나 오한이 나고 가슴이 답답하며 갈증이 나는 증상이다.
**열창**(熱瘡) : 열병 후에 입 주위나 얼굴에 생기는 포진성 피부병이다.
**열학**(熱瘧) : 말라리아(학질)의 하나로, 여름철 서사(暑邪)가 들어와 발생하는데 열증(熱症)만 있고 한증(寒症)은 없다.
**염좌**(捻挫) : 좌섬(挫閃)이라고도 하며, 갑작스러운 충격이나 운동으로 근막이나 인대가 상하거나 타박상으로 피하 조직이나 장기가 상하는 것을 말한다.
**영기**(榮氣) : 맥관에서 순행하는 인체의 방위 작용이다.
**영류**(瘿瘤) : 목에 생기는 종양의 하나이다.
**영위**(營衛) : 영혈(營血)과 위기(衛氣)를 함께 일컫는 말이다.
**영혈**(營血) : 섭취된 음식물에서 변화된 영양 물질과 여기에서 생기는 혈액을 뜻하는 말 또는 영(營)과 혈(血)을 아울러 일컫는 말이다.
**예막**(翳膜) : 외장(外障) 눈병의 하나이다. 예는 각막이 흐려진 것이고, 막은 백막(白膜)·적막(赤膜)이 눈자위를 가리는 병이다.
**오감**(五疳) : 오장과 결부시켜 다섯 가지로 구분된 감증(疳症)이다.
**오로**(惡露) : 해산 후 음문(陰門)에서 흐르는 액체이다. 주로 혈액이나 점액 또는 자궁 속막의 조직 따위가 섞여 나오는데, 일반적으로 3

주 정도면 깨끗해진다.

**오로칠상(五勞七傷)** : 오로와 칠상을 아울러 일컫는다. 오로는 오장이 허약해서 생기는 다섯 가지 허로(虛勞), 즉 심로(心勞)·폐로(肺勞)·간로(肝勞)·비로(脾勞)·신로(腎勞) 등이고, 칠상은 남성의 신기(腎氣)가 허약하여 생기는 음한(陰寒)·음위(陰痿)·이급(裏急)·정루(精漏)·정소(精少)·정청(精淸)·소변삭(小便數) 등 일곱 가지 증상을 말한다.

**오림(五淋)** : 기림(氣淋)·노림(勞淋)·고림(膏淋)·석림(石淋)·혈림(血淋) 등 다섯 가지 임질을 말한다.

**오맥(五脈)** : 오장과 관련된 다섯 가지 맥상, 즉 간맥현(肝脈弦)·심맥홍(心脈洪)·비맥완(脾脈緩)·폐맥부(肺脈浮)·신맥침(腎脈沈) 등이다.

**온병(溫病)** : 여러 가지 외감성 급성 열병을 통틀어 이르거나 상한(傷寒)의 하나를 뜻한다. 옛날에 봄에 나타나는 열병을 일컫던 말이기도 하다.

**온보(溫補)** : 보법(補法)의 하나이다. 약성이 따뜻한 약으로 허증(虛症)과 한증(寒症)을 치료하는 방법이다.

**온역(瘟疫)** : 유행성 사기(邪氣)를 받아 나타나는 여러 가지 급성 유행성 열병이다.

**온장(溫瘴)** : 온병이라고도 한다.

**온학(溫瘧)** : 사기가 잠복한 상태에서 서열(暑熱)의 사기를 받아 나타나는 말라리아다.

**옹저(癰疽)** : 옹과 저를 포함해 종기를 통틀어 일컫는 말이다. 창면(瘡面)이 얕으면서 범위가 넓은 것이 '옹'이고, 깊으면서 악성인 것이 '저'로서 피부 화농증이다.

**옹종(癰腫)** : 작은 종기로, 기혈의 순환이 순조롭지 않아 피부나 근육 내에 역행하면 혈이 막혀 국부에 발생하는 종창이다.

**옹창(癰瘡)** : 궤양의 하나로, 외옹이 곪아 터진 후 오랫동안 아물지 않는 병증이다.

**옹체(癰滯)** : 몰리고 막혀서 풀리지도 않고 통하지도 않는 증세를 말한다.

**와창(蝸瘡)** : 손가락이나 발가락 사이에 통증이 나타나고, 가려워서 긁으면 진물이 나고 허는 습진이다.

**완비(頑痺)** : 피부에 감각이 없는 증상이다.

**외감(外感)** : 기후가 고르지 않아서 생기는 감기 등의 병을 통틀어 일컫는 말이다.

**욕로(蓐勞)** : 산후에 기혈이 소모되고 몸조리를 잘못하여 풍한사(風寒邪)를 받거나 근심·걱정 또는 과로로 나타나는 병증이다.

**월경부조(月經不調)** : 월경 주기와 생리혈 양이나 색의 이상 등 월경 시 나타나는 여러 가지 병증을 통틀어 일컫는다.

**위기(胃氣)** : 위의 작용 또는 원기를 뜻한다.

**위기(衛氣)** : 인체를 외부의 나쁜 기운으로부터 방어하는 기능을 가진 기운이다.

**위벽증(痿躄症)** : 사지가 힘이 없이 늘어지고 다리를 쓰지 못하는 병증이다.

**위증(痿症)** : 점차 근육이 위축되고 근맥의 긴장이 풀려 힘이 없어짐으로써 손으로는 물건을 잡지 못하고 다리는 몸을 지탱하지 못하여 뜻대로 움직이지 못하는 병증이다.

**유두저(有頭疽)** : 체내 연조직에 생기는 양성의 창양이다.

**유옹(乳癰)** : 유방에 생기는 염증을 포괄하는 병증이다.

**유음(留飮)** : 비위의 양기가 허하여 수음이 오랫동안 머물러 있어서 나타나는 병증이다.

**유저(乳疽)** : 유선의 깊은 부위의 화농성 감염증이다.

**유정(遺精)** : 몸이 허약해진 경우에 성행위 없이 정액이 무의식적으로 흘러나오는 병증이다.
**유종(遊腫)** : 피부병의 일종으로, 종기가 돌아다니면서 생기는 것이다.
**유풍(遊風)** : 급성으로 피부에 나타나는 일련의 풍증이다.
**육극(六極)** : 노상허손(勞傷虛損)이 극도에 달한 여섯 가지 병증이다.
**육부(六府)** : 육부(六腑)라고도 한다. 배 속에 있는 여섯 가지 기관, 즉 위·큰창자·작은창자·쓸개·방광·삼초 등을 이른다. 음식물을 소화하고 영양분을 흡수하며 찌꺼기를 내보내는 역할을 한다.
**융폐(癃閉)** : 소변이 잘 나오지 않아 방울방울 떨어지거나 전혀 누지 못하면서 아랫배가 팽팽해지는 병증이다.
**음산(陰疝)** : 한사가 간경을 침습해서 생기는데 고환까지 파급하는 산증(疝症)이다.
**음소증(陰消症)** : 진양(眞陽)이 부족하여 기가 액으로 화(化)하지 못하는 경우에 발생하는 소갈병이다.
**음식창(陰蝕瘡)** : 하감(下疳)이라고도 하며, 매독의 초기 궤양으로서 무통·경화성·부식성 구진이 감염 부위에 발생하는 병증이다.
**음양역(陰陽易)** : 상한온역 병후의 쾌유 전에 성행위로 인해 재발되는 병증이다.
**음위증(陰痿症)** : 성욕은 있으나 음경이 발기되지 않는 병증이다.
**음창(陰瘡)** : 남녀의 전음(바깥쪽 생식기) 부위의 부스럼을 말한다.
**음한(陰汗)** : 하초에 습열이 있거나 신장이 허하여 고환에 항상 땀이 축축하게 나는 증상 또는 그 땀을 일컫는다.
**음허발열(陰虛發熱)** : 음혈(피)이 저절로 손상되거나 신수(腎水)가 쇠하고 고갈되어 나타나는 발열이다.
**이급(裏急)** : 이급후중(裏急後重)이라고도 한다.
**이급후중(裏急後重)** : 이질의 증상으로, 배변 전에는 배가 아프고 급하여 참기 어려우며, 배변 후에도 시원하지 않고 뒤가 묵직함을 느낀다.
**이습(利濕)** : 이수제(利水劑)로써 하초의 수습(水濕)을 소변으로 배출시키는 방법이다.
**익기(益氣)** : 보기(補氣)라고도 하며, 약을 먹어서 허약한 원기를 돕는 것이다.
**익위고표(益衛固表)** : 위기(衛氣)를 돕고 표(表)를 단단하게 하는 효능이다.
**익창(䘌瘡)** : 벌레가 파먹은 것처럼 파이는 창양(瘡瘍)의 병증이다.
**임력(淋瀝)** : 소변 횟수는 잦지만 양이 적고 배뇨가 원활하지 않은 증상이다.
**임증(淋症)** : 소변 배출이 원활하지 않고 요도와 아랫배가 아픈 병이다.

# ㅈ

**장기(瘴氣)** : 습열의 잡독을 감수하여 발생하는 역려(疫癘)의 하나이다.
**장독(瘴毒)** : 장기(瘴氣)라고도 하며, 축축하고 더운 땅에서 발생하는 독한 기운이다.
**장치(腸痔)** : 수치질을 뜻하며, 항문 밖으로 콩알이나 엄지손가락만 한 것이 불거져 나오는 치질이다.
**장풍(腸風)** : 치질의 하나이다. 대변 시 맑고 새빨간 피가 먼저 나오는데, 풍습(風濕)의 사기(邪氣)가 장위(腸胃)를 침범하여 나타나는 증상이다.
**장학(瘴瘧)** : 장독(瘴毒)이 원인으로 나타나는 말라리아이다.

저창(疽瘡) : 옹저(癰疽)라고도 한다.

적(積) : 적취(積聚)라고도 하며, 배 속에 덩이가 생겨 아픈 병증이다.

적단(赤丹) : 혈분(血分)에 사기가 숨어 있고 이것이 풍열독(風熱毒)을 겸하는 데서 발생하는 것으로, 피부가 적색을 띠는 단독(丹毒)이다.

적라(赤癩) : 문둥병의 하나이다.

적리(赤痢) : 급성 전염병인 이질의 하나로, 혈변을 보는 병증이다.

적백대하(赤白帶下) : 성숙한 여성의 생식기에서 병적으로 피 같은 분비물에 흰색의 대하가 섞여 나오는 병증이다.

적백리(赤白痢) : 이질의 하나로, 점액과 피고름이 섞인 설사를 하는 병증이다.

적취(積聚) : 쌓인 기 때문에 덩어리가 생겨 아픈 병이다. 적(積)은 오장의 일정한 부위에 생긴 덩어리이고, 취(聚)는 육부에 생겨 일정한 형태 없이 옮겨 다니는 덩어리이다.

전시노채(傳尸勞瘵) : 전염성 폐결핵이다.

정루(精漏) : 이성에 대한 생각이나 시청각적인 자극 또는 성적인 상상만으로 정액이 흘러나오는 병증이다.

정소(精少) : 정액량이 적은 증상이다.

정수(精髓) : 골수를 말한다.

정종(丁腫) : 목젖이 붓는 병이다.

정창(疔瘡) : 병세가 악화된 부스럼을 가리킨다.

정청(精淸) : 정액이 차면서 묽어지는 증상이다.

정혈(精血) : 생기를 돌게 하는 맑은 피이다.

조갈증(燥渴症) : 소갈(消渴)이라고도 한다.

조구등(釣鉤藤) : 응달에서 말린 조구등의 가시로, 간열(肝熱)을 내려 회복시키는 효능이 있어 풍증과 어린아이의 경간에 쓰인다.

조열(潮熱) : 매일 일정 시간에 열이 나는 증상이다.

족태음비경(足太陰脾經) : 십이 경맥의 하나로, 비장(지라)에 속하고 위장으로 이어진다.

종독(腫毒) : 헌데의 독으로, 창양(瘡瘍)이라고도 한다.

종창(腫脹) : 신체의 부위가 붓는 증상이다.

주달(酒疸) : 황달의 하나이다. 과음으로 몸과 눈이 누런색을 띠고 가슴이 답답하며 열이 나고, 소변 색이 붉고 배뇨가 원활하지 않은 증상이다.

주심통(疰心痛) : 지나치게 놀라거나 공포심으로 갑자기 정신을 잃게 되는 병증이다.

주오(疰忤) : 전염성이 있고 병증이 오래가는 질환이다.

주초(酒炒) : 약재를 법제하는 방법 중 하나로, 약재를 술에 적셔 볶는 것을 뜻한다.

주황(酒黃) : 황달의 하나로, 과음으로 적(積)이 비장(지라)에 영향을 주어 황달이 되는 증상이다.

중악(中惡) : 손발이 차갑고 얼굴빛이 파랗게 되며 어지러워 눈앞이 아찔해지고, 심하면 정신을 잃어 쓰러지는 증상이다.

중열(中熱) : 가만히 있다가 더위 먹은 것은 중서(中暑)이고, 활동하다가 열에 상한 것을 중열(中熱)이라고 한다.

중초(中焦) : 삼초(三焦)의 하나로, 가로막 아래로부터 배꼽 위쪽 부위로 비와 위의 오장육부를 포함한다.

증병(蒸病) : 조열(潮熱)이 주된 증세이며, 그 열이 체내에서 증발하여 나는 열과 비슷하다고 하여 붙여진 이름이다.

진액(津液) : 보통 체액을 통틀어 일컫는다.

징가(癥瘕) : 배 속에 덩어리가 생기는 병증으로, 주로 여성에게서 많이 나타난다.

징결(癥結) : 배 속의 종양으로, 사기가 몰린 증

상이다.
**징괴**(癥塊) : 징가(癥瘕) 등에 의해 생기는 비괴(痞塊)이다.
**징벽**(癥癖) : 배 속에 뭉친 어혈과 담적(痰積)을 일컫는다.

## ㅊ

**창**(瘡) : 창병(瘡病)이라고도 하며, 피부에 나는 질병을 통틀어 일컫는다.
**창만**(脹滿) : 배가 몹시 불러 오면서 그득한 느낌을 주는 병증이다.
**창양**(瘡瘍) : 종기 또는 부스럼을 뜻한다.
**창이**(瘡痍) : 연장에 다친 상처 또는 피부의 종기를 말한다.
**창절**(瘡癤) : 피부 표면에 생기는 작은 부스럼을 말한다.
**창종**(瘡腫) : 헌데나 부스럼을 말한다.
**척맥**(尺脈) : 맥박 중 하나로, 노뼈의 끝부분에 있는 노동맥의 맥박이며 넷째 손가락으로 짚이는 맥이다.
**천명음**(喘鳴音) : 쌕쌕거림이라고 하며, 가래가 끼어 목에서 나는 소리이다.
**천조풍**(天吊風, 天弔風) : 경풍(驚風)의 하나인 만경풍의 다른 이름이다.
**천행황달**(天行黃疸) : 전염병으로 황달이 온 증상을 말한다.
**청근**(靑筋) : 몸의 표면에 비정상적으로 청색 근맥이 두드러지는 현상을 가리킨다.
**청맹**(靑盲) : 겉으로는 눈에 이상이 없으나 나중에 실명하게 되는 병증이다.
**청열**(淸熱) : 약성이 차고 서늘한 약을 써서 열병을 가라앉히는 것이다.
**청열이수**(淸熱利水) : 소변 배출을 원활하게 함으로써 열기를 제거하는 작용이다.
**충심통**(蟲心痛) : 기생충에 의해 명치끝이 꾹꾹 찌르듯이 아프고 메스꺼우며 구토 증상이 나타나는 병증이다.
**충창**(蟲瘡) : 벌레에 의해 부스럼이 생기는 증상이다.
**치감**(齒疳) : 감병의 하나로, 잇몸이 썩어 냄새가 나고, 심하면 이가 빠지는 병증이다.
**치경**(痓痙) : 치(痓)는 손발이 얼음같이 차고, 경(痙)은 전신이 뻣뻣해지는 증상이다.
**치닉**(齒䘌) : 충치를 말한다.
**치선**(齒宣) : 아선(牙宣)이라고도 하며, 잇몸이 붓고 상해서 피가 나는 병증이다. 악화되면 잇몸이 패어 들어가 이뿌리가 드러나고 이가 흔들린다.
**치출혈**(痔出血) : 살이 몸 밖으로 비집고 나온 것(痔)에서 피가 나는 병증이다.
**칠상**(七傷) : 남성의 신기(腎氣)가 쇠약하여 생기는 일곱 가지 증세를 말한다.
**칠정**(七情) : 기쁨[喜], 노여움[怒], 근심[憂], 생각[思], 슬픔[悲], 놀람[驚], 공포[恐] 등 사람의 일곱 가지 감정을 뜻한다.
**칠창**(漆瘡) : 옻나무나 물건을 만질 때 피부를 통해 옻독이 옮아 나타나는 피부병이다.
**침음창**(浸淫瘡) : 급성 습진이 전신으로 옮아가는 병증이다.

## ㅌ

**태동불안**(胎動不安) : 임신 중에 태아가 자주 움직여 배가 아프고 당기며, 심하면 질에서 약간 출혈이 일어나는 증상이다.
**태루**(漏胎) : 임신 중에 적은 양이지만 갑자기 자궁 출혈을 일으키는 병증이다.

**태풍(胎風)** : 갓난아이가 출생 후 열이 나고 피부가 벌게져 불에 덴 것 같은 증상이 나타나는 것이다.

**토사곽란(吐瀉癨亂)** : 토하고 설사하면서 배가 짤리고 통증이 나타나는 병증이다.

**통경(痛經)** : 여성의 월경 기간 전후에 아랫배와 허리에 나타나는 통증이다.

**퇴산(䐔疝)** : 고환이 붓는 병증을 통틀어 일컫는 말이다.

## ㅍ

**패저(敗疽)** : 썩어 들어가는 종기를 가리킨다.

**패창(敗瘡)** : 잘 낫지 않는 상처를 가리킨다.

**폐로(肺癆)** : 노점(癆漸)이라고도 하며, 몸이 점점 수척해지고 쇠약해지는 증상이다.

**폐옹(肺癰)** : 폐에 옹양(큰 종기)이 생겨 기침할 때 피고름을 토하는 병증이다.

**폐위(肺萎)** : 폐엽(肺葉)의 위축으로 기침할 때 탁한 침을 뱉어내는 것이 주된 증상인 만성 소모성 질환이다.

**폐풍창(肺風瘡)** : 비사(鼻齄)라고도 하며, 코 혈관이 확장되어 붉어지고 우둘투둘해지면서 혹처럼 커지는 질환이다.

**포낭(胞囊)** : 여성의 자궁구(子宮口)와 남성의 음낭을 가리킨다.

**표사(表邪)** : 몸의 겉면에 나타나는 사기(邪氣)를 말한다.

**풍간(風癎)** : 심기(心氣)가 부족한 데다 가슴에 열이 몰리거나 풍사를 받았을 때 또는 간경(肝經)의 열에 의해 나타나는 간질 증세이다.

**풍경(風痙)** : 경증(痙症)의 하나로, 목덜미와 등이 뻣뻣해지고 몸이 뒤로 기울거나 팔다리가 오그라드는 질환이다.

**풍기(風氣)** : 풍병으로, 풍사(風邪)를 받아 나타나는 질환을 통틀어 가리킨다.

**풍담(風痰)** : 풍증을 일으키는 담병 또는 풍 때문에 생기는 담병이다.

**풍독(風毒)** : 바람이 원인이 되어 나타나는 질환이다.

**풍병(風病)** : 풍사(風邪)에 의해 나타나는 질환을 통틀어 일컫는 말이다.

**풍비(風痺)** : 주비(周痺)라고도 하며, 비증(痺症)의 하나이다. 온몸이 쑤시고 무거우며 마비가 오는데, 그 부위가 일정하지 않고 자주 바뀐다.

**풍사(風邪)** : 외감병을 일으키는 주원인으로, 다른 사기와 함께 여러 가지 질환을 일으킨다.

**풍사(風邪)** : 육음(六淫)의 하나로, 바람이 병의 원인이 되어 나타나는 것을 말한다.

**풍수(風嗽)** : 풍사(風邪)가 폐로 들어가 일으키는 해수(咳嗽)로, 코가 막히고 목이 쉬며 기침이 잦다.

**풍습(風濕)** : 풍사(風邪)와 습사(濕邪)가 겹친 것 또는 이 때문에 나타나는 병증이다. 뼈마디가 쑤시고 뻣뻣하며 굽혔다 폈다 하기가 힘들다.

**풍습비(風濕痺)** : 풍사와 한습사가 겹친 비증(痺症)이다.

**풍심통(風心痛)** : 감기로 심장 쪽이 아프고 옆구리가 당기며 가슴이 그득해지는 질환이다.

**풍열(風熱)** : 풍사(風邪)에 열이 섞인 병증으로, 발열과 오한 등을 일으킨다.

**풍자(風刺)** : 얼굴에 여드름 따위가 생기는 피부병이다.

**풍저(風疽)** : 피부나 혈맥에 습열이 막혀, 종아리나 발목 부위에 종기가 생겨 아프고 가려운 증상이다.

풍종(風腫) : 출산 후 바람을 쐬어 풍습사(風濕邪)가 피부에 정체되어 나타나는 부종으로, 바람을 쐬거나 몸을 차게 하면 더 붓는다.

풍증(風症) : 풍병(風病)이라고도 하며, 풍사(風邪)에 의해 나타나는 질환을 통틀어 이르는 말이다.

풍진(風疹) : 비교적 가벼운 발진성의 급성 피부 전염병을 가리킨다.

풍창(風瘡) : 개창(疥瘡)이라고도 하며, 옴을 뜻한다.

풍허(風虛) : 몸이 허해져서 나타나는 풍증이다.

풍현(風眩) : 현훈의 하나로, 몸이 허한 데다 풍사가 뇌를 침범하여 나타난다. 눈이 아찔하고 머리가 어지러운 증상을 보인다.

## ㅎ

하초(下焦) : 삼초(三焦)의 하나로, 배꼽 아래쪽의 신장 · 방광 · 대장 · 소장 등의 장기가 포함된다.

하함(下陷) : 아래로 처진 것 또는 병의 기운이 아래로 내려가는 것을 뜻한다.

학모(瘧母) : 오랫동안 말라리아(학질)를 앓아 옆구리 아래쪽에 어혈이 생겨 딴딴하게 되는 병증이다.

한담(寒痰) : 담병(痰病)의 하나로, 팔다리가 차고 마비되어 근육이 쑤시고 아픈 질환이다.

한열(寒熱) : 한열왕래(寒熱往來)라고도 하며, 병을 앓을 때에 한기와 열이 번갈아 나타나는 증상이다.

한증(寒症) : 한사(寒邪)로 인해 양기가 쇠약해지거나 음기가 항진되어 신체의 기능과 대사가 저하되고, 저항력이 감퇴됨으로써 나타나는 증세들을 말한다.

한진(汗疹) : 땀띠를 말한다.

해기(解肌) : 외감(外感)병 초기에 땀이 약간 나는 표증(表症)을 치료하는 방법이다.

해수(咳嗽) : 기침을 말한다.

허랭(虛冷) : 양기가 부족하여 몸이 찬 것 또는 그런 증상이다.

허로(虛勞) : 장부와 기혈의 허손으로 나타나는 여러 가지 허약한 증세이다.

허손(虛損) : 칠정(七情) · 노권(勞倦) · 주색 · 음식 때문에 상하거나 병을 앓고 난 후에 몸조리를 잘못하여 음양 · 기혈 · 장부가 허약해져서 나타난다.

허열(虛熱) : 몸이 허약해져서 나는 열이다.

현벽(痃癖) : 배꼽 양옆이나 옆구리에 덩어리가 생기고 가끔 통증이 나타나는 질환이다.

현훈(眩暈) : 머리가 아찔하고 어지러운 증상을 말한다.

혈가(血瘕) : 월경 불순이나 과식으로 혈이 경맥 밖으로 넘치고 사기와 결합하여 아랫배 사이에 적체됨으로써 나타나는 병증이다.

혈괴(血塊) : 몸속에서 피가 혈관 밖으로 나와 엉긴 덩어리를 말한다.

혈로(血勞) : 음이 허하고 양이 성하거나 그 반대로 나타나기도 하는데, 대개 여성에게서 나타난다.

혈리(血痢) : 급성 전염병인 이질의 하나로, 하리에 혈이 섞여 있거나 순혈을 설사하는 병증이다.

혈림(血淋) : 소변에 피가 섞여 나오는 임질을 말한다.

혈민(血悶) : 해산 후에 정신이 혼미해지고 가슴이 답답해지는 증상이다.

혈붕(血崩) : 월경 기간이 아닌데 다량의 출혈이 발생하는 증상이다.

**혈비(血痺)** : 기혈이 허약하여 나타나는 비증(痺症)이다.
**혈적(血積)** : 기가 거슬러 올라 혈이 막히거나 외상으로 어혈이 몰리는 증상이다.
**혈창(血脹)** : 체내에 어혈이 쌓이고 기가 막힌 데다 한(寒)이 들어와 혈맥이 불리해져 창만이 발생하는 것이다.
**혈치(血痔)** : 우치(疣痔)라고도 하며, 피가 나오는 치질이다.
**혈폐(血閉)** : 혈고(血枯)라고도 하며, 피가 부족해서 나타나는 질환이다. 가슴과 옆구리가 더부룩해지는데, 특히 여성은 월경량이 줄거나 폐경이 되기도 한다.
**혈훈(血暈)** : 해산이나 그 밖의 원인으로 출혈이 심하여 정신이 혼미해지는 증상이다.
**협옹(脇癰)** : 겨드랑이나 옆구리에 생기는 악창이다.
**협통(脇痛)** : 옆구리가 결리고 통증이 나타나는 질환이다.

**혼궐(昏厥)** : 갑자기 정신을 잃고 쓰러지면서 손발이 차가워지는 증상이다.
**활설(滑泄)** : 묽은 변을 심하게 누는 질환이다.
**활혈(活血)** : 혈액 순환을 원활하게 하는 것 또는 그런 치료법을 말한다.
**황달(黃疸)** : 담즙 분비가 원활하지 못하여 온몸과 눈 부위가 누렇게 되는 질환이다.
**황수창(黃水瘡)** : 누런 진물이 생기는 습진이다.
**후비(喉痺)** : 목구멍에 종기가 생기거나 목 안이 붓고 막힌 듯하며 통증이 있는 질환이다.
**훗배앓이** : 해산 후에 나타나는 배앓이다.
**휴식리(休息痢)** : 증세가 좋아졌다 나빠지기를 반복하면서 오래도록 낫지 않는 만성적인 이질이다.
**흉비(胸痞)** : 가슴이 그득하고 답답하며 동통이 주된 증상으로 나타나는 질환이다.
**흉통(胸痛)** : 가슴의 경맥 순환이 안 되어 통증이 나타나는 증상이다.

# 찾아보기

## ㄱ

가는잎사위질빵 198
가락지나물 194
가래나무 132
가시연꽃 92, 360
가시연밥 92
가시오갈피 378
가자 124
가자나무 124
가중나무 126
가회톱 195
각기 106
각혈 106
간기 102
간염 378, 406
간혈산란탕 228
갈곡 163
갈근 52, 162
갈대 205
갈생근 163
갈화 19, 163
감국 19, 85, 138
감닉 98, 120, 122
감송 12
감송향 12, 189
감수 194
감창 120

감초 13, 20, 64, 67, 80, 140
감초초 140
감충 101, 126, 152, 200
갓 325
강리 153
강장 380
강진향 112
강진향나무 112
강활 20
강황 37, 185
개구리밥 178
개다래나무 242, 252, 334, 379
개맨드라미 197
개미취 172
개오동 71
개자 325
개자리 262
갯실새삼 58, 87, 142
거승 93
거여목 262
건강 47, 50, 70
건위 393, 406
건칠 103
검실 360
검인 92
검인죽 92
겨우살이 380, 408
견우자 53, 69, 73, 81, 198

찾아보기 ● 447

결명 158
결명엽 158
결명자 31, 158, 381
경간 100, 130, 188, 213
경계증 100, 213
경맥 156
경실 213
경천 161
경풍 145, 182
계관화 198
계두실 92
계심 94
계지 95
고근 199
고독 119, 126, 127, 146, 152
고량강 182
고련피 125
고목창 127
고본 176, 233
고삼 37, 165
고삼실 165
고의 138
고죽엽 108
곡궐 206
곡약 129
곡정초 208
골쇄보 206
골절번통 386, 395
골증 168, 188
골증로 183
골증열 99, 101, 125, 149, 170
골풀 211
곰솔 240
과루실 164

곽란 94, 109, 110, 113, 117, 121, 122, 392
곽향 20, 46, 214
관격 116, 127, 134, 166
관동 183
관동화 183
관중 196
괄루근 53, 68, 164
괄루분 164
괄루인 72, 163
괭이밥 209
괴각 89, 97
괴교 98
괴백피 98
괴아 97
괴화 97
구구앙 283
구규 95, 104, 113, 123, 137, 156
구기 90, 98
구기자 13, 19, 59, 90, 98, 382, 409
구기자나무 59, 60, 90, 98, 99
구릿대 170, 171, 235, 296
구맥 65, 66, 166
구맥엽 167
구맥자 167
구자 365
구증구포 84
구척 171, 241
구토 398
국로 140
궁궁이 12, 383
권백 151
귀독 152, 193
귀리 207
귀전우 122

귀주 126
균핵 47, 61, 100, 119
귤나무 38, 42, 54
근골위약 387
근골통 395
근죽엽 107
금모구척 171
금불초 193
금앵자 114
금은화 19, 158
금채석곡 67, 150, 319
급성자 213, 324
기관지염 388, 390
기호 205
긴병꽃풀 281
길경 20, 225
꼭두서니 156
꽃여뀌 190
꽈리 175
꾸지뽕나무 107, 221, 384
꿀풀 13, 209
꿩의비름 161

나력 128, 161, 168
나마자 185
나팔꽃 53, 69, 73, 198
낙석등 153
난초 157
남가새 154
남과 61
남실 152
남엽즙 152

낭독 201
낭탕자 192
내복자 342
냉이 278
냉적 190
너도밤나무 129
노근 205
노채충 132
노회 186
녹각사 51, 188
녹용 21
녹총 210
놋젓가락나물 46, 58, 212
뇌환 127
누창 209
늑막염 381
능소화 117

다뇨증 394
다닥냉이 192
닥나무 102, 103
단독 159, 175
단방 84
단삼 157
단향 112
단환 101
담마진 236
담배풀 207
담벽 113, 115, 121, 157
담석증 381
담연 123, 192
담열 108, 192

담음 142
담죽엽 213
당귀 34, 43, 167
당뇨 382, 399
당약 306
대계 180
대극 196
대나무 278
대마발 210
대복피 113
대청 278
대추 19, 385, 410
대하 32, 116
대하증 30, 391
대황 49, 53, 69, 73, 191
댑싸리 159, 160
더덕 55, 411
도꼬마리 161, 162, 235
도라지 412
도인 73, 249
도인두 162
도코로마 177
독발증 329
독종 111, 203
독행근 205
독활 145
돈장초 159
돌림열병 112
동의나물 331
동피 129
두릅나무 222, 386, 413
두창 133
두충 14, 18, 59, 387
두풍 123, 149, 403

두훈 400
둥굴레 331, 414
들현호색 187
등심초 211
등창 168, 169
딱총나무 63
떡갈나무 128
떡쑥 211
띠 68, 173

마 46, 51, 55, 147
마가목 388
마두령 204
마디풀 200
마린자 165
마발 210
마삭줄 153
마인 73
마타리 175
마편초 202
마황 57, 166
만병초 131
만주자작나무 131
만형자 104
말냉이 150
말오줌나무 231
맑은대쑥 150
망초 53, 65, 73, 81
매실 32, 415
맥문동 35, 36, 144, 389
맨드라미 198, 349
머위 315

멀구슬나무 125, 126
메꽃 159, 283
면사 174
명목 384
명자 392
명자나무 353
모과 416
모근 68, 173
모시대 226
모시풀 203
모창출 34, 142
모향화 189
목근피 132
목근화 132
목단 60, 134
목단피 60, 134
목별자 213
목적 208
목천료 242, 252, 334
목통 45, 61, 65, 67, 134
목향 46, 71, 147
몰식자 129
몰약 118
몰약수 118
묏대추 39, 43, 102, 120
무 342
무궁화 132
무근지화 169
무릇 211
무이 114
무환수피 130
무환자나무 130
물달개비 255
물푸레나무 41, 45, 116

미무 153
미역취 45
미초 159
민들레 208, 417
밀랍 132

바디나물 41, 174
바위솔 209, 418
바위취 302
박새 193
박주가리 185
반위 121
반위증 134
반하 38, 42, 54, 70, 192
방광염 388
방광허랭 400
방기 64, 181
방풍 14, 57, 155
방풍엽 155
배암차즈기 390
배초향 46, 214
백국 138
백극 120
백급 195
백단향 112
백두구 190
백두옹 204
백랍 132
백렴 195
백리 126
백목련 104
백미 177

백미꽃 177
백부근 183
백부자 207
백불탕 225
백선 109, 176
백선피 176
백수오 20, 202
백실 99
백양수피 129
백자인 58
백작약 168
백지 20, 170, 235, 296
백지엽 171
백출 26, 47, 51, 87, 93, 141
백합 169
뱀딸기 206
버드나무 124, 125
번갈 385
번열 107, 399
범부채 194
보간 405
보골지 30, 187
보리수 391
보양 382, 396
보혈 396
복령 30, 47, 61, 87, 100
복분자 19, 32, 419
복숭아나무 73
복신 100
복통 391
봉두채 315
봉선화 213, 324
봉아출 188
부들 156

부인병 401
부자 26, 31, 191, 239
부종 113, 119
부처손 151
부추 344, 365
부평 178
분돈 117, 154, 188
불면증 385, 389
불이초 211
붉나무 71, 120
붉은 갯버들 125
붕루 105, 117
붕루대하 117
비봉 53, 65, 73
비증 169
비출혈 387
비파엽 220
비해 177
빈랑 113
빈랑자 113
빈혈 382
뽕나무 57, 91, 106, 107, 252, 341
뽕나무겨우살이 105

사간 194
사군자 135
사기 114, 193
사리풀 192
사림 210
사매 206
사삼 20
사상자 15, 160, 256

사시나무 129
사인 51, 188
사지구련 394
사철쑥 160
사포닌 22
사함 194
사함초 195
사향 113
산국 138
산당화 392
산람장기 142, 166
산모 200
산사 19, 49, 393, 420
산사나무 49
산수유 19, 32, 39, 43, 109
산수유나무 43, 109
산약 46, 51, 55, 147, 394
산자고 209
산작약 421
산장 175
산정 87
산조인 13, 19, 39, 43, 102
산죽 232
산증 103
산철쭉 135
산초 116, 241
산초나무 117
산통 379
살구나무 54, 57
삼 73
삼릉 184
삼백초 218
삼지구엽초 14, 172, 422
삼초 134, 155

삼충 94, 109, 110, 114, 118, 126, 132, 134, 139, 186
삽주 47, 51, 87, 93, 141
상각 128
상근 252
상기 106
상기생 105, 408
상륙 197
상백피 57, 106, 341
상산 136
상수리나무 128
상실 128
상심 91, 107
상심자 91, 107
상엽 18, 106
상지 106
상초 95
상한 126, 178
새박뿌리 202
생강 42, 47, 50, 52, 54, 70, 423
생리통 384
생지황 35, 64, 85, 86, 141
생칠 104
서루 209
석결명 81
석곡 67, 150, 319
석남엽 131
석명자 150
석위 175
석유황 81
석창포 34, 63, 84, 137
선경 100
선복화 193
선화 159

찾아보기 ● 453

선화근 159
세신 13, 29, 149, 296
소갈 107, 114
소계 180
소나무 88, 95, 96, 97
소나무겨우살이 120
소단 28
소목 129
소방목 129
소변 불통 402
소엽 18
속단 63, 156
속새 208
속수자 69, 206
속썩은풀 40, 44, 48, 68, 72, 172
솔풍령 87
솜대 108
송라 120
송엽 97
송절 95
송지 88, 96
송진 88
송화분 96
송황 96
쇄양 155
쇠무릎 59, 143, 395
쇠비름 424
수기 106, 178, 210
수소양경 99
수영 200
수유나무 110
수족소음경 94
수족태음경 214
수종 100

수창 115
수태음경 112
숙지황 29, 30, 59, 140
순비기나무 104
술패랭이꽃 65, 66, 166
쉽싸리 180
습비 104, 124
승마 48, 52, 146
시주 152, 186
시체 226
시충 171
시호 40, 44, 144
식수유 110
식수유나무 110
식수유수피 110
식중독 404
식체 115, 118
신경 쇠약 404
신경통 380, 395
신기 109, 110, 112, 120, 124, 139, 154
신기허약 386, 394
신로 110
신이 19, 104
신장염 402
심경 166
심규 139, 147
심와부 137
심폐 156
쑥 177, 178, 425

아다구 212
아위 181

아주까리 335
아출 188
악실 178, 240
악실근경 178
악창 98, 114, 118, 125, 128, 132, 170, 174,
　　　195, 213
안식향 119
안식향나무 119
안질환 381
알로에 186
암 402
암려자 150
압설초 255
애실 178
애엽 18, 177
야교등 202
야자고 211
약난초 209
약모밀 217
양위증 177
양유근 55, 225
양제근 200
양제실 200
양제엽 200
양척촉 135
양춘사 188
어성초 217
어저귀 213
어혈 94
엉겅퀴 180, 396
여로 80, 82, 193
여실 165
여제초 331
여지초 269, 390

역마 171
역수피 128
연 426
연교 52, 136, 170
연꽃 51, 91
연밀 84
연밥 91
연복자 134
연실 91
연육 91
연자심 91
연자육 51, 91
연자죽 25
연전초 281
연호색 187
열닉 201
열독 114, 117, 158, 172
열독풍 134, 165
열리 116, 199
열림 200
열황 193
영류 168, 204
영릉향 186
영실 133
영실근 134
영향풀 186
예막 114, 116, 166, 175
예장 175
예지자 134
오가피 18, 39, 90, 105
오가피산 90
오갈피나무 39, 90, 105
오감 135, 186
오공 244

오동나무 129
오두 80, 190, 191, 239
오디 91, 107
오령지 82
오로 212
오로칠상 94, 98, 105, 137, 154
오림 102, 114, 129, 134, 146
오매 231
오미자 19, 32, 43, 55, 59, 133, 397
오배자 71, 120
오배자면충 71, 120
오수유 50, 62, 108
오수유근백피 109
오수유엽 109
오신채 89
오약 121
오이 72
오이풀 179
오장치루 177
오죽 108
옥유 189
옥죽 331
온역 119, 146, 198, 213
온학 120, 135, 166, 177
옹저 133, 191, 200
옹종 105, 120
옹창 135
옻나무 103, 104
와위 173
와창 181, 209
왕과 179
왕과자 180
왕느릅나무 100, 114
왕대 107, 108

왕불류행 67, 161
왕지네 244
요통 403
용뇌 113, 114
용뇌향 114
용담 40, 44, 149
용아초 196, 259
용안 229
용안육 229
우사 125
우슬 13, 59, 143
우약 338
우엉 178, 240, 427
우황 35
욱리근 127
욱리인 127
울금 37, 81, 185, 186
원지 14, 36, 148
원추리 210
원화 132, 163
위경련 386
위기 112
위령선 14, 198
위벽증 151, 172, 191
위복통 401
위염 396
위팽만 393
위피 81
유계 95
유기노 205
유백피 100
유엽 125
유옹 164, 169, 208, 213
유자 398

유정 30, 120, 214
유지 124
유풍 168
유향 111
유향나무 111
유화 124
유황 81
육계 38, 58, 62, 70, 82, 94
육두구 136
육종용 154
율무 275
율초 207
으름덩굴 45, 61, 65, 67, 134, 399
으아리 14, 198
은조롱 202
음건 21
음나무 122
음양곽 14, 172
음위증 102, 105, 120, 143
의성개나리 52, 136
의이인 275
이근피 336
이급후중 392
이대 35
이명증 399
이스라지 127
익기 384
익모초 20, 143, 144, 349, 400
익지 63, 66, 214
익창 126, 177, 197
인동 13, 158
인동덩굴 13, 158
인동초 158
인삼 20, 36, 47, 70, 138

인진호 20, 160
인후염 378
일본목련 50, 118
일엽초 173
일지황화 45
임증 100, 119
잇꽃 184

## ㅈ

자귀나무 122, 428
자근 174
자단 111
자단향 111
자두나무 336
자란 195
자리공 197
자목백피 107, 221
자소엽 57, 228
자소자 54, 69
자원 172
자주쓴풀 306
자진단 111
작두콩 245
작두향 189
작맥 207
작약 34, 41, 45, 49, 168, 401
작엽하초 209
잣나무 92
장구채 67, 161
장기 146
장염 392, 406
장엽대황 49, 53, 69, 73, 191
장출혈 392, 393

장치 101
장풍 97, 114, 116, 126, 131
장학 132, 160
재백피 71
저령 119
저마근 203
저백피 126
저수피 103
저실자 102
적리 126
적백이질 97, 122, 131, 134
적석지 82
적작약 168
적전 151
적정 125
적취 114, 121, 181, 190, 201
적하수오 202
전시 125, 126, 158, 181
전시노채 103
전시사기 168
전향 112
전호 41, 174
절패모 37, 56, 170
접골목 63
접골목화 231
정공등 130
정력자 192
정수 88
정신 분열증 403
정신환 93
정창 125
정향 46, 50, 81, 110
제니 226
제비쑥 193

제채 278
조각 123
조각자 124
조각자나무 123, 124
조갈증 383
조구등 130
조릿대 232
조릿대풀 213
조뱅이 180
조협 123
조협자 123
족도리풀 13, 149, 296
족소음경 99, 112, 214
졸참나무 129
종독 118, 152
종려 131
종려피 131
주기 111
주독 397, 404
주령 119
주목 402
주비 161, 177
주사비 114, 117
주엽나무 123, 124
주초 239
주피 94
죽근 108
죽력 108
죽여 108
죽엽 35
줄 199
중국패모 37, 56, 170
중악 109, 112, 121, 122
중열 178

중초 137, 183
쥐방울덩굴 204, 205
지각 116
지경피 115
지골 98
지골피 60, 85, 90, 99
지근피 115
지모 56, 60, 64, 170
지부엽 160
지부자 159
지실 49, 53, 115
지유 179
지치 174, 403
지황 35, 59, 64, 86, 140, 141
진교 169
진달래 71
진득찰 201
진피 38, 41, 42, 45, 54, 116
진해 388
진황정 84, 137
질경이 13, 41, 56, 65, 68, 146, 244, 342, 429
질경이택사 61, 65, 148
질려자 154
징가 95, 117, 121, 181, 196, 206
징결 113, 196, 205
징벽 109, 116, 167, 201
짚신나물 196, 259
쪽 152
찔레꽃 133, 134

차전자 13, 41, 56, 65, 68, 146

차전초 244, 342
차즈기 54, 57, 69, 228
참깨 93
참나리 169
참당귀 34, 43, 167
참대 108
참마 46, 51, 55, 147
참소리쟁이 200
참여로 80
참죽나무 127
참취 430
창독 212
창만 103, 113, 115, 116, 119
창양 114, 167, 175
창이 161
창이자 162, 235
창절 136, 156, 164, 191
창종 169, 195, 206
창출 34, 142
창화근 71
천궁 12, 20, 39, 42, 153, 431
천남성 201
천련자 126
천마 151, 182
천문동 36, 55, 56, 86, 139
천선자 192
천속단 63, 156
천오 80, 191
천웅 190
천정 124
천초 12, 116
천초근 156
천행황달 196
천화분 164

청목향 205
청상자 197, 349
초과 211
초두구 50, 210
초마황 57, 166
초목 117
초엽 117
초오 46, 58, 212
초장초 209
초피나무 12, 116, 117, 241
초호 193
촉초 12
총목피 222
추목피 132
춘목엽 127
춘백피 127
충위경엽 144
충위자 143, 349
충창 181
측백나무 58, 89, 99
측백엽 89, 99
층층갈고리둥굴레 84, 137
치루 114, 118
치자 48, 56, 72, 114, 347
치자나무 48, 56, 72, 114, 347
치통 380
칡 52, 162, 163, 404
침향 58, 62, 112
침향나무 58, 62, 112

큰잎용담 169

타래붓꽃 165
태민 211
택란 180
택사 61, 65, 148
탱자나무 49, 53, 115, 116
토목향 38, 46, 71, 147
토사곽란 109
토사자 58, 87, 142
토청목향 205
토혈 107, 390
통경 405
통기 379
퇴산 159

ㅍ

파고지 , 187
파극천 66, 150, 363
파두 81, 121
파부초 183
파초 116, 203
파초근 203
파초유 203
팔각회향 183
팥 280
팥꽃나무 132
패랭이꽃 65, 66, 166, 167
패장 175
편축 200
폐기 106, 116, 124
폐렴 390
폐옹 170, 183, 192

폐위 108, 139, 170, 183
포공영 20
포공초 208
포황 156
폭건 21
풍간 182
풍담 193
풍독종 122
풍비 95, 96, 129, 176, 201
풍사 14, 123, 131, 170
풍수 111
풍습 114, 161
풍습비 99, 138, 182
풍습증 132
풍열 123
풍저 127
풍종 181
풍증 115, 145
풍진 195
풍한 162
풍한두통 383
풍한사 153
풍허 107, 202
피나물 332
피로 회복 397
피마자 199, 335
피진 272
피토케미컬 21, 31
필발 185

하고초 13, 209
하눌타리 53, 68, 72, 163, 164

하수오 30, 88, 202
하초 94
학슬 207
한련초 190
한삼덩굴 207
한습 143
한습비 117
한진 272
한초 116
할미꽃 204
함초 32
합환피 122
해당화 405
해동피 18, 122
해송자 92
해아다 212
해열 401
해창 168
행인 54, 57, 249
향모 189
향부자 189
향포 156
허로 102, 144
허로열 188
허손 99, 120
허손증 140, 154
허열 164
현기증 383
현벽 95, 142, 188
현삼 60, 168
현호색 187
혈괴 185
혈기병 129
혈담 378

혈리 99, 156, 158, 204
혈맥 94
혈민 211
혈붕 180
혈액 순환 398, 399, 404, 413, 426, 430, 431
혈적 186
혈폐 405
혈훈 103, 119
형개 250
호로파 207
호마인 93
호박 61, 102
호이초 302
호장근 212
호초 130
호황련 188
홍람화 184
홍초 190
홍화 19, 184
홍화자 184
화구등 130
화살나무 122
화피 131

황과 72
황금 40, 44, 48, 52, 68, 72, 172
황기 13, 20, 39, 47, 51, 154, 432
황달 114
황련 27, 31, 37, 40, 44, 48, 152
황백 60, 64, 101, 296
황벽근 101
황벽나무 60, 64, 101, 296, 406
황정 84, 137
황해쑥 177, 178
회향 62, 66, 183
회화나무 89, 97, 98
후박 50, 118
후박나무 50, 118
후비 107, 109, 130, 149, 175, 194, 211
후추나무 130
훈육향 111
흰초근 210
흉비 164
흉통 385
흑삼릉 184
흑지마 93
희렴 201

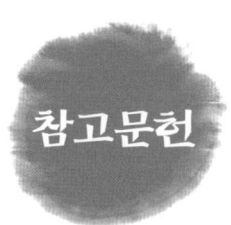

# 참고문헌

- 곽준수, 2002, 『약초의 생산과 이용』, 정명사, p. 1~115
- 김태정, 1998, 『한국의 자원식물』, 서울대학교 출판부, 1~5권 중 부분 인용
- 류근철, 1981, 『自然食品과 韓方』, 光文堂, p. 26~279
- 박민희·성환길·장광진, 2004, 『약용식물의 효능과 재배법』, 문예마당, (상) p. 11~285, (하) p. 9~287
- 성환길, 2003, 『지리산의 약용식물』, 신진사진 인쇄공사, p. 8~168
- 鄭普燮·金一赫·金在佶, 1992, 『原色天然藥物大事典』, 南山堂, (상) p. 25~448, (하) p. 25~322
- 최진규, 2003, 『약초산행』, 김영사, p. 231~373
- 홍문화·강월성, 2001, 『가정 한방 동의보감』, 은광사, p. 96~154